# Aqua Exercise in der Physiotherapie und der Sportrehabilitation

# Aqua Exercise in der Physiotherapie und der Sportrehabilitation

Matthias Fenzl

Programmbereich Gesundheitsberufe

Matthias Fenzl

# Aqua Exercise in der Physiotherapie und der Sportrehabilitation

Unter Mitarbeit von

Dr. med. Christian Schlegel
Stefan Rötheli Augenweiden Foto (Unterwasseraufnahmen)

hogrefe

**Dr. Matthias Fenzl**, Sportwissenschaftler, Sporttraumatologie, Sportphysiologie, Aqua Training und Therapie, Bad Ragaz (Schweiz)



**Bibliografische Information der Deutschen Nationalbibliothek**
Die Deutsche Nationalbibliothek verzeichnet diese Publikation in der Deutschen Nationalbibliografie; detaillierte bibliografische Daten sind im Internet über http://www.dnb.de abrufbar.



Verantwortliche Person in der EU: Hogrefe Verlag GmbH & Co. KG, Merkelstraße 3, 37085 Göttingen, info@hogrefe.de

Anregungen und Zuschriften bitte an den Hersteller:
Hogrefe AG
Lektorat Gesundheitsberufe
z. Hd. Barbara Müller
Länggass-Strasse 76
3012 Bern
Schweiz
Tel. +41 31 300 45 00
info@hogrefe.ch
www.hogrefe.ch

Lektorat: Barbara Müller
Herstellung: Daniel Berger
Umschlagabbildung: frantic00, Getty Images
Umschlag: Hogrefe intern
Satz: Claudia Wild, Konstanz
Druck und buchbinderische Verarbeitung: Finidr s.r.o., Český Těšín
Printed in Czech Republic

1. Auflage 2025


(E-Book-ISBN_PDF 978-3-456-96358-7)
(E-Book-ISBN_EPUB 978-3-456-76358-3)
ISBN 978-3-456-86358-0
https://doi.org/10.1024/86358-000

# Inhaltsverzeichnis

# Danksagung

An dieser Stelle möchte ich das Privileg meiner Ausbildung und Ressourcenentwicklung ansprechen, das so selbstverständlich nicht ist. Mein Dank gilt verschiedenen Lehrpersonen, die mich persönlich im Leben bewusst unterstützt haben. Die berufliche Einbettung mit den Verknüpfungen in der Praxis und den sozialen Erfahrungen im rehabilitativen Umfeld bieten mit der Buchpublikation die Gelegenheit, eine Hilfestellung für all die Personenkreise zu geben, für die die Gesunderhaltung oder Krankheitsbewältigung ein primäres Anliegen ist.

Inspirativ beim Abfassen der Textabschnitte war der Sport in der Natur und in der Wasserumgebung in unterschiedlichen Formen, aus dem heraus und begründet durch die persönliche Überzeugung, sich die Suche nach gesundheitsförderlichen Verhaltensweisen ergeben hat.

Mein Dank gilt Herrn Dr. Christian Schlegel für sein Protegé in fachlichen Kontexten und das Redigieren des Textes, sowie die redaktionelle Überarbeitung von Frau Barbara Müller vom Hogrefe Verlag. Alle Abbildungen wurden mit dem Tool BioRender erstellt.

Weiterhin danke ich meiner Familie und explizit meiner Frau für den Freiraum und die stete Ermutigung, die Publikation zu erstellen.

# Einleitung

Es ist die Absicht der Autoren, trainings- und therapiezentrierte Beiträge zu körperlichem Training im Wasser zu veröffentlichen. Auf der Grundlage vorhandener Übersichtsarbeiten und qualifizierter Forschungsarbeiten wird ein aktueller Überblick über krankheitsspezifische Wirkungen und gesundheitliche Aspekte von Aqua Exercise auf der Grundlage von physikalischen Reizen der Wasserimmersion gegeben. Die Beiträge liefern einen Einblick in den momentanen Wissensstand auf dem Gebiet von Aqua Exercise, indem sie die aktuelle Forschung besprechen und deren Anwendung in der Praxis ableiten.

Der Fokus des Buches liegt auf der Qualität der Aussagen hinsichtlich wissenschaftlicher Evidenz und Plausibilität. Das Fachbuch erhebt nicht den Anspruch auf eine systematische Literaturarbeit bzw. umfassende Vollständigkeit der vielen spezialisierten Themen. Durch die Einbindung aktueller Reviews soll der Forschungsstand möglichst umfassend beschrieben werden.

# Teil 1: Grundlagen von Aqua Exercise

**Aqua Exercise (AE)** steht für strukturiert-dosierte Bewegungsförderung unter Ausnutzung der physikalischen Eigenschaften des Wassers und bezeichnet eine planmäßige Vorgehensweise unter Angabe der Trainingsdosis zur Steigerung der körperlichen Fitness (Ahrens et al., 2021). AT und AE finden häufig in Thermalbädern statt, die von einer Heilquelle gespeist werden und chemische Eigenschaften aufweist.

In der heutigen Rehabilitation mit den Qualitätsanforderungen der evidenzbasierten Medizin bestimmt der Einsatz von AE den therapeutischen Handlungsspielraum. Mittlerweile beschäftigen sich ungezählte Arbeitsgruppen mit dem Nutzen von AE. Das derzeit forschende Interesse ist an der Zahl neu erschienener, größtenteils hochwertiger randomisierter kontrollierter Experimentalstudien abzulesen.

# 1 Einführung: Von der Hydrotherapie zu Aqua Exercise

Die Nutzung von Bädern weist eine jahrtausendalte Vorgeschichte auf, wie frühgeschichtliche archäologische Funde bei der Indus-Kultur in der Jungsteinzeit und bei den Griechen aufdeckten. Es ist überliefert, dass rituelle Bäder mit hydrotherapeutischen Anwendungen in beinahe allen Hochkulturen genutzt wurden. Die öffentlich zugänglichen Bäder waren einst beliebte Orte für Erholung und psychophysische Entspannung. Aus deutschsprachig erschienenen Schriften zum Bäderwesen um 1500 geht hervor, wie Heilquellen und natürliche ortsspezifische Heilmittel zur Verhütung von Krankheiten und zum Heilen und Lindern genutzt wurden. Die Anfänge von Bewegung im Wasser indes begründeten Mitte des 19. Jahrhunderts die bedeutenden Hydrotherapeuten Vincenz Prießnitz und Sebastian Kneipp. Sie verwendeten nicht nur ortsgebundene Balneotherapeutika innerhalb kurativer Anwendungen, es geht auf ihre Initiative zurück, bewegungsphysiologische Reize im Wasser zu nutzen. Die bewegungsfördernden Inhalte sind die ersten Vorläufer des neuzeitlichen Aqua Exercise (AE). Das Bewegungsbad hat sich über die Zeit als fest strukturierte Behandlungsform im Kurwesen etabliert, lange bevor AE an der Schnittstelle zwischen Praxis und Forschung methodologisch wissenschaftlich aufgearbeitet wurde. Oftmals als falsch hingestellt, konkurriert AE das Bäderwesen nicht, vielmehr ließ sich das Bäderwesen schon seit den Anfängen mit dem Bewegungsbad vorteilhaft verbinden.

Die **Balneotherapie** innerhalb der **Balneologie** umfasst den Einbezug physikalischer Wasserfaktoren und darin begründet die kurmäßige Bäderanwendung. Zu den entscheidenden Badfaktoren zählen in erster Linie spezifische physikalischen Reize, deren physiologischen Wirkungen erklärbar sind. Auf Seite der physikalischen Wassereigenschaften wirkt der Auftrieb zusammen mit der Schwerkraftentlastung und dem Druck. Von der Entlastungwirkung leiten sich Behandlungsoptionen bei Beschwerden am Stütz- und Bewegungsapparat ab. Der Faktor Wasserdruck seinerseits erhöht das zentrale Herz-Lungen-Volumen und intensiviert den Stoffwechsel und die Zirkulation. Dies führt zu einer besseren Sauerstoffversorgung im Gewebe. Der hydrostatische Druck wirkt sich unter Beteiligung des Lymphsystems entwässernd aus. Interstitielles Wasser strömt in das Lymphsystem und in Flussrichtung des Blutgefäßsystems ab, von wo aus es über die Nieren ausgeschieden wird. In **Tabelle 1-1** sind die wichtigsten Primärwirkungen der physikalischen Faktoren im Wasser und davon abgeleitete Indikationen zusammengefasst.

Die Balneotherapie steht der im Englischen verwendeten Begrifflichkeit **Aquatic Therapy (AT)** sehr nahe. Aquatic Therapy beinhaltet gesundheitsförderliche Interventionen wie thermomineralisches Immersionstraining, Hydrotherapie, Sauna und bezieht als übendes Verfahren auch das Bewegungsbad mit ein.

Zulasten des Kurwesens und ihrem Verständnis nach, der kurativen Medizin, erbringt das heutige Rehabilitationswesen den Leistungsauftrag zur Einleitung der Wiederherstellung körperlicher Funktionen nach Erkrankungen oder Unfällen. Die RehaMaßnahmen sind dabei unter stetig wachsenden Druck von knap-

**Tabelle 1-1:** Anwendungsbereiche der Wasserimmersion. Wirkungen und Indikationen der thermoneutralen Wasserimmersion (modifiziert nach Hartmann, 2004).

| Auftrieb Skelett-system | Dichte Haut | Hydrostase Lymph-system | Hydrostase Blut | Hydrostase Herz/ Kreislauf | Hydrostase Atem-organe | Hydrostase Vege-tativum |
|---|---|---|---|---|---|---|
| Gelenk-entlastung | Sinnes-organ Haut Tastkörper-chen – Sensorik | Ödem-reduktion, Zunahme des Venen-tonus | Hämo-dilution | Vegetativ-hormonelle Blut-volumen-regulation | Training respira-torischer Funktions-größen | Endokrino-logicher Regelkreis Entspan-nung |
| Muskulo-skelettale Erkrankun-gen | Stress-krankheiten | Schwellnei-gung nach OP/Verlet-zungen, Zir-kulations-probleme | Hypertonie, PAVK | Hypertonie, Rekon-valeszenz | Obstruktive Lungener-krankungen | Störungen der HPA-Achse |

pen Zeit- und Materialressourcen zeit- und sachgemäß und auf naturwissenschaftlicher Basis ausgerichtet. Das bringt mit sich, dass die naturwissenschaftlich orientierte klinische Medizin der direkten kausalen Beziehung mit messbarer Veränderung folgt (Schoberwalter et al., 2016). Bei der Logik wird entgegen früheren Auffassungen der Mensch auf seine Subteile reduziert. Für den Behandlungserfolg zählen nicht nur unmittelbar nachweisbare Reaktionen von Einzelmaßnahmen. Erst die Vielzahl unterschiedlicher Therapieformen mit wiederholter Reizanwendung – darunter auch unspezifische Reizkonfigurationen – führen zu einer Verbesserung der Regulationsökonomie und -kapazität, die den allgemeinen Gesundheitszustand anheben (Gutenbrunner, 2003). Der Ansatz der Kurortmedizin wird von der integrativen Systemanalyse gestützt. Demnach ist der Mensch als ein komplexes, emergentes System[1] zu denken, der in Wechselbeziehung zur Umwelt steht und in die Bereiche Klimafaktoren, Bädernutzung und Bewegung hineingreift. Durch das Zusammenspiel mit der Umwelt bringt der geforderte Organismus selbstorganisiert in Bezug auf seine Eigenschaften neue Leistungsqualitäten hervor. Selbst gering dosierte Reize können, dem Prinzip Hormesis folgend, eine gesundheitsförderliche Wirkung haben, indem sie die Widerstandskraft über die Zeit erhöhen. Bei den niedrigen Reizstärken spielen die Immediateffekte eine untergeordnete Rolle. Vielmehr wichtig ist der längere Zeitrahmen für die Entwicklung eines Hafteffektes (Chronomedizin) (Schoberwalter et al., 2016). Mit dem Hafteffekt wird auch das richtig angewandte Wasserbad als geeignetes Therapieverfahren von der Balneologie gerechtfertigt. So gesehen leisten Bäderanwendungen, die in ein rehabilitatives Rahmenkonzept verankert sind, einen wichtigen Beitrag zur Gesundung.

**Aqua Exercise (AE)** steht für strukturiert-dosierte Bewegungsförderung unter Ausnutzung der physikalischen Eigenschaften des Wassers und bezeichnet eine planmäßige Vorgehensweise unter Angabe der Trainingsdosis zur Steigerung der körperlichen Fitness (Ahrens et al., 2021). Aquatic Therapy und Aqua Exercise finden häufig in Thermalbädern statt, die von einer Heilquelle gespeist werden und chemische Eigenschaften aufweist. In der heutigen Rehabilitation mit den Qualitätsanforderungen

1 Im Zusammenspiel von Mensch und Umwelt können sich vom Organismus selbstorganisiert neue Eigenschaften herausbilden.

der evidenzbasierten Medizin bestimmt der Einsatz von AE den therapeutischen Handlungsspielraum. Mittlerweile beschäftigen sich ungezählte Arbeitsgruppen mit dem Nutzen von AE. Das derzeit forschende Interesse ist an der Zahl neu erschienener, größtenteils hochwertiger randomisierter kontrollierter Experimentalstudien abzulesen. Unter der Suchtexteingabe lassen sich zu „Aqua Exercise" ein großer Bestand an bibliographischen Datensammlungen finden. Die Publikationsbeiträge sind nach medizinischen Fachdisziplinen geordnet und beziehen u.a. neurodegenerative, internistische sowie muskuloskelettale Erkrankungen und Schäden ein. Die meisten Clinical trials und Reviews befassen sich mit den indikationsbezogenen Wirkungen von AE auf einzelne Krankheitsbilder und zusätzlich liegen oftmals vergleichende Ergebnisse einer landbasierten Referenzbelastung vor.

Die Wirksamkeitsvorteile von AE sind für zahlreiche Indikationen wissenschaftlich belegt und AE ist als nutzbringendes therapeutisches Target nicht mehr wegzudenken (Barbosa et al., 2009; Bulthuis et al., 2007; Takeshima et al., 2002). Die Durchführung von AE hat sich im stationären Behandlungsrahmen wie auch auf der Ebene ambulant-kommunaler Versorgungsstrukturen bewährt (Cadmus et al., 2010). Die Angebote werden fortwährend flächendeckend und konsequent ausgebaut. AE wird auch als eine sinnvolle aktive Freizeitgestaltung zur Gesunderhaltung und bei Alltagsstress und Hektik genutzt. Und nicht zuletzt trägt AE durch Spaß an der Bewegung zu einer Bindung an regelmäßige Bewegungsaktivitäten bei. AE sollte idealerweise in temperierten Bädern oder in Thermalbädern im Wohlfühlbereich bei 30° bis 33°C durchgeführt werden. Für ein besseres Verständnis des funktionellen Zusammenwirkens von AE mit den Immersionsfaktoren werden zunächst die biophysikalischen Bädereigenschaften beschrieben. Im Weiteren werden dann die wechselseitigen Bezüge zwischen der Physik im Wasser und der Bewegung analysiert.

## Literatur


Ahrens, D., Törpel, A., Dietz, C. & Braun-Dullaeus, R.C. (2021). Körperliches Training zur Prävention – Bedeutung der Leistungsdiagnostik. *Ärzteblatt Sachsen-Anhalt, 9.*

Barbosa, T.M., Marinho, D.A., Reis, V.M., Silva, A.J. & Bragada, J.A. (2009). Physiological assessment of head-out aquatic exercises in healthy subjects: a qualitative review. *Journal of sports science & medicine, 8*(2), 179–189.

Bulthuis, Y., Drossaers-Bakker, K.W., Taal, E., Rasker, J., Oostveen, J., van't Pad Bosch, P., Oosterveld, F. & van de Laar, M. (2007). Arthritis patients show long-term benefits from 3 weeks intensive exercise training directly following hospital discharge. *Rheumatology, 46*(11), 1712–1717. https://doi.org/10.1093/rheumatology/kem236

Cadmus, L., Patrick, M.B., Maciejewski, M.L., Topolski, T., Belza, B. & Patrick, D.L. (2010). Community-based aquatic exercise and quality of life in persons with osteoarthritis. *Medicine and science in sports and exercise, 42*(1), 8–15. https://doi.org/10.1249/MSS.0b013e3181ae96a9

Gutenbrunner, C. (2003). Unspezifische Reize-ein klassisches Missverständnis. *Forschende Komplementarmedizin und klassische Naturheilkunde, 10*(6), 296–297. https://doi.org/10.1159/000075881

Hartmann, B. (2004). Therapie mit Ortsspezifika. In Deutscher Heilbäderverband e.V., *Die deutschen Kurorte und ihre natürlichen Heilmittel* (S. 49–55). Flöttmann.

Schoberwalter, H., Haber, G. & Marktl, W. (2016). Ökonomische Aspekte und systemtheoretische Denkansätze als Erklärungsmodell für die Wirkung einer komplexen medizinischen Kur. *Physikalische Medizin Rehabilitation Kurortmedizin, 26*, 59–66. https://doi.org/10.1055/s-0041-111517

Takeshima, N., Rogers, M.E., Watanabe, E., Brechue, W.F., Okada, A., Yamada, T., Islam, M.M. & Hayano, J. (2002). Water-based exercise improves health-related aspects of fitness in older women. *Medicine and science in sports and exercise, 34*(3), 544–551. https://doi.org/10.1097/00005768-200203000-00024

# 2 Physikalische und chemische Einflüsse

Beim Eintauchen ins Wasser setzt sich der Mensch veränderten physikalischen und chemischen Einflüssen aus. Die physikalischen Wassereigenschaften führen dazu, dass sich der Körper den Umgebungsbedingungen anpasst, indem er Herz-Kreislaufzirkulation, Atmung, Elektrolyt- und Flüssigkeitshomöostase sowie Thermogenese neu regelt (**Tabelle 2-1**). Obwohl die entwicklungsgeschichtlichen Vorgänge im Wasser alle Lebewesen verbinden, ist eine Anpassung an das ambiente Medium für den Menschen aber nur innerhalb Grenzen möglich.

Im Vorfeld des vergangenen Jahrhunderts haben die wissenschaftlichen Bemühungen der Weltraumforschung, der Gravitationsphysiologie und der Balneologie dazu beigetragen, Anpassungen des Organismus an die Wasserumgebung aufzuklären. Bereits früh bestätigten sich physiologische Veränderungen unmittelbar nach dem Eintauchen, während andere Reaktionsmuster erst nach dem Baden hervortraten. Die inzwischen aufgeklärten hormonalen und vegetativen Begleitreaktionen gehören zum Wissensstand in der Immersionsphysiologie und Balneologie (Grundlagenliteratur bei Gu-

**Tabelle 2-1:** Physikalische und chemische Wassereigenschaften, Wirkfaktoren und wichtige Anpassungen des Organismus.

| Eigenschaften | Wirkfaktoren | Organismische Anpassungen |
|---|---|---|
| Auftrieb | Gewichtsreduktion um 90 % in der Head-Out-Water-Position (HOWI) | Entlastung |
| Widerstand/Viskosität<br>Laminare/turbulente Strömung | 800-mal höhere Moleküldichte<br>Strömungswiderstand | Bewegungsverlangsamung<br>Muskelaktivität |
| Hydrostase | 100 mmHg in 135 cm Tiefe | Venenentlastung<br>Herz- und Lungenbelastung |
| Temperatur | 250-mal schnellere Übertragung | Differenzausgleich zur Körpertemperatur bei Aktivität |
| Chemie | Kohlendioxid, Radon, Schwefel | Periphere Vasodilatation ist erhöht (Sato et al., 2009), Mikrozirkulation ist gesteigert (Sato et al., 2009), Antioxidantien sind erhöht (Dogliotti et al., 2011) |

tenbrunner & Hildebrandt, 1998). Daraus ableitend werden für den Kur- und Badebetrieb die Dosierungskriterien für die Bäderapplikationen (Inhaltsstoffe, Voll-/Teilbäder, Kalt-/Warmbad), Badeintervalle und serielle Reizanwendungen festgelegt.

## 2.1 Physikalische Einflüsse

In der Wasserimmersion wirken als physikalische Einflüsse Dichte, Auftrieb, Hydrostase (Wasserdruck) und die thermischen Eigenschaften. Es wird eine kurze Übersicht erstellt, die für Aqua Exercise praxisrelevant ist.

### 2.1.1 Dichte und Viskosität

Die Dichte von Wasser (Moleküldichte; 1 g*$cm^2$) ist 800-mal höher als die entsprechende Luftdichte und hängt von der Temperatur und vom Druck ab. Die höchste Massen- und Volumeneinheit besitzt 4 °C kaltes Wasser. Bei Erhöhung der Temperatur dehnt sich Wasser aus, bei Absenkung wird das Volumen kleiner. Für darin gelöste Stoffe wie NaCl sind die Werte leicht nach oben zu korrigieren, Inhaltsstoffe machen das Wasser dickflüssiger. Die höhere Dichte im Salzwasser wie auch bei niedrigen Wassertemperaturen bedeuten einen höheren Energieaufwand für die menschliche Fortbewegung. Der menschliche Körper wird an seiner Oberfläche vom Druck des umgebenden Mediums mit seiner spezifischen Dichte belastet, was auch gleichzeitig die Voraussetzung dafür ist, im Wasser zu schweben (**Abbildung 2-1**).

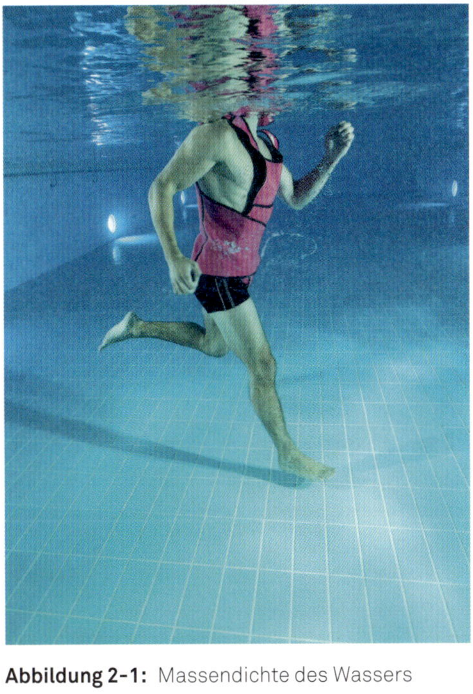

**Abbildung 2-1:** Massendichte des Wassers

Die Dichte ist ein wesentlicher Einflussfaktor, der für therapeutische Zwecke genutzt wird. Beim Gehen ist zur Überwindung der Massendichte des Wassers ein höherer Kraftaufwand nötig als an Land. Auf den umströmten Körper wirkt der Strömungswiderstand. Er liegt in Richtung der Anströmrichtung und verhält sich zur angeströmten Fläche und zur Bewegungsgeschwindigkeit proportional.

Das strömende Wasser, auch Hydro- oder Fluidynamik genannt, setzt dem/der Schwimmer*in einen Widerstand entgegen (**Abbildung 2-2**). Der vom Wasser umströmte Körper ist den Wellen und der Wirbelbewegung ausgesetzt, die sich bremsend beim Fortbewegen auswirken. Beim Schwimmen soll der Körper bei gleichzeitig geringem Energieaufwand schnell vorwärtsbewegt werden. Dazu müssen die anströmende Fläche des Körpers, wie auch die Wirbeleffekte, möglichst klein gehalten werden.

In Verhältniszahlen ausgedrückt vervierfacht sich der Strömungswiderstand, wenn sich die Bewegungsgeschwindigkeit verdoppelt (Völker et al., 1983). Auf die Praxis des Schwimmsports bezogen, steigt der hydrodynamische Widerstand im Quadrat der Schwimmgeschwindigkeit an (Zamparo et al., 2020). Beim Schwimmen macht sich der Strömungswiderstand mit zunehmender Geschwindigkeit (v) am Anstiegsverhalten von Sauerstoff (ΔVO2: Δv) bemerkbar. Der Zusammenhang ΔVO2: Δv steigt proportional und nicht linear in Abhängigkeit des

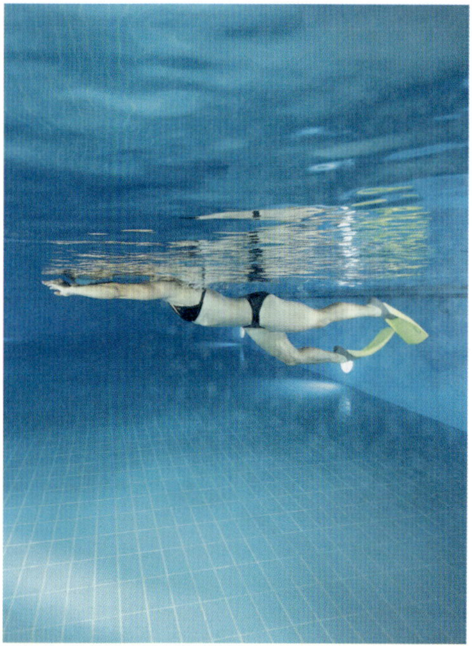

**Abbildung 2-2:** Fluiddynamik

Schwimmstils und der Schwimmökonomie an (Di Prampero et al., 2011).

Neben der Dichte des Wassers bestimmt die Viskosität den Wasserwiderstand. Die Viskosität ist ein Maß für die Zähflüssigkeit und den Fließwiderstand des Wassers. Die Widerstandseigenschaft des Wassers ist auf seine innere Reibung zurückzuführen. Reibung entsteht zwischen dem Körper und der anliegenden und vorbeistreichenden Wasserströmung[2]. Bei schnellen Bewegungen im Wasser gleiten die Wasserschichten rasch vorbei. Es treten dabei Verwirbelungen bzw. turbulente Strömungen auf, die dem Körper vermehrt Widerstand entgegensetzen.

Die Dichte des Wassers bietet als herausragende Eigenschaft den Vorteil, auf beschleunigten Stoß und Zug gerichtete Bewegungen sanft abzubremsen. Wegen der charakteristischen Fluid-Dynamik baut sich ein zur aufgewendeten Kraft angepasster Gegendruck auf. In Abhängigkeit vom Querschnitt der umströmten Fläche bleibt die Geschwindigkeit weitgehend konstant. Eine Vergrößerung der Fläche führt zu einer Bewegungsverlangsamung. Dies bedeutet, dass die Muskulatur intensiv beansprucht wird. Im Rahmen der Bewegungstherapie im Wasser wird die bremsende Wirkung für dynamisch-konzentrische Krafteinsätze genutzt. Hingegen ist der/die Schwimmer*in mit den Frontalwiderständen auf eine andere Weise konfrontiert: Er begegnet dem Hemmnis, indem er seine Stirnfläche klein hält und eine widerstandsarme Körperhaltung einnimmt.

### 2.1.2 Auftrieb

Gemäß dem Archimedischen Prinzip erfährt ein in das Wasser eingetauchter menschlicher Körper eine aufwärts gerichtete Kraft, die der Größe des Gewichts der verdrängten Wassermenge entspricht und nahezu Schwerelosigkeit bedeutet. Ob der menschliche Körper im Wasser schwimmt, ist alles eine Frage seiner Massendichte, dem Quotienten aus der Masse und seinem Volumen. Je nach Körperbau und Muskel- bzw. Körperfettanteil – der Wassergehalt des menschlichen Körpers wird mit 60 % bis 70 % angegeben – liegt die durchschnittliche Dichte bei 950 kg/m$^3$. Im Salzwasser (schon ab einem Salzgehalt von 30 %; die Dichte für Salzwasser beträgt 1027 kg/m$^3$) kann der menschliche Körper, der eine geringere Dichte als das Wassermedium hat, in der horizontalen Körperposition mit angehobenen Beinen schweben. Grundsätzlich gilt: Hat ein Körper eine geringere Dichte als das verdrängte Wasser, so schwimmt er. Die Auftriebskraft im Wasser hängt folglich sowohl mit der Dichte als auch mit dem Volumen des Körpers zusammen.

Die physikalischen Grundlagen fanden schon bald aufkommendes Interesse in der Raumfahrt. Ihr ist es zu verdanken, dass die Erforschung der Auftriebswirkung im Wasser in

2 Laminare Strömung: das Wasser liegt als Schicht an und gleitet an der Grenzfläche des Körpers vorüber.

Kombination mit Bewegung vorangetrieben wurde. Die Weltraumforscher fanden in der Wasserumgebung ideale experimentelle Bedingungen vor, die der Schwerelosigkeit im All ähneln. Die experimentellen Modelle der Mikrogravität aus der Weltraumforschung sind wichtige Arbeitsgebiete, um das biologische System Mensch unter dem Auftrieb des Wassers besser zu verstehen. Dabei ist im Auge zu behalten, dass die Auftriebswirkung nur ein physikalischer Stimulus unter anderen ist, an den sich die Organe in spezifischer Weise adaptieren (Pendergast et al., 2015).

### Hydrostase – Gravitationsdruck

Der Wasserdruck im physikalischen Sinn, auch Hydrostase oder Schweredruck, kommt durch den Einfluss der Schwerkraft einer ruhenden Flüssigkeit zustande. Der Druck ist die Kraft, welche senkrecht auf einer Querschnittsfläche lastet, und wird aus der Höhe der Flüssigkeitssäule bestimmt (**Abbildung 2-3**). Für den Badenden bedeutet dies, dass mit zunehmender Eintauchtiefe auch die Gewichtskraft des Wassers und damit der hydrostatische Druck zunimmt. Andererseits nimmt die auf den Körper wirkende Gravitationskraft ab. Wasser ist eine nur geringfügig kompressible Flüssigkeit, d.h. die Dichte von süßem Wasser – salziges und kaltes Wasser haben eine höhere Dichte – verhält sich thermisch nahezu unbeeinflusst konstant, was deren Berechnung vereinfacht. Mit zunehmendem Eintauchen ins Wasser erhöht sich das Eigengewicht von Wasser. D.h. aber auch, dass in der unteren, bodennahen Lage der Wasserdruck ansteigt, gleichzeitig nimmt durch den Auftrieb die Eigenschwere des Körpers ab.

Der Wasserdruck (Einheit bar oder Pascal) wirkt sich in allen Richtungen aus und ist über die Körperoberfläche verteilt. Der Gesamtdruck nimmt entlang der Körperlängsachse linear mit der Eintauchtiefe zu. Die sich daraus ergebende hydrostatische Druckdifferenz $\Delta p$ berechnet sich über einen oberen und unteren vertikalen Bezugspunkt y2 und y1:

$$\Delta p = p2 - p1 = - \text{rho}\ (\rho) \times g \times (y2 - y1)$$

rho ($\rho$): Dichte des Fluids ($g \times m^3$), g: Schwerebeschleunigung (9.81 $m/s^2$)

Ist die Referenz die Wasseroberfläche, so ergibt sich der auf einen Punkt gerichtete Druck p aus der Wassersäule h und dem atmosphärischen Umgebungsdruck p0 (approximativ 1 bar):

$$p = p0 + \text{rho}\ (\rho) \times g \times h$$

Die Hydrostase als relevanter physikalischer Wirkfaktor verändert die Funktionsweise von

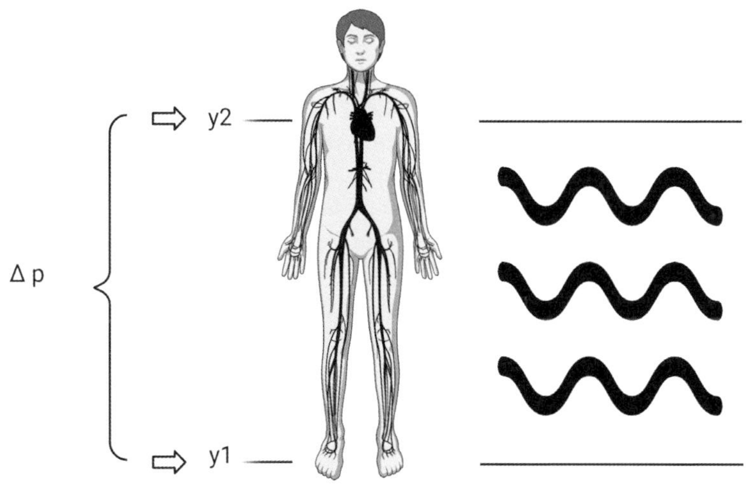


**Abbildung 2-3:** Transmurale Druckdifferenz

Organsystemen gegenüber der Atmosphäre, v. a. von Herz, Kreislauf und Niere. Bereits früh wurden aus der Hydrostase hervorgehend die Auswirkungen der Gewebeentwässerung durch den vermehrten Harndrang untersucht. Das Ziel dabei war es, durch den veränderten Wasserhaushalt in der HOWI-Position (Head-Out-Water-Immersion) nichtpharmakologische Behandlungsansätze bei renaler Wasserretention zu finden (Pendergast et al., 2015). Die physiologischen Wirkungen der Hydrostase auf die Herzfüllung, Lungenfunktion, Venenfunktion, Stoffwechsel und Niere werden ausführlich später beschrieben.

### 2.1.3 Thermische Faktoren

Die Kälte-/Wärmewirkung der Wassertemperatur ist ein bedeutender gesundheitsförderlicher Faktor. Von ihr leiten sich auch empirisch begründet und systematisch kontrolliert viele therapeutische Indikationsstellungen ab. Thermische Reizsetzungen werden v. a. mit Abhärtung, biologischer Reaktionsbereitschaft und Immunabwehr in Verbindung gebracht. Die forschende Aufklärung zu spezifischen Immunmechanismen ist im Gang, ins Visier geraten sind proentzündliche Zytokine und andere Signalsubstanzen des Immunsystems (z. B. Heat shock proteins). Es ist daher von Bedeutung, die wärmezuführenden oder -entziehenden physikalischen Vorgänge zu verstehen, um Dosierungskriterien von Bädern für therapeutische Zwecke genau festzulegen. Die Thermogenese spielt auch eine Rolle bei der Ausübung von AE, im Sinne von Überwärmung aber auch Auskühlung.

Grundsätzlich wird im Wasser zwischen Wärmeübertragung durch Leitung (Konduktion) und Konvektion als rein materielle Vorgänge, und Wärmestrahlung als ein elektromagnetisch vermittelter Wärmeübergang unterschieden. Überwiegend erfolgt die Wärmeabgabe oder -aufnahme im Wasser konduktiv und je nach Ausmaß der Bewegung im Wasser auch konvektiv.

Der Wärmeübergang von der Haut an die unmittelbare Umgebung des Wassers erfolgt hauptsächlich durch **Konduktion**. Der vom Wasser umströmte Körper leitet Wärmeenergie bei kühler Wasserumgebung ab oder nimmt Energie bei warmer Umgebung auf. Die gesteigerte Wärmeleitung im Vergleich zum Wärmeübergang an Luft erklärt sich aus der 25- bis 30-fach größeren Wärmeleitfähigkeit des Wassers und zu einem geringen Teil aus der Abnahme der Grenzschicht des Wassers. Die an der Körperoberfläche haftende, konvektionsfreie Grenzschicht des Wassers nimmt nach De Marees (2003) bis auf ein Zehntel ihrer Dicke unter atmosphärischen Bedingungen ab und ist nur etwa zwei Millimeter stark. Dies hat zur Folge, dass sich beim ruhenden Aufenthalt im kühlen Wasser die Hauttemperatur nur wenig über der Wassertemperatur einstellt und dem Körper in kurzer Zeit eine große Wärmemenge entzogen wird (Hartmann & Strass, 2010).

Durch Bewegungen des Körpers oder durch Wasserströmungen wird ein konvektiver Austausch hautnaher Grenzschichten mit dem Bademedium gefördert – die Grenzschichten werden dabei durchmischt. Nach Gutenbrunner und Hildebrandt (1998) ist der Wärmeübergang im Wasser durch Konduktion und Konvektion insgesamt um das 200-fache gegenüber Luft erhöht. Dass der Körper aber nur vier- bis fünfmal so viel Wärme verliert wie unter atmosphärischen Bedingungen, hängt mit den funktionellen Isolationseigenschaften der Hautgefäße zusammen, die durch Engstellung den Körper vor Auskühlung schützen. Unter der Eigenschaft der Wärmeleitfähigkeit des Wassers und der abnehmenden Grenzschicht der Haut wirken sich bereits geringe Abweichungen der Wassertemperatur vom Thermoindifferenzbereich (34 °C bis 36 °C) auf die Wärmebilanz des Körpers aus.

Die Haut des Körpers ist in der Lage, überwiegend langwellige Infrarotstrahlung abzugeben, wie auch bestimmte Wärmemengen von aussendenden Körpern zu absorbieren. Beim

Vorgang der sogenannten **Wärmestrahlung** wird die Energie mittels elektromagnetischer Wellen übertragen. Von praktischer Bedeutung ist die Wärmestrahlung in Schwimmbädern mit flächigen Verglasungen und niedrigen Außentemperaturen. Der/die Schwimmer*in verliert Wärme, indem er Energie durch Strahlung abgibt. Der anteilsmäßige Wärmeübergang durch Strahlung ist wegen der Grenzschichtdicke, bedingt durch den Nässegrad der Hautoberfläche, vernachlässigbar klein (Gutenbrunner & Hildebrandt, 1998).

Für die Kühlung während schwerer körperlicher Arbeit ist an der Luft die Fähigkeit der Schweißbildung und Verdampfung – bei der **Verdunstung** entsteht Kälte – von größerer Bedeutung als die Wärmeabgabe durch Leitung und Strahlung. Während die Wärme an der Luft nur zu etwa ein Drittel durch Konvektion und Leitung ausgetauscht wird, ist im Wasserbad ein nahezu vollständiger Austausch durch Leitung und Konvektion physikalisch vorgegeben. Praktisch unbedeutend ist der Kühlungseffekt durch Schweißverdampfung im Wasser. Beim Schwitzen diffundieren warme und energiereiche Wassermoleküle durch die Schweißdrüsen, dabei wird Körperwasser über glanduläre Drüsen und extraglandulär über die permeable Haut ins Badewasser abgegeben. Die sich auf der Haut ausbreitenden Wassermoleküle und Ionen werden vom umspülenden Wasser aufgenommen, ohne dabei einen Kühleffekt zu bewirken. Für die Hitzeabwehr (Verdunstung) durch Schwitzen im Wasser zweckdienlich sind deshalb nur aus dem Wasser ragende Körperteile und die Schleimhäute der Atemwege. Die Wärmeabgabe durch Verdunsten benötigt ein Druckgefälle. Der Wasserdampfdruck der nicht wasserumspülten Haut muss größer sein als der umgebende Wasserdampfdruck der Luft. Bei der normalerweise stark wasserdampfgesättigten Luft in Schwimmbädern ist die Differenz der Wasserdampf-Partialdrücke auf der Haut und in der Luft zu klein, als dass eine Wärmeabgabe durch Verdunstung wirkungsvoll den Körperkern abkühlt. In gewissen Maßen ist eine Wasserverdampfung über eine ventilatorische Steigerung möglich. Die Hautwasserabgabe an das Badewasser ist also thermoregulatorisch unwirksam. Die Flüssigkeitsverluste durch Schweißsekretion im Bad nehmen mit steigender Temperatur zu und sind durch Körpergewichtsmessung nachweisbar.

## 2.2 Chemische Einflüsse

Typisch für die Bäderanwendungen in der kurativen Medizin sind physikochemische Bäder, also Wässer mit bestimmten gasförmigen oder gelösten Hauptinhaltsstoffen. Die Bestandteile von Heilwässern sind hinsichtlich ihrer Eignung für medizinische Indikationen gut untersucht. Dem Baden in mineralischen Bädern oder natürlichen Heilwässern wird vorbeugende und heilende Wirkung zugesprochen (**Tabelle 2-2**). Als wirksam gelten die Wasserbestandteile **Schwefel** (Gutenbrunner & Englert, 1999; Pratzel et al., 1991), **Sole** (Gutenbrunner & Hildebrandt, 1998), **Kohlendioxid** bzw. Kohlensäure (Bolliger, 1964) und **Radon**, ein in der Natur vorkommendes radioaktives Edelgas (Franke & Franke, 2013).

Ortsgebundene Heilwässer mit geringen Mineralstoffgehalt wie die Akratotherme weisen keine spezifische chemische Wirkung auf. Für die Aufnahme von Inhaltsstoffen in die Hautschichten ist eine Mindestkonzentration an Ionen gefordert. Wegen der hornbildenden Zellschicht der Oberhaut, die als Barrierefunktion wirkt, können die Inhaltsstoffe nur in geringen Mengen über Haarfollikel und Schweißdrüsen aufgenommen werden. An den durchlässigen Stellen dringen die Inhaltsstoffe in tiefere Hautschichten vor, wo sie lokale Wirkungen an der Haut entfalten (Pratzel, 1989): Die Stoffmenge, die die Hornschicht bei einer einstündigen Badezeit durchdringt, ist gering. Sie entspricht der Anzahl Mineralstoffe wie sie in 0.2 ml Badewasser enthalten ist. Im Nettoeffekt werden über die renale Elimination mehr Partikel ausgeschieden als aufgenommen. Für Solewässer wird eine 3,5 %ige Konzentrierung, also Meer-

**Tabelle 2-2:** Wasserbestandteile. Biologische Wirkungen von festen und gasförmigen Heilwasserbestandteilen.

| Schwefel | Sole | Kohlendioxid | Radon |
|---|---|---|---|
| Hemmung der Talgproduktion und analgetische Effekte (Druckschmerzschwelle) ab 10 mg/l Schwefeläquivalent bei degenerativen Gelenkerkrankungen und chronischer Polyarthritis sowie posttraumatisch | Adjuvans der Psoriasis-Behandlung und atopischen Dermatitis sowie des seborrhoischen Ekzems | Durchblutungsstörungen, tonisierende Wirkung | Antiphlogistische und analgetische Wirkung bei entzündlich rheumatischen Erkrankungen |

wasserbedingungen gefordert, damit eine wirksame Penetrierung erwartet werden kann (Pratzel, 1989). Auch die Quellung der hygroskopischen Haut[3] ändert an der geringen Stoffaufnahme nur wenig. In mineralstoffarmen Akratothermen werden sogar mehr endogene Substanzen durch Volumenzunahme aus der Hornschicht ausgewaschen, als in der Bilanzsumme aufgenommen wird (die Hornschicht weist per se einen hohen Mineralstoffgehalt auf). Ähnlich wie für den Transport durch die Haut, ist für die Wirkung von Trinkkuren eine bestimmte Mineralstoffkonzentration notwendig (Gutenbrunner & Hildebrandt, 1998).

Wenn auch die erwünschte Penetrierung der Inhaltsstoffe sich nicht schlüssig nachweisen lässt, sind mögliche epigenetische Veränderungen der Erbsubstanz als Reaktion auf Signale der Umwelt denkbar (Zylka-Menhorn, 2012). Über die Modifizierungen DNA-Methylierung[4] und Histon-Modifikation[5] kann die mitochondriale Genexpression gefördert oder unterdrückt werden. Über die Schnittstelle mit der physikalischen und chemischen Umwelt ebnet die netzartig aufgebaute molekulare Signalstruktur verschiedene DNA-Zugänge für fein abgestimmte Reaktionen. Der Theorie nach können sich therapeutisch relevante Reaktionsmuster über netzartig organisierte Verarbeitungsprozesse im ganzen Körper ausbreiten (Schoberwalter et al., 2016).

Es ist ferner zur Kenntnis zu nehmen, dass die wirksamen Einzelstoffe bzw. Quellbestandteile mit der Aufbereitung der Badewässer (Desinfektion, Zugabe von Leitungswasser) verändert werden und nicht mehr ihre ursprünglichen Qualitätsmerkmale erfüllen. Dies führt zur Bevorzugung der physikalischen Eigenschaften als bestimmender Einfluss auf den menschlichen Körper. Der Diskurs soll die Problematik der Inhaltsstoffe im Wasser verdeutlichen. In sachlicher Hinsicht und mangels wissenschaftlicher Belege werden daher die chemischen Einflüsse bei der Ergebnisinterpretation von AE herausgehalten.

---

3 Eigenschaft der Haut, Feuchtigkeit aufzunehmen und darüber die Permeabilität zu verbessern.

4 Methylgruppen der Transkriptionsfaktoren koppeln mit Nukleotiden der DNA, um bestimmte Bereiche der DNA für die Eiweißsynthese zu nutzen.

5 Veränderte Histonproteine aktivieren die Genexpression, indem sie die Struktur des Chromatins verändern.

## Literatur


Bolliger, A. (1964). Die Bedeutung der physikalischen Therapie in der Phlebologie. *Zentralblatt Phlebologie, 3*, 129–135.

De Marees, H. (2003). *Sportphysiologie*. Strauss.

Di Prampero, P. E., Pendergast, D. R. & Zamparo, P. (2011). Swimming economy (energy cost) and efficiency. In L. Seifert, D. Chollet, I. Mujika, *World book of swimming: From science to performance* (S. 297–211). Nova Science Publishers.

Dogliotti, G., Galliera, E., Iorio, E., De Bernardi Di Valserra, M., Solimene, U. & Corsi, M. M. (2011). Effect of immersion in CO2-enriched water on free radical release and total antioxidant status in peripheral arterial occlusive disease. *International angiology: a journal of the International Union of Angiology, 30*(1), 12–17.

Franke, A. & Franke, T. (2013). Long-term benefits of radon spa therapy in rheumatic diseases: results of the randomised, multi-centre IMuRa trial. *Rheumatology international, 33*(11), 2839–2850. https://doi.org/10.1007/s00296-013-2819-8

Gutenbrunner, C. & Hildebrandt, G. (1998). *Handbuch der Balneologie und Medizinischen Klimatologie*. Springer. https://doi.org/10.1007/978-3-642-80048-1

Gutenbrunner, C. & Englert, G. (1999). Analgetische Wirkungen von natürlichen Schwefelbädern und Kältekammerexpositionen bei Fibromyalgie. *Medizinische Rehabilitation Kurortmedizin, 9*(2), 56–62. https://doi.org/10.1055/s-2008-1061783

Hartmann, B. & Strass, D. (2010). Balneotherapie. In T. Noppeney & H. Nüllen, *Varikose: Diagnostik – Therapie – Begutachtung* (S. 246–251). Springer.

Pendergast, D. R., Moon, R. E., Krasney, J. J., Held, H. E. & Zamparo, P. (2015). Human physiology in an aquatic environment. *Comprehensive physiology, 5*(4), 1705–1750. https://doi.org/10.1002/cphy.c140018

Pratzel, H. G. (1989). Zum Problem der chemischen Grenzwerte in der Balneologie. In K. L. Schmidt (Hrsg.), *Kompendium der Balneologie und Kurortmedizin* (S. 67–78). Steinkopf. https://doi.org/10.1007/978-3-642-85380-7_7

Pratzel, H. G., Bühring, M. & Evers, A. (1991). *Schwefel in der Medizin*. Demter.

Sato, M., Kanikowska, D., Iwase, S., Nishimura, N., Shimizu, Y., Belin de Chantemele, E., Matsumoto, T., Inukai, Y., Taniguchi, Y., Ogata, A. & Sugenoya, J. (2009). Effects of immersion in water containing high concentrations of CO2 (CO2-water) at thermoneutral on thermoregulation and heart rate variability in humans. *International journal of biometeorology, 53*(1), 25–30.

Schoberwalter, H., Haber, G. & Marktl, W. (2016). Ökonomische Aspekte und systemtheoretische Denkansätze als Erklärungsmodell für die Wirkung einer komplexen medizinischen Kur. *Physikalische Medizin Rehabilitation Kurortmedizin, 26*, 59–66. https://doi.org/10.1055/s-0041-111517

Völker, K., Madsen, O. & Lagerstrom, D. (1983). *Fit durch Schwimmen*. Perimed.

Zamparo, P., Cortesi, M. & Gatta, G. (2020). The energy cost of swimming and its determinants. *European journal of applied physiology, 120*(1), 41–66. https://doi.org/10.1007/s00421-019-04270-y

Zylka-Menhorn, V. (2012). Das Epigenom: Der Dompteur der Gene. *Deutsches Ärzteblatt, 109*(20), 1027–128.

# 3 Physiologie der Ruheimmersion und der Leistung im Wasser

Bei körperlicher Aktivität werden die Immersionseffekte von der muskulären Arbeit überlagert. Es entfalten sich Wechselwirkungen mit der Physik im Wasser, die als gleich- oder gegensinnige Reaktionen hervortreten. Entsprechend vielseitig sind die daraus resultierenden Anpassungseffekte in nahezu allen Organsystemen.

## 3.1 Herz und Kreislauf

An erster Stelle der immersionsphysiologischen Vorgänge werden die Funktionsabläufe von Herz und Kreislauf beschrieben. Sie sind eine der ersten aufgeklärten und mittlerweile gut beschriebenen Veränderungen auf Organebene, die der Körper im Wasser erfährt.

### 3.1.1 Physiologie von Herz und Kreislauf in der Ruheimmersion

Für die Funktionsweise des Herzens in der Wasserimmersion ergeben sich Unterschiede zur Atmosphäre. Sie liegen im Wesentlichen im Wegfall der auf die Blutsäule lastenden Schwerkraft begründet. Für ein grundlegendes Verständnis der Volumen-Druckarbeit des Herzens in der Wasserimmersion ist zunächst ein Blick auf die beeinflussenden Kräfte der Strömungsmechanik des Blutes an der Atmosphäre im Stehen und Liegen zu werfen.

**Hämodynamik in der Atmosphäre und Wasserimmersion**

Seitens des Herzens ist in der aufrechten Körperposition eine treibende Kraft für die Strömung des Blutes von den postkapillären Venen zum rechtem Herzvorhof aufzubringen[6]. Der Rückfluss des Blutes zum Herzen kommt durch die Sogwirkung der elastischen Zugkräfte der Lunge zustande. Er wird durch den intraabdominalen inspiratorischen Druckanstieg und die Verschiebung der Herzventilebene in Richtung Herzspitze unterstützt[7] (Siegenthaler et al., 2006). Während der Inspiration kann der zentrale Venendruck (ZVD) in der Austreibungsphase des Herzens sogar einen negativen Druck annehmen (-3 mmHg) (Brandes et al., 2019). Ein kaudaler Reflux wird dabei durch die Venenklappen der peripheren Venen verhindert.

Im Liegen, wo die Schwerkraft aufgehoben ist, lastet auf den postkapillaren Venen ein wesentlich geringerer Druck (20 mmHg) und auf die herznahen Venenwände ein etwas höherer Druck. Der zentrale Venendruck ist ebenfalls erhöht (0 bis 6 mmHg) (Siegenthaler & Blum, 2006). Durch den Wegfall der Schwerkraft

6 Pro Meter Blutsäule nimmt der hydrostatische Venendruck um 75 mm Hg nach distal zu und erreicht in den Fussvenen etwa 90 mmHg. Auf Herzhöhe sinkt der in der unteren Hohlvene herrschende zentralvenöse Druck gegen 0 mmHg ab (Behrends et al., 2021).

7 Die Ventilebene verschiebt sich herzspitzenwärts und erzeugt einen Unterdruck in der Auswurfphase der Ventrikel.

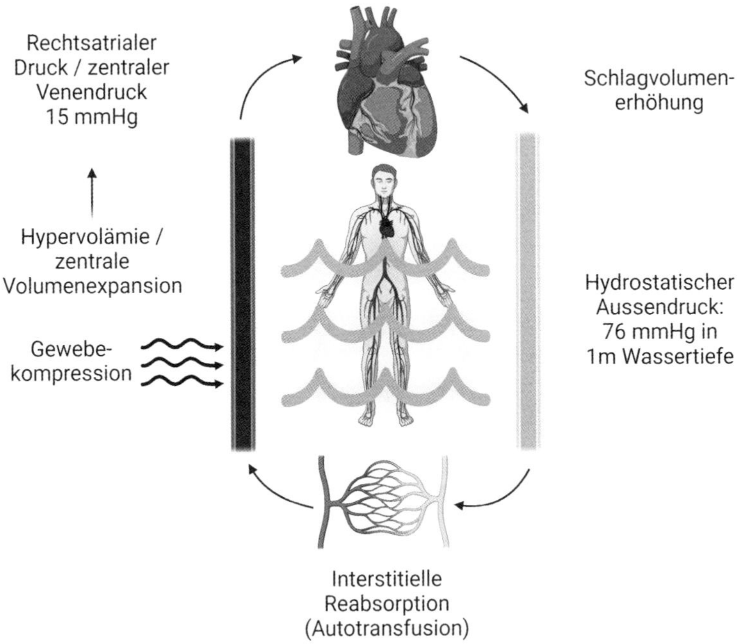


**Abbildung 3-1:** Vorlasterhöhung durch venösen Füllungsdruck. Preloaderhöhung und Erhöhung des linksventrikulären Herzzeitvolumens durch die Hydrostase (modifiziert nach Pendergast et al., 2015).

strömt im Liegen während der diastolischen Füllungsphase mehr Blut in die Vorhöfe ein. Dies führt ähnlich wie in der Wasserimmersion zu einer Erhöhung der Vorlast der Herzkammern.

In der Wasserimmersion sorgt die Hydrostase für den erhöhten venösen Füllungsdruck. Sie verschiebt das Blutreservoir der Beinvenen[8] zentralwärts in die Brustorgane. Das Herz reagiert auf das intrathorakale Blutvolumen beim Weitertransport in die peripheren Gefäßabschnitte mit einer linksventrikulären Erhöhung des Herzzeitvolumens (**Abbildung 3-1**).

Besonders ausgeprägt ist die Verlagerung des Blutvolumens zentralwärts in der HOWI-Position (**H**ead-**O**ut-**W**ater-**I**mmersion). Eine Wassersäule von 100 cm übt einen Druck auf die Körperoberfläche von 76 mmHg aus, in der Horizontallage beim Schwimmen sind es noch 40–60 mmHg (Meyer & Bücking, 2004). Bereits in 40 cm Wassertiefe übersteigt die Wirkung der Hydrostase den ausgeübten Druck von Kompressionsstrümpfen der Handelsklasse II (Hartmann, 2008), so dass die Beinvenen vom anliegenden Gewebedruck zusammengepresst werden. Während beim Eintauchen auf Referenzhöhe Beckenkamm noch keine nennenswerte thorakale Blutvolumenverschiebung stattfindet, nimmt das zentrale Blutvolumen beim Eintauchen bis auf Brusthöhe um 750 ml bzw. um 27 % bis 30 % zu (**Abbildung 3-2**), davon werden etwa 150 ml bis 250 ml in das Herz verlagert (Aborelius et al., 1972; Risch, Koubenec, Beckmann et al., 1978; Hartmann, 2008)

8 Die peripheren Venen nehmen unter dem Einfluss der Schwerkraft bis zu 65 % des totalen Blutvolumens auf und dehnen sich dabei aus (McArdle et al., 1996).

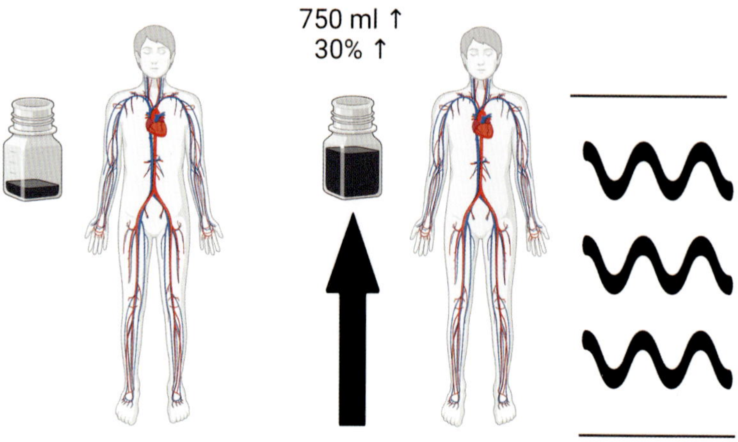


**Abbildung 3-2:** Zentrale Verlagerung des Blutvolumens. Blutvolumenverteilung in der Atmosphäre (links) und in der Wasserimmersion (rechts) nach Rowell & Wyss (1993). In Abhängigkeit der Eintauchtiefe und den verantwortlichen Druckverhältnissen wird vermehrt Blutvolumen (750 ml bzw. 27 % bis 30 %) in die Brustregion verschoben.

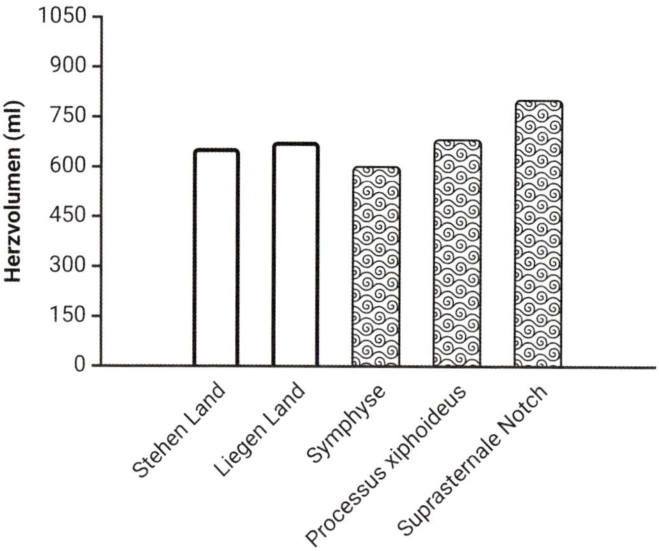


**Abbildung 3-3:** Herzvolumen in Abhängigkeit der Eintauchtiefe

(**Abbildung 3-3**). Dies entspricht in etwa dem im Liegen oder 85 % des Volumens des venösen Gefäßbettes, das bei der HOWI-Position herzwärts verschoben wird[9].

9 Im venösen Gefäßbett sind dank der Elastizität in Ruhe 70 % des Blutvolumens verteilt. In der Immersion steigt der Venendruck an und wirkt dem kaudalen Venenpooling, dem Blutvolumen in den venösen Kapazitätsgefäßen, entgegen.

Mit zunehmender Eintauchtiefe (Symphyse, Xiphoid, suprasternale Notch) steigt im Vergleich zur Atmosphäre das Herzvolumen um 150 ml an (Risch et al., 1978), wobei der größte Sprung (Δ 119.2 ml) zwischen Xiphoid und suprasternaler Notch zu verzeichnen ist. Durch die Erhöhung des Blutvolumens in der Brustregion nimmt auch der zentrale Venendrucks (ZVD) graduell zu (**Abbildung 3-4**). Der Höchstwert von 12.9 mmHg wird bei halstiefer Immersion

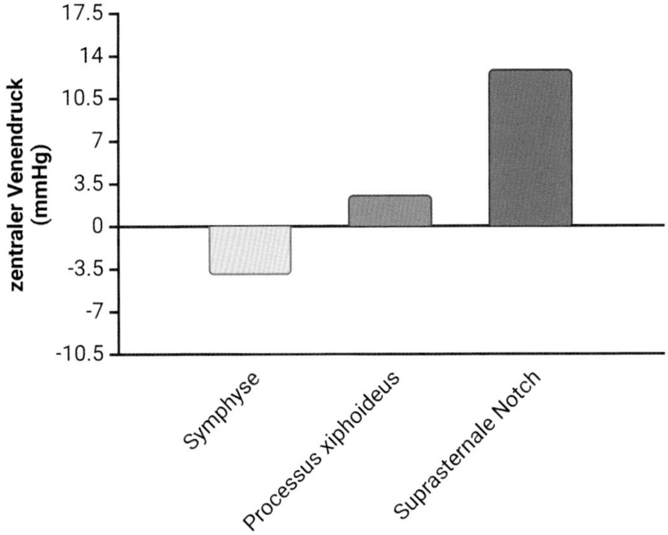


**Abbildung 3-4:**
Venendruck in Abhängigkeit der Eintauchtiefe (2)

erreicht. Der vermehrte Füllungsdruck im rechten Vorhof bedeutet für das Herz eine erhöhte Vorlast und für die Peripherie eine gesteigerte Durchblutung. Der Gefäßwiderstand in den Lungenarterien (pulmonalarterieller Druck) steigt von 10 mmHg in der Atmosphäre auf 22 mmHg in der Wasserimmersion auf das Doppelte an (Arbolrelius et al., 1972). Kardiale Reflexe sind dafür verantwortlich, dass auch das linksventrikuläre Volumen und die Ejektionsfraktion im Wasser erhöht sind.

Mittels Einschwemmkatheter-Untersuchungen konnten Risch, Koubenec, Gauer et al. (1978) und Gabrielsen et al. (1993) zeigen, dass der ZVD – ein Indikator für die Vorlast des rechten Herzens – sich in der Vena cava superior von 1–2 mmHg in der Atmosphäre auf 5.3 mmHg im Wasser erhöhte (Eintauchtiefe auf Höhe des Thorax). Im halstiefen Wasser stieg der ZVD auf 10.6 bis 12.8 mmHg an. An der Abbildung 3-4 kann abgelesen werden, dass der Anstieg des ZVD für die Herzarbeit erst ab der Eintauchtiefe suprasternale Notch bedeutsam ist. Die Lungengefäße werden aufgrund der geringen interstitiellen Strukturfestigkeit des Lungengewebes gedehnt und die Herzkammern füllen sich stärker mit Blut (150 bis 250 ml). Die Vergrößerung des Herzens in der Wasserimmersion wurde röntgenologisch durch Vermessen der longitudinalen Herzdiameter nachgewiesen und wird als Badeherz bezeichnet.

Durch die Blutvolumenumexpansion im Brustraum ändert sich die Arbeitsweise des Herzens. Es entfällt ein großer Teil des Aufwandes seitens des Herzens das Blut aus tiefergelegenen Regionen zentralwärts zu befördern und das Blutvolumen herznah zu halten. Dagegen wird die Vermehrung der zirkulierenden Blutmenge als ein „Zuviel an Volumen" wahrgenommen (Kirsch & Gunga, 2004). Die Füllungsphase des einströmenden Blutes ist verlängert und die linksventrikuläre Füllung vergrößert (Preloaderhöhung). Mit der Methode der Impedanzkardiographie wurde ein Anstieg des enddiastolischen Volumens um 30 % bis 70 % gemessen (Risch, Koubenec, Gauer et al., 1987; Bücking et al., 1990). Über den Frank-Starling-Regelkreis wird das Blut mit höherer Kraft und Blutmenge ausgeworfen (Weston et al., 1987)[10]. Mit der Echokardiographie konnte

10 Frank-Starling-Gesetz: Die Spannungsentwicklung ist ein indirektes Maß der Vordehnung der kontraktilen Muskelfasern des Herzmuskels.

**Tabelle 3-1:** Kardiale Reflexbögen

| Reizauslösung<br>Reflex | Rezeptoren<br>Messglieder | Kardiale<br>Regelkreise | Regulation<br>Stellglieder |
|---|---|---|---|
| Atrialer Druck<br>**Bainbridge** | A-Sensoren (veg NS)<br>Herznahe Venen | Volumenreflex | Enthemmt Sympathikus<br>Positive Ino-/Chrono-/<br>Dromotropie |
| Atriale Wandspannung<br>**Baroreflex** | B-Sensoren (veg NS)<br>im Herzvorhof | Vagaler<br>Volumenreflex | Hemmt Sympathikus<br>Negative Ino-/Chrono-/<br>Dromotropie |
| Atriale Wandspannung<br>**Gauer-Henry** | B-Sensoren (veg NS)<br>im Herzvorhof | Volumenreflex | Diurese gesteigert<br>Dilatation Kapazitäts-/<br>Widerstandsgefäße |
| Atriale Dehnung<br>**Bezold-Jarisch** | C-Sensoren (veg NS)<br>Arterielle Presso-/<br>Chemorezeptoren | Schutzreflex | Parasympathikus-<br>Stimulation: Brady-<br>kardie, Hypotonie |
| Atriale Dehnung<br>**ANP** | Kardiomyozyten<br>Volumenrezeptoren | Vorhofdehnungs-<br>reflex | ADH & Aldosteron<br>gesenkt, Diurese<br>gesteigert |
| Atriale Dehnung<br>**Frank-Starling** | Sarkomere | Kardialer Reflex | Kontraktilitätszunahme<br>Kammermyokard |

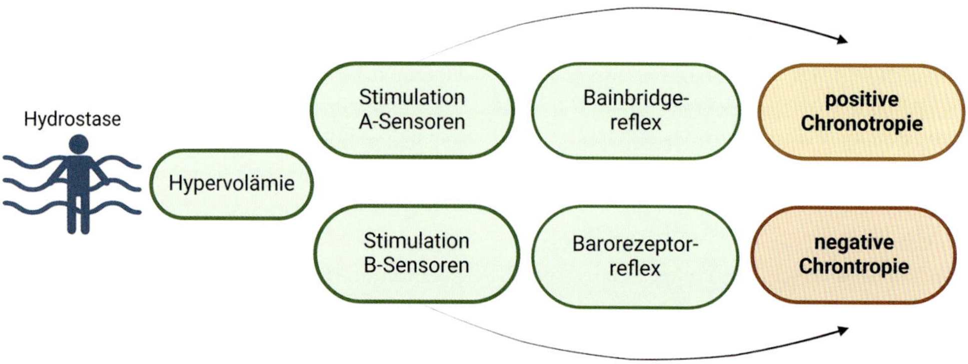


**Abbildung 3-5:** Herzreflexe und Frequenzmuster

gezeigt werden, dass in der Wasserimmersion die Schlagvolumina um 30 % bis 60 % zunehmen (Arborelius et al., 1972; Cider et al., 2006; Risch, Koubenec, Gauer et al., 1978; Schmid et al., 2007). Die mit der Hypervolämie verbundenen erhöhten Füllungsdrücke werden frequenzsteigernd abgearbeitet, indem der Sympathikus enthemmt wird (Bainbridgereflex). Der Baroreflex oder auch Pressorezeptorenreflex wirkt der positiv inotropen Frequenzwirkung entgegen (**Abbildung 3-5**). An der Regulation der kardialen Regelkreise sind zahlreiche Herzreflexe beteiligt (**Tabelle 3-1**). Für die Anpassungsvorgänge in der Wasserimmersion ist die Rückkopplung durch den Baroreflex entscheidend.

Der Bainbridge-Reflex, ein vegetativer Hirnstammreflex, der Teil des Barorezeptorreflexes

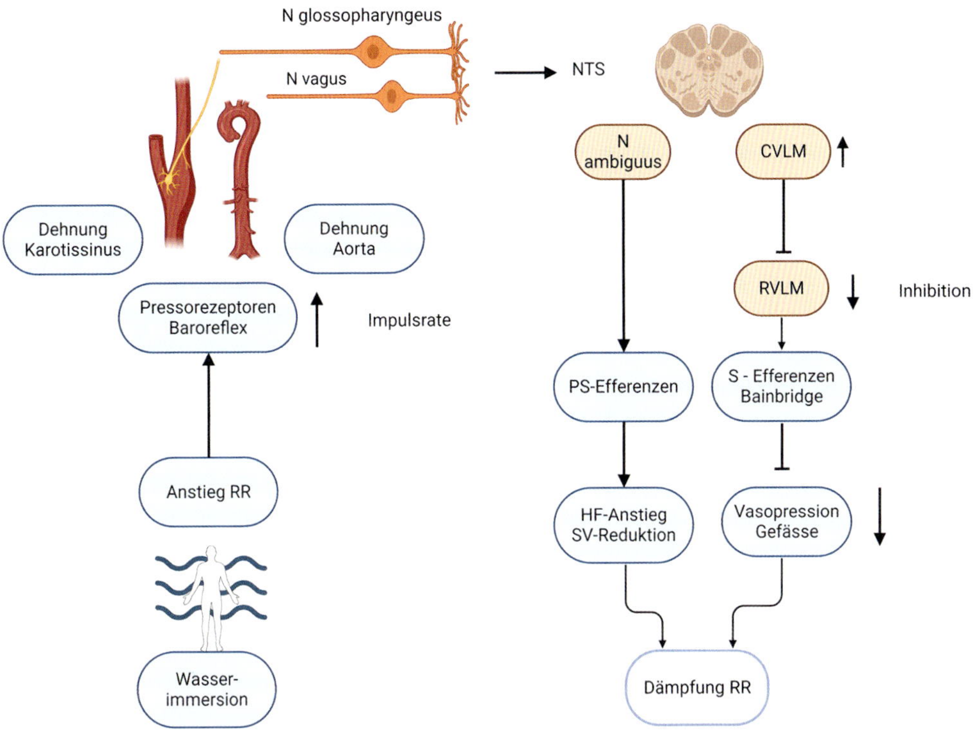


**Abbildung 3-6:** Barorezeptorenreflex (modifiziert nach Meller et al., 2016)

ist, bestimmt das kardiale Reaktionsmuster in der Wasserimmersion. Ausschlaggebend ist das hohe Blutvolumen in zentralen Abschnitten des Kreislaufs. Die Blutvolumenvermehrung löst Rezeptoren herznaher Venen aus, die ihrerseits höhere Entladungsfrequenzen des Sinusknoten triggern. Dadurch wird die stärkere Füllung des rechten Hervorhofs einerseits über die Herzfrequenz abgearbeitet, andererseits steigt das linksventrikuläre Schlagvolumen über den Frank-Starling-Mechanismus an. Dass es durch die Anpassungsvorgänge nicht zu einem dauerhaft erhöhten Puls und zu einer Anhebung des systolischen Blutdrucks kommt, dafür ist der Rückkopplungskreis (vagale Efferenzen) mit gegensätzlicher Frequenzwirkung und vasodilatativer Komponente durch den Baroreflex verantwortlich.

Die Einbindung des Barorezeptorenregelkreises zur Regulation des Blutdrucks wird aus **Abbildung 3-6** ersichtlich. Barorezeptoren sprechen auf die Gefäßdehnung im Sinus caroticus, den Aortenbögen und im rechten Vorhof an und lösen eine negative Feedback-Schleife mit gegensätzlicher Frequenzwirkung (-1% bis -21%) und Vasodilatation aus (Cider et al., 2006; Gabrielsen et al., 2000; Lotshaw et al., 2007; Schmid et al., 2007). Die Senkung des kontraktilen Tonus der Arterienwände wird der Dominanz des Parasympathikus mit seiner hemmenden Funktion auf die kardiale und vasomotorische Sympathikusaktivität zugeschrieben (Miwa et al., 1997). Sie steht dem Auswurfvolumen und seinen mitbestimmenden Vor- und Nachlast-Komponenten entgegen. Nach Ausgleich der Bilanzseiten stellt sich der mittlere arterielle Blutdruck, dem Bayliss-Effekt[11] folgend, gleich oder ähnlich wie unter

11 Bayliss-Effekt: Aufrechterhaltung und Konstanz der Durchblutung von Organen und Geweben.

den Bedingungen in der Atmosphäre ein (Arborelius et al., 1972; Norsk et al., 1990).

Pressozeptoren im Karostissinus und der Aorta reagieren auf Blutdruckschwankungen und leiten ihre gepulsten Informationen an das NTS-Kerngebiet der Medulla oblongata (Nucleus tractus solitarii) weiter, eine Art Schaltzentrale, die via exzitatorischer glutamaterger Fasern der CVLM (kaudale ventrolaterale Medulla) aktiviert und von dort aus über GABAerge Fasern der RVLM (rostrale ventrale Medulla, Steuerzentrale des Sympathikus) inhibiert wird.

Weiterhin steuert der NTS den Nucleus ambiguus an, eine Neuronengruppe, welche den PS (Parasympathikus) reguliert und als Antwort HF (Herzfrequenz) und SV (Schlagvolumen) senkt. Im Zusammenspiel der Ansteuerung viszeroefferenter Kerngebiete (Nucleus ambiguus) und ihrer Axone wird der Blutdruck auf die Verhältnisse in der Wasserimmersion neu einreguliert (Meller et al., 2016).

Die hämodynamischen Änderungen in der Wasserimmersion gegenüber der Atmosphäre zeigen eine teilweise große Streubreite (**Tabelle 3-2**). Die Bandbreite der Reaktionsmuster wird mit individuellen Antworten der kardialen Reflexsysteme erklärt (Wilcock et al., 2006).

### Neuroendokrine Reaktionen

Im vorgängigen Kapitel wurde ausgeführt, wie Volumen- und Dehnungsrezeptoren das vegetative Nervensystem auf neuralem Weg stimulieren und dadurch das Herz-Kreislaufsystem auf die Wasserumgebung neu einstellen. Neben dem autonomen peripheren Nervensystem ist auch das neuroendokrine System in die Steuerungs- und Regelungsprozesse wichtiger Körperfunktionen eingebunden. Die wichtigsten hormonellen und hämodynamischen Änderungen in der Ruheimmersion sind der **Tabelle 3-3** zu entnehmen.

Im Zusammenspiel mit den neuronalen Kontrollmechanismen für die Puls- und Blutdruckregelung nimmt das Herzhormon ANP (atrionatriuretisches Peptid) eine Sonderrolle ein. ANP reagiert auf die rechtsatriale Drucksteigerung und wird vermehrt in den Kreislauf ausgeschüttet. Beim ruhenden Wasseraufenthalt (Ruheimmersion) erhöhen sich die ANP-Spiegel um das 1,6- bis 2,4-fache (Gerbes et al., 1986). ANP spielt eine vermittelnde Rolle bei der Regelung des Elektrolyt-Volumen-Gleichgewichts, indem es an der Niere durch Harnausscheidung wirksam wird. Daneben zeichnet sich ANP durch seine vasodilatierenden Eigenschaften wie der folgenden Aufzählung zu entnehmen ist:

1) *ADH-Regulation*: ANP ist mit den verminderten Blutspiegeln von ADH (antidiuretisches Hormon, Vasopressin) verbunden. Die ADH-Ausschüttung wird herabgesetzt, indem sympathisch aktivierte Bereiche des Hypophysenhinterlappens, die ADH freisetzen, gehemmt werden. Auch nimmt der Einfluss der renalen sympathischen Aktivität auf das Vas afferens im renalen Glomerulus (Vasokonstriktion) ab (Miki et al., 1989). Die entspannende Wirkung der Nierengefäße wird auch von Prostaglandin gefördert, indem die Freisetzung von Neurotransmittern gehemmt wird (Epstein, 1992). Das führt dazu, dass weniger Wasser im Sammelrohr absorbiert wird. Die glomeruläre Filtrationsrate steigt an, es wird mehr Primärharn abfiltriert

**Tabelle 3-2:** Hämodynamik in der Wasserimmersion

| Eintauchtiefe | (Hüfte) | (Processus Xiphoideus) | (Head-Out-Immersion) |
|---|---|---|---|
| Herzfrequenz | – 4 % bis – 6 % | – 11 % bis – 18 % | – 3 % bis – 15 % |
| Schlagvolumen | + 12 % bis + 37 % | + 38 % bis + 67 % | + 28 % bis + 95 % |
| Herzminutenvolumen | + 14 % bis + 29 % | + 19 % bis + 48 % | + 29 % bis + 66 % |

**Tabelle 3-3:** Änderungen bei einstündiger, thermoneutraler Ruheimmersion im Vergleich zu Atmosphäre. (1): Srámek et al. (2000); (2) : Wilcock et al. (2006); (3): Grossmann et al. (1992); (4) : Epstein et al. (1992); Gerbes et al. (1986); Becker (2004); (7): Craig und Dvorak 1968); (8): Hartmann (2008); (9): Norsk et al. (1990).

| Neuroendokrines System | Veränderungen |
|---|---|
| Noradrenalin | – 10 % (nach 1 h) bis – 66 % (nach 5 h) (9); + 47 % (3) |
| Cortisol | – 34 % (1) |
| Renin | – 38 % (6); – 40 %(4); – 46 % (1) |
| Aldosteron | – 40 % (2) |
| ADH | – 50 % (4, 6); – 80 % (4) |
| ANP | + 183 % (5); + 250 % (3) |
| Peripherer Gefäßwiderstand (Head-Out) | – 27 % bis – 51 % (2) |
| Durchblutung | + 49 % (2) |
| Peripherer Venentonus | – 29 % (4) |
| Sauerstoffpartialdruck | + 10 % (8) |
| Systolischer Blutdruck | – 8 % (7); – 11 % (1) |
| Diastolischer Blutdruck | – 7 % (7); – 9 % bis – 12 % (1) |

und vermehrt Flüssigkeit renal und über den Harn ausgeschieden (Diurese) und Natriumionen ausgeschwemmt (Natriurese). Der Körper verliert Plasmavolumen und der Blutdruck sinkt (Epstein, 1992) (**Abbildung 3-7**).

2) *Suppression des sympathoadrenergen RAA-Systems*: ANP wirkt dem sympathoandrenerge RAA-System entgegen. Die Reninausschüttung in der Niere sinkt und die stark gefäßverengenden Hormone Angiotensin und Endothelin werden supprimiert. Die gedämpfte Aldosteronsynthese verhindert eine gesteigerte Rückresorption von Wasser und Salzen (Cuneo et al., 1987; Epstein, 1978). Zusammengefasst entspannt die Suppression des Renin-Angiotensin-Aldosteron-Systems die glatte Gefäßmuskulatur und dämpft den Blutdruck.
3) *Unmittelbare Gefäßwirkung über cGMP*: ANP wirkt an den Arteriolen und an der Niere gleichgerichtet gefäßerweiternd und blutdrucksenkend, indem es intrazelluläres cGMP stimuliert und dadurch die cGMP-abhängige Proteinkinase (PKG) anregt (Chen et al., 2008). Die glatte Muskulatur relaxiert, indem PKG kaliumabhängige Kaliumkanäle öffnet und Calciumionen aus der Zelle pumpt.
4) *Abnahme des Tonus der Gefäßmuskulatur durch Hemmung von Adrenalin und Noradrenalin*: ANP ist über vagale Zuflüsse mit dem Hirnstamm verschaltet, welche auf den Nucleus tractus solitarii projizieren, einer Hirnkernregion zur Regulation des Blutkreislaufs. Reflexartige Regulationsprozesse dämpfen das Sympathikussystem und darüber die ACTH (Adrenocorticotropin)-Kortisol-Achse des Hypophysen-Nebennierenrinden-Systems. Es wird weniger Kortisol gebildet. (Coruzi et al., 1984). Das gedämpfte Sympathikussystem ist auch verantwortlich für die verminderten Blutspiegel von Noradrenalin. Die verminderte Freisetzung des Botenstoffs an den Gefäßnerven hat einen gefäßerweiternden Einfluss (Norsk et al., 1990).

Die Abbildung zeigt ANP als ein Hormon des renalen Elektrolyt- und Wasserhandlings mit

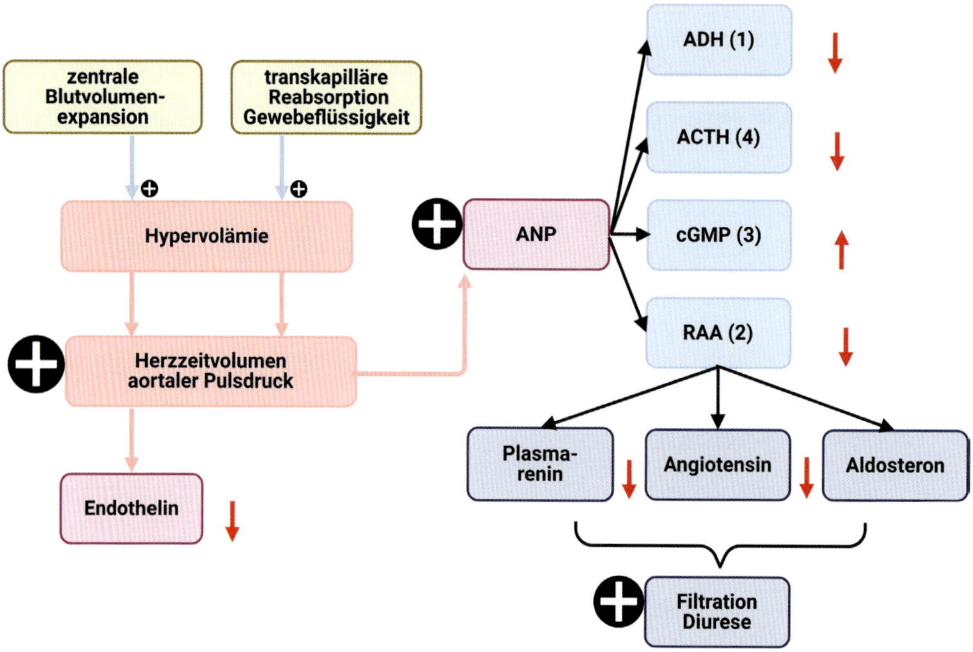


**Abbildung 3-7:** Wirkungsspektrum und Regelsysteme atrialer natriuretischer Peptide (ANP) (modifiziert nach Weiss et al., 2003; Pendergast et al., 2015)

gefäßerweiternder Wirkung. Pressozeptoren in den Herzvorhöfen sprechen auf die Hypervolämie mit gesteigerter Ausschüttung der Herzhormone ANP und BNP an.

- ADH: antidiuretisches Hormon/Vasopressin
- RAA: Renin-Angiotensin-Aldosteron-System
- cGMP: zyklisches Guanosinmonophosphat
- ACTH (Adrenocorticotropin).

Neuere experimentelle Erkenntnisse unter Verwendung der Doppler Angiographie und Plethysmographie zeigen, dass die Blutströmungen in regionalen Gefäßregionen sich dem Bedarf anpassen, indem die Förderleistung in den jeweiligen Teilkreisläufen ansteigt oder gedrosselt wird. In der Ruheimmersion ist eine erhöhte Blutmenge auf Gastrointestinaltrakt, Leber, Pankreas und Milz verteilt. Ebenso nimmt in der Ruheimmersion die Blutversorgung in der tierexperimentellen Skelettmuskulatur zu (Hajduczok et al., 1987; Park et al., 1999).

Es reagieren aber nicht alle Gefäßabschnitte mit einer Durchblutungssteigerung. Der Teilkreislauf der Arme arbeitet beim Bluttransport in der Head-Out-Water-Immersion (HOWI) mit einem niedrigeren Druck, so dass die endothelabhängigen Scherkräfte (der anterograde Blutfluss und die anterograde Wandschubspannung) in der Brachialarterie abnehmen (Carter et al., 2017) (**Abbildung 3-8**). Angesichts des Anstiegs des mittleren arteriellen Blutdrucks (Baseline Atmosphäre: 80 ± 9 mmHg; Ruheimmersion: 91 ± 12 mmHg; $p<0.01$) und des höheren Stromzeitvolumens (Baseline Atmosphäre: 4.8 ± 0.7 l/min; Ruheimmersion: 5.1 ± 0.6 l/min; $p < 0.05$) scheint der abnehmende Blutfluss in der Brachialarterie auf den ersten Blick widersprüchlich (t0 Baseline Atmosphäre: 101 ± 42 ml/min; t3 Ruheimmersion: 62 ± 24 ml/min; $p \leq 0.05$). Die Diskrepanz erschließt sich aus dem hämodynamischen Prinzip, Teilkreisläufe zu drosseln, die weniger wichtig sind. Es ist nicht auszuschließen, dass der verengende Ef-

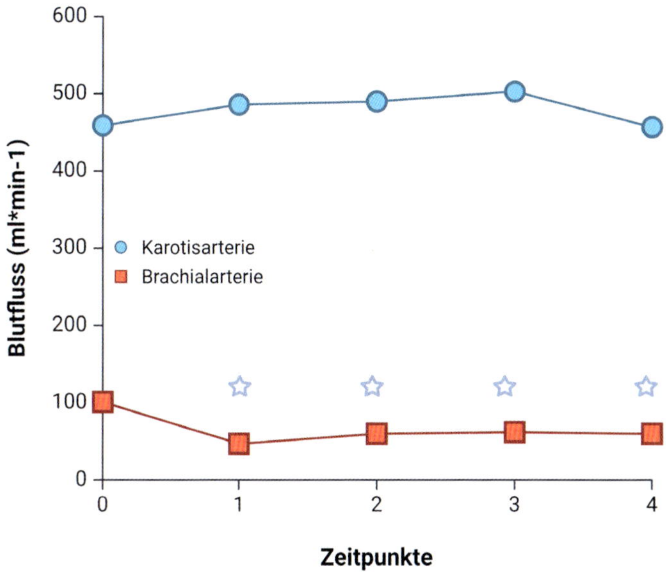


**Abbildung 3-8:** Blutfluss in Gefäßabschnitten (nachgezeichnet nach Carter et al., 2017)

fekt auf die Brachialarterie teilweise mit der subthermalen Wassertemperatur (30 °C) zu erklären ist.

Die Abbildung zeigt die Land-Wasser-Unterschiede in der Regulation des antegraden Blutflusses in der Brachialarterie und in den Karotisarterien:

- Zeitpunkte: t0 = Baseline Atmosphäre; t1 = 0–1' Wasserimmersion; t2 = 3–5' Wasser; t3 = 8–10' Wasser; t4 = >10' Wasser
- Signifikante Unterschiede der Messzeitpunkte t1 ... t4 vs t0.

Ein weiterer interessanter Durchblutungs-Befund zeigte sich im zentralen Versorgungsnetzwerk (Abbildung 3-8). Der karotidale Blutfluss und Perfusionsdruck blieb konstant auf Baseline-Niveau (t0 Baseline Atmosphäre: 459 ± 163 ml/min; t3 Ruheimmersion: 503 ± 127 ml/min). Offensichtlich ist die Blutversorgung des Gehirns (13 % Anteil am Herzminutenvolumen) durch in- und extrinsische Stellglieder autoreguliert. Das Gehirn schottet sich gewissermaßen gegen Blutdruckschwankungen ab. Carter et al. (2017) folgern aus ihren Ergebnissen, dass die Blutströmung des peripheren Kreislaufs und der zerebrale Blutfluss gesondert zu betrachten sind. Offenbar unterliegt die regionale Durchblutungsregulation einer funktionsabhängigen Verteilung. Priorisiert werden vital notwendige und stoffwechselmäßig aktive Gefäßabschnitte. Bei der Durchblutungsregulation spielt das osmo- und volumenregulatorische Gleichgewicht zwischen Blut und Interstitium, das durch ein ausgewogenes Verhältnis von Filtration und Resorption bestimmt ist, eine stabilisierende Rolle (Carter et al., 2017; Pendergast et al., 2015).

### 3.1.2 Leistungsphysiologie von Herz und Kreislauf

Wie Experimentalstudien am Wasserfahrrad bestätigten, bleiben die physiologischen Grundlagen der Ruheimmersion bei körperlicher Belastung im Wesentlichen erhalten (Christie et al., 1990; Connelly et al., 1990; Haffor et al., 1991; Park et al., 1999; Sheldahl et al., 1984). Zu den Baseline-Charakteristika gehören ein erhöhtes Schlag- und Herzzeitvolumen, eine intensivere Gewebedurchblutung und ein erniedrigter Strömungswiderstand im Körperkreislauf.

Unterschiede zu einer Referenzbelastung an Land betrifft die Ausschöpfung und das Erreichen des maximalen Schlagvolumens bei einer gestuften Belastungssteigerung. Während im Wasser von Beginn an das maximale Schlagvolumen ausgeschöpft wird, nimmt an Land das Schlagvolumen allmählich zu und bleibt erst bei einer Intensität von 40 % bis 50 % der VO-2max konstant (McArdle et al., 1996). Das höhere Schlagvolumen im Wasser ist auf die Grundsituation eines erhöhten zentralen Venendrucks und einer Druckzunahme im rechten Vorhof zurückzuführen (Christie et al., 1990). Der vermehrten Pumpleistung des Herzens wirken der arterielle Gefäßwiderstand (Reduktion um 30 %) und der periphere Venentonus (Absenkung von 17 mmHG auf 12 mmHG) entgegen (Arborelius et al., 1972; Epstein, 1992). An der Neueinstellung des Gefäßtonus ist maßgeblich die Dämpfung der sympathischen Gefäßinnervation beteiligt. Darauf weisen auch die gegenüber einer identischen Landbelastung niedrigeren Noradrenalin-, Adrenalin- und Cortisol-Blutplasmawerte hin (Christie et al., 1990; Connelly et al., 1990; Epstein, 1992; Krishna et al., 1983). Weitere an der Blutdruckregulation beteiligte hormonelle Faktoren wirken gleichgerichtet und ergänzend, so dass der Blutdruck weitgehend unverändert oder leicht erniedrigt ist (Christie et al., 1990; Sheldahl et al., 1984), bzw. etwas höher gefunden wird (Hall et al., 1998). Die Widerstandsveränderungen im Gefäßsystem (Gefäßquerschnitt) und die erhöhte Blutströmung (Stromstärke) gewährleisten eine bedarfsangepasst Blutversorgung der Arbeitsmuskulatur und legen eine verbesserte Sauerstoffausschöpfung nahe (Dressendorfer et al., 1976). Hinweise finden sich in tierexperimentellen Arbeiten, die eine gesteigerte Perfusion und Sauerstoffextraktion in regionalen Gefäßabschnitten der Arbeitsmuskulatur nachwiesen (Balldin et al., 1971; Hajduczok et al. 1987).

Zu den zirkulatorischen Besonderheiten gehört auch, dass die Schlagfrequenzen im Wasser zurückgehen. Hier spielen den Sympathikus hemmende Mechanismen eine Rolle, die den arteriellen Baro- oder Pressorezeptoren zugeschrieben werden. Der Baroreflex (auch Pressozeptorenreflex) regelt bedarfsangepasst den Blutfluss in den Gefäßen (Stellglied ist das Herzzeitvolumen), um der arbeitenden Muskulatur genügend Sauerstoff bereitzustellen. Der Pressorezeptorenreflex kann am Modell der Liegendfahrradergometrie gut erklärt werden. Die Herzebene liegt ähnlich wie in der Wasserimmersion auf Höhe der Beine. Der erhöhte venöse Blutrückstrom mit einer Druckzunahme im rechten Herzen triggert aortale und karotidale Dehnungsrezeptoren (Pressozeptoren). Die afferenten Projektionen zum dorsalen motorischen Kern des Nervus vagus werden von einer efferenten Vagusaktivität beantwortet. Es resultiert ein elektrisches Übertragungsverhalten auf den Sinusknoten mit Frequenzverminderung (Ogoh et al., 2007). Während der systolische Druck sich unverändert zeigt, stellt sich der diastolische tendenziell etwas tiefer ein, die Afterload sinkt.

Grundlegende physiologische Veränderungen ergeben sich auch unter arbeitsorientierter Betrachtungsweise durch die Aktivität der Wadenpumpe und dem anliegenden Wasserdruck. Die in den Pumpeinheiten gelegenen Muskeln mit den darin eingebetteten Stammvenen lassen den Druck in den Venensegmenten um das 2- bis7-fache während der Muskelkontraktion ansteigen (Siegenthaler & Blum, 2006). Das meiste intramuskuläre Blut in den Venengefäßen wird dadurch ausgepresst und über die Leitvenen abgeführt. Die großen Venen erfahren durch den anliegenden Wasserdruck eine zusätzliche Kompression. Sie können dem Druck nicht ausweichen, so dass das Blut besser zum Herzen abfließen kann (Bringezu & Schreiner, 2006).

## 3.2 Lymphsystem und Niere

Der Einbezug des lymphatischen Systems ist ein bedeutender Teil der Immersionseffekte und innerhalb der Balneologie gleichbedeutend mit der Entwässerungsfunktion – der Ausscheidung harnpflichtiger Substanzen. Dabei ist in Erinnerung zu rufen, dass das Lymphsystem und die Nieren eng miteinander verbunden sind.

### 3.2.1 Physiologie des Lymphsystems in der Ruheimmersion

Über ein Netzwerk kleiner Gefäßsysteme gelangen Nährstoffe in die Körperzellen und auf umgekehrten Weg fließen Stoffwechselendprodukte über das lymphatische Gewebe in den Blutkreislauf zu den Nieren, wo sie gefiltert und dann zu den Ausscheidungsorganen transportiert werden. Die Entwässerung beruht auf der Transfusion von Gewebewasser in die Blutbahn und kommt durch den Druckgradienten im Wasser zustande. Die Reabsorption von Flüssigkeit ist eine der größten Säulen, die sich die Naturheilmedizin zunutze macht.

Bei den Vorgängen der Entwässerung (transkapilläre Autotransfusion) wird Flüssigkeit vom Interstitium in die Blutkapillaren verschoben (Reabsorption interstitieller Körperflüssigkeit). Die treibende Kraft geht von osmotisch aktiven Teilchen im interstitiellen Kompartiment, dem kolloidosmotischen Druck, aus. Als Indiz für einen Ausgleich der Konzentrationserhöhung der

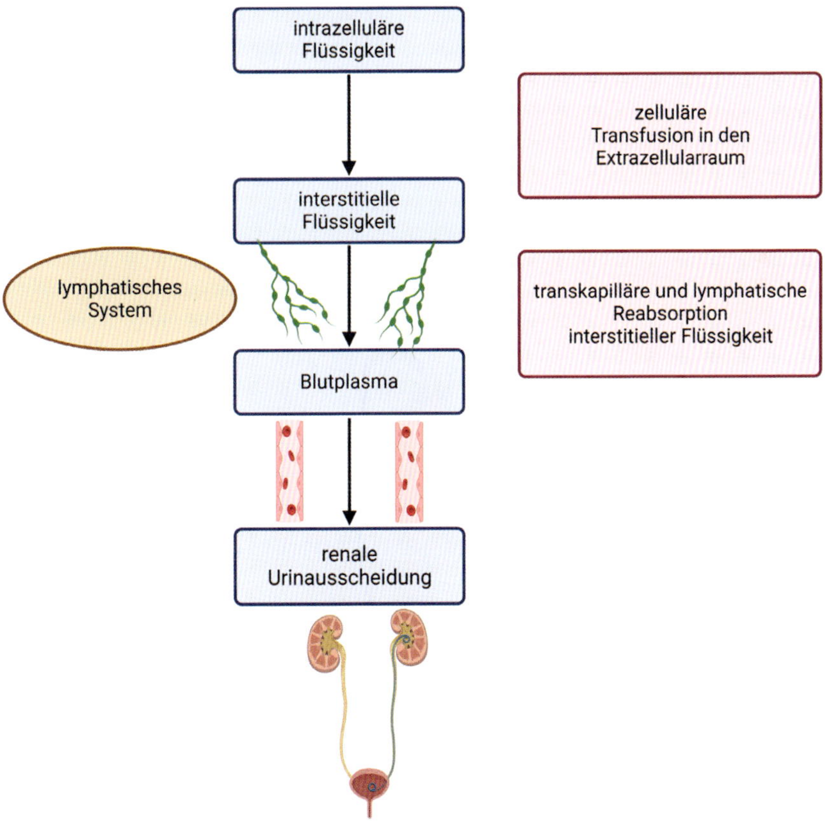


**Abbildung 3-9:** Schema des intrazellulären-interstitiellen-intravasalen Flüssigkeitsaustausches (nachgezeichnet nach Pendergast et al., 2015)

Kolloide in der Wasserimmersion erhöhen sich die Eiweiß- und Kaliumkonzentrationen im Blutplasma, während das interstitielle Flüssigkeitsvolumen und der Lymphfluss unverändert bleiben. Eine Verschiebung findet mehrheitlich aus dem intrazellulären Kompartiment in das interstitielle (zelluläre Transfusion) und intravasale (transkapilläre Reabsorption) statt (Pendergast et al., 2015) (**Abbildung 3-9**).

Auf das Gesamtkörperwasser entfällt 60 % des Körpergewichts. Zu 40 % ist das Körperwasser im Intrazellularraum und zu 20 % im Extrazellularraum verteilt. Letzteres wiederum besteht aus dem Interstitium (16 %), das Nährmedium der Körperzellen, und dem Plasmawasser (4 %). Die zelluläre-kapilläre Flüssigkeitsverschiebung folgt dem Prinzip der Osmose: Die zelluläre Transfusion erfolgt durch semipermeable Membranen vom Intra- in den Extrazellularraum, und die transkapilläre Transfusion durch die schrankenbildende Kapillarwand vom Interstitium in den Intravasalraum. Der Flüssigkeitsaustausch vermehrt das Plasmavolumen.

Lymphatische Organe beteiligen sich am venösen Ende und postkapillär an der Refiltration von Gewebewasser und wasserlöslichen Stoffen. Durch die interstitielle Drucksteigerung und dem gleichzeitig negativ transkapillären Druck in Armen und Beinen diffundieren die Partikel durch die Öffnungen der lymphatischen Kapillargefäße. Die Lymphkapillaren führen das aufgenommene Gewebewasser über die Lymphgefäße den großen Lymphstämmen zu. Die Flüssigkeit wird weiter in das venöse System geleitet. Im venösen Schenkel sorgt der hohe Druck innerhalb der Kapillaren und Venen für das schnelle Abfließen der ausgepressten Flüssigkeit herzwärts (**Abbildung 3-10**). Das refiltrierte Wasser wird über die Nieren ausgeschieden.

Die Reabsorption von Flüssigkeit wird auch Filtration genannt und wirkt gewebeentwässernd. Über ein dichtes Netzwerk von Transportwegen werden Wasser und harnpflichtige Stoffe über das Lymphsystem beseitigt. Lymphatische Organe beteiligen sich am venösen Ende an der Einwärtsfiltration von Gewebewas-

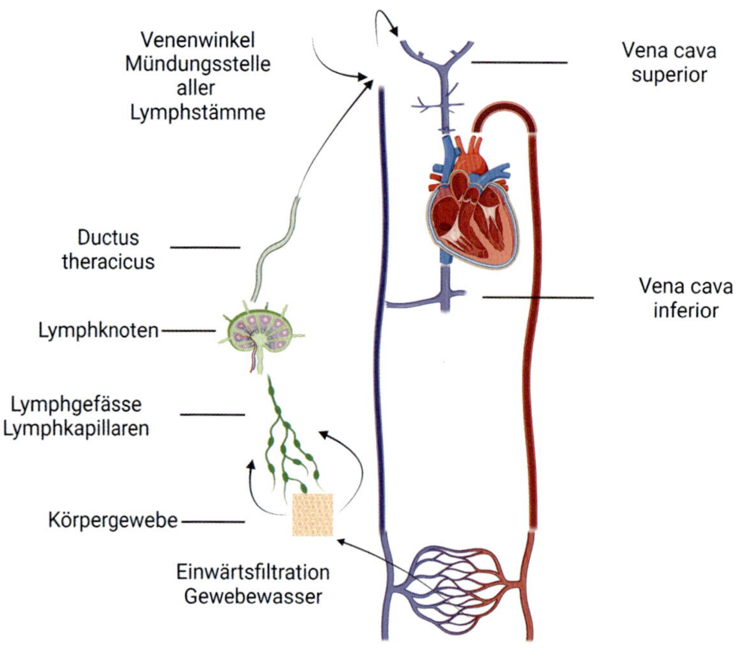


**Abbildung 3-10:** Filtration von Gewebewasser

ser und wasserlöslicher Stoffe bei interstitieller Drucksteigerung durch den anliegenden Wasserdruck. Die Lymphkapillaren führen das aufgenommene Gewebewasser über die Lymphgefäße mit den verbundenen Lymphknoten in die großen Lymphstämme (Ductus thoracicus) zurück. Die Flüssigkeit wird weiter in das venöse System geleitet und fließt über den linken Venenwinkel ab.

Das Übertreten von Flüssigkeit aus dem Gewebewasser in die Haargefäße und in die Blutstrombahn vermehrt den wässrigen Anteil des Blutes (Wilcock et al., 2006). Das zirkulierende Plasmavolumen nimmt in der Größenordnung von 6.6 ± 1.9 % (Norsk et al., 1985) bzw. 6.1 ± 3.1 % (Stocks et al., 2004) nach einstündigen Vollbädern zu (Abbildung 3-11) und kann bei längerdauerndem Wasseraufenthalt bis auf 40 % ansteigen (Pendergast et al., 2015). Das Blut wird durch das effektiv vergrößerte Plasmavolumen dünner und es verbessern sich dadurch die Fließeigenschaften. Da die Viskosität des Blutes von dem Volumenanteil zellulärer Elemente (Hämatokrit) abhängt, erniedrigt sich bei einem Wasseraufenthalt auch der Hämatokrit- und Hämoglobinwert. Er liegt leicht unter dem normalen Wert des Blutes bei -5.6 % bzw. -4.0 % ($p \leq 0.05$) (Norsk et al., 1985) (**Abbildung 3-11**). Dies begünstigt wiederum den Stoffaustausch in den kleinsten Blutgefäßen.

Die Abbildung zeigt die Änderung der Blutzusammensetzung während eines einstündigen thermoneutralen Bades. Das Plasmavolumen ist vergrößert und das Volumen der roten Blutkörperchen relativ vermindert. Das Blut wird dünnflüssiger (akute Hämodilution) (PV = Plasmavolumen, Hk = Hämatokrit, Hb = Hämoglobin).

Die Viskositätsänderung entlastet das Herz nichttrainierter alter oder kranker Menschen bei gleichzeitig verbesserter Organversorgung. Das vermehrte Plasmavolumen regt die Diurese an, so dass nach einstündiger Immersionszeit die Hypervolämie in eine allmähliche Abnahme übergeht (Pratzel & Schnizer, 1992).

### 3.2.2 Physiologie der Niere in der Ruheimmersion

Die Nierenfunktion in der Ruheimmersion ist von einem führenden Immersionsphysiologen, Epstein (1992), ausführlich beschrieben worden. Ausgangspunkt ist der Druckgradient im Wasser in Abhängigkeit der Eintauchtiefe, der subjektiv kaum wahrgenommen wird. Als Sofortwirkung innert Sekunden verschiebt sich beim Eintauchen das Blutvolumen von den Beinen in den Brustraum. Ausgelöst durch die Vorhofdehnung am Herzen werden hormonelle Regelkreise (RAA-System und die Hormone ADH

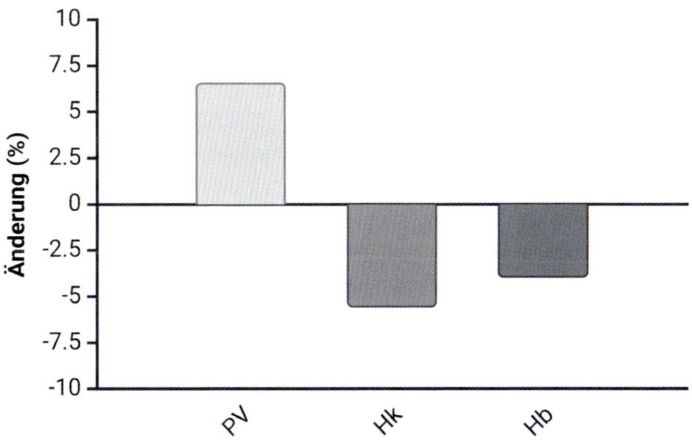


**Abbildung 3-11:** Änderung des Plasmavolumens, Hämatokrits und Hämoglobins (nachgezeichnet nach Norsk et al., 1985)

**Tabelle 3-4:** Entwässernde Vorgänge an der Niere. Harnflussmessung, Urin-Osmolalität, osmotisch aktive Substanzen (Kolloide), freie Wasserclearance und Salzexkretion im Zeitverlauf der Ruheimmersion. Die Werte illustrieren die osmotische Diurese und Natriurese (Rim et al., 1997).

| | Basiswert | HOI (Ruheimmersion) | Differenz Basis: HOI |
|---|---|---|---|
| **Harnfluss V** | 1.5 ± 0.2 | 6.4 ± 0.7 ml/min | 426 % (2h) |
| **Urin-Osmolalität (Uosm)** | 808 ± 77 | 249 ± 17 mOsmol/kg$H_2O$ | − 69 % (2h) |
| **Osmotisch aktive Substanzen** | 1187 ± 126 | 1645 ± 98 mOsmol/l/min | 39 % (3h) |
| **Freie Wasserclearance ($C_{H2O}$)** | − 2.5 ± 0.4 | 0.3 ± 1.0 ml/min | 90 % (1h) |
| **Salzexkretion ($U_{Na}$ * V)** | 334 ± 45 | 521 ± 26 mEq/l | 56 % (3h) |

und ANP) angeregt (Norsk et al., 1985). ANP (atriales natriuretisches Peptid), das auf die Füllung der Herzvorhöfe reagiert und vermehrt gebildet wird, ist als verbindendes Glied zum hypophysären Wasser-Clearance-regulierendem System ADH für diesen Reflexbogen verantwortlich (Weiss et al., 2003). In der Funktion als Überträger von Signalen bremst ANP die Freisetzung von ADH aus der Neurohypophyse, und unterstützt so die Ausscheidung von Urin.

Weiterhin führt der ANP-Impuls, der mit dem Vagusnerv verbunden ist, zu einer Abnahme der renalen sympathischen Nervenaktivität (Epstein et al., 1976). Der renale vaskuläre Widerstand nimmt in Folge um ein Drittel ab. Gleichzeitig nehmen der kapillare Blutdruck und der renale venöse Druck um das Doppelte (Weston et al., 1987) unter Beteiligung des renalen Prostaglandinsystems zu (Epstein, 1992). Der badbedingte erhöhte Druck in den harnableitenden Wegen treibt den renalen Plasmafluss an und wirkt in Richtung einer ansteigenden glomerulären Filtrationsrate (Weston et al., 1987). Tubulär wird mehr Salz resorbiert - osmotisch aktive Substanzen werden in den Primärharn filtriert - und der Primärharn wird durch Ultrafiltration des Blutes aus dem Plasma in das Tubulussystem der Niere ausgepresst.

Die entwässernden Vorgänge an der Niere werden begleitet von einem Anstieg der Kreatinclearance Ccr (Indikator der Nierendurchblutung und Maß für die glomeruläre Filtrationsrate) (Epstein et al., 1976). Ccr steigt um durchschnittlich 17 % in thermoneutralen einstündigen Testbädern an (Schnizer et al., 1994). Mit dem Anstieg der glomerulären Filtrationsrate nimmt das Urinvolumen gegenüber der Atmosphäre um das Drei- bis Vierfache bei einem zweistündigen Testbad zu (Großman et al., 1992; Rim et al., 1997). Es wird folglich mehr Wasser ausgeschieden als für einen plasmaisotonen Harn notwendig ist. Die freie Wasserclearance steigt damit um 90 % an (Rim et al., 1997). Dem Primärharn in den Tubuli wird weniger Wasser entzogen: anstatt 99 % des Filtrats werden in der Wasserimmersion nur noch 90 % zurückresorbiert. Die gesteigerte glomeruläre Filtration zeigt sich auch in einem markanten Abfall der Urin-Osmolalität, der Hahn ist weniger konzentriert. Die Exkretion osmotisch aktiver Substanzen und die Salzsekretion steigen gesamthaft an (39 %, respektive 56 %) (**Tabelle 3-4**) (Rim et al., 1997).

Kurz zusammengefasst stimulieren die beschriebenen Vorgänge das entwässernde Hormonsystem unter Einbezug der Nieren. Der Wasser- und Elektrolythaushalt werden auf die veränderte Umgebung neu eingestellt (**Abbildung 3-12**) (Boussuges et al., 2009; Greenleaf et al., 1980).

Die Abbildung zeigt das Schema der durch den Druck ausgelösten Diurese. Die ausschwemmende Wirkung beruht auf zwei Mechanismen, wobei die Nieren hormonell angeregt werden:

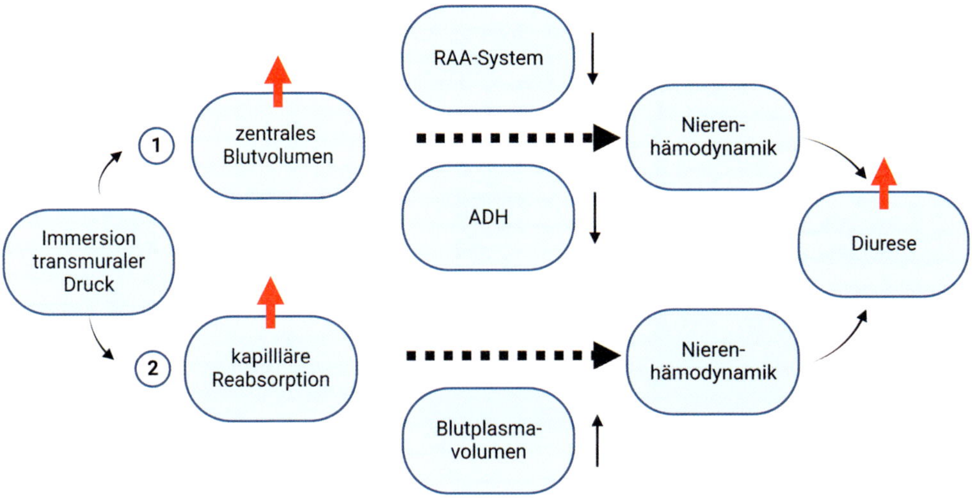


**Abbildung 3-12:** Baden heißt entwässern (nachgezeichnet nach Schnizer, 2002)

1) Durch die Verschiebung von Blutvolumen in den Brustraum wird eine Hypervolämie vorgetäuscht. Es springen Steuerungsvorgänge der Blutvolumen- und Blutdruckkontrolle an (RAA-System und ADH)
2) Zusätzlich strömt durch die Druckwirkung Flüssigkeit aus dem Gewebe in das Gefäßbett und in die Blutbahn ein (= kapillärer Flüssigkeitsaustausch). Es wird vermehrt Körperwasser und Salz durch den Einbezug der Nieren ausgeschieden und harnpflichtige Stoffwechselprodukte aus dem Blut entfernt.

### 3.2.3 Leistungsphysiologie der Niere

Längerdauernde Belastungen sind von Flüssigkeitsverschiebungen und -verlusten begleitet. Darin eingebunden ist die Nierenhämodynamik, deren Aufgabe es ist, Schwankungen der Körperflüssigkeiten auszugleichen und das Flüssigkeits- und Elektrolytvolumen konstant zu halten. Im Sport ist eine der Hauptfunktionen der Niere, dem Plasmavolumenverlust auf adäquate Weise entgegenzuwirken:

1) Bei dynamischer Ausdauerarbeit großer Muskelgruppen nimmt zu Beginn der Belastung das Plasmavolumen geringfügig ab. Verantwortlich dafür sind die im arteriellen Kapillarschenkel ansteigenden hydrostatischen Arbeitsdrücke (höher als 40–45 mmHg). Sie übersteigen den herrschenden kolloidosmotischen Druck (25 mmHg) im Interstitium. Somit wird Flüssigkeit aus dem Blut abfiltriert und in das Interstitium verschoben. Der Blutplasmaverlust verursacht eine relative Hämatokriterhöhung; hauptsächlich wird der Anteil der Erythrozyten erhöht. Der damit verbundene höhere Hämoglobingehalt dient der bedarfsgerechten Muskelperfusion und verbesserten Sauerstoffausschöpfung.
2) Das veränderte innere Milieu des Arbeitsmuskels verstärkt den Transport von Blutplasma aus den Kapillaren in das Gewebe. Zum Ausgleich der höheren Osmolalität diffundiert Wasser in den interstitiellen Raum. Im Nettoeffekt überwiegen aber die für die glomeruläre Filtration in den Nierenkörperchen verantwortlichen Kräfte. Mit der erhöhten Filtrationsrate einhergehend, wird mehr Harn ausgeschieden, so dass es zu Wasserverlusten bei intensiven Belastungen von 10 % bis 15 % kommt (Schmidt, 1999).

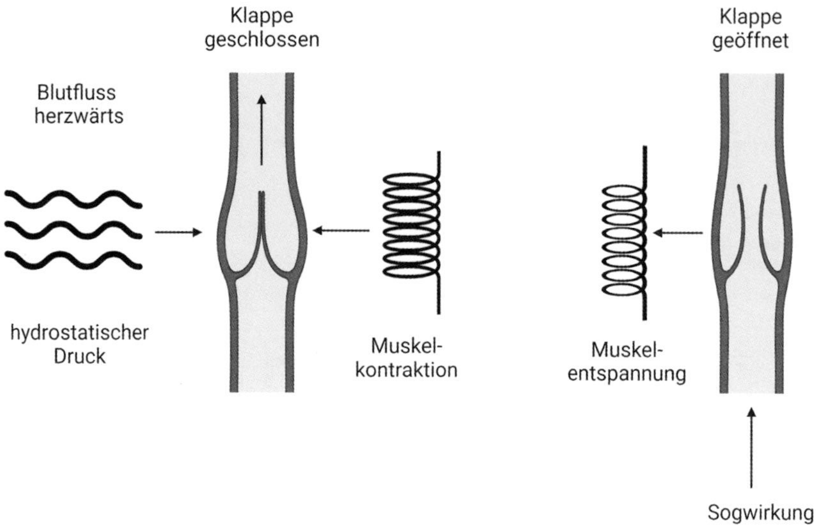


**Abbildung 3-13:** Venöser Rückstrom durch Gewebekompression und Muskelpumpfunktion

3) Vor allem aber führen Wasserverluste durch Schwitzen bei längeren Ausdauerleistungen zur Abnahme des Plasmavolumens. Der intravasale Flüssigkeitsverlust steigt durch Schweißabsonderung je nach Belastungsdauer und -intensität um 10 % bis 20 % an, bei starken Belastungen kann der Plasmavolumenverlust sogar bis auf unter 30 % des Ausgangswertes sinken (Schmidt, 1999). Um den Plasmavolumenverlust und die steigende Plasmaosmolalität durch die Schweißverdunstung auszugleichen, wird bei lang aufrechterhaltenen Körperbelastungen die glomeruläre Filtrationsrate wieder zurückgenommen. Es versteht sich von selbst, dass hohe Blutvolumenverluste bzw. Flüssigkeitsverluste durch die Schweißbildung frühzeitig ausgeglichen werden müssen, damit die Leistungsfähigkeit nicht beeinträchtigt ist.

In der Wasserimmersion folgt unter Körperbelastung die Flüssigkeitsverteilung den Vorgängen an Land. Hauptsächlich reguliert die Niere den Flüssigkeitshaushalt und das Elektrolytgleichgewicht. Als treibende Kräfte stehen sich Filtrations- und Reabsorptionsvorgänge (Druck im Kapillarbett und interstitieller Druck) gegenüber und bilanzieren den Flüssigkeitsaustausch. Im Unterschied zu Land werden bei Arbeitsbelastungen die Filtration durch Gewebedrücke auf die glatte Wandmuskulatur durch den umgebenden Wasserdruck von außen verstärkt. Die zuvor erweiterten Venen werden auf einen verringerten Durchmesser komprimiert, was zur ausschwemmenden Wirkung beiträgt (**Abbildung 3-13**). Der Summendruck bzw. der effektive Filtrationsdruck überwiegt auch in den glomerulären Kapillaren der Niere, so dass die glomeruläre Filtrationsrate gesteigert wird und durch die Glomeruli mehr Primärharn in die Harnwege filtriert wird.

Wie auch an Land tragen die rhythmischen Muskelkontraktionen im Wadenbereich zur aktiven Förderung des venösen Rückstroms bei. Unter Schwerkraftbelastung liefert die Muskelpumpe ein Drittel des Energieaufwandes für den Blutrückstrom[12].

Bei der Rückführung von Gewebewasser sorgen die Venenklappen dafür, dass Blut nicht zurückfließen kann, zudem fördern rhythmi-

12 Schwerkraftbelastet an Land, vermindert sich der distale Venendruck um 50 bis 70 mmHg (Brandes et al., 2019).

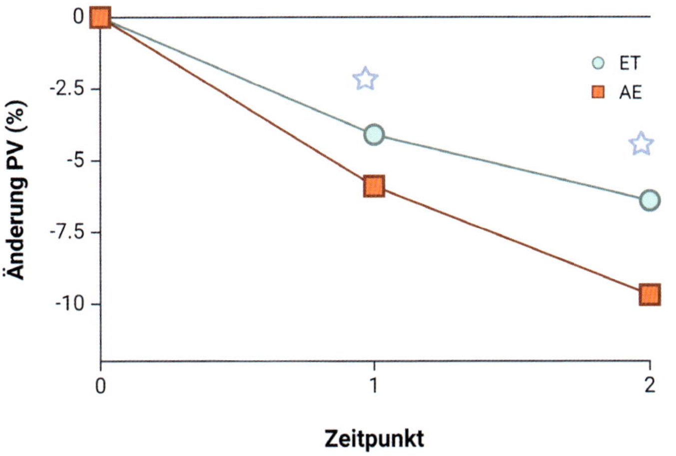


**Abbildung 3-14:** Plasmavolumenverlust (nachgezeichnet nach Nagashima et al., 1995)

sche Kontraktionswellen der Beinmuskulatur den venösen Rückfluss. Mit jeder Muskelkontraktion wird das Blut herzwärts befördert, umgekehrt entsteht bei Erschlaffung der quergestreiften Muskulatur eine Sogwirkung auf die Blutsäule und füllt die venösen Gefäße wieder mit Blut. Die ausschwemmende, entstauende Wirkung kommt in der Wasserimmersion gleichgerichtet mit der Gelenk- und Muskelpumpe durch den Wasserdruck von außen auf das Weichteilgewebe und die oberflächlichen und tiefen Venen zustande. Der hydrostatische Druck bildet ein äußeres Widerlager und nimmt nach oben hin ab. So unterstützt er die wellenartigen Gewebedrücke der Muskelpumpe und sorgt für den pulsatilen Strömungscharakter des Blutes.

Zur Fundierung der Frage, wie sich die physikalischen Kräfte im Wasser bei Muskelarbeit auf den Flüssigkeitsaustausch auswirken, haben experimentelle Arbeiten vor rund 30 Jahren beigetragen. Submaximale Arbeitsbelastungen (65 % bis 78 % VO2peak) im Wasser (AE) führen zu höheren Plasmavolumenverlusten als solche von derselben Arbeitsintensität an Land (ET) (**Abbildung 3-14**) (Nagashima et al., 1995). Als Grund dafür ist das Ansprechen auf zentrale Volumenreize durch die Gewebskompression zu nennen. Die Peptidhormone ADH und ANP reagieren auf die extrazelluläre Volumenüberladung, indem sie auf die Nierenhämodynamik wirken. Die glomeruläre Filtrationsrate ist erhöht[13] und es wird mehr Natrium- und Wasser ausgeschieden, entsprechend sind die Plasmavolumenverluste höher.

Die Abbildung beschreibt die Änderung des Plasmavolumens in Prozent (PV %) bei land- und wasserbasierter Ausdauerbelastung (ET respektive AE). Die auf den Arbeitsbeginn stratifizierten Baselinewerte zeigen signifikante Verlaufsunterschiede nach 6 min (Zeitpunkt 1; Intensität 65 % VO2 peak) und nach 9 min (Zeitpunkt 2; Intensität 78 % VO2 peak, * signifikante Unterschiede).

Die renale Wasserausscheidung und die Plasma-ANP-Werte stehen in enger Beziehung zueinander. Nagashima et al. (1995) fanden bei intensiven Arbeitsintensitäten (78 % VO2max) im Wasser signifikant höhere ANP-Werte als an Land (Basiswert 15 ± 1 pg/ml; Belastungsende Wasser 68 ± 9 pg/ml, Belastungsende Land 29 ± 5 pg/ml). Die Beteiligung von ANP am Plasmavolumenverlust in der Wasserimmersion illustriert **Abbildung 3-15**.

Die Abbildung zeigt das invers-proportionale Verhalten von ANP (wasser-landbasierte

13 = Filtriertes Flüssigkeitsvolumen, an dem die Niere beteiligt ist und das dem Primärharn entspricht. Bestimmung über Kreatinin im Blutplasma.

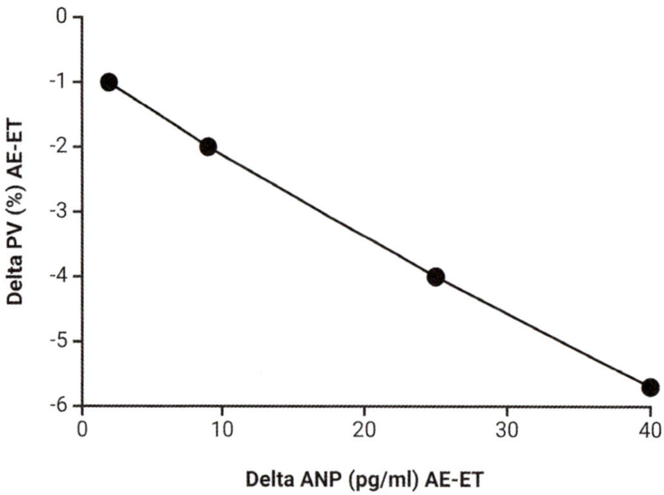


**Abbildung 3-15:** ANP und Wasserausscheidung (nachgezeichnet nach Nagashima et al., 1995)

Differenzwerte) und Plasmavolumen (wasserlandbasierte Differenzwerte) bei 10-minütigen Arbeitsbelastungen. ANP steht in enger Beziehung mit dem Plasmavolumenverlust. In der Wasserimmersion bindet ANP in der Niere an NP-Rezeptoren. Der erhöhten Natriumausscheidung im medullären Sammelrohr folgt osmotisch bedingt eine erhöhte Wasserausscheidung.

- Δ PV (%) AE-ET: Wasser-Land: Differenzen der Plasmavolumenverluste in Prozent
- Δ ANP (pg/ml) AE-ET: Wasser-Land: Differenzen der ANP-Blutplasma-Konzentrationsänderungen (p/ml).

Dass auch tatsächlich in der Wasserumgebung eine größere Menge an Flüssigkeit ausgeschieden wird als bei intensitätsgleichen Arbeitsbelastungen an Land, belegen die Arbeitsuntersuchungen von Rim et al. (1997) (**Abbildung 3-16**). Während einer dreistündigen Arbeitsphase lässt sich das ausgeschiedene Harnvolumen in einer Glockenform darstellen. Zunächst wird die Harnflussrate signifikant gesteigert. Nach einer Stunde nimmt die Harnflussrate wieder ab und wird am Ende ganz zurückgenommen. Das bedeutet, dass mit zunehmender Belastungsdauer Harn zurückgehalten wird, um einer Dehydration entgegenzuwirken. Die Urinproduktion war auch bei hohen Arbeitsbelastungen gedrosselt.

In praktischer Hinsicht ist folgende Ableitung zu treffen: In der vertikalen Position kann der Drainageeffekt (Lymphfluss, Urinausscheidung) optimal ausgenutzt werden, weshalb besonders Head-Out-Water-Immersion-Aktivitäten bei Ödemen empfohlen werden (Wilcock et al., 2006).

## 3.3 Lunge

Die Physik im Wasser verändert auch die Atemmechanik, betroffen sind die Funktionsgrößen Druck, Volumen und Atemgasfluss. Wie der erhöhte Druck in der Wasserimmersion die Lungenentfaltung erschwert, wird in den beiden nächsten Kapiteln beschrieben.

### 3.3.1 Physiologie der Atmung in der Ruheimmersion

Im Allgemeinen wird bei einer Lungenfunktion die Atemmuskulatur, die Compliance, der Atemwegswiderstand und die Lungenelastizität bestimmt. Für eine funktionierende Atem-

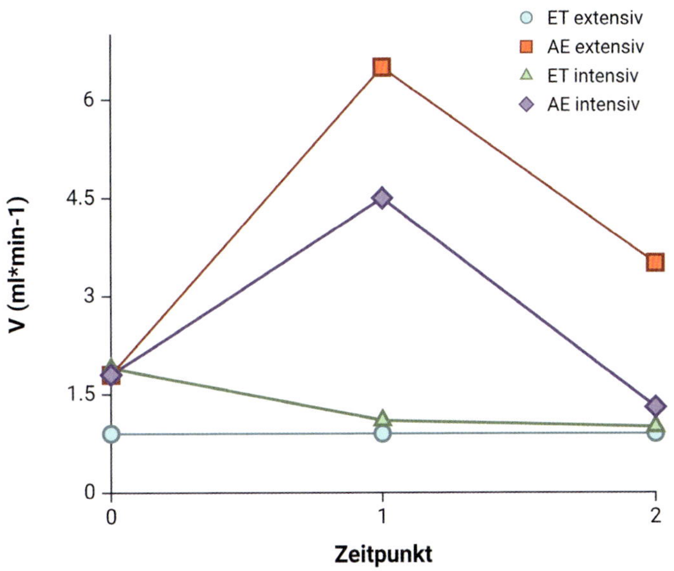


**Abbildung 3-16:**
Harnflussrate in der Wasserimmersion. Sammelharn V (ml/min) während einer ex- und intensiven wasser- und landbasierten Arbeitsphase. Zeitpunkt 1: 1 h; Zeitpunkt 2: 3 h (nachgezeichnet nach Rim et al., 1997)

mechanik sind als erstes die Atemmuskeln zu nennen. Das Diaphragma als wichtigster Atemmuskel leistet in Ruhe hauptsächlich die Inspirationsarbeit. Weiterhin bedeutsame Atemmuskeln sind die externen und internen Interkostalmuskeln, die durch Anheben und Senken der Rippen die Brustwand ausdehnen und verengen. Steigt das Ventilationsvolumen bei einem erhöhten Sauerstoffbedarf stark an, unterstützen die inspiratorischen Atemhilfsmuskeln (Mm. intercostales externi, Mm. sternocleidomastoidei und M. scaleni) die Vergrößerung des Thoraxvolumens beim Einatmen, während von kaudal die schrägen Bauchmuskeln die unterste Rippe beckenwärts ziehen und dadurch das Diaphragma dehnen. Gemeinsam mit den Mm. intercostales interni, die den Brustkorb verengen, helfen die externen und internen schrägen und geraden Bauchmuskeln bei der Rückkehr zur Atemruhelage beim Ausatmen, indem sie die Luft herauspressen. Atemmechanisch betrachtet ist die an der Lunge geleistete Arbeit das Ergebnis dieser synergistischen Muskeltätigkeit und drückt sich in der Druck-Volumen-Arbeit aus. Der Volumenzunahme der Lunge (Lungencompliance) stehen inspiratorisch die elastischen und viskösen Atemwegswiderstände gegenüber. Zusätzlich erschwerend stehen der Inspiration in der Wasserimmersion die hydrostatische Last und die Blutvolumenvermehrung der Lunge entgegen. Um den benötigten Gasaustausch im Wasser zu leisten, benötigt die Inspiration höhere Strömungsdruckwerte. Es muss also mehr Atemarbeit gegen den Strömungsdruck zur Erweiterung des Thorax geleistet werden (Epstein, 1992). Hong et al. (1969) stellten einem Anstieg der Atemarbeit von 39 % fest, wobei anteilsmäßig zu 29 % elastische Widerstände überwunden werden müssen. Die restlichen 10 % beziehen sich auf dynamische Arbeit (Inspirationsfluss bei insgesamt reduziertem Lungenvolumen). Der Wasserdruck vermindert folglich die Kräftewirkung der Atemorgane beim Einatmen, um den Thorax zu bewegen und die erforderlichen Druckunterschiede herzustellen (**Abbildung 3-17**).

Die Abbildung zeigt die erhöhte Druckatmung in der Inspirationsphase in der Wasserimmersion aufgrund der hydrostatischen Last und des vermehrten thorakalen Blutvolumens. Die Differenz vom intrathorakalen Druck Pi zum Atmosphärendruck steigt inspiratorisch an und

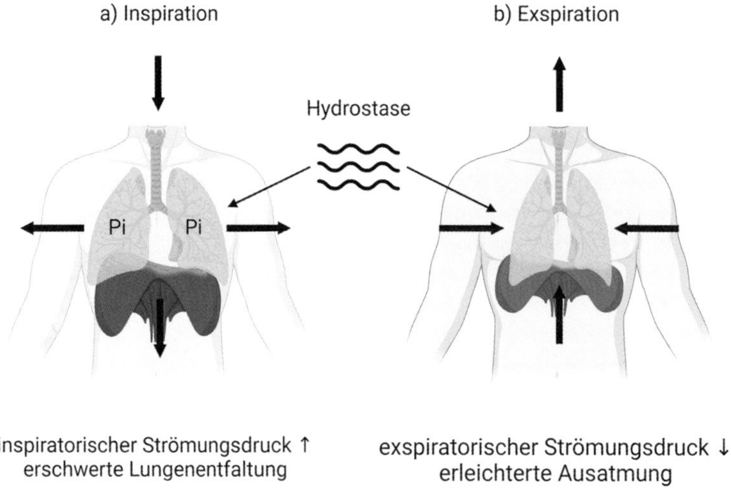


**Abbildung 3-17:** Kräftewirkung beim Ein- und Ausatmen

erschwert die Lungenentfaltung. Die Lungencompliance (Dehnbarkeit) und Lungenvolumen der Lunge sind verringert.

Im Gegensatz zur Inspiration ist durch die elastischen Rückstellkräfte und den externen Wasserdruck die Ausatmung erleichtert. Das Zwerchfell entspannt sich und zieht sich wieder zurück. Die exspiratorisch Atemmuskeln sind bei der Ausatmung leicht unterstützend tätig. Der Wasserdruck komprimiert beim Ausatmen das Abdomen und hebt das Diaphragma an. Das verbleibende Luftvolumen nach der Ausatmung (residuelles Atemvolumen) vergrößert sich daher im Wasser. Im Ganzen gesehen reduziert es sich aber – weil ja das Inspirationsvolumen verkleinert ist.

Beim intensiven Atmen im Wasser ist die Zwerchfellkontraktion stärker gefordert, da sie zugleich mechanisch behindert wird. Die Zwerchfellkuppel befindet sich bei halshoher Eintauchtiefe 25 cm unter der Wasseroberfläche. Der abdominale Druck nimmt dadurch einen positiven Druckwert an (12 cm $H_2O$)[14]. Dass die Bauchwand durch den externen Wasserdruck nach oben gegen den Hohlraum gedrängt wird, ist auch an der Vorwölbung nach aussen sichtbar (Agostoni et al., 1966). Dies bedeutet, dass bei normaler Ruheatmung, besonders aber beim forcierten Ausatmen, der fehlende Stretchreflex die inspiratorische Funktion des Zwerchfells abschwächt. Andererseits werden die Inspirationsmuskeln bei der negativen Druckatmung in forcierter Exspirationsstellung weniger stark gedehnt, was dem abnehmenden Brustkorbumfang geschuldet ist.

Dass der Atemapparat beim Einatmen mehr gefordert ist, zeigten Agostini et al. (1966) anhand der Druck-Volumenverhältnisse in der Wasserimmersion auf. Die externe Druckzunahme auf die Bauch- und Thoraxwand in der Wasserimmersion drängt die Bauchorgane nach oben und verschiebt die Atemmittelstellung zur Inspirationsstellung hin[15]. Der höhere thorakale Druck bedeutet, dass die Atemmuskulatur zur Überwindung der elastischen Atemwiderstände mehr Kraft aufwenden muss (**Abbildung 3-18**).

Die Abbildung zeigt die in- bzw. exspiratorischen thorakalen Druckverhältnisse (cm $H_2O$) bei sich änderndem Lungenvolumen (in Pro-

14 Normalerweise kommt es in der Atmosphäre zu keinem Druckanstieg in der Bauchhöhle, der intraabdominale Druck beträgt -6 cm $H_2O$.

15 Mittelstellung vom endexspiratorischen Lungenvolumen, die Kräfte (Tendenz zur Ausdehnung bzw. zum Zusammenziehen) halten sich die Waage.

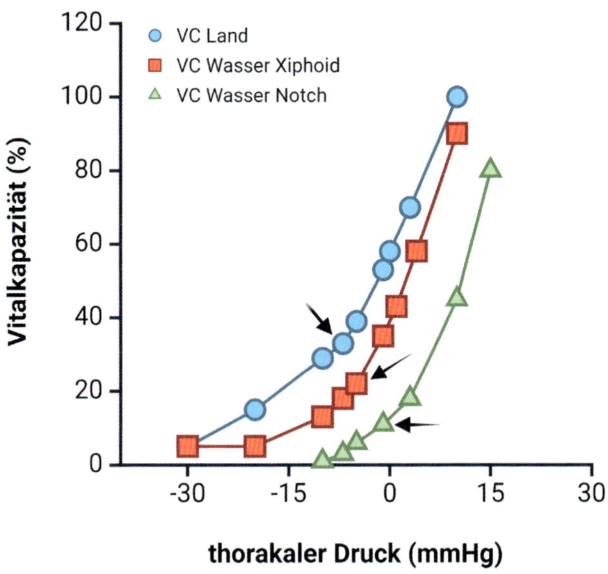


**Abbildung 3-18:** Volumen-Druckkurve in der Atmosphäre und Wasserimmersion (nachgezeichnet nach Agostoni et al., 1966).

zent der Vitalkapazität VC; Eintauchtiefe Processus xiphoideus bzw. suprasternale Notch). Das Fassungsvermögen der Lunge nimmt wegen der vermehrten Blutfülle im Brustraum durch den externen hydrostatischen Druck gegenüber der Atmosphäre ab. Die Reduktion der Vitalkapazität (6 %) kann an den Volumendifferenzen der oberen Enden der Druck-Volumenkurven abgelesen werden. Die Pfeile markieren endexspiratorische Volumen-/Druckverhältnisse der Atemmittellage bei normaler Ruheatmung. In der Wasserimmersion (Eintauchtiefe suprasternale Notch) gleicht sich der thorakale Druck in der Atemmittellage dem Nullpunkt an. Dadurch schwächt der fehlende Stretcheffekt die Inspirationsmuskeln beim Einatmen ab.

Die veränderte Druck-Volumenbeziehung beim Atmen im Wasser vermindert die Inspirationskraft und schlägt sich folglich auch auf die maximal bewegbare Luftmenge nieder. Das vermehrte Blutangebot in den Lungen und der Zwerchfellhochstand bedingen eine um 3 bis 9 % reduzierte Vitalkapazität (Abbildung 3-18) (Agostoni et al., 1966; Hong et al., 1969). Am auffälligsten ist die Erniedrigung des exspiratorischen Reservevolumens ERV bei forcierter Ausatmung (35.8 %; Atmosphäre: 10.8 %). Das ERV entspricht einem negativen Druck von –20.5 cm Wassersäule.

Zur VC-Abnahme tragen zu 50 % bis 60 % das zentrale Blutvolumen (Volumenanteil Lungenkreislauf und linker Herzvorhof) und zu 40 % bis 50 % die hydrostatischen Kräfte bei (Becker, 2009). Die Druck-Volumenänderungen und reduzierten Atemraumgrößen erhöhen die Atemarbeit zu Lasten einer höheren Atemfrequenz und dem damit verbundenen Atemaufwand (Sheldahl et al., 1987). Die Atemarbeit steigt unter Belastung für ein Atemzugvolumen von 1 l/min bis auf 60 % an (Becker, 2009) (**Abbildung 3-19; Tabelle 3-5; Tabelle 3-6**).

### 3.3.2 Leistungsphysiologie der Atmung

Zur Belüftung der Lunge beim Atmen bedarf es bei starker körperlicher Belastung erheblicher Anstrengungen seitens der Atemorgane. Wie auch andere Muskeln benötigen die Atmungsorgane selbst Sauerstoff, deren Menge abhängig vom Grad der Aktivierung ist. Der metabolische Bedarf für die Atemarbeit kann um 10 % bis sogar 16 % der gesamten Sauer-

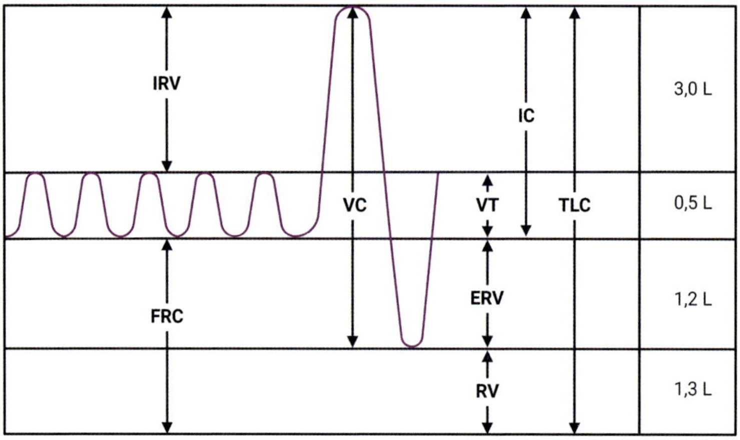


**Abbildung 3-19:** Rauminhalte der Luft während normaler und forcierter Ein-/Ausatmung. VT = Atemzugvolumen; VC = Vitalkapazität; IC = Inspiratorische Kapazität; ERV = Exspiratorisches Reservevolumen; RV = Residualvolumen; FRC = Funktionelle Residualkapazität; TLC = totale Lungenkapazität.

**Tabelle 3-5:** Lungenkapazitätswerte. Änderungen der Lungenvolumina in halstiefer Wasserimmersion gegenüber der Atmosphäre (Becker, 2009).

| Lungenvolumina | Veränderung in % |
|---|---|
| Vitalkapazität VC | –3 % bis –9 % |
| Exspiratorisches Reservevolumen ERV | –75 % bzw. 11 % von VC, entspricht dem Schweredruck in 20 cm Wassertiefe |
| Funktionelle Residualkapazität FRC | –54 %, davon RV 25 % und ERV 75 % |
| Brustkorbumfang | –10 % |
| Diffusionskapazität | leicht reduziert |
| Atemwegswiderstand | +58 % wegen reduziertem Lungenvolumen |

**Tabelle 3-6:** Atemarbeit in der Wasserimmersion

| Zentrales Blutvolumen | Druck auf Brustwand | Druck auf Bauchorgane |
|---|---|---|
| Pulmonaler Gefäßdruck erhöht | Brustwandumfang vermindert | Diaphragma tritt höher |
| Diffusionskapazität vermindert | Atemwegswiderstand erhöht | Lungenvolumen vermindert |
| Atemeffizienz vermindert | Ausatmung erleichtert | Compliance erniedrigt |
| **Erhöhte Atemarbeit** | **Erhöhte Atemarbeit** | **Erhöhte Atemarbeit** |

stoffaufnahme bei Spitzenleistungen ansteigen (Aaron et al., 1992; Harms et al., 1998). So gesehen konkurriert die Atemmuskulatur mit der Arbeitsmuskulatur um die adäquate Oxygenierung (Ratnovsky et al., 2008).

Im Wasser ist unter körperlicher Arbeit ein Trend zu höheren Ventilationsvolumenwerten in den Schwellenbereichen im Ausdauersport, v. a. macht sich der erhöhte Atemaufwand unter intensiver Belastung bemerkbar (Frangolias et al., 2000; Frangolias & Rhodes, 1996. Sheldahl et al. (1987) und Coast et al. (1993) beobachteten eine Atemfrequenzsteigerung auf Kosten des Atemzugvolumens. Die erhöhten Ventilationsvolumina sind der Atmung im Wasser geschuldet und bedeuten eine Anpassung an die energetischen Erfordernisse bzw. an den höheren Stoffwechsel.

Wie aus einer weiteren experimentellen Untersuchung im Wasser hervorgeht, wird die Atemmuskulatur durch die hydrostatische Last und die Lungenwiderstände stärker beansprucht als an Land. Bréchat et al. (1999) quantifizierten die energetische Belastung der Atemmuskulatur im Wasser und an Land auf einem Fahrradergometer. Die Belastungsvorgabe erfolgte in den Wasser-Landuntersuchungen über die Steuergröße VO2, d.h., die Bremswiderstände wurden fortlaufend dem VO2-Sollwert (Steuergröße: 2100 ml*min-1; Inanspruchnahme der VO2max: 57 % bis 59 %) angepasst. Auf Basis gleichbleibender Arbeitssauerstoffwerte musste die physikalische Bremsleistung im Wasser fortlaufend bis zu 28 % reduziert werden, um die Sauerstoffwerte konstant zu halten. Die Autor*innen schließen aufgrund der Leistungsführung auf eine stoffwechselmäßig stärkere Beteiligung der Atemarbeit im Wasser. Die Befunde weisen darauf hin, dass die Arbeitsmuskeln weniger leistungsfähig sind, wenn die Atemmuskulatur zusätzlich stark belastet ist oder an die Grenzen ihrer Leistungsfähigkeit gelangt. Es zeigt auch, dass eine Umverteilung des zirkulierenden Blutes aus der arbeitenden Skelettmuskulatur in die Atemmuskulatur stattgefunden haben muss. Darauf verweisen auch Harms et al. (1998) in einschlägigen Untersuchungen zum Blutfluss in den Organsystemen. Selbst die Atempumpe kann sich unter schwerer körperlicher Atemarbeit erschöpfen. Bei respiratorischer Ermüdung des Diaphragmas wechselt die normalerweise vorwiegend abdominale zur thorakalen Atmung, wobei durch den Wechsel kurze Regenerationspausen für das Zwerchfell entstehen.

## Literatur


Aaron, E.A., Seow, K.C., Johnson, B.D. & Dempsey, J.A. (1992). Oxygen cost of exercise hyperpnea: implications for performance. *Journal of applied physiology, 72*(5), 1818–1825. https://doi.org/10.1152/jappl.1992.72.5.1818

Arborelius, M., Ballidin, U.I., Lilja, B. & Lundgren, C.E. (1972). Hemodynamic changes in man during immersion with the head above water. *Aerospace medicine, 43*(6), 592–598.

Agostoni, E., Gurtner, G., Torri, G. & Rahn, H. (1966). Respiratory mechanics during submersion and negative-pressure breathing. *Journal of applied physiology, 21*(1), 251–258. https://doi.org/10.1152/jappl.1966.21.1.251

Balldin, U.I., Lundgren, C.E., Lundvall, J. & Mellander, S. (1971). Changes in the elimination of 133 xenon from the anterior tibial muscle in man induced by immersion in water and by shifts in body position. *Aerospace medicine, 42*(5), 489–493.

Becker, B.E. (2009). Aquatic therapy: scientific foundations and clinical rehabilitation applications. *PM & R: the journal of injury, function, and rehabilitation, 1*(9), 859–872. https://doi.org/10.1016/j.pmrj.2009.05.017

Behrends, J., Bischofberger, J., Deutzmann, R. & Ehmke, H. (2021). *Duale Reihe Physiologie* (4. Auflage). Thieme

Brandes, R., Lang, F. & Schmidt, R.F. (2019). *Physiologie des Menschen: mit Pathophysiologie*. Berlin. https://doi.org/10.1007/978-3-662-56468-4

Bringezu, G. & Schreiner, O. (2006). *Lehrbuch der Entstauungstherapie. Grundlagen, Beschreibung und Bewertung der Verfahren*. Springer. https://doi.org/10.1007/3-540-31192-0

Boussuges, A., Gole, Y., Mourot, L., Jammes, Y., Melin, B., Regnard, J. & Robinet, C. (2009). Haemodynamic changes after prolonged water immersion. *Journal of sports sciences, 27*(6), 641–649. https://doi.org/10.1080/02640410902717001

Bréchat, P.H., Wolf, J.P., Simon-Rigaud, M.L., Bréchat, N., Kantelip, J.P., Berthelay, S. & Regnard, J. (1999). Influence of immersion on respiratory requirements during 30-min cycling exercise. *The European respiratory journal, 13*(4), 860–866. https://doi.org/10.1034/j.1399-3003.1999.13d28.x

Bücking, J.E., Dammann, E., Peters, G. & Wiskirchen, H. (1990). Increase in left ventricular preload at swimming in cardial compensated patients with myocardial infarction. *Herz/Kreislauf, 22*, 112–117.

Carter, H.H., Spence, A.L., Ainslie, P.N., Pugh, C.J. A., Naylor, L.H. & Green, D.J. (2017). Differential impact of water immersion on arterial blood flow and shear stress in the carotid and brachial arteries of humans. *Physiological reports, 5*(10), E13285. https://doi.org/10.14814/phy2.13285

Chen, H., Levine, Y.C., Golan, D.E., Michel, T. & Lin, A.J. (2008). Atrial natriuretic peptide-initiated cGMP pathways regulate vasodilator-stimulated phosphoprotein phosphorylation and angiogenesis in vascular endothelium. *The journal of biological chemistry, 283*(7), 4439–4447. https://doi.org/10.1074/jbc.M709439200

Christie, J.L., Sheldahl, L.M., Tristani, F.E., Wann, L.S., Sagar, K.B., Levandoski, S.G., Ptacin, M.J., Sobocinski, K.A. & Morris, R.D. (1990). Cardiovascular regulation during head-out water immersion exercise. *Journal of applied physiology, 69*(2), 657–664. https://doi.org/10.1152/jappl.1990.69.2.657

Cider, A., Sveälv, B.G., Täng, M.S., Schaufelberger, M. & Andersson, B. (2006). Immersion in warm water induces improvement in cardiac function in patients with chronic heart failure. *European journal of heart failure, 8*(3), 308–313. https://doi.org/10.1016/j.ejheart.2005.08.001

Coast, J.R., Rasmussen, S.A., Krause, K.M., O'Kroy, J.A., Loy, R.A. & Rhodes, J. (1993). Ventilatory work and oxygen consumption during exercise and hyperventilation. *Journal of applied physiology, 74*(2), 793–798. https://doi.org/10.1152/jappl.1993.74.2.793

Connelly, T.P., Sheldahl, L.M., Tristani, F.E., Levandoski, S.G., Kalkhoff, R.K., Hoffman, M.D. & Kalbfleisch, J.H. (1990). Effect of increased central blood volume with water immersion on plasma catecholamines during exercise. *Journal of applied physiology, 69*(2), 651–656. https://doi.org/10.1152/jappl.1990.69.2.651

Cuneo, R.C., Espiner, E.A., Nicholls, M.G., Yandle, T.G. & Livesey, J.H. (1987). Effect of physiological levels of atrial natriuretic peptide on hormone secretion: inhibition of angiotensin-induced aldosterone secretion and renin release in normal man. *The journal of clinical endocrinology and metabolism, 65*(4), 765–772. https://doi.org/10.1210/jcem-65-4-765

Dressendorfer, R.H., Morlock, J.F., Baker, D.G. & Hong, S.K. (1976). Effects of head-out water immersion on cardiorespiratory responses to maximal cycling exercise. *Undersea biomedical research, 3*(3), 177–187.

Epstein, M., Levinson, R. & Loutzenhiser, R. (1976). Effects of water immersion on renal hemodynamics in normal man. *Journal of applied physiology, 41*(2), 230–233. https://doi.org/10.1152/jappl.1976.41.2.230

Epstein, M. (1992). Renal effects of head-out water immersion in humans: a 15-year update. *Physiological reviews, 72*(3), 563–621. https://doi.org/10.1152/physrev.1992.72.3.563

Epstein, M. (1978). Renal effects of head-out water immersion in man: implications for an understanding of volume homeostasis. *Physiological reviews, 58*(3), 529–581. https://doi.org/10.1152/physrev.1978.58.3.529

Frangolias, D.D., Rhodes, E.C., Taunton, J.E., Belcastro, A.N. & Coutts, K.D. (2000). Metabolic responses to prolonged work during treadmill and water immersion running. *Journal of science and medicine in sport, 3*(4), 476–492. https://doi.org/10.1016/S1440-2440(00)80012-2

Frangolias, D.D. & Rhodes, E.C. (1996). Metabolic responses and mechanisms during water immersion running and exercise. *Sports medicine, 22*(1), 38–53. https://doi.org/10.2165/00007256-199622010-00004

Gabrielsen, A., Sørensen, V.B., Pump, B., Galatius, S., Videbaek, R., Bie, P., Warberg, J., Christensen, N.J., Wroblewski, H., Kastrup, J. & Norsk, P. (2000). Cardiovascular and neuroendocrine responses to water immersion in compensated heart failure. American journal of physiology. *Heart and circulatory physiology, 279*(4), H1931–H1940. https://doi.org/10.1152/ajpheart.2000.279.4.H1931

Gabrielsen, A., Johansen, L.B. & Norsk, P. (1993). Central cardiovascular pressures during graded water immersion in humans. *Journal of applied physiology, 75*(2), 581–585. https://doi.org/10.1152/jappl.1993.75.2.581

Gerbes, A.L., Arendt, R.M., Schnizer, W., Silz, S., Jüngst, D., Zähringer, J. & Paumgartner, G. (1986). Regulation of atrial natriuretic factor release in man: effect of water immersion. *Klinische Wochenschrift, 64*(14), 666–667. https://doi.org/10.1007/BF01726920

Greenleaf, J.E., Shvartz, E., Kravik, S. & Keil, I.C. (1980). Fluid shifts and endocrine responses during chair rest and water immersion in man. *Journal of applied physiology: respiratory, environmental and exercise physiology, 48*(1), 79–88. https://doi.org/10.1152/jappl.1980.48.1.79

Großman, E., Goldstein, D.S., Hoffman, A., Wacks, I.R. & Epstein, M. (1992). Effects of water immersion on sympathoadrenal and dopa-dopamine systems in humans. *The American journal of physiology, 262*(6 Pt 2), R993–R999. https://doi.org/10.1152/ajpregu.1992.262.6.R993

Haffor, A.S., Mohler, J.G. & Harrison, A.C. (1991). Effects of water immersion on cardiac output of lean and fat male subjects at rest and during exercise. *Aviation, space, and environmental medicine, 62*(2), 123–127.

Hajduczok, G., Miki, K., Claybaugh, J.R., Hong, S.K. & Krasney, J.A. (1987). Regional circulatory responses to head-out water immersion in conscious dogs. *The American journal of physiology, 253*(2 Pt 2), R254–R263. https://doi.org/10.1152/ajpregu.1987.253.2.R254

Hall, J., Macdonald, I.A., Maddison, P.J. & O'Hare, J.P. (1998). Cardiorespiratory responses to underwater treadmill walking in healthy females. *European journal of applied physiology and occupational physiology, 77*(3), 278–284. https://doi.org/10.1007/s004210050333

Harms, C.A., Wetter, T.J., McClaran, S.R., Pegelow, D.F., Nickele, G.A., Nelson, W.B., Hanson, P. & Dempsey, J.A. (1998). Effects of respiratory muscle work on cardiac output and its distribution during maximal exercise. *Journal of applied physiology, 85*(2), 609–618. https://doi.org/10.1097/01823246-199809040-00009

Hartmann, B. (2008). Bewegungsbad und Bad als indizierte und dosierte Therapie: Faktoren – Wirkungen- Wirksamkeit. *Österreichische Zeitschrift Physikalische Medizin Rehabilitation, 18*(2), 42–50.

Hong, S.K., Cerretelli, P., Cruz, J.C. & Rahn, H. (1969). Mechanics of respiration during submersion in water. *Journal of applied physiology, 27*(4), 535–538. https://doi.org/10.1152/jappl.1969.27.4.535

Kirsch, K. & Gunga, H.C. (2004). *Körperwasser und Schwerkraft*. Freier Pressebeitrag Berlin.

Krishna, G.G., Danovitch, G.M. & Sowers, J.R. (1983). Catecholamine responses to central volume expansion produced by head-out water immersion and saline infusion. *The Journal of clinical endocrinology and metabolism, 56*(5), 998–1002. https://doi.org/10.1210/jcem-56-5-998

Lotshaw, A.M., Thompson, M., Sadowsky, H.S., Hart, M.K. & Millard, M.W. (2007). Quality of life and physical performance in land- and water-based pulmonary rehabilitation. *Journal of cardiopulmonary rehabilitation and prevention, 27*(4), 247–251. https://doi.org/10.1097/01.HCR.0000281772.28394.30

McArdle, W.D., Katch, F.I. & Katch, V.L. (1996). Functional capacity of the cardiovascular system. In W.D. McArdle, F.I. Katch & V.I. Katch (Eds.), *Exercise physiology* (pp 297–312). William & Wilkins.

Meller, T., Stiehm, F., Malinowski, R. & Thieme, K. (2016). Baroreflexsensitivität und chronischer Schmerz. Pathogenetische Bedeutsamkeit und klinische Implikationen. *Schmerz, 30*(5), 470–476. https://doi.org/10.1007/s00482-016-0150-5

Meyer, K. & Bücking, J. (2004). Exercise in heart failure: should aqua therapy and swimming be allowed? *Medicine and science in sports and exercise, 36*(12), 2017–2023. https://doi.org/10.1249/01.MSS.0000147591.19416.39

Miki, K., Hayashida, Y., Sagawa, S. & Shiraki, K. (1989). Renal sympathetic nerve activity and natriuresis during water immersion in conscious dogs. *The American journal of physiology, 256*(2 Pt 2), R299–R305. https://doi.org/10.1152/ajpregu.1989.256.2.R299

Miwa, C., Sugiyama, Y., Mano, T., Iwase, S. & Matsukawa, T. (1997). Sympatho-vagal responses in humans to thermoneutral head-out water immersion. *Aviation, space, and environmental medicine, 68*(12), 1109–1114.

Nagashima, K., Nose, H., Yoshida, T., Kawabata, T., Oda, Y., Yorimoto, A., Uemura, O. & Morimoto, T. (1995). Relationship between atrial natriuretic peptide and plasma volume during graded exercise with water immersion. *Journal of applied physiology, 78*(1), 217–224. https://doi.org/10.1152/jappl.1995.78.1.217

Norsk, P., Bonde-Petersen, F. & Christensen, N.J. (1990). Catecholamines, circulation, and the kidney during water immersion in humans. *Journal of applied physiology, 69*(2), 479–484. https://doi.org/10.1152/jappl.1990.69.2.479

Norsk, P., Bonde-Petersen, F. & Warberg, J. (1985). Central venous pressure and plasma arginine vasopressin during water immersion in man. *European journal of applied physiology and occupational physiology, 54*(1), 71–78. https://doi.org/10.1007/BF00426302

Ogoh, S., Fisher, J.P., Fadel, P.J. & Raven, P.B. (2007). Increases in central blood volume modulate carotid baroreflex resetting during dynamic exercise in humans. *The Journal of physiology, 581*(Pt 1), 405–418. https://doi.org/10.1113/jphysiol.2006.125112

Park, K.S., Choi, J.K. & Park, Y.S. (1999). Cardiovascular regulation during water immersion. *Applied human science: journal of physiological anthropology, 18*(6), 233–241. https://doi.org/10.2114/jpa.18.233

Pendergast, D.R., Moon, R.E., Krasney, J.J., Held, H.E. & Zamparo, P. (2015). Human physiology in an aquatic environment. *Comprehensive Physiology, 5*(4), 1705–1750. https://doi.org/10.1002/cphy.c140018

Pratzel, H. & Schnizer, W. (1992). *Handbuch der Medizinischen Bäder*. ISMH.

Ratnovsky, A., Elad, D. & Halpern, P. (2008). Mechanics of respiratory muscles. *Respiratory physiology & neurobiology, 163*(1–3), 82–89. https://doi.org/10.1016/j.resp.2008.04.019

Rim, H., Yun, Y.M., Lee, K.M., Kwak, J.T., Ahn, D.W., Choi, J.K., Kim, K.R., Joh, Y.D., Kim, J.Y. & Park, Y.S. (1997). Effect of physical exercise on renal response to head-out water immersion. *Applied human science: journal of physiological anthropology, 16*(1), 35–43. https://doi.org/10.2114/jpa.16.35

Risch, W.D., Koubenec, H.J., Beckmann, U., Lange, S. & Gauer, O.H. (1978). The effect of graded immersion on heart volume, central venous pressure, pulmonary blood distribution, and heart rate in man. *Pflugers Archiv: European journal of physiology, 374*(2), 115–118. https://doi.org/10.1007/BF00581289

Risch, W.D., Koubenec, H.J., Gauer, O.H. & Lange, S. (1978). Time course of cardiac distension with rapid immersion in a thermo-neutral bath. *Pflugers archiv: European journal of physiology, 374*(2), 119–120. https://doi.org/10.1007/BF00581290

Rowel, L.B. & Wyss, C.R. (1993). *Reflex control during orthostasis. Human cardiovascular control*. Oxford University Press. https://doi.org/10.1093/oso/9780195073621.003.0002

Schmid, J.P., Noveanu, M., Morger, C., Gaillet, R., Capoferri, M., Anderegg, M. & Saner, H. (2007). Influence of water immersion, water gymnastics and swimming on cardiac output in patients with heart failure. *Heart (British Cardiac Society), 93*(6), 722–727. https://doi.org/10.1136/hrt.2006.094870

Schmidt, W. (1999). Die Bedeutung des Blutvolumens für den Ausdauersportler. *Deutsche Zeitschrift Sportmedizin, 50*(11), 341–349.

Schnizer, W. (2002). *Grundlagen des körperlichen Trainings und der Entspannung im Wasser*. Beurener Symposium zur Evidenz thermaler Heilwässer, Panorama Therme Beuren.

Schnizer, W., Galler, B., Scheishorn, H., Dettenkofer, K. & Lindner, I. (1994). Das Verhalten der Kreatinin-Clearance im Vollbad. *Physikalische Medizin Rehabilitation Kurortmedizin, 4*, 177–179. https://doi.org/10.1055/s-2008-1062032

Sheldahl, L.M., Tristani, F.E., Clifford, P.S., Hughes, C.V., Sobocinski, K.A. & Morris, R.D. (1987). Effect of head-out water immersion on cardiorespiratory response to dynamic exercise. *Journal of the American College of Cardiology, 10*(6), 1254–1258. https://doi.org/10.1016/S0735-1097(87)80127-4

Sheldahl, L.M., Wann, L.S., Clifford, P.S., Tristani, F.E., Wolf, L.G. & Kalbfleisch, J.H. (1984). Effect of central hypervolemia on cardiac performance during exercise. *Journal of applied physiology: respiratory, environmental and exercise physiology, 57*(6), 1662–1667. https://doi.org/10.1152/jappl.1984.57.6.1662

Siegenthaler, W. & Blum, H. (2006). *Klinische Pathophysiologie*. Thieme. https://doi.org/10.1055/b-004-134448

Stocks, J.M., Patterson, M.J., Hyde, D.E., Jenkins, A.B., Mittleman, K.D. & Taylor, N.A. (2004). Effects of immersion water temperature on whole-body fluid distribution in humans. *Acta physiologica Scandinavica, 182*(1), 3–10. https://doi.org/10.1111/j.1365-201X.2004.01302.x

Weiss, M., Jost, J., Volk, G. & Weicker, H. (2003). Hormonelle Regulation der Elektrolyt-Volumen-Homöostase bei unterschiedlichen Bedingungen und sportlichen Belastungsformen. *Deutsche Zeitschrift Sportmedizin, 54*(3), 77–83.

Weston, C.F., O'Hare, J.P., Evans, J.M. & Corrall, R.J. (1987). Haemodynamic changes in man during immersion in water at different temperatures. *Clinical science, 73*(6), 613–616. https://doi.org/10.1042/cs0730613

Wilcock, I.M., Cronin, J.B. & Hing, W.A. (2006). Physiological response to water immersion: a method for sport recovery? *Sports medicine, 36*(9), 747–765. https://doi.org/10.2165/00007256-200636090-00003

## Weiterführende Literatur

Becker, E.B. (2004). Biophysiologic aspects of hydrotherapy. In E.B. Becker & A.C. Cole (Ed.), *Comprehensive aquatic therapy* (2nd ed.) (pp. 17–48). Philadelphia.

Coruzzi, P., Novarini, A., Musiari, L., Rossi, E. & Borghetti, A. (1984). Effects of ‚central hypervolemia' by water immersion on renin-aldosterone system and ACTH-cortisol axis in hemodialyzed patients. *Nephron, 36*(4), 238–241. https://doi.org/10.1159/000183161

Craig, A. B. & Dvorak, M. (1968). Thermal regulation of man exercising during water immersion. *Journal of applied physiology, 25*(1), 28–35. https://doi.org/10.1152/jappl.1968.25.1.28

Srámek, P., Simecková, M., Janský, L., Savlíková, J. & Vybíral, S. (2000). Human physiological responses to immersion into water of different temperatures. *European journal of applied physiology, 81*(5), 436–442. https://doi.org/10.1007/s004210050065

# 4 Thermoregulation

Die Badbedingungen mit der Bäderdifferenzierung (Temperatur, Lokalisation und Applikation der Warm-/Kaltreize) setzen thermophysiologische Kenntnisse hinsichtlich des Wärmeaustausches und der zweckmäßigen Reizsetzung voraus. So nutzen immer mehr freizeitorientierte und gesundheitsbezogene Badeeinrichtungen nuanciert die thermischen Eigenschaften.

## 4.1 Temperaturdifferenzierung nach Bäderkategorien

Der geschätzte Umsatz von Bädern erreicht 45 Billionen Euro allein in Europa und unterstreicht die wirtschaftliche Bedeutung im Freizeit- und Gesundheitssektor. Ein Grund für die steigende Nachfrage ist eine sich wandelnde Bäderwelt, die das Besuchsmotiv in den Vordergrund rückt. Die meisten Badbetreiber und Schwimmbadbauer freizeitorientierter Bäder bieten Bäder mit eigens konzipierten Sport-, Sprung- und Kinderbecken an. Ständig kommen neue Angebotsprodukte hinzu, die Palette erweitert sich um Attraktions- und Erlebniswelten oder Bäderlandschaften mit Thermal- und Solebecken. Auch Flowmills und Unterwassergerätschaften sind immer öfter vorzufinden und auf das fitnessaffine Zielpublikum zugeschnitten. Hoteliers wiederum legen den Schwerpunkt wegen der wachsenden ökonomischen Bedeutung von Wellness auf körperwarme Whirlpool- und Sprudelanlagen. So gesehen sind heutige Bäderbauten als facettenreiche Mischtypen anzutreffen (**Abbildung 4-1**).

Die verschiedenen Bädertypen verlangen eine Temperatureinstellung, die zweckmäßig an der Bäderfunktion festgelegt und adressatenspezifisch angepasst ist (**Abbildung 4-2**).

Häufig wird die Wassertemperatur in Thermalbädern im thermischen Komfortbereich bei 34,5°C eingestellt. Thermoregulatorisch gesehen bleibt dabei das Wärmegleichgewicht erhalten bzw. werden nur geringe Änderungen im Wärmehaushalt ausgelöst. Im Rahmen von Wechselbäderanwendungen in Saunalandschaften und der klinischen Thermotherapie wird der Warm- und Kaltbereich für gezielte Reizsetzungen genutzt. Der Körper wird dabei passiv mit Luft oder Wasser erwärmt und anschließend wird ihm die Wärme wieder entzogen.

## 4.2 Thermophysiologie in der Ruheimmersion

Die thermophysiologischen Vorgänge sollen in verschieden temperierten Bädern zunächst beim Ruheaufenthalt und weiterhin bei Körperbelastung im Wasser besprochen werden.

### 4.2.1 Thermoindifferenz

Thermoindifferenz bzw. Thermoneutralität bedeutet, dass der Mensch innerhalb kleiner Grenzen gleichwarm reguliert. Die Temperaturregulation wird dabei nicht oder nur kaum in Anspruch genommen. Eine konstante Körperkerntemperatur (Homoiothermie) setzt eine thermisch neutrale Umgebung voraus, in der

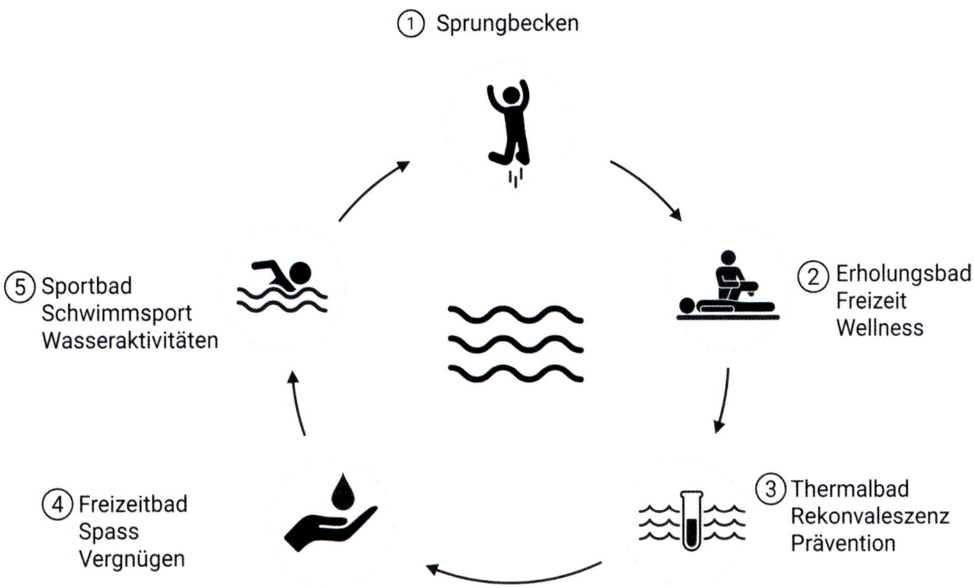


**Abbildung 4-1:** Typologisierung von Bädern nach Motiv und Funktionsart (modifizierte Nachzeichnung nach Kannewischer, 1997)

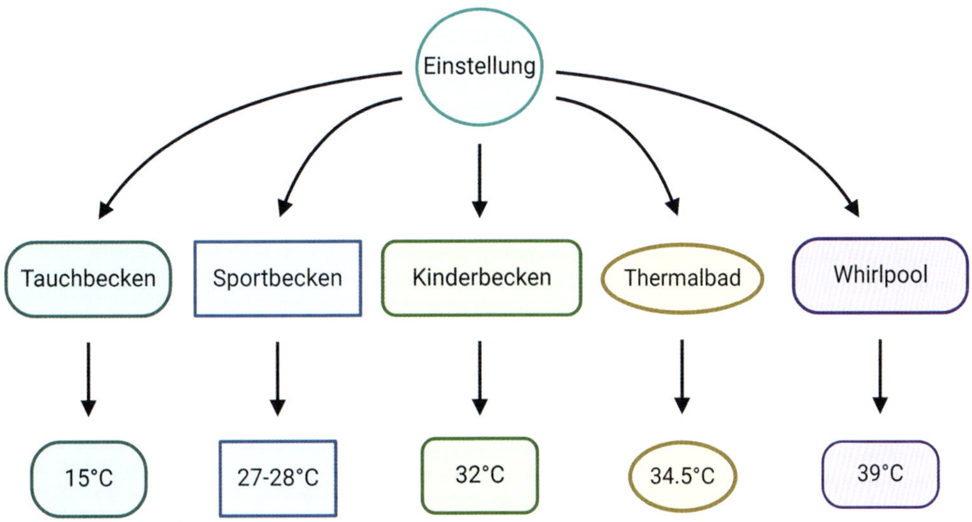


**Abbildung 4-2:** Temperaturdifferenzierung/-termostatisierung nach Bäderkategorien. Verbreitete Einstellung der Beckentemperaturen in Badeanstalten

Wärmeproduktion und -abgabe gleich groß sind. Verändert sich eine der beiden Größen, wird die andere nachgeführt. Die Neutraltemperatur des Wassers bei 34,5°C ist ein Durchschnittswert. Er schwankt von Individuum zu Individuum in Abhängigkeit von Unterhautfettgewebe, Body-Mass-Index und Anthropometrie (Toner et al., 1986). Für jede einzelne Versuchsperson ergibt sich somit nur ein individueller Neutralpunkt der Wassertemperatur, wo Wärmeproduktion und abfließende Wärme minimal sind. Der idealisierte Punkt wird mit einsetzender Kälte- oder Wärmebelastung zu einer thermoneutralen Zone, innerhalb derer der Körper noch ausgleichen kann. Die Mechanismen der Wärmeabgabe sind dann nur gering aktiviert. In der Atmosphäre ergibt sich ein thermoneutraler Zonenbereich von 4°C bis 5°C mit absoluten Schwellenwerten bei 27°C bis 32°C. Die thermoneutrale Zone liegt im Wasserbad bei 34°C bis 36°C, der thermophysiologische Indifferenzbereich ist folglich in einem noch kleineren Intervall zu suchen (Craig & Dvorak, 1966).

Weston et al. (1987) notierten bei 34°C die geringsten Abweichungen des peripheren Gefäßwiderstandes (20 %) in relativer Änderung gegen 28°C Luft. Gleichzeitig war das Doppelprodukt aus Herzfrequenz und diastolischem Blutdruck am niedrigsten. Srámek et al. (2000) fanden noch thermotolerante Bedingungen bei 32°C temperiertem Wasser. Nach einstündiger Verweildauer in schulterhohem Wasser änderten sich die rektal Kerntemperatur und die metabolische Umsatzrate nicht. Offenbar kann bei 32°C Wassertemperatur die Kerntemperatur noch gehalten werden, jedoch weisen andere Autor*innen darauf hin, dass bereits bei 32°C thermoregulatorische Mechanismen (Vasokonstriktion) einsetzen, bzw. stellt sich bei 32°C ein langsamer Wärmeabstrom ein und bedingt eine stetige Auskühlung des Körperkerns. Subthermale Badetemperaturen bei 32°C verlangen nach McArdle et al. (1992) einen Minimalumsatz von 1,2 l/min Sauerstoffaufnahme zur Aufrechterhaltung der Homoiothermie. Energetisch äquivalent ist eine Leistung auf dem Fahrradergometer von 75 Watt. Körperwärme strömt bei 32°C demzufolge in Ruhe allmählich ab und der Körperkern kühlt mit der Zeit aus. Den thermischen Komfortbereich gaben Teilnehmer*innen in einer Untersuchung von Saulicz et al. (1989) bei 33°C an. Dies zeigt, dass die Komfort- und Behaglichkeitszone subjektiver Natur ist. Daneben besteht eine thermoregulatorische Abhängigkeit von der subkutanen Fettschicht, der Konstitution des Körpers und der vasomotorischen Reaktionsfähigkeit.

**Tabelle 4-1:** Thermische Skalierung. Hydrothermoskala nach Walther (1991) und Engel & Ströbl (1985)

| Eigenschaft | Temperaturbereich |
|---|---|
| Brunnenkalt | 10 bis 15 °C |
| Kalt | 16 bis 22 °C |
| Lau/kühl | 23 bis 33 °C |
| Thermoindifferent | 34 bis 36 °C |
| Subthermal | < 35 °C |
| Thermal | 35 °C |
| Hyperthermal | > 35 bis 36 °C |
| Warm | 36 bis 37 °C |
| Sehr warm | 38 bis 40 °C |
| Heiß | 40 bis 45 °C |
| Extrem heiß | 45 bis 56 °C |

Die thermischen Wassereigenschaften haben Walther (1991) und Engel und Ströbl (1985) in drei Kalt- und sechs Warmstufen eingeteilt, dazwischen liegt der Indifferenzbereich (**Tabelle 4-1**). Die thermische Skalierung erleichtert es, das subjektive Empfinden einem Temperaturbereich zuzuordnen.

### 4.2.2 Thermodifferenz

Beim Verlassen des thermoneutralen Temperaturbereichs treten rasch thermische Änderungen im Wärmehaushalt auf. Auf der Temperaturskala nach oben in warmem Wasser wird die

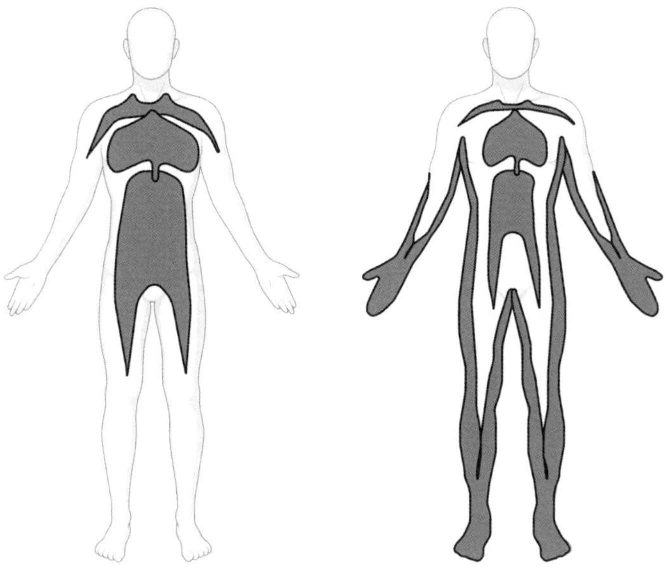

**Abbildung 4-3:** Temperaturabhängige Isothermen der Körperschale und des Körperkerns

umgebende Wärme von den Hautschichten aufgenommen und der Körperkern über das venöse System aufgewärmt. Die dabei stattfindenden Veränderungen im Kreislauf und im Stoffwechsel dienen der Hitzeabwehr bzw. Entwärmung des Körpers. In umgekehrter Richtung wird bei Temperaturen unterhalb der thermoneutralen Zone dem Körper Wärme entzogen. Im Kaltwasserbad findet der Energieaustausch von innen nach außen statt. Die Wärme der Körperschale wird in Richtung des abfallenden Temperaturgradienten an das Wasser abgegeben (Wärmeabstrom) (**Abbildung 4-3**).

Schematisiert dargestellt sind gleiche Linien von Schalen- und Kerntemperatur des Körpers in kühler (links) und warmer Wasserumgebung (rechts). Zur Erhaltung der thermischen Homöostase wird die Hautdurchblutung zum bestimmenden Faktor.

- Rechts: Wärmetransfer in Richtung des abfallenden Gradienten bei Wärmebelastung durch Durchblutungssteigerung (Vasodilatation).
- Links: Drosselung der Haargefäße (Vasokonstriktion) wirkt dem Wärmeübergang von innen nach außen entgegen.

Die Aufrechterhaltung des Wärmegleichgewichts (Homoiothermie) ist energetisch höchst aufwändig. Im 39 °C bis 40 °C warmen Wasser steigt das Herzzeitvolumen (HZV) sprunghaft auf mehr als das Doppelte des Ausgangswertes an (Choukroun & Varene, 1990; Weston et al., 1987) (**Abbildung 4-4**). Das erforderliche HZV wird über die Herzfrequenzreserve (Zunahme der Herzfrequenz) abgearbeitet. Bonde-Petersen et al. (1992) ermittelten in 44 °C heißen Bädern eine Zunahme der Herzfrequenz und des subkutanen Blutflusses um 32 % respektive 135 % nach 15 min Badezeit. Der Zunahme des HZV steht eine Abnahme des peripheren Gefäßwiderstandes gegenüber. Der Blutdruck reagierte mit Druckminderung.

Bei einer Überwärmung mit erhöhter Kerntemperatur werden neben dem frequenzsteigernden Effekt (Depolarisation des Sinusknoten durch adrenalinvermittelte β1-Adrenozeptoren) auch Gefäßreaktionen ausgelöst. Nach Bindung mit dem β2-Adrenozeptor-Subtyp werden zentrale Blutgefäße weitgestellt (Kurabayashi et al., 2001) (**Abbildung 4-5**).

Die Grafik zeigt den Adrenalin-/Noradrenalin-Serumlevel (A/NA) nach 15- (Zeitpunkt 1)

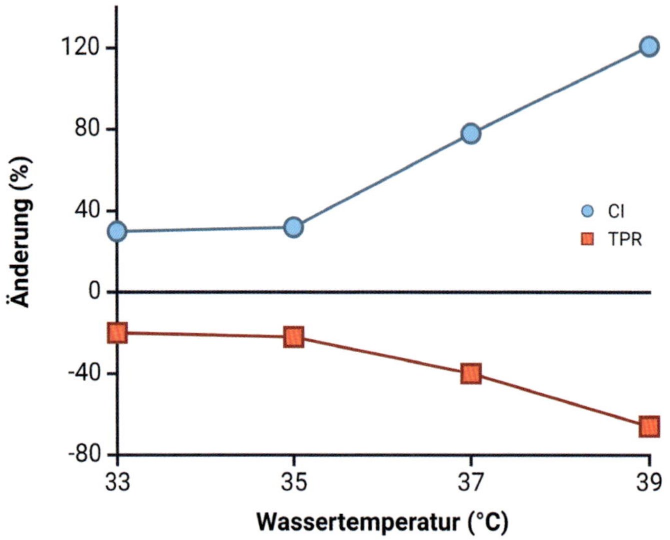


**Abbildung 4-4:**
Förderleistung des Herzens beim Warmwasserbad. Relative Änderung gegen 28 °C Atmosphäre in Prozent. Herzminutenvolumen CI (Cardiac Index) und peripherer Gefäßwiderstand (TPR) bei thermo(in)differenter Wassertemperatur (nachgezeichnet nach Weston et al., 1987)

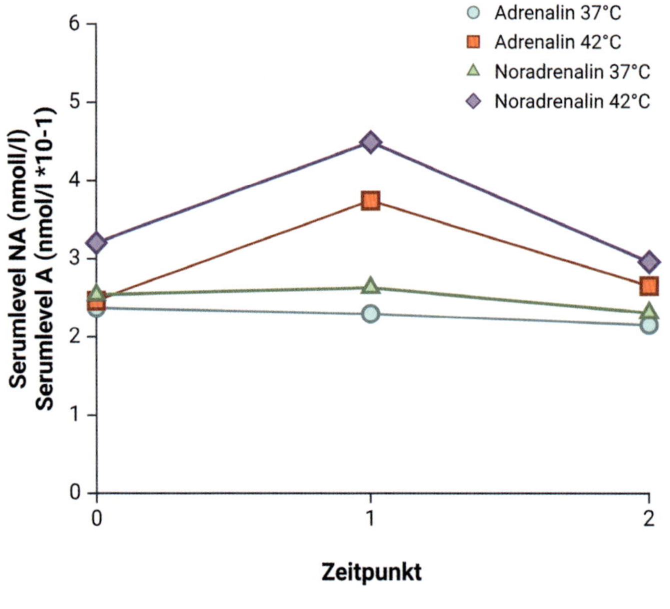


**Abbildung 4-5:**
Freisetzung von Stresshormonen in überwärmenden Bädern (nachgezeichnet nach Kurabayashi et al., 2001)

und 30-minütiger (Zeitpunkt 2) Badezeit (Vollbad) in 37°C und 42°C temperiertem Wasser. Die Freisetzung des Stresshormons NA durch Hitzestress hat eine positiv inotrope Wirkung auf das Herz. NA wird aus dem Nebennierenmark freigesetzt und als Hormon ins Blut abgegeben. Das zu derselben Gruppe gehörende Adrenalin vermittelt dieselbe Wirkung wie NA (Chronotropie und Inotropie des Herzens). Der Ablauf ist zweiphasig: die Katecholamine werden kurzfristig stark aktiviert. Nach dem initialen Anstieg werden die Serumspiegel wieder zurückgenommen und von Cortisol abgelöst.

Bonde-Petersen et al. (1992) testeten neben heißen, auf der anderen Seite der Temperaturskala auch kalte Bäder. Auf Kälte (15,2°C) re-

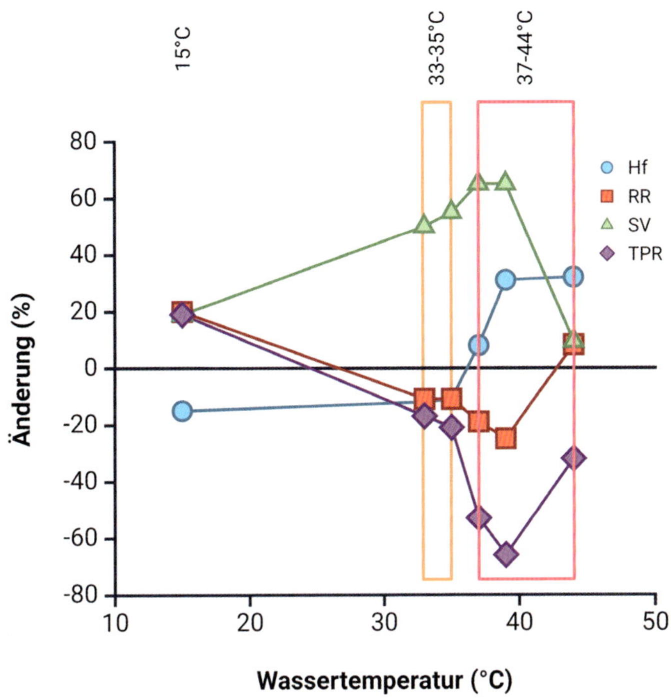


**Abbildung 4-6:** Thermodifferente Vollbäder – hämodynamische Reaktionen

agierte der Körper gegenläufig mit einer Abnahme der Herzfrequenz (-15 %) und einer Zunahme des peripheren Gefäßwiderstandes (19 %) und des Blutdrucks (20 %) (siehe thermische Ausgleichsleistungen in **Abbildung 4-6**) (Bonde-Petersen et al., 1992; Weston et al., 1987).

Die Grafik zeigt die Trend-Darstellung (Polynomregression) der hämodynamischen Regulationen in kalten und warmen Bädern. Stellglieder sind Herzfrequenz (Hf), Blutdruck (RR), Schlagvolumen (SV) und total peripherer Gefäßwiderstand (TPR). Bei Wassertemperaturen über 37 °C steigt die Herzfrequenz zur Hitzeabwehr stark an, während der Blutdruck und der periphere Gefäßwiderstand abnehmen (Bonde-Petersen et al., 1992; Weston et al., 1987).

Auch unter Kälteexposition werden Katecholamine freigesetzt, um das Herz-Kreislaufsystem zu aktivieren. Auf Gefäßebene führt die Freisetzung von Noradrenalin aus den Nervenendigungen zu einer Verengung der Kapazitäts- und Widerstandsgefäße. Bei den thermischen Ausgleichsmaßnahmen ist auch das Endokrinium beteiligt: Im einstündigen Kaltwasserbad (**32 °C**) fanden Srámek et al. (2000) um 46, 34 bzw. 17 % erniedrigte Renin-, Cortisol- und Aldosteron-Plasmakonzentrationswerte. Kennzeichnend ist eine Steigerung des Harnabflusses um mehr als das Doppelte (107 %). Die Suppression von Plasmarenin löste im Testbad bei **20 °C** eine Diurese-Steigerung von 89 % aus. In Folge des Kältezittern nahmen die Stoffwechselprozesse um 93 % (bei 20 °C) bis 350 % (bei **14 °C**) zu. Die stressorischen Kältereize führten auch zu einer endokrinen Beteiligung von Adrenalin- und Dopamin und ihrer Regelkreise. Ihre Spiegel waren um das 2,5- bis 5-fache erhöht. Unter dem Kältestress wurde ebenfalls mehr Plasmaaldosteron freigesetzt (23 %). Unter diesen Bedingungen stieg die Diurese auf 163 % an. Auffällig ist die verhältnismäßig geringe Änderung der Körperkerntemperatur zwischen 20 °C und 32 °C. Daraus geht hervor, dass Gegenregulationen hauptsächlich auf dem neuronalen Weg über den Sympathikus bzw. das

**Tabelle 4-2:** Kalte Bäder – Einbezug des endokrinen Systems. Änderungen in Prozent gegenüber der Atmosphäre (Lufttemperatur 28 °C) (Srámek et al., 2000).

| | 14 °C | 20 °C | 32 °C |
|---|---|---|---|
| Renin | –46 | –50 | –46 |
| Cortisol | 200 | –12 | –34 |
| Aldosteron | 23 | –7 | –17 |
| Diurese | 163 | 89 | 107 |
| Noradrenalin | 530 | | |
| Adrenalin | 200 | | |
| Dopamin | 250 | | |
| MR = metabolische Rate | 350 | 93 | |
| Δ Kern-T °C | –1.7 | –1 | –0.3 |

sympathiko-adrenomedulläre Subsystem ausgelöst werden. Unterstützend treten endokrine Stressreaktionen in Erscheinung (**Tabelle 4-2**).

## 4.3 Thermophysiologie der Leistung im Wasser

Bei Bewegung ändert sich mit der Bildung von Körperwärme der thermische Indifferenzbereich unter Ruhebedingungen. Bei einem Wirkungsgrad von nur 20 % der arbeitenden Muskulatur fällt der überwiegende Teil der erzeugten Energie in Form von Wärme an. Um die gebildete Wärme abzugeben, benötigt der Körper ein Temperaturgefälle zwischen Körperkern und -schale einerseits und zwischen Körperschale und Wasser andererseits. Für jede einzelne Versuchsperson ergibt sich demzufolge in Abhängigkeit der Belastungsstärke bei körperlicher Aktivierung und der Isolationsschicht der Haut ein tiefer gelegener individueller Neutralpunkt der Wassertemperatur, wo Wärmeproduktion und abfließende Wärme minimal sind.

Die vorherrschende Meinung, dass Wassertemperaturen über 28°C zu Wärmestau und Überhitzung führen, ist unbegründet. Erst bei sehr warmen Bedingungen um 36 °C steigen die Herzfrequenz und das Schlagvolumen stark an (Gleim & Nicholas, 1989). Shimizu et al. (1998) fanden den oberen Regelbereich der Thermohomöostase bei 35°C. Die Körpertemperatur pegelte sich ähnlich wie bei 25°C in der Atmosphäre auf einem höheren Niveau konstant ein (**Abbildung 4-7**).

Die Grafik zeigt die Erwärmungsreaktion bei wasser- (AE) und landbasierter (ET) Körperbelastung (75 % VO2max) und die rektal gemessene Änderung der Rektaltemperatur in verschieden temperiertem Wasser (25°C, 30°C und 35°C) gegen Atmosphäre (25°C) (* Signifikante Unterschiede in den Wassertestungen: ET 25°C versus AE 25°C).

Je nach Isolationsschicht der Haut und Trainingsstatus kann das letzte thermische Gleichgewicht zwischen Wärmetransport und -abgabe bei 35°C abweichen. Bei höher liegenden Wassertemperaturen wird der Körper stark aufgeheizt, bis die Grenzen der Regelung bei 40.2°C Körperkerntemperatur erreicht sind. Der Körperkern kann dann nicht mehr durch Ausgleichsmaßnahmen thermostatisiert werden (Gonzáles-Alonso et al., 1999).

Überwärmende Bedingungen im Sinne einer thermischen Belastung können mit den Kontrollgrößen Herzfrequenz und Blutdruck erkannt werden. Das Produkt aus beiden, das Druck-Frequenz-Produkt (DFP), steht in enger Beziehung zur Herzarbeit und einer kardialen Belastung. In einer eigenen Untersuchung bei

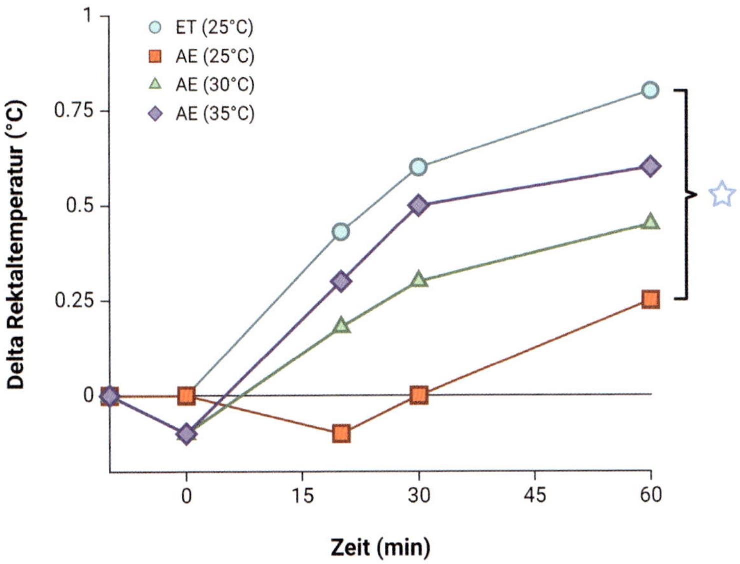


**Abbildung 4-7:** Thermogenese unter Belastung (nachgezeichnet nach Shimizu et al., 1998)

drei Wassertemperaturen (26°C, 32°C und 35°C) fanden sich innerhalb eines dreistufigen Belastungsmodells signifikant höhere DFP-Werte im 35°C-Versuch (**Abbildung 4-8**) (Fenzl et al., 2010). Die erhöhten DFP-Werte waren mit dem höchsten Körperkern-Temperaturanstieg verbunden. Die stärkere Beteiligung an der Produktbildung des DFP lässt sich auf die höheren Herzfrequenzen zurückführen.

Die Grafik zeigt das Druck-Frequenz-Produkt (DFP) vor, während und nach stufenweise ansteigender Fahrradergometerarbeit über jeweils zehn Minuten in Wasser unterschiedlicher Temperatur (RL = Ruhe Land; RW = Ruhe Wasser; Belastungsintensität in Prozent der VO2max 26 %, 41 %, 53 %; REC = Recoveryphase 6 min nach Belastungsende; Wassertemperaturen = 26°C, 32°C, 35°C) (* signifikante Änderungen).

Zusammenfassend lässt sich feststellen, dass bei mittlerer Arbeitsintensität im Temperaturbereich zwischen 28°C und 32°C die Thermoregulation durch die sich bildende Körperwärme nur gering in Anspruch genommen wird. Die Wärme kann leicht über die Grenzschicht der Haut an das kühlere Medium abgeführt werden. Darüberliegende Wassertemperaturen können in Thermalbädern für geringe Belastungen genutzt werden.

In Schwimmbädern liegt die Wassertemperatur in der Regel bei 25°C bis 28°C. Der Badende verspürt hierbei das Bedürfnis, sich stark zu bewegen, um den Körper vor Auskühlung zu schützen. Ein um das Achtfache gesteigerter Ruheumsatz ist bei 26°C notwendig, um die Körperkerntemperatur gleichwarm (homoiotherm) zu halten (Sagawa et al., 1988). Das entspricht einer Wärmeenergie, die bei starken Ausdauerbelastungen freigesetzt wird. Der niedrigste tolerierbare Punkt für Homoiothermie liegt bei 24.5°C unter der Voraussetzung höchster Anstrengung. Aus Untersuchungen an Leistungsschwimmer*innen geht hervor, dass in 32°C warmen Wasser die besten Sprint- und Ausdauerleistungen erzielt werden (Keskinen et al., 1989; Mougios & Deligiannis, 1993). Andere Untersuchende (McArdle et al., 1971) fanden günstige Ausgangsbedingungen für das Schwimmen in 30°C warmen Wasser. Sie testeten gegen kühlere Temperaturen (25°C und 18°C) und stellten fest, dass die Arbeitssauerstoffwerte und damit der Energieaufwand in

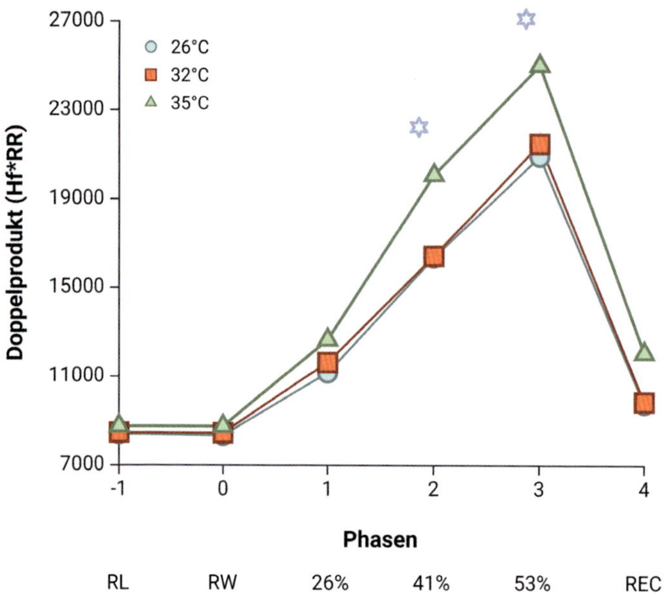


**Abbildung 4-8:** Anpassung der Herzarbeit in Wasser differenter Temperatur beurteilt am Doppelprodukt (nachgezeichnet nach Fenzl et al., 2010)

den Schwimmversuchen mit den tieferen Wassertemperaturen anstiegen. Das ist damit zu erklären, dass bei kalten Wassertemperaturen der periphere Kreislaufwiderstand sowie die Gefäßspannung auf Kosten der Gewebedurchblutung zunehmen. Wegen der Kühlung der Hautschichten und Gewebetemperaturen nimmt auch die Nervenleitgeschwindigkeit ab, was sich nachteilig auf die zyklische Schnelligkeitsleistung auswirkt. An der Denkweise, dass die Körperkerntemperatur für die Leistungserbringung sich homoiotherm zu verhalten habe, hat sich bis heute wenig geändert. Dabei bleibt unberücksichtigt, dass unter Anhebung des Temperaturniveaus die Hämoglobin-Sauerstoffbindungs-Affinität ansteigt (Bohr-Effekt) und die energetischen Prozesse im Muskel verbessert. Auch reagieren Sehnen und Bändern mit ihren viskoelastischen Eigenschaften mit einem besseren Kraft-Geschwindigkeitsverhalten bei Erwärmung. Dies spricht dafür, die Wassertemperatur für intensive Körperbelastungen zwischen 30 und 32 °C einzustellen.

## Literatur

Bonde-Petersen, F., Schultz-Pedersen, L. & Dragsted, N. (1992). Peripheral and central blood flow in man during cold, thermoneutral, and hot water immersion. *Aviation, space, and environmental medicine, 63*(5), 346–350.

Choukroun, M. L. & Varene, P. (1990). Adjustments in oxygen transport during head-out immersion in water at different temperatures. *Journal of applied physiology, 68*(4), 1475–1480. https://doi.org/10.1152/jappl.1990.68.4.1475

Craig, A. B. & Dvorak, M. (1966). Thermal regulation during water immersion. *Journal of applied physiology, 21*(5), 1577–1585. https://doi.org/10.1152/jappl.1966.21.5.1577

Engel, J. & Ströbel, G. (1985). *Rhematherapie*. VCH Verlagsgesellschaft.

Fenzl, M., Schnizer, W., Hartmann, B. & Knüsel, O. (2010). Herz-Kreislaufbelastung bei körperlicher Arbeit am Wasserfahrrad bei verschiedenen Wassertemperaturen gemessen am Druck-Frequenz-Produkt. *Physikalische Medizin Rehabilitation Kurortmedizin, 20*, 27–31. https://doi.org/10.1055/s-0029-1233455

Gleim, G. W. & Nicholas, J. A. (1989). Metabolic costs and heart rate responses to treadmill walking in water at different depths and temperatures. *The*

*American journal of sports medicine, 17*(2), 248–252. https://doi.org/10.1177/036354658901700216

González-Alonso, J., Teller, C., Andersen, S.L., Jensen, F.B., Hyldig, T. & Nielsen, B. (1999). Influence of body temperature on the development of fatigue during prolonged exercise in the heat. *Journal of applied physiology, 86*(3), 1032–1039. https://doi.org/10.1152/jappl.1999.86.3.1032

Kannewischer, B. (1997). Planung von Becken für Therapie- und Freizeitbetrieb. *Archiv des Badewesens, 3*, 105–109.

Keskinen, K.L., Komi, P.V. & Rusko, H. (1989). A comparative study of blood lactate tests in swimming. *International journal of sports medicine, 10*(3), 197–201. https://doi.org/10.1055/s-2007-1024900

Kurabayashi, H., Tamura, K., Tamura, J. & Kubota, K. (2001). The effects of hydraulic pressure on atrial natriuretic peptide during rehabilitative head-out water immersion. *Life sciences, 69*(9), 1017–1021. https://doi.org/10.1016/S0024-3205(01)01193-6

McArdle, W.D., Toner, M.M., Magel, J.R., Spina, R.J. & Pandolf, K.B. (1992). Thermal responses of men and women during cold-water immersion: influence of exercise intensity. *European journal of applied physiology and occupational physiology, 65*(3), 265–270.

McArdle, W.D., Glaser, R.M. & Magel, J.R. (1971). Metabolic and cardiorespiratory response during free swimming and treadmill walking. *Journal of applied physiology, 30*(5), 733–738. https://doi.org/10.1152/jappl.1971.30.5.733

Mougios, V. & Deligiannis, A. (1993). Effect of water temperature on performance, lactate production and heart rate at swimming of maximal and submaximal intensity. *The Journal of sports medicine and physical fitness, 33*(1), 27–33.

Sagawa, S., Shiraki, K., Yousef, M.K. & Konda, N. (1988). Water temperature and intensity of exercise in maintenance of thermal equilibrium. *Journal of applied physiology, 65*(6), 2413–2419. https://doi.org/10.1152/jappl.1988.65.6.2413

Saulicz, E., Gieremek, K. & Nowotny, J. (1989). Effects of immersions in water at different temperatures on some physiological parameters. *Biology of sport, 64*(9), 295–302.

Shimizu, T., Kosaka, M. & Fujishima, K. (1998). Human thermoregulatory responses during prolonged walking in water at 25, 30 and 35 degrees. *European journal of applied physiology and occupational physiology, 78*(6), 473–478. https://doi.org/10.1007/s004210050448

Srámek, P., Simecková, M., Janský, L., Savlíková, J. & Vybíral, S. (2000). Human physiological responses to immersion into water of different temperatures. *European journal of applied physiology, 81*(5), 436–442. https://doi.org/10.1007/s004210050065

Toner, M.M., Sawka, M.N., Foley, M.E. & Pandolf, K.B. (1986). Effects of body mass and morphology on thermal responses in water. *Journal of applied physiology, 60*(2), 521–525. https://doi.org/10.1152/jappl.1986.60.2.521

Walther, J. (1991). Die Kneippsche Hydrotherapie. *In Naturheilverfahren in der ärztlichen Praxis*. Deutscher Aerzte-Verlag.

Weston, C.F., O'Hare, J.P., Evans, J.M. & Corrall, R.J. (1987). Haemodynamic changes in man during immersion in water at different temperatures. *Clinical science, 73*(6), 613–616. https://doi.org/10.1042/cs0730613

# 5 Organisatorische und personale Voraussetzungen

Für die Teilnahme an Therapieprogrammen ist unter dem Schutz vor Ertrinken die Wassersicherheit zu thematisieren. Als ein weiteres Sicherheitskriterium sind neben einer zielgerichteten Indikationsstellung eventuelle Kontraindikation zu berücksichtigen. Nach der Klärung von Fragen zur sicheren Durchführung sind Gedankenmuster wie Überzeugungen und Bewertungen von sportlichem Handeln sowie externe Gegebenheiten für den Therapieerfolg ausschlaggebend.

## 5.1 Wassersicherheit

Wenn nicht aus der sportlichen Anamnese bereits eindeutig die Wassersicherheit hervorgeht, sollte Schwimmfähigkeit durch eine praktische Überprüfung abgeklärt werden. Stemper und Kels (2016) machen diesbezüglich für die Altersklasse der Kinder darauf aufmerksam, dass die Aussagen von Eltern unzuverlässig sind und zu anderen Ergebnissen führen als ein praktischer Nachweistest, wie er von der Deutschen Lebens-Rettungs-Gesellschaft (DLRG) gefordert wird. Eine repräsentative Telefonumfrage (n = 2100) im Auftrag der DLRG hat ergeben, dass nahezu 60 % der Zehnjährigen nicht als sichere Schwimmer zählen und lediglich 36 % der über 60-Jährigen sich für ausreichend gute Schwimmer halten. Anders gesagt, 64 % sind nicht in der Lage, sich bei Unvorhergesehenem selbst zu retten. Für die Teilnahme an AE-Programmen gibt es zwar keine verbindlichen Rechtsvorschriften, die Wassersicherheit zu testen, die Initianten sind aber für eine sichere Kursdurchführung und die Gewährleistung von Haftungsansprüchen verantwortlich. Einen praxisnahen Schwimmtest bei neurologischen und orthopädischen Krankheitsbildern bietet das 10-Punkte-Halliwick-Schwimmkonzept, das erstmals James McMillan zur Gewöhnung an das Element Wasser entwickelt hat (Gresswell, 2015). Es beinhaltet Übungen sich vom Wasser tragen zu lassen und sich darin sicher zu bewegen. Die Testübungen beinhalten transversale, sagittale, longitudinale sowie kombinierte Körperrotationen, Sicherheit im strömenden Wasser beim Gehen und in der Fortbewegung sowie elementare Schwimm- und Gleitbewegungen unter und über Wasser. Das Ausatmen durch Nase und Mund unter Wasser ist eine weitere Basisfähigkeit und darf in einem Assessment zur Wassersicherheit nicht fehlen. Die Testübungen legen die Grundvoraussetzungen für Abklärungen zur Selbstständigkeit im stehtiefen Wasser, können aber auch als Basiselemente in Kursprogrammen zum Schwimmenlernen verwendet werden.

## 5.2 Durchführungsbeschränkungen

Die wichtigsten Beschränkungen sind:
- Blutdruckentgleisungen
- Größere Hautverletzungen, unklare Hauterkrankungen, schlecht heilende Wunden einschließlich Ulcus cruris
- Fieberhafte, infektiöse Erkrankungen
- Überempfindlichkeit gegenüber Chlor
- Herzinsuffizienz ab Stadium III NYHA.

**Tabelle 5-1:** Internale und externale Faktoren für sportliches Handeln

| Personale Faktoren | Externe Evaluation |
|---|---|
| Persönliches Trainingsziel | Gesundheitliche Indikatoren von Sport |
| Sportliche Biografie/Schutzfaktoren | Einbezug von Ressourcen vor Ort |
| Präferenzen im Sport | Empfehlenswerte Aktivitäten |
| Defizite und Einschränkungen | Dokumentation zur Erreichung der Ziele |
| Zeitbudget/Erfüllung von Rollen und Aufgaben | Bruttobelastungszeit/Woche; Metstunden |

Eine der häufig diskutierten Gegenanzeigen sind Gefahrenmomente für Herzkranke, die von der Preloaderhöhung in der Wasserumgebung ausgehen. Vorhöfe und Kammern haben ein größeres Blutvolumen zu bewältigen und werden stärker belastet. Daraus ergibt sich eine wichtige Kontraindikation für Personen mit einer Herzinsuffizienz im Stadium III und IV NYHA (Meuche, 2009).

## 5.3 Intrinsische Motivation

An erster Stelle bei der Festlegung von Bewegungsmaßnahmen steht die Erfassung der persönlichen Ziele und individuellen Bedürfnisse im Umgang mit Gesundheit und Krankheit (Geller et al., 2018). Der Einbezug von Wertvorstellungen, Grundbedürfnissen und Motiven in den Handlungsprozess für die Entwicklung einer individuellen Gesundheitskompetenz kann der Checkliste (**Tabelle 5-1**) entnommen werden. Sie deckt wichtige Punkte für die Zielanalyse und Trainings-Konzeptentwicklung ab.

## Literatur


Geller, K., Renneke, K., Custer, S. & Tigue, G. (2018). Intrinsic and extrinsic motives support adults' regular physical activity maintenance. *Sports medicine international open, 2*(3), E62–E66. https://doi.org/10.1055/a-0620-9137

Gresswell, A. (2015). The Halliwick concept. An approach to teaching swimming. *Palaestra, 29*(1), 27–31. https://www.halliwick.org/wp-content/uploads/2024/05/The-Halliwick-Concept-Ann-Approach-to-Teaching-Swimming-Ann-Gresswell.pdf

Meuche, S. (2009). *Flüssigkeitshaushalt unter besonderer Berücksichtigung der Flüssigkeitsbilanzen und NT-proBNP vor, während und nach thermoneutraler Immersion* (Unveröffentlichte Dissertation). Charité-Universitätsmedizin, Berlin.

Stemper, T. & Kels, M. (2016). Schwimmfähigkeit. Bedeutung – Definition – Prävalenz. *Sportunterricht, 65*(1), 2–9.

# Teil 2: Krankheitsspezifische Indikationen und Applikationsfelder

Aus den vorherigen Kapiteln geht hervor, dass Aqua Exercise (AE) von den physikalischen Wassereigenschaften überlagert wird, sei es als sich gegenseitig verstärkende oder entgegengesetzt auftretende Reaktionen. Die Frage, ob sich aus dem Zusammenwirken von AE und der Physik im Wasser Vorteile ziehen lassen, ist entscheidend für die Nutzung von AE als wirksam geltende Therapie.

# 6 Einführung: Anwendungsgebiete

Systematisches Untersuchen und Bewerten von AE-Interventionen hat in den letzten Jahren zu einem differenzierten Anwendungsnutzen von AE geführt. Inwiefern dabei Aussagen zu den Indikationen von AE zutreffend sind, soll in den nächsten Abschnitten beantwortet werden. Die Zusammenstellung umfasst relevante Forschung mit Daten zu Publikationen auf dem Gebiet AE der letzten 15 Jahre. Sofern verfügbar, wurde auf Metaanalysen zurückgegriffen, die relevante Publikationen aufnehmen und den Gesamteffekt aus den einzelnen Studien bewerten, indem sie aus den Effektschätzern der Einzelstudien einen gemeinsamen gepoolten Effektschätzer mit dem „fixed effect-Modell oder random effect-Modell" berechnen. Metaanalysen verwenden häufig die Darstellungsform „forest plots" mit Hilfe einer Skala (Ressing et al., 2009). Eine Aussage über die Relevanz der Ergebnisse wird von der durchschnittlichen Effektstärke über alle Studien hinweg abgeleitet. Die Effektstärke liefert als dimensionsloses Maß einen Anhaltspunkt für die Wahrscheinlichkeit eines bestimmten Ergebnisses und darauf basierend eine Aussage zur Effizienz von Therapieinterventionen. Effektstärken von 0.2 werden als „klein", 0.5 als „mittel" und 0.8 als „groß" eingeordnet. Sie berechnen sich aus den Mittelwertdifferenzen aus Experimental- und Kontrollgruppe, die an der gepoolten Standardabweichung normalisiert werden. Meistens sind die Endpunkte der Studien nicht so einfach interpretierbar, weshalb in den meisten Publikationen als Maßeinheit die standardisierte Mittelwertdifferenz angegeben wird, was aber bei stark heterogenen Gruppen die Ergebnisse verzerren kann. Teilweise wird auch das Verhältnis der Mittelwerte mitgeteilt oder es wird auf den kleinsten Unterschied ausgewichen, der klinisch relevant ist (Schell et al., 2014). Die Heterogenität wird häufig in Form der $I^2$-Statistik mitgeteilt, ein Maß für die Inkonsistenz von Studien. Sie gibt den Unterschied zwischen den Studien in Prozentanteilen wieder. Der Konvention nach nimmt die Heterogenität für ein $I^2$ von 25 %, 50 % bzw. 75 % von „gering" bis „hoch" zu.

Ergänzend zu den Metaanalysen werden, soweit erforderlich, qualifizierte Neuerscheinungen bei den Primäruntersuchungen nachgetragen. Das Ziel besteht darin, Unterschiede zwischen wasser- und landbasierten Trainingsinterventionen und Unterschiede zu nicht behandelten Probandengruppen aufzudecken. Die klinischen Studien werden auch hinsichtlich der Umsetzung in die therapeutische Praxis mit konkreten Durchführungsformen beleuchtet. Nicht zuletzt sind Kosten und Nutzen in Erwägung zu ziehen, denn grundsätzlich sind landbasierte Bewegungsmaßnahmen mit geringeren Ausgaben und weniger Aufwand verbunden. Für ein besseres Leseverständnis und den Textfluss werden nicht immer die Maßeinheiten, sowie das Konfidenzintervall und das Homogenitätsmaß angegeben, es wird dann auf die Originalstudien verwiesen.

## Literatur

Ressing, M., Blettner, M. & Klug, S. J. (2009). Systematische Übersichtsarbeiten und Metaanalysen. *Deutsches Ärzteblatt International, 106*(27), 456-463.

Schell, L. K., Meerpohl, J. J., Gartlehner, G., Langer, G., Perleth, M. & Schünemann, H. J. (2014). GRADE Leitlinien: 13. Erstellen von Summary-of-findings-Tabellen und Evidenzprofilen - kontinuierliche Endpunkte. *Grade, 108*(5-6), 333-347.

# 7 Muskel-Skelett-System

Das Muskel-Skelett-System wird nach heutiger Auffassung als funktionelle Einheit verstanden. Seine Grundbausteine setzen sich aus dem Skelettsystem mit seinen gelenkigen Verbindungen und gelenkführenden Muskeln zusammen. Ebenso gebräuchlich ist der Begriff Stütz- und Bewegungsapparat. Die Verknüpfung bringt in gleicher Weise die Integration der knöchernen, muskulären und bindegewebigen Strukturen für zielgerichtetes Bewegen zum Ausdruck. Abnützungserscheinungen und Krankheitsformen des Muskel-Skelettsystems manifestieren sich als Schmerzen und Funktionsstörungen. Inwieweit AE eine sinnvolle Therapie bei verschiedenen Erkrankungsformen ist, ist in klinischen Studien beschrieben und in Evidenzgraden beantwortet. In den nächsten Kapiteln werden die Ergebnisse differenziert dargestellt.

## 7.1 Rheumatischer Formenkreis

Der rheumatische Formenkreis vereint sehr viele unterschiedliche Erkrankungen und degenerative Veränderungen des Stütz- und Bewegungsapparates. Dazu zählen einerseits entzündliche Veränderungen an den Gelenken und der Wirbelsäule, andererseits gehören auch Verschleißerscheinungen und Abnützungen einschließlich der Osteopenie und Osteoprorose dazu. An erster Stelle der AE-Indikationen steht wegen der epidemischen Verbreitung, des Leidensdrucks und der direkten und indirekten Kosten der rheumatische Formenkreis. Schätzungen der Prävalenzraten für rheumatische Krankheiten in den USA gehen von 22 % Betroffenen in der Bevölkerung aus (National Arthritis Data Workgroup). Einer Erhebung an einer Inzidenzkohorte zufolge, wurde ein mäßiger Anstieg der Prävalenz bei Frauen zwischen 1995 und 2007 festgestellt. Die Gründe hierfür sind unbekannt, im Raum stehen schädigende Rauchinhalation, niedrigere Östrogendosis in Kontrazeptiva und Vitamin-D-Mangel (Myasoedova et al., 2010).

Von den Behandlungsmöglichkeiten kommen trotz Fortschritten bei den Arzneimitteln aus der Gruppe der Biologika die nicht-steroidalen Antirheumatika (NSAR) zum Einsatz. Diese können aber bei langzeitlicher Einnahme zu Magengeschwüren, Magenblutungen und renalen Funktionsstörungen führen. Auch wird immer wieder bei langfristiger Einnahme der später aufgekommenen COX-2-Hemmer über Coxibe-Schäden am Herzen berichtet. Es wurde ein relativer Anstieg kardiovaskulärer Ereignisse um 42 % – oder in absoluten Zahlen 3 von 1000 Patient*innen – gegenüber Placebo in einer Metaanalyse mit 138 Studien festgestellt (Kearney et al., 2006).

Als adjuvanter Behandlungsansatz bieten sich traditionelle physikalische Maßnahmen, wie Thermo-/Kryotherapie, Elektrotherapie, Hydrotherapie, Balneotherapie und nicht zuletzt Exercise Training (AE bzw. ET) an.

Abweichend zur Indikationsstellung von AE wird an dieser Stelle auf die **passiven Bäderwirkungen** eingegangen, um der Frage der Synergien von AE mit der Bäderwirkung in einem der wichtigsten medizinischen Anwendungsfeldern, der Rheumatologie, nachzugehen. Aus der langjährigen Tradition heraus ist das Baden in warmen Quellen als eines der ältesten Naturheilmittel bekannt und hat bereits früh Eingang in die Heilpraxis bei muskuloskelettalen Beschwerden erlangt. Aufbauend auf wissenschaftstheoretischen Lehren von Paracelsus (1493–1541) wurden die balneotherapeutischen Heilmethoden verfeinert und der Weg zum modernen Verständnis der schmerzlindernden Eigenschaften der Bäder frei gemacht. Innerhalb der physikalischen Medizin werden thermomineralische Bäder als Adjuvantien bei rheumatoider Arthritis eingesetzt. Der vermutliche Nutzen, der sich aus den warmen Bädern ableiten lässt, ist eine offene Diskussion. In neueren systematischen Übersichtsarbeiten zu den Bäderwirkungen wird ersichtlich, dass bei konsequenter Anwendung von Qualitätskriterien viele ältere Studien grundlegende methodische Schwächen aufweisen. Es fehlt an Studien mit Zufallszuteilung der Studienteilnehmer*innen für die Wirksamkeitsbewertung, so dass nur uneindeutige Aussagen resultieren und die Bewertung folgerichtig zurückhaltend erfolgt. Baden als alleiniges Mittel genügt heute nicht mehr den Ansprüchen der nach strengen Qualitätskriterien strebenden Medizinwissenschaft. Es liegen zwar viele positive Einzelergebnisse vor, es fehlen aber meist klinische Vergleichsstudien oder Längsschnittstudien zur Indikationsabgrenzung. Die zurzeit vorliegenden Studien sind in der Konzeption sehr unterschiedlich, zumindest lassen sich aus vorhandenen Übersichtsarbeiten Tendenzen oder bedeutsame Befunde herausarbeiten:

Ammer et al. (2003) gingen dem Einsatz von „physikalischen Maßnahmen innerhalb der Rheumatologie“ in einem systematischen Review nach. Sie fanden methodische Belege, dass die Verfahren der physikalischen Therapie bei rheumatoider Arthritis nur bescheidenen Erfolg ausweisen und eine kurzdauernde Symptomlinderung erzielen. Die klinische Wirksamkeit von Bädern, die von Heilquellen gespeist werden, prüften auch Pittler et al. (2006), indem sie wissenschaftliche Publikationen systematisch bewerteten. Sie leiteten aus 5 randomisierten kontrollierten Studien ab, dass Heilquellen eine vielversprechende Behandlungsoption („encouraging evidence“) zur Linderung von Wirbelsäulenbeschwerden bieten. Insgesamt stellen sie fest, dass die Datenlage uneinheitlich ist und viele Fragen methodologisch nicht einwandfrei gelöst sind.

Auf der Suche nach eindeutigen Ergebnissen verglichen Verhagen et al. (2007) randomisierte kontrollierte Studien, um die vielfältigen Bäderindikationen zu stützen. Es waren aber nur wenige Studien aufzufinden, die den methodologischen Anforderungen der Qualitätssicherung gerecht werden. Meist wurde nur eine kleine Anzahl Probanden untersucht, so dass keine repräsentativen Aussagen abzuleiten sind.

In einer narrativen Synthese verglichen Falagas et al. (2009) balneotherapeutische Anwendungen im Rahmen eines Kuraufenthalts innerhalb des rheumatischen Formenkreises mit placebokontrollierten Bädern in Leitungswasser, passiven Anwendungen, UV-B-Licht-Bestrahlungen, Kurzwellen-Diathermie und Heimübungen. Nach der qualitativen Bewertung mit dem „Oxford quality scoring“ (3 von 5 Punkten) schnitten die Studien nur mäßig ab. Insgesamt fehlen Arbeiten hoher methodischer Qualität. Die Studien sind untereinander nicht vergleichbar. Die Analyse beschränkt sich daher auf die Aufzählung von vorteilhaften Einzelstudien, die teilweise widersprüchliche Befunde aufweisen: In 17 von insgesamt 25 analysierten Studien erwies sich die balneotherapeutische Behandlung effektiv in der Reduktion von Schmerzen. In acht Studien konnte kein Beleg für eine überlegene analgetische Wirkung der Verumgruppen gefunden werden. In drei von fünf Studien wurde eine Tendenz zur Verbesserung der „Tender point“-Befunde des Fibromyalgiesyndroms angegeben. Es besteht aber nur ein uneinheitlicher Zusammenhang mit der Morgensteifigkeit (Falagas et al., 2009). Ein vielversprechender Ansatz kann in den Ergebnissen der Lebensqualität gesehen werden. Vier Studien sprechen sich im positiven Sinne für die Balneotherapie aus. Aus den Auswertungen geht als Trendergebnis hervor, dass mit Balneotherapie Chancen für das Leitsysmptom „Schmerz" bei Rheumaerkrankungen verbunden sind. In zwei aktuellen Reviews (Liang et al., 2021; Zhao et al., 2020) fanden chinesische Forschende eine Überlegenheit in zwei Teilergebnissen bei Morbus Bechterew. Sie konnten eindeutige Verbesserungen hinsichtlich der Schmerzsymptomatik und Lebensqualität nachweisen.

Zwar ist es richtig, die Evidenz der Bäderwirkungen zur kritischen Diskussion zu stellen, dabei darf aber nicht vergessen werden, dass die Bäder eine große empirische Tradition aufweisen. Trotz Lücken in den wissenschaftlichen Grundlagen gehören die Bäder zu den fundierten Heilmaßnahmen innerhalb der physikalischen Therapie. Ungeachtet des teils fehlenden Nachweises für die Bäderwirkung und der Versäumnisse auf Forschungsseite in der heutigen Zeit, lassen sich das bessere Befinden zahlreicher Bäderbesucher nicht wegdiskutieren. Die kurze Übersicht kann keineswegs den aktuellen Stand der Forschung auf dem Gebiet der Heilbäder wiedergeben und es wäre zu kurz gegriffen, daraus Vorbehalte abzuleiten.

Die Bedeutung des Bäderwesens kann an einem kürzlich veröffentlichten Survey abgelesen werden, an dessen Befragung 118 italienische SPA-/Rehabilitationscenter teilnahmen. Von den Rehabilitations-Standorten mit Spezialisierung auf rheumatologisch-orthopädische (89 %), neurologische (37 %) und lymphatisch-vaskuläre Krankheitsbilder (10.6 %), gehört zu 74.5 % bis 84.0 % der jeweilig befragten Institute, Aquatic Therapy zum therapeutischen Setting. Integrativer Bestandteil der Institute mit SPA-Einrichtungen sind Bäderanwendungen, physikalische Therapie und Therapiefaktoren aus der medizinischen Umwelt. Die meisten befragten Center verfolgen einen multimodalen Therapieansatz mit modernen rehabilitativen und assistiven Technologien (basierend auf den Prinzipien des roboterassistierten Motorlearning und der Neuroplastizität), aktiven Therapien (AE bzw. ET) und Bäderanwendungen (Masiero et al., 2020).

Nach den **OARSI-Guidelines**, die von weltweit führenden Experten auf dem Gebiet der Rheumatologie als Behandlungsrichtlinie herausgegeben wurden, werden die Wirkungen von AE den pharmakologischen Wirkungen gleichgestellt (Zhang et al., 2008). Entscheidender Vorteil dabei ist, dass AE als Adjuvans praktisch nebenwirkungsfrei ist.

Die Schwerkraftminderung durch den Auftrieb bietet die Möglichkeit, sich im Wasser unbelastet zu bewegen, was auch die schmerzreduzierende Entlastungswirkung als entscheidenden Wirkfaktor erklärt (Silva et al., 2008). Sie erlaubt durch Teilentlastung einen frühfunktionellen Behandlungsbeginn nach entzündlichen Phasen, wie er sonst an Land nicht möglich wäre. AE ist oftmals die einzig verbliebene Möglichkeit ein wirksames Herz-Kreislauftraining umzusetzen. Vergleichbare Entlastungsbedingungen bietet nur der Schlingentisch über die Gesamtaufhängung des Patient*innen mittels tragender Gurte und Anti-Schwerkraft-Laufbänder mit Luftdruck-Technologie. In den nachfolgenden Kapiteln wird eingehender auf die einzelnen unterschiedlichen Krankheitsbilder des rheumatischen Formenkreises eingegangen.

In der heutigen physikalischen Medizin wird ein multimodaler Ansatz verfolgt, basierend auf aktiven Therapien und balneophysikalischen Anwendungen. Zahlreiche kleinere Studien mit unterschiedlicher Qualität leiten als Maßnahme die lindernde Wirkung von Thermalbädern bei rheumatischen Beschwerden ab. Zum Erreichen der therapeutischen Zielsetzungen wird ungeachtet der kontroversen Datenlage als eine wesentliche Bedingung thermomineralische Bäder und AE empfohlen. Unter den Entlastungsbedingungen im Wasser ist körperliches Training, v. a. in Bezug auf das Herz-Kreislaufsystem für viele Personen mit rheumatischer Erkrankung intensiv und gezielt möglich.

## 7.2 Rheumatoide Arthritis (RA)

Rheumatoide Arthritis (RA) ist eine hoch prävalente entzündliche Autoimmun-Gelenkerkrankung. Sie betrifft in der Schweiz 85000 Erkrankte und weltweit 0.5 % bis 1 % der Bevölkerung. Frauen sind dreimal häufiger als Männer betroffen. Typisch ist ein Krankheitsbeginn zwischen dem 40. und 50. Lebensjahr. Pathogenetisch werden entzündungsfördernde Botenstoffe (Interleukin-1, IL-6 und Tumornekrosefaktor-Alpha) für den Entzündungsprozess und für die Bildung von geschwulstartigem Granulationsgewebe, das mit Entzündungszellen (Pannus) durchsetzt ist, verantwortlich gemacht. Die systemischen Entzündungsbotenstoffe zirkulieren im Blut und führen zu lokalen Immunreaktionen in Weichteilgeweben, die von Muskeldegeneration begleitet wird. Die Muskelentzündung setzt vermehrt proentzündliche Enzyme frei, was wiederum den Zyklus befeuert (Lundberg & Nader, 2008) (**Abbildung 7-1**).

Die Degradierung von Knorpel und Knochen soll nach neuesten Erkenntnissen von aggressiven Zellverbänden ausgehen, die in Knorpel- und Knochengewebe eindringen und über die Expression von abbauenden Enzymen zum gelenkzerstörerischen Potenzial beitragen. Die Zellverbände kollabieren und hinterlassen den Pannus. Wiederholte Prozesse führen dann zum Vollbild der RA.

Die **Stimuli von Exercise Training (ET) auf chronische Erkrankungen** sind nur teilweise entschlüsselt. Es wird zunehmend erkenntlich, dass ET eine modulierende Wirkung auf das sympathische Nervensystem und neuroendokrine System hat, das über Signalmoleküle mit dem Immunsystem vernetzt ist (Silverman & Deuster, 2014). Die Informationsübermittlung erfolgt durch die Freisetzung antiinflammatorischer Zytokine im Muskel, die auf ihre Zielzellen durch Rezeptorbindung wirken und systemisch aktivierte Entzündungsprozesse hemmen. Lundberg und Nader (2008) konnten zeigen, dass durch mechanische Stimulation von Bindegewebszellen in Gelenken Entzündungsprozesse heruntergeregelt werden. Die mit ET im Wechselspiel stehenden pro- und antiinflammatorischen Prozesse las-

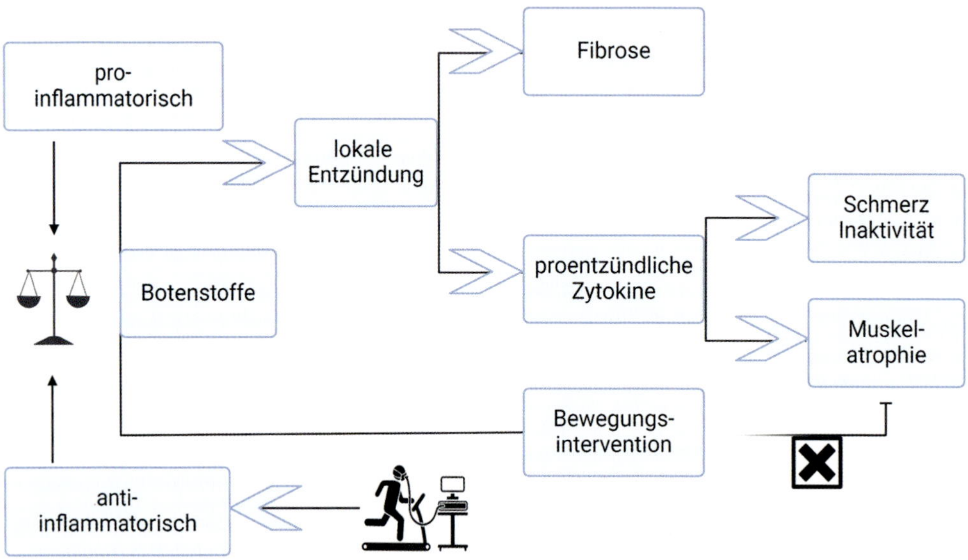


**Abbildung 7-1:** Entzündungsreaktionen bei der RA. Hemmung der Abbaukaskade durch Freisetzung antiinflammatorischer Moleküle in der Arbeitsmuskulatur (modifiziert nach Lundberg & Nader, 2008)

sen sich in Leukozyten-Subsets zeigen (Iversen et al., 2012). Mit geeigneten Biomarkern, die subklinische Entzündungen anzeigen, kann auf die entzündliche und antientzündliche Wirkung von ET bei Gelenkerkrankungen geschlossen werden (Widmann et al., 2019).

Metsios et al. (2008) belegen anhand von 40 Originalarbeiten ein gutes therapeutisches Ansprechen von ET auf die Funktionsfähigkeit bei alltäglichen Belastungen. Verbesserungen in Bezug auf Funktion und Schmerz dokumentieren ebenfalls Kelley et al. (2011) und Uthmann et al. (2013) in zwei systematischen Reviews. Zwei weitere Reviews von Kuntze et al. (2018) und Basile (2017) bestätigen nachweislich anhand klinisch relevanter Outcome-Parameter die schmerzlindernde und abschwellende Wirkung von ET bei der juvenilen idiopathischen Arthritis. Unter den kontrollierten Einzelstudien findet sich auch ein positiver signifikanter Bezug zu Kraft, Ausdauer, Körperkomposition, Krankheitsaktivität und Schmerzen. Sandstad et al. (2015) erzielten in einer RCT-Einzelstudie durch intensives Ausdauer-Intervalltraining neben der Verbesserung der allgemeinen Fitness einen zusätzlichen Effekt auf die Muskelkraft. Auch ein häuslich durchgeführtes Training zeigte therapeutisches Potenzial hinsichtlich Schmerzen, Steifigkeit, Schlafqualität und Fatigue (Durcan et al., 2014). Die Aufzählung ist nicht vollständig und soll die Stoßrichtung von ET vorgeben.

Wie steht es aber um den therapeutischen Nutzen von AE bezogen auf RA? Zum Erkenntnisfortschritt haben Al-Quabaeissy et al. (2013) innerhalb einer systematischen Literatursuche beigetragen. Dazu präsentierten sie von 32 primär selektierten Studien sechs Einzelstudien mit insgesamt 419 Teilnehmer*innen. 78 % davon waren weiblichen Geschlechts, die Altersspannweite lag zwischen 18 und 80 Jahren. Die methodologische Qualität bewerteten sie mit 6.8 Punkten auf der zehnstufigen PEDro-Scala und stuften sie als hoch ein. In den sechs identifizierten Längsschnittstudien wurde zu mehreren Messzeitpunkten die Intensität und das Ausmaß von Schmerzen mit Hilfe numerischer Rating-Skalen wie die VAS- und McGill-Schmerzskala anhand von metrischen Subskalen als ein Teil umfassender Fragebögen zu verschiedenen Merkmalen ausgewertet. Die Verlaufsentwicklungen (Pre-post-Messdaten) zeigen einen positiven Effekt von AE auf das Schmerzgeschehen. Wegen fehlender Fallzahlplanung und Powerkalkulation in den meisten repräsentierten Studien kann der vermutete Effekt nicht schlüssig beantwortet werden. Es sind auch keine evidenten Rückschlüsse mit den gewählten Messinstrumenten, dem EQ-5D und dem SF-36, auf den Gesundheitszustand möglich. Eine signifikant bessere Gemütsverfassung und weniger psychische Anspannung stellten nur Hall et al. (1996) in einer Einzelstudie fest. Mit Verweis auf primäre Quellen zeigten die Forschungsresultate von Sanford-Smith et al. (1998) und Hall et al. (1996) keine signifikanten Effekte auf Entzündungsparameter wie Morgensteifigkeit, CRP-Level und Erythrozyten-Sedimentationsrate. Beim Vergleich von wasser- und landbasierten Trainingsgruppen sind bezogen auf körperliche Funktionen in allen bis auf eine Studie, in der AE mit Home exercise verglichen wurde, keine überlegenen Effekte von AE festzustellen.

Zusammenfassend bestätigen Al-Quabaeissy et al. (2013) einige wirksamen Effekte von AE hinsichtlich der RA-Leitsymptome gegenüber anderen therapeutischen Kontrollmaßnahmen. Als vorteilhaft heben die Autor*innen die Schmerzreduktion von AE in der Wasserumgebung hervor. Wie auch andere Gutachter gehen sie auf problematische Aspekte ein: Die meisten Studien wurden hinsichtlich ihrer Ziele, die Steifigkeit und Funktion zu verbessern, nicht lange genug nachverfolgt und es stellt sich die Frage, ob die Maßnahmen andauernd zu erfolgen haben, um die anfänglichen Erfolge zu sichern.

Über bedeutsame Effekte berichten Siqueira et al. (2017) in einer später erschienenen brasilianischen Einzelstudie. In der Studie wurden 100 Frauen im Alter zwischen 45 und 60 Jahren, bei denen eine RA diagnostiziert wurde, auf zwei Interventionsgruppen (AE und ET) und eine passive Kontrollgruppe randomisiert verteilt. 18 Patient*innen mussten wegen mangelnder Compliance ausgeschlossen werden. Um den Bias zu minimieren, wurde a priori die Fallzahl kalkuliert und alle Daten wurden am Ende ausgewertet (Intention-to-treat). Die Verlaufskontrollen erstreckten sich acht bis 16 Wochen über die Interventionsphase. Als Outcome-Variablen wurden Streckerkraft (Biodex-Isokinetik-Dynamometrie), Krankheitsaktivitäts-Score, Erythrozyten-Sedimentationsrate, Gesundheitsfragebogen und Densiometrie (Knochendichtigkeitsmessung) gewählt. Die Resultate zeigen in den aktiv geführten Trainingsgruppen (AE und ET) signifikante funktionelle Verbesserungen. Auch wurden Medikamente aus der Gruppe der NSAR weniger häufig eingenommen. Die Studie bildet präzise und nachvollziehbar die Vorzüge von AE und ET durch eine valide Testauswahl ab. Eine Verallgemeinerung auf die Gesamtpopulation ist aber wegen der fehlenden Repräsentation beider Geschlechter und möglicher lebensstilbezogener Confounder nur eingeschränkt möglich.

AE lässt sich aus Gründen der Gewichtsentlastung besser als ET an den Entzündungszustand und der oftmals eingeschränkten Funktionalität anpassen. Gleichzeitig kann durch weniger Schmerzen beim Bewegen in der Wasserumgebung das erhöhte Risiko für Infektionen, Herz-Kreislauf-Erkrankungen und Osteoporose minimiert werden.

Es besteht weitgehend Konsens darin, dass AE zum Erreichen einer krankheitsmodifizierenden Remission sowie für ein gutes Ansprechen von Basismedikamenten einen wertvollen Beitrag bei der Behandlung von RA leistet. Bezogen auf körperliche Funktionen werden für AE und ET komparativ keine eindeutigen Empfehlungen gegeben, beide Belastungsformen werden als gleichermaßen wirksam angesehen.

## 7.3 Fibromyalogie

Wolfe et al. (2013) haben in einer deutschen Stichprobenuntersuchung die Prävalenz der Fibromyalgie-Erkrankung abgeschätzt. Für den Studienzweck wurden die Diagnosekriterien nach der American College of Rheumatology (ACR) herangezogen. Die Anzahl der Krankheitsfälle im Untersuchungszeitraum gaben sie mit 2.1 % bei den Frauen und 1.8 % bei den Männern an. Die Symptome der Erkrankung sind geprägt von diffusen, chronischen Schmerzen der Weichteilgewebe in mehreren Körperregionen, Schlafstörungen, Müdigkeit und physischen und psychischen Erschöpfungszuständen. Als ursächlich auslösende Faktoren für die Entstehung des Krankheitsgeschehens werden biologische Einflüsse, Lebensstilfaktoren und eine zentrale Sensibilisierung (Allodynie, Störung der Schmerzverarbeitung) beschrieben. Sánchez-Domínguez et al. (2015) führen weitere pathogenetische Faktoren hinzu: mitochondriale Dysfunktion und oxidatives Stress- und Entzündungsgeschehen (Zytokin-Kaskade). Wissenschaftliche Erkenntnisse zur Physiologie des Schmerzes gehen von körpereigenen Entzündungsmediatoren als auslösende Reize aus. Biochemische Vermittlungssubstanzen (Peptid-Verbindungen mit Wirkungen auf das Immunsystem, erhöhte Werte von Glutamat, Pyruvat und Lactat), die Nozizeptoren aktivieren, tragen zu den anhaltenden Schmerzen bei. Insofern sind aktivierende Maßnahmen als antientzündliche Therapie in den Fokus zu rücken (Aeschlimann et al., 2017).

Wie aus dem vorgängigen Textabschnitt hervorgeht, wird **aerobes Ausdauer- und Kraftausdauertraining als nichtpharmakologische Intervention** priorisiert. Gemäß einer Cochrane-Metaanalyse (Bidonde et al., 2017) sind die Evidenzen von ET aber mit Vorbehalt einzuschätzen. Bezüglich Schmerzintensität, Fatigue, Steifigkeit und körperliche Funktionen führte der systematische Review nur zu geringen und bezüglich Lebensqualität zu moderaten Evidenzen. Für die Analyse wurden gepoolte Daten von 456 Patient*innen aus acht ET-Trials ausgewertet. Nur drei RCTs wiesen einen signifikanten Effekt auf die Lebensqualität, körperliche Funktionen und Schmerzen nach (Bidonde et al., 2017).

Drei Jahre zuvor veröffentlichte dieselbe Arbeitsgruppe ähnliche Erfolge mit AE, die verglichen mit alltagsbezogenen Aktivitäts-Interventionen erzielt wurden (Bidonde et al., 2014). Die Metaanalyse stützt sich auf 881 Einzeldaten aus 16 AE-Trainingsstudien. In der Analyse wurden statistisch signifikante Einzelergebnisse von AE in den priorisierten Outcomes identifiziert. Bezüglich der Outcome-Parameter Steifigkeit und Muskelkraft verbesserten sich die Studienteilnehmer*innen klinisch relevant (27 % respektive 37 %) über die vorgängig festgelegten Schwellenwerte für Signifikanz hinweg (15 %). Die Vertrauenswürdigkeit der Outcome-Merkmale Wohlbefinden, Krankheitssymptome und Fitness wird mit gering bis moderat angegeben. Die Autor*innen wiesen auf die Schwäche der Studien hin und bewerteten sie als statistisch heterogen mit großer Streubreite. Anders als in der Metaanaylse von Häuser et al. (2010), finden Bidonde et al. (2014) im Resümee eine für Bewegung zugrundeliegende Evidenz beim Fibromyalgiesyndrom. Im Cochrane Review relativierten sich die Effekte von AE im Vergleich zu ET: beide Methoden unterscheiden sich nicht bezüglich multidimensionaler Funktionen (Schmerz, Steifigkeit und Kardiorespiration). Nach dieser Metaanalyse zeigen aber Kräftigungsprogramme an Land stärkere Effekte auf die Muskelkraft. In den Worten von Aeschlimann et al. (2013) paraphrasiert, ist weniger die Bewegungsart entscheidend, vielmehr ist das Training effizient auszurichten.

Die breite Akzeptanz von Therapieformen im Wasser dürfte der Schmerzlinderung zuzuschreiben sein. Besonders gut spricht die Muskulatur auf die Entlastungsbedingungen in Synergie mit Bewegung durch reflektorische Tonussenkung an (Bothmann et al., 2003).

Die Neueinstellung des Muskeltonus geschieht über das Steuer- und Regelsystem der Alpha-Gamma-Schleife. Es beinhaltet eine Vielzahl propriozeptiver Afferenzen aus den Muskelspindeln. In ihrer Funktion als Längenfühler projizieren die sensiblen Fasern der Muskelspindeln auf Gammaneurone und regulieren darüber die Sensibilität der afferenten Messfühler. Zugleich sind die Muskelspindeln mit der efferenten Ansteuerung der Skelettmuskulatur (Alpha-Motoneuronen) verschaltet.

In **Abbildung 7-2** werden die verschiedenen Fasertypen der Muskelspindeln schematisiert mit den Reflexbögen dargestellt. Es werden zwei Typen von Muskelspindeln unterschieden, die Kernsack- und Kernkettenfasern. Erstere übermitteln statische und dynamische Informationen, d. h. bezüglich ihrer Eigenschaften registrieren sie die absolute Länge respektive die Längenänderung. Die Kernkettenfasern übertragen hingegen nur statische bzw. tonische Informationen. Feine spiralförmig Rezeptoren im mittleren Abschnitt der angeordnete Kernsackfasern übermitteln sensible Ia-Afferenzen. Bei den Kernkettenfasern wird die Längenänderung an deren beiden Polen erfasst und via Klasse-II-Afferenzen weitergeleitet. Über Efferenzen regulieren Gamma-Motoneurone die Sensitivität der Muskelspindeln.

Es gibt drei Vorstellungen, wie die Absenkung des Muskeltonus zustande kommt:

1) Indem Spindelafferenzen auf die Schwerkraftentlastung im Wasser ansprechen, kann der Muskeltonus durch die Hemmung der $\gamma 2$-Innervation und der statisch-tonischen $\alpha 2$ – Motoneurone gemindert werden (tonischer Dehnungsreflex) (Bender et al., 2005).
2) Die Dauerspannung des kontrakten Muskels kann auch durch rhythmische Kontraktionen der Arbeitsmuskulatur gesenkt werden. Die rhythmische Arbeitsweise (Dehnungs-Verkürzungszyklus) verringert die intrafusale Vorspannung durch Kontraktion der extrafusalen Arbeitsmuskulatur. Die $\gamma 1$-Aktivierung und die Schwelle der sensiblen Ia-Nervenfaser-Aktivität wird dadurch verringert (Lange, 2003).

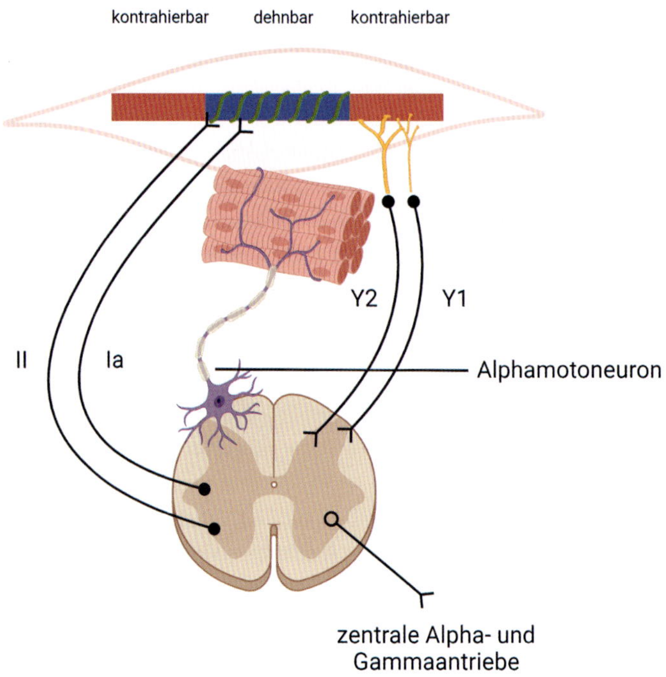


**Abbildung 7-2:**
Regelkreis des Muskeltonus

3) Durch die arbeitsbedingte Durchblutungsströmung werden im spannungsvermehrten Muskel – durch relative Ischämie hervorgerufene – freigesetzte algogene Substanzen beseitigt und die nozizeptive Bahnung gehemmt. Die Kapillarströmung führt zu einer Verbesserung des Muskelstoffwechsels und beseitigt den ATP-Mangel (Durch die Weichermacherwirkung von ATP löst sich das Myosinköpfchen vom Aktin) (Lange, 2003).

In der Abbildung 7-2 wird der Regelkreis des Muskeltonus schematisiert dargestellt. Vom motorischen Cortex aus ziehen efferent absteigende γ-Motoneurone (y1- und y2-Fasern) über extrapyramidale Bahnen zu den Längenrezeptoren in die intrafusalen Muskelfasern. Die Impulse der y1-Fasern kontrahieren die Enden der intrafusalen Kernsackfasern. Sensible afferente Ia-Fasern registrieren die Dehnung des mittleren Teils der intrafusalen Fasern und geben vorwiegend dynamische Informationen an das Rückenmark weiter. Sie sind über den monosynaptischen Reflexbogen mit Alpha-Motoneuronen verschaltet und verkürzen die Skelettmuskelfasern (Übertragung auf phasische α1-Motoneurone). Die Impulse der efferenten y2-Fasern verändern ebenfalls die Länge der kontrahierbaren intrafusalen Kernkettenfasern, worauf die sensiblen Endigungen der II-Fasern mit statischer Information auf Alphamotoneurone projizieren (tonische α2-Motoneurone der Haltemuskulatur).

Durch die Entlastungwirkung im Wasser (Auftrieb) und die Aktivierung verschiedener Muskelgruppen wird die Sensibilität der Längenrezeptoren bzw. die Sensorempfindlichkeit von Muskelspindelafferenzen der Gammamotoneuronen-Schaltkreise neu eingestellt, indem die Sollwerte ständig an die jeweilige situative Aufgabe neu angepasst werden.

Daraus ableitend können Fibromyalgie-Patient*innen mit diffusen Leitsymptomen wie Muskelschmerzen und Fatigue Schmerzen mit geeigneten übungstechnischen Durchführungsformen wirksam angehen und vieles spricht für AE als einen guten Prädiktor (Ericsson et al., 2016) (**Abbildung 7-3**).

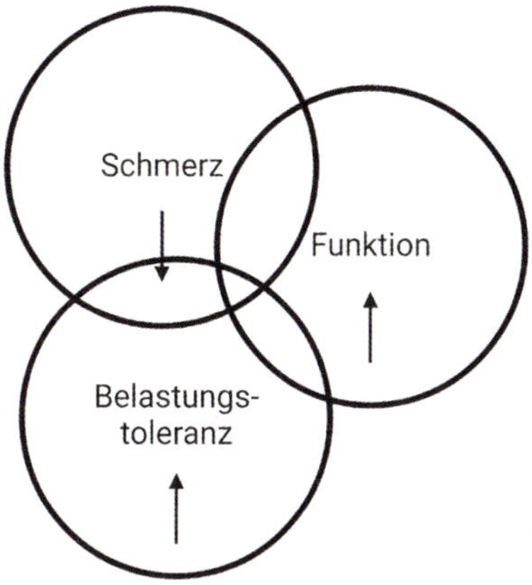


**Abbildung 7-3:** Schmerzen, Funktion und Belastungstoleranz bei Fibromyalgie

Zur Verbesserung der Muskel-/Gelenkfunktion dürften auch die thermischen Wassereigenschaften bei dieser Klientel eine wichtige Rolle spielen (Guidelli et al., 2012). Mit der Erwärmung tiefergelegener Gewebe und Organe nimmt die Verschieblichkeit von Gewebsschichten zu und bindegewebige Strukturen in der Gelenkumgebung sind dehnbarer. Neben den gewebeplastischen thermischen Veränderungen werden die schmerzlindernden Eigenschaften von Wärmezufuhr auf neurophysiologischer Basis erklärt: Wärmesensible Nervenendigungen der kutanen Warmsensoren leiten Signale auf neuronale Umschaltstellen weiter und übermitteln sie an das Gehirn. Gleichzeitig verringern Nervenzellen für Kälte ihre Aktivität (Paricio-Montesinos et al., 2020). Ihre Signale lösen elektrische Signale in Neuronen der vegetativen Kontrollzentren im Hypothalamus und im Vertebralkanal aus, welche auf diese reagieren. Dadurch werden auf immunologischer und humoraler Ebene Körperprozesse neu angestoßen. Die Kerne der Wärmeregulation im Hypothalamus kommunizieren auch mit dem Mittel- und Großhirn und verbinden sich mit dem limbischen System, das sich für die Bewertung emotionaler Gemütserregungen auszeichnet. Wärmende Bewegungsbäder lösen als Ausgleichsleistung vagotone Nachschwankungen aus und verbessern die Regulation von vegetativ gesteuerten Funktionen. Klinisch bedeutsam ist die vegetative Umstellung zur Wiederherstellung normaler Schmerzschwellen bei chronischen Schmerzzuständen und zur Verbesserung der Tiefschlafphasen aufgrund vernetzter neuronaler Strukturen (Gutenbrunner, 2010). Das gute Ansprechen auf Wärme schreiben Bellometti und Galzigna et al. (1999) der vermehrten Abgabe von Releasing-Hormonen des Hypothalamus (Corticotropin-releasing Hormon, CRH) auf dem neuroendokrinen Übertragungsweg zu. In enger Zusammenarbeit mit der Hypophyse werden glandotrope Hormone (Adrenokortiko-

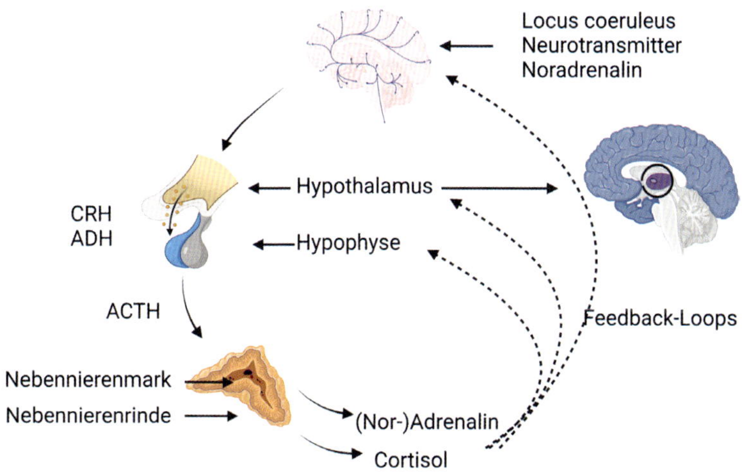


**Abbildung 7-4:** Neuroendokrine und neurale Übertragungswege bei Stress (modifiziert nach Wittling & Wittling, 2012)

tropes Hormon, ACTH) freigesetzt und mittelbar Cortisol und Endorphine vermehrt gebildet, von wo sie über die Blutbahn die Körperorgane erreichen. Andererseits werden auf dem neuroendokrinen und neuralen Übertragungsweg stressinduzierende Einflüsse gehemmt (**Abbildung 7-4**).

Der Hypothalamus ist über steuernden Hormone CRH (Corticotropin-Releasing-Hormon) und ADH (antidiuretisches Hormon) mit der Hypophyse verbunden. Durch Einwirkung von ACTH aus dem Hypophysenvorderlappen wird die Freisetzung von Cortisol aus der Nebennierenrinde stimuliert. Bei Wärmeanwendung drosselt Cortisol die CRH-Ausschüttung durch negative Rückkopplungseffekte. Die noradrenergen Zuflüsse vom Locus coreuleus werden gebremst.

Mit dem schmerzdämpfenden Erfolgserlebnis wird als prägendes Element die Bewegungsbereitschaft geweckt (Dundar et al., 2014), so dass bei weiterführender körperlich-motorischer Aktivität eine schmerzmodifizierende Rückkopplung zu erwarten ist.

Innerhalb des Weichteilrheumatismus sind häufig Muskelverspannungen und Myogelosen (druckschmerzhafte Verdickung in der Muskulatur) anzutreffen. Vorstellungen zur entzündungshemmenden Wirkungsweise legen günstige Basisbedingungen zur Beseitigung von Störungen im Gewebemilieu in der Wasserimmersion nahe. In Einklang damit stehen Änderungen des Blutflusses durch das Zusammenspiel von physikalischen Wasserfaktoren und Muskelaktivität. Die Wasserfaktoren Druck und Temperatur entspannen die glatte Gefäßmuskulatur, der periphere Gefäßwiderstand sinkt. Gleichzeitig steigert die arbeitende Muskulatur das ins Gewebe einfließende Blut: Gefäßmediatoren weiten die Arteriolen und verbessern die Mikrozirkulation des aktiven und umliegenden Gewebes. Damit sind günstige Voraussetzungen für den Abtransport von schmerzerregenden Substanzen und Stoffwechselabbauprodukten geschaffen.

Fibromyalgiepatient*innen reagieren nachweislich mit anhaltender Schmerzlinderung auf Gewebeerwärmung, wie unzählige Experimentalstudien verdeutlichen. In einer Übersichtsarbeit werteten Naumann und Sadaghian (2014) patientenrelevante Endpunkte aus, um die Evidenz für hydrotherapeutische Maßnahmen zu stützen. Sie fanden eine moderate bis starke Verbesserung der Schmerzsymptomatik in acht Studien mit 462 Teilnehmer*innen. Die Befunde waren in drei qualitativ hochstehenden RCTs konsistent, das Biasrisiko niedrig. Die Auswirkungen auf die gesundheitliche Lebensqualität wurden mit „mäßig" eingestuft (sieben Studien, 398 Teilnehmer*innen). Insgesamt sprechen die Befunde für einen kausalen Effekt von AE auf die Leitsysmptome der Fibromyalgie. Die Erfolgsfaktoren haben am Maßstab mit ET genommen nur begrenzte Evidenz; AE generiert keine besseren Oucomewerte als ET (Bidonde et al., 2014; Häuser et al., 2010).

Zur Therapie der Fibromyalgie hat die **Europäische Rheumaliga (EULAR) aktualisierte Empfehlungen** herausgegeben. Experten der EULAR-Arbeitsgruppe empfehlen unter Einschluss von 275 Paper und 107 Reviews neben pharmakologischen auch nicht-medikamentöse Maßnahmen aerobes Muskeltraining und kognitive Verhaltenstherapie (Motivation zum Selbstmanagement, Stressreduktion durch Entspannungstherapien). Explizit heben sie AE hervor (Macfarlane et al., 2017).

Bei Chronifizierung der Fibromyalgie-Erkrankung wirken sich die Wasserfaktoren in Synergie mit Bewegung schmerzmodifizierend und entzündungshemmend aus. Die Wirksamkeit von AE ist auf das gute Ansprechen auf Wärme zurückzuführen. In wärmephysiologischen Untersuchungen zeigte sich, dass wärmende Bewegungsbäder stressbedingte Einflüsse über den neuroendokrinen Übertragungsweg hemmen. Im Zusammenhang mit der Hydrostase verändern sich auch die Blufließeigenschaften. Störungen im Gewebemilieu können durch die gesteigerte Mikrozirkulation und den intensiveren Stoffaustausch beseitigt werden.

## 7.4 Knie- und Hüftarthrose – Osteoarthritis

Angaben zur Prävalenz von Arthosen der Hüft- und Kniegelenke in der europäischen Bevölkerung basieren auf großen Stichproben der Global Burden of Disease Study. Die erhobenen Daten zeigen ab der sechsten Lebensdekade eine Prävalenz der Hüft- und Kniearthrosen von 5 % bis 10 % respektive 10 % bei Männern, 5 % bis 15 % respektive 15 % bei Frauen (Smith et al., 2014), während radiologische Frühzeichen in der Alterskategorie bei den meisten bereits nachweisbar sind: 80 % der 75-Jährigen weisen radiologisch degenerative Veränderungen auf (Arden & Nevitt, 2006). Am häufigsten finden sich Zeichen von Veränderungen am Knie-, gefolgt vom Hüftgelenk. Männer sind mit einem Drittel weniger häufig betroffen als Frauen.

Bei einer degenerativen Gelenkveränderung wird im chronischen Zustand der Gelenkknorpel mit den angrenzenden Knochenschichten erodiert. Es treten die typischen Symptome Gelenkschmerzen, Bewegungseinschränkungen und teilweise auch Ergussbildung auf. Infolge des Muskelschwundes sind Weichteilbefunde an der Gelenkkapsel und Sehneninsertionen häufige Begleiterscheinungen und verstärken die Schmerzsymptomatik. Die Arthrose tritt meist als physiologische Alterserscheinung auf. Häufig sind mechanische Faktoren wie Übergewicht, einseitige Belastungen, repetitive Mikrotraumata, Traumen und Muskelatrophien an der Erosion des Knorpels beteiligt. Obwohl die Arthrose nicht zu den entzündlichen Erkrankungen zählt, kann sich eine entzündliche Genese entwickeln. Zwar wird der Knorpel durch Nährstoffdiffusion unter Belastung ernährt, aber repetitive mechanische Reize mit hohen Kraftspitzen können das lasttragende Netzwerk der Kollagenfibrillen überlasten und zu Gewebsdegeneration führen.

Fransen et al. (2015) bewerten in einem Cochrane Review 54 randomisierte kontrollierte Trainingsstudien (Exercise Training; ET). Die Einzelergebnisse führten in der Gesamtheit zu eindeutiger **Evidenz hinsichtlich des Studienendpunktes „subjektive Schmerzempfindung“**. In den Verlaufskontrollen zwei und sechs Monate nach dem Trainingsende zeigte sich eine klar unterstützende Wirkung von ET auf die Schmerzwahrnehmung. Bewertet wurde auch die Kniefunktion. Diese erreichte die Level-2-Klassifizierung, was einen moderaten Effekt bedeutet. Für die Ergebnisse aller weiteren klinischen Outcomes wurde ebenfalls der Evidenzgrad 2 vergeben. Allerdings wurde vier Monate nach der Intervention die Evidenzklassifizierung auf Level 1 heruntergestuft, offenbar ist der Effekt bei einer Unterbrechung nicht anhaltend. Der Behandlungserfolg findet seinen Niederschlag in den **Leitlinien der European League Against Rheumatism/EULAR**. Dort wird ET und auch AE, subsummiert unter „Life-style-Modifikationen“, als First-line-Behandlung empfohlen.

AE findet den Zuspruch von weiten Bevölkerungskreisen: die Erfahrung, dass schmerzende Gelenke leichter im warmen Wasser bewegt werden können, nutzen Betroffene mit dem Symptomkreis Gelenkarthrosen. Der Wirksamkeitsbeweis dieser traditionell-empirischen Wasser-Intervention wurde in mehreren RCTs geführt. Fünf systematische Literaturübersichten überprüften bislang die interne Validität randomisierter kontrollierter Studien der vergangenen 10 Jahren und leiteten daraus Empfehlungen für die klinische Praxis ab (Bartels et al., 2007; Bartels et al., 2016; Batterham et al., 2011; Mattos et al., 2016; Waller et al., 2014).

Batterham et al. (2011) inkludierten – basierend auf der Checkliste der PEDro-Skala (de Morton et al., 2009) – insgesamt acht Arbeiten und bewerteten das Erreichen der Ziele. Dazu gehörten die Endpunkte Funktion, Gehfähigkeit, dynamische Balance und gemischte Outcome-Indizes. Das Review-Team folgerte aus den Ergebnissen, dass konkrete Antworten für die abschließenden Therapieergebnisse wegen systematischer Fehler nicht gegeben werden können.

In einer später erschienenen Arbeit bewerteten das Arbeitsteam Waller et al. (2014) in einer qualitativen und quantitativen Synthese elf hochqualifizierte RCT-Studien mit 1092 Teilnehmer*innen. Es liegen aber nur Ergebnisse von AE-Interventionsgruppen vor, die mit passiven Kontrollgruppen verglichen wurden. Die Effektgrößen für Schmerz (SMD = 0.26), Funktion (SMD = 0.30) und Steifigkeit (SMD = 0.20) lassen auf eine nur geringe bis mäßige therapeutische Relevanz der Studienergebnisse schließen. Anzumerken ist, dass die berichteten Effektstärken in der Metanalyse vergleichbar sind mit ET-Experimentalstudien bzw. mit pharmakologischen Studien.

Zwei weitere, auf dem Stand von 2016 erschienene Reviews (Bartels et al., 2016; Mattos et al., 2016) begutachteten bisherige und neueste RCT-Studien, um die AE-Therapieeffizienz interpretierbar zu machen. Für die Auswertungen standen Bartels et al. (2016) Daten mit guter methodologischer Qualität von 13 randomisierten kontrollierten Studien zur Verfügung (Gesamtteilnehmendenzahl n = 1190; Fallzahlen zwischen 30 und 312). Vorwiegend nahmen Frauen (75 %) im Alter zwischen 65 und 70 Jahren an den Trainingsinterventionen über sechs bis 18 Wochen teil. Die Patientinnen erhielten multimodale Funktionsbehandlungen der großen Extremitätengelenke (zwei Trials nur Hüftgelenke, drei Trials nur Kniegelenke, acht Trials Knie-/Hüftgelenke), die hinsichtlich radiographischer Befunde, Beweglichkeit, Kraft und Ausdauer validiert wurden. Zusätzlich wurden seitens der Patientinnen subjektiv bewertete Outcome-Parameter wie Schmerzen, Funktion und Lebensqualität für die Ergebnisqualität aufgenommen. Für die Erhebung der Patienteneinschätzung wurden gemischte Fragebogeninstrumente eingesetzt. In ihrem Review-Update fanden Bartels et al. (2016) einen moderaten Evidenzgrad der Studien mit einem unklaren (neun Studien), hohen (drei Studien) und geringen (eine Studie) Biasrisiko. Es zeigten sich geringe bis mäßiggradige, klinisch relevante Effekte hinsichtlich Funktion (SMD -0.32, 95 % CI -0.47 bis -0.17), Schmerz (SMD -0.31, 95 % CI -0.47 bis -0.15) und Lebensqualität (SMD -0.25, 95 % CI -0.49 bis -0.01). 5 %- bis 13 %ige Besserungsraten konnten für die Teilergebnisse aus den Antwortskalen der Fragebögen berechnet werden. Als erschwerend für konkrete Handlungsableitungen haben sich das unterschiedlich ausgerichtete, methodische Vorgehen der Studien erwiesen: namentlich die teilweise Durchmischung von Knie- und Hüftgelenkstudien, verschiedene längsschnittliche Studien mit verschiedenen Messzeitpunkten und die uneinheitlichen Durchführungsbedingungen (z. B. Dosisparameter). Bartels et al. (2016) beantworten die Kernfrage nach der Wirksamkeit von AE mit „relevant" hinsichtlich der Schmerzreduktion, der Gelenkfunktion und der Lebensqualität. Unerwünschte Nebeneffekte der Trainingsinterventionen (sechs bis 12 Wochen) seien keine aufgetreten.

Auch Mattos et al. (2016) bestätigten die hohe Studienqualität der vorhandenen RCTs, auch wenn ein Biasrisiko einzelner Arbeiten nicht auszuschließen ist. Nach der Metaanalyse wurden die wesentlichen Endpunkte der AE-Studien erreicht und erfolgreich bestätigt. Die Aussage überprüften sie an randomisierten unbehandelten Kontrollgruppen. Für die Gehgeschwindigkeit und andere Funktionsparameter konnte ebenfalls eine statistische Signifikanz nachgewiesen werden. Einzig bei einer Studie ist ein realer Effekt nicht aufgetreten (Hale et al., 2012). Betreffend der neuromuskulären Kraftfähigkeiten bleiben die Wirkmechanismen von AE fraglich. Nur zwei Studien wiesen einen Effekt nach (Hinmann et al., 2010, Wang et al., 2011), in der die Trainingsbelastungen den Entwicklungsverläufen angepasst wurden. In drei Studien (Bressel et al., 2014; Fisken et al., 2015; Hinmann et al., 2010) konnten die Schmerzen durch AE signifikant reduziert werden. Die Resultate einer zu einem späteren Zeitpunkt erschienenen Experimentalstudie weisen in dieselbe Richtung (Taglietti et al., 2018), AE erwies sich bezüglich Funktion und Schmerzen gegenüber Patientencoaching zur

Krankheitsbewältigung überlegen. Einzig in der Studie von Hale et al. (2012), in der die AE-Interventionsgruppe mit einer Kontrollgruppe, die ein Computertrainingsprogramm erhielt, gematcht wurde, ist ein realer Effekt auf die Verbesserung der Balance nicht aufgetreten.

Es liegen auch vergleichende Trainingsergebnisse von AE- mit ET-geführten Gruppen vor. Die Outcome-Parameter Gehleistung, Beweglichkeit und Gleichgewichtsfähigkeit haben sich in beiden Gruppen in vergleichbaren Größenordnungen entwickelt. Einzig in der Studie von Lund et al. (2008) war AE bezüglich der Gleichgewichtsfähigkeit dem landbasierten Training (ET) überlegen. Erwähnenswert ist die längsschnittlich angelegte Studie von Alkatan et al. (2016), die einschränkend bezüglich der gewählten Bewegungsmuster Schwimmen und Radfahren keine vergleichbaren Bedingungen gewährleistet. Die Trainingsbefunde Schmerzen, Steifigkeit und Kraftfähigkeiten der Einzelstudie weisen keine statistisch bedeutsamen AE-ET – Unterschiede auf. Zusammenfassend gibt es keine wissenschaftliche Evidenz, AE als bevorzugtes Instrument in der Therapie zu nutzen; AE und ET sind gleich wirksam. An der schmerzlindernden Wirkung von AE besteht hingegen kaum Zweifel, der Effekt ist in den Studien von Wyatt et al. (2001), Silva et al. (2008), Lim et al. (2010) statistisch bedeutsam. Jedoch gibt es zwei Studien, die den Zusammenhang nicht zeigten. Um den Stellenwert von Krafttraining im Wasser zu bewerten, sind die wissenschaftlichen Daten nicht ausreichend (Mattos et al., 2016).

Dass in den Reviews keine eindeutige wissenschaftliche Evidenz bzw. ein Therapieentscheid zugunsten von AE – verglichen mit ET – gefunden wurde, dürfte daran liegen, dass kein bedeutsamer Einfluss von AE auf den Muskelaufbau ausgeht. An der Krafttrainingswirkung von AE besteht berechtigt Zweifel. Bei einer Effizienzabschätzung einer aktuellen Vergleichsstudie fiel auf, dass sich nur mit ET die Kraftfähigkeiten (dynamometrische Kraftmessung) und die Steifigkeit (Subskala Steifigkeit; WOMAC-Score) verbesserten (Assar et al., 2020). Offenbar ist der M. quadriceps als wichtiger Kniegelenksstabilisator besser aufzubauen, wenn die eigene Schwerkraft eingesetzt wird, oder Zusatzgewichte verwendet werden.

Fazit: Die durchwegs positiven Studienergebnisse der AE-Gruppen sind trotz methodologischer Mängel einzelner Studien ermutigend. Einschränkend ist, dass die Verbesserung der Begleitsymptome der Arthrose wie Gelenkschmerz, Bewegungseinschränkung und lokale Entzündungen langfristig nicht generalisierbar ist; es fehlen aussagekräftige Follow-up-Studien. Trotz der wahrscheinlichen Wirkungen von AE bleibt der Beitrag von AE streng wissenschaftlich genommen fraglich. Mattos et al. (2016) wiesen auf Schwächen der Studien hin, z. B. wurden den AE-Gruppen teilweise nur inaktive Wartekontrollgruppen oder unbehandelte Kontrollgruppen gegenübergestellt. Üblich ist ein relevantes Ersatzprogramm oder alternatives Behandlungskonzept.

Aus der Studienlage ist abzuleiten, dass im Anfangsstadium und auch bei höhergradigen Knorpelläsionen konservative, gelenkerhaltende Maßnahmen innerhalb der physikalischen Medizin die Methode der Wahl sind (National Institute for Health and Care Management (NICE), 2020).

Nach den **Guidelines American College of Rheumatology** (Kolasinski et al., 2020) und anderer internationaler Fachgremien gehören neben der pharmakologischen Therapie Lebensstil-Modifikationen zur First-line Behandlung: Diät, Ausgleich bei Fehlstellungen der Beinachse durch orthopädische Hilfsmittel, verhaltensbezogene Informationen und nicht zuletzt AE und ET in Form von Ausdauer- und Krafttraining (Fransen et al., 2015). Einen Überblick über die physiotherapeutische Arbeitsweise zur Gelenkbehandlung in der klinischen Praxis geben Franco et al. (2017) in einem klinischen Fallbeispiel, das sich an den Outcomes des Reviews von Bartels et al. (2016) orientiert.

Nach den Guidelines von Medizingesellschaften sind sowohl AE wie auch ET für die

First-line Behandlung der Osteoarthritis geeignet. Es gibt keine eindeutige Linie, welches der beiden Behandlungsregime (AE/ET) als vorrangig zu werten ist. Bezüglich der Wirksamkeit auf den Muskelaufbau ist zu beachten, dass für AE belastbare Studien fehlen. Vermutlich wurde das methodologische Vorgehen bei AE nicht adäquat umgesetzt. Daraus erschließt sich, dass für die Muskelfunktion ein ergänzendes Hypertrophietraining an Land durchzuführen ist.

## 7.5 Kniegelenkersatz

Die Indikation für den Einsatz einer bikondylären Schlittenprothese bzw. Knie-TEP ist von chirurgischer Seite her vorgegeben. Ein operativer Eingriff bzw. Gelenkersatz erfolgt i.d.R. aufgrund des subjektiven Beschwerdebildes, der Klinik und gestützt auf den Befund einer präoperativen Arthrose ab einem Schweregrad III nach WHO-Kriterien. Gesamtschweizerisch werden pro Jahr 16 000 Knieprothesen eingesetzt (Implantatregister, Siris), und in Deutschland wurden an das Endoprothesenregister EPRD im Jahr 2022 137 000 Implantationen gemeldet. Das sind mehr als doppelt so viele Implantationen wie noch vor zehn Jahren. Aktuell werden jährliche Steigerungsraten von 4 % bis 5 % verzeichnet. Mit diesen Pro-Kopf-Entwicklungszahlen belegt die Schweizer Bevölkerung einen Spitzenplatz weltweit (nach OECD: Radke, 2024). In OECD-Ländern beläuft sich die Zahl auf 150 (22 bis 235) pro 100 000 Einwohner im Jahr 2011 mit einer jährlichen Steigerungsrate von 7% bei den unter 64-Jährigen (Pabinger et al., 2015). Gemessen an absoluten Zahlen weist die USA den Spitzenwert von 350 000 Knieprothesenoperationen auf (Schiavone et al., 2009) und bis im Jahr 2030 werden es geschätzte 3.5 Millionen sein.

Gestiegen sind auch die Kumulativraten von Revisionseingriffen. Allein in einem Jahr werden mehr als 29 000 Revisionsoperationen in den USA durchgeführt. Eine nicht seltene Komplikation nach Kniegelenkersatz ist die persistierende Beweglichkeitseinschränkung. Unter klinischen Gesichtspunkten ist die Beweglichkeit bei einem Streck- bzw. Beugedefizit von mehr als 10 ° zur Gegenseite, respektive 15 ° bei der Beugung, eingeschränkt (Kim et al., 2004; Nwachukwu et al., 2011). In Übersichtsarbeiten und großen Kohortenstudien wird die Inzidenz einer bleibenden Kniesteifigkeit nach Kniegelenkersatz mit 1.3 % bis 5.3 % angegeben (Gandhi et al., 2006; Kim et al., 2004; Yercan et al., 2006). Bei einer Knie-TP mit Patella-Ersatz ist das Auftreten einer Beweglichkeitseinschränkung mit femoropatellaren Problemen sogar weitaus häufiger als angenommen. Barrack et al. (1997) und Campell et al. (2006) beziffern die Komplikationsrate mit bis zu 50 %. Als Ursachen werden eine größere Auflagedruckbelastung infolge geringer Kontaktfläche (Stukenborg et al., 2003) und höherer Scherkräfte (Singerman et al., 1999) infolge dysfunktionaler Führung des medialen und lateralen patellofemoralen Ligaments, die die Bewegung der Patella in der Trochlea fein steuern, angegeben. Der Exkurs in den Pathomechanismus aus klinischer Sicht soll das Verständnis für den postoperativen Beitrag von AE nach Gelenkersatz schaffen.

Ein Ziel in der frühen Rehabilitation ist die Wiederherstellung der physiologischen Gangfunktion bei degenerativen Verschleißerkrankungen bzw. Gelenkersatz. In einer experimentellen Studie nutzten Dalichau und Scheele (1999) erfolgreich die viskösen Wassereigenschaften für die Behandlung degenerativer Schäden des vorderen Kniegelenkes. Sie wiesen nach, dass sich die Symmetrie des Gangbildes und die Streckkraft der kniegelenkumspannenden Muskulatur durch das aquale Funktionstraining signifikant verbesserte. Gegenüber traditioneller Physiotherapie erwies sich das Aquajoggingprogramm deutlich überlegen.

Die Indikationsstellung für eine Bewegungstherapie im Wasser lässt sich für den Einsatz einer bikondylären Schlittenprothese bzw. Knie-TEP gut begründen. Aus der Analyse der postop. Nachsorge geht hervor, dass nach derzeitiger

Datenlage ein hohes Risiko für das Fortbestehen oder Auftreten von Bewegungseinschränkungen nach Kniegelenkersatz besteht. Für eine gezielte Behandlung des femoropatellaren Gleitlagers und femorotibialen Kompartimentes ist die beweglichkeitsverbessernde Therapie mit Vorteil auf das Wasser zu adressieren. Patient*innen mit funktionseingeschränkten Kniegelenken entwickeln aufgrund der neuromuskulären Funktionsstörungen Kompensationsstrategien, um den Schmerzen beim Belasten auszuweichen (Valgisation der Kniegelenkachse, seitliches Ausweichen des Rumpfes, Beckentief-/hochstand). Aufgrund von Asymmetrien werden u. a. auch Einbeinstreckübungen unter Gewichtsentlastung empfohlen. Severin et al. (2017) konnten zeigen, dass sich der aktive Bewegungsumfang durch einbeinige Squats im Wasser deutlich verbesserte, allerdings blieb die Ausweichtendenz (physiologische Knieachse) sowohl in der Land- als auch Wassersituation bestehen.

Die Wasserumgebung bietet in mehrfacher Hinsicht ideale Voraussetzungen zur Wiedererlangung des vollen Funktionsumfangs. Die Wasserkühle dämpft die Schwellneigung und leitet die bei Muskelarbeit gebildete Wärme ab. Mit der Viskosität, als weitere Wassereigenschaft, eröffnen sich ähnliche Behandlungsmöglichkeiten wie mit dem isokinetischen Training, einer Sonderform des Krafttrainings. Das Besondere an der apparativen Trainingsform ist der sich an die Kraftrealisierung anpassende Gerätewiderstand. Von der Arbeitsweise her ähnlich verhält sich das visköse Medium Wasser. Es akkommodiert sich an den Krafteinsatz und bremst die Bewegungsgeschwindigkeit ab. Im Wasser findet die Bewegung frei im Raum statt. Dies entspricht dem Koordinationskomplex freier Bewegungen im Alltag und im Sport.

Bei gelenkerhaltenden Therapiemaßnahmen oder nach Implantation von künstlichen Gelenken dürfen die auftretenden Gelenkkräfte in der unmittelbaren postoperativen Phase nicht zu groß sein. Kinematischen Berechnungen zufolge führen bereits Alltagsaktivitäten wie Treppensteigen zu hohen Gesamtkräften. Aber mit welchen axialen Kräften auf das Kniegelenk ist zu rechnen? Ausgehend von den Fragen der orthopädischen Biomechanik instrumentierten Kutzner et al. (2010) Dehnmessstreifen auf das tibiofemorale orthetische Kniegelenk. Die in vivo gemessenen Axialkräfte bei Aktivitäten des täglichen Lebens lagen im Bereich von 200 % bis 350 % des Körpergewichts. Die Autor*innen stellten auch fest, dass auf das mediale Kniekompartiment 60 % bis 90 % der resultierenden Kräfte beim Gehen wirken. Die mediale Kraftübertragung wird auch als ein Grund für die häufige Entstehung von Arthrosen im medialen Gelenkkompartiment angesehen. Die resultierenden Kräfte, die sich bei Alltagsaktivitäten ergeben, unterstreichen die Notwendigkeit der Gelenkentlastung zur Einheilung implantierter Gelenke in der postoperativen vulnerablen Phase.

Die Gewichtsentlastung durch den Auftrieb ist die wohl entscheidende Eigenschaft für Gehübungen nach Gelenkersatz bzw. Gelenkverschleiß. Sie verringert die zu tragenden Gesamtkräfte auf das Kniegelenk. Die auftretenden wasserbasierten Gewichts- und Reaktivkräfte liegen gemessen am Körpergewicht beim Gehen je nach Eintauchtiefe und Gehgeschwindigkeit zwischen 25 % und 75 % (**Abbildung 7-5**).

Im Wasser kompensiert die Auftriebswirkung die Gewichtskraft des ruhenden Körpers fast vollständig, beim Gehen betragen die Gewichtskräfte je nach Eintauchtiefe zwischen 25 % und 75 % des Körpergewichts.

Bei strukturellen Bewegungseinschränkungen soll beim aktiven Bewegen bei pathologischer Verklebung der Kapselfaltung nur leicht in den schmerzfreien Gewebswiderstand hineingegangen werden (Hüter-Becker & Dölken, 2009), um nicht eine sympathische Reflexdystrophie auszulösen (Faust et al., 2015). Durch den Wasserauftrieb kann belastungsabhängig die Gravität den momentanen Verhältnissen gut angepasst werden, ohne dabei das Knie zu überfordern. Der Bewegungssektor wird an die momentane Schmerzgrenze fortlaufend ange-

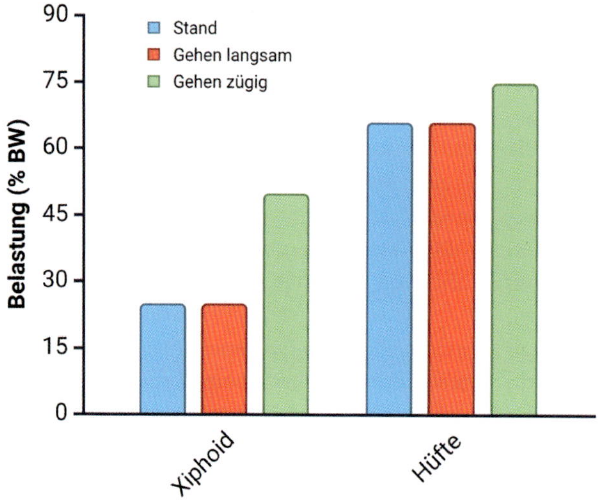


**Abbildung 7-5:** Gewichtskraft beim Stehen und Gehen in Wasser (nachgezeichnet nach Harrison et al., 1992)

passt, um ein Maximum an angulärer Beweglichkeit zu erzielen.

Ideal für die Gewebeheilung ist der Einsatz von Wasserfahrrädern. In der geschlossenen Bewegungskette und einer achsengerechten Bewegungsführung werden unter Ausnutzung des möglichen Bewegungsausmaßes eine hohe Gewebedurchblutung und ein frühfunktioneller Reiz für die Gewebeeinheilung erreicht. Radfahren im Wasser ist biomechanisch gesehen nicht dasselbe wie an Land. Der anströmende Wasserwiderstand verändert den an Land ausgeprägt wellenförmigen Zyklus – mit akzentuierten Vortriebskräften in der Propulsionsphase zwischen 0 ° und 180 ° – zu einem aktiven Zyklus zwischen 0 ° und 360 °. Es kommt dabei zu einer veränderten muskulären Ansteuerung mit reduzierten Pedaldrücken. Diese Gegebenheiten legen nahe, das Wasserfahrrad nach Gelenkersatz innerhalb eines frühfunktionellen Therapieregimes einzusetzen.

Zu Recht kann behauptet werden, dass AE in der postoperativen Phase nach Gelenkersatz zur Einheilung implantierter Gelenke zu den bevorzugten Behandlungsoptionen gehört. Unter dem gewichtsentlastenden Effekt – und dadurch einem frühzeitigen Belastungsbeginn – werden schnell Trainingsfortschritte erzielt. Der Auftrieb und die Viskosität wirken sich vorteilhaft auf eine rasche Wiedererlangung der Beweglichkeit und der Streckkraft der Oberschenkelmuskulatur aus. Ideal ist der Einsatz eines Wasserfahrrades wegen der reduzierten Pedaldrücke. Der Bewegungssektor ist an die momentane Schmerzgrenze fortlaufend anzupassen, um ein Maximum an angulärer Beweglichkeit zu erzielen. Die Wassertemperatur sollte für eine Gewebekühlung nicht höher als 28 °C liegen.

## 7.6 Hüftgelenkersatz

Hüftendoprothenversorgung verzeichnen gemäß einer Multicenterstudie im Erhebungszeitraum 1990 bis 2011 ein exponentielles Wachstum in OECD-Ländern. Die durchschnittliche Operationsrate in den USA, Deutschland und der Schweiz beträgt 200 auf 100 000 Einwohnende mit abnehmenden Zahlen in Spanien (102) und Mexiko (8) aufgrund der geringeren Zahl praktizierender Ärzt:innen (Pabinger & Geissler, 2014).

Infolge Weichteilschrumpfung oder narbiger Veränderungen nach hüftendoprothetischer Versorgung ist das Gehen bei diesen Personengruppen oftmals beeinträchtigt und schmerzhaft. Der Diskurs zur raschen Wiedererlangung der Hüftgelenksmobilität und -stabilität wird geprägt von geeigneten Therapiemaßnahmen. Giaquinto et al. (2007) bewerteten die Entwicklungsverläufe eines strukturierten Gehtrainings im Wasser an einer Kohorte von 16 Hüftoperierten mit einer Kontrollgruppe. Hierzu verglichen sie spatiotemporale Gangparameter (Gehgeschwindigkeit, zeitliche Struktur der Stand- und Schwungbeinphase, Schrittrhythmus) der beiden Personengruppen. Als Assessmentinstrumente kamen mobile Highspeed Kamerasysteme zum Einsatz. Die Untersuchenden stellten vor der Trainingsintervention eine ausgeprägte Asymmetrie der Schrittabfolge fest: die Standphasendauer war beim Gehen im Wasser verlängert und die Schrittlänge des operierten Beines verkürzt (Hüftbeugekontraktur; Extensionshemmung bedingt durch die Operationsnarbe). Das Gangbild präsentierte sich im längsschnittlichen Verlauf harmonischer und symmetrischer, der seitige Phasenablauf kohärenter. Mit der zurückgelegten Gehstrecke als Zielparameter verbesserte sich über den Trainingszeitraum hinweg die Gehleistung signifikant von 749 ± 147 m auf 1175 ± 396 m pro Stunde (56.8 %) (Baseline Kontrollgruppe 1400 ± 351 m).

Trotz des ausgewiesenen Studienerfolgs der Einzelstudie, ist gesamthaft gesehen die wissenschaftliche Evidenz uneindeutig, die verfügbaren Studien sind nicht zahlreich genug. Die Diskrepanz erschließt sich aus einer Metaanalyse mit Datensätzen aus drei AE-Interventionsstudien (Gibson & Shields, 2015). Nach der Synthese der Originaldaten analysierten die Reviewer den Evidenzgrad der Studien anhand der Effektschätzer Funktion (SMD 0.53, 95 % CI 0.03 bis 1.03), Beweglichkeit/ROM (SMD 0.78, 95 % CI 0.27 bis 1.29) und Schwellung (SMD 0.66, 95 % CI 1.16 bis 0.15). Die Effektschätzer waren vertrauenswürdig und das Ausmaß der Veränderungen war groß genug, um eine Therapieempfehlung auszusprechen. Aber aufgrund der geringen Anzahl an publizierten Studien wurde der Therapieeffekt von AE nach Hüftgelenkersatz als unzureichend herabgestuft. Eine Einzelstudie mit gemischten Treatments wurde getrennt erfasst. Sie setzte sich aus wasser- und landbasierten Trainingsformen zusammen. Die Kombinationstherapie war wie zu erwarten der landbasierten Monotherapie überlegen. Die Berechnung des Effektschätzers für die Einzelstudie ergab einen moderaten Evidenzgrad.

Was Gehen im Wasser so wertvoll für die Rehabilitationsmedizin macht, erklären Miyoshi et al. (2005): Einerseits wirkt der Auftrieb (Abnahme der resultierenden Hüft-/Kniegelenkkräfte), andererseits entfalten sich nützliche Effekte auf die muskulären Extensionskräfte, die beim Gehen auf Knie und Hüfte übertragen werden. Gehen und Laufen im Wasser stimuliert das neuromuskuläre System in idealer Weise.

Als ein wichtiger Grundsatz bei belastungseingeschränkten Knie- und Hüftgelenken wird der Schwierigkeitsgrad der Übung und die auftretende Gelenkbelastung hauptsächlich von der Wassertiefe bestimmt. Im Flachwasser werden die Übungen mit abnehmender Eintauchtiefe anspruchsvoller. Es ist nicht nur das eigene Körpergewicht zu tragen, vielmehr sind zahlreiche Bewegungsausführungen erschwert. Beispielsweise wird der achsenstabile Einbeinstand im hüfttiefen Wasser durch die zunehmende Schwerkraftbelastung landähnlicher. Weiterführende Übungen zur Kontrolle der Einbeinachse sind kurze Unterbrechungen beim Laufen im stabilen Einbeinstand, (**Abbildung 7-6**) oder Laufformen in Verbindung mit Seitwärtssprüngen.

Einbeinstände können auch auf Wackelebenen ausgeführt werden, während das Spielbein in den Hauptachsen (x-, y-, z-Achse) bewegt wird. Zur Kräftigung kann das verletzte Bein auch selbst aktiv in der transversalen, vertikalen oder sagittalen Ebene mit stabilem Körperzentrum gegen den Wasserwiderstand bewegt werden. Die Bewegungsausschläge sind nach Vorgabe der Nachbehandlungsschemata ggf. zu limitieren (z. B. forcierte Abduktionsbewegung in der frühen postop. Phase nach Hüft-TEP).

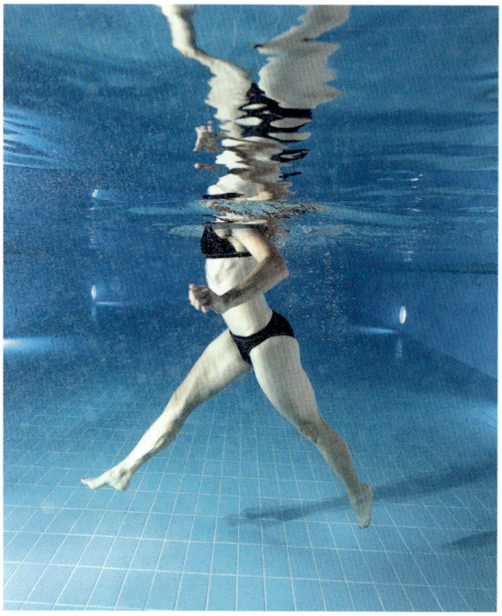

**Abbildung 7-6:** Einbeinsprünge im schultertiefen Wasser

Mit Flossen an den Füßen kann die Bewegung abgebremst und die Widerstandskomponente erhöht werden.

Beim Vorwärtsbewegen im Wasser sind in der frühen postoperativen Phase nach Gelenkeingriffen wie Implantationen oder Revisionen exzentrische Stoßkräfte, wie sie bei Sprungbewegungen auftreten, zu vermeiden: vorwiegend wird daher bei geschädigten Strukturen anfänglich im tiefen Wasser gewichtsentlastend mit Auftriebskörpern trainiert. Ein plyometrisches Sprungtraining mit explosiv exzentrischer Vordehnung der Muskulatur verlangt selbst im schultertiefen Wasser gut belastbare Strukturen, um die auftretenden Stoßkräfte unbeschadet aufzunehmen. Die notwendige Belastungsfähigkeit für das Gehen, Laufen oder Springen im Wasser in Abhängigkeit der Wassertiefe kann anhand der ermittelten Bodenreaktionskräfte abgeschätzt werden (siehe Kapitel 7.9).

Zur Verbesserung der Gelenkbeweglichkeit, Gelenknutrition (Synthese in der Membrana synovialis), der neuromuskulären Ansteuerung bzw. Kontrolle und Ausdauerfähigkeit hat das Wasserlaufen (Aquajogging) unter den Therapieformen einen übergeordneten Stellenwert. Die Vorgehensweise für eine gerichtete Anpassung folgt der Methode vom Einfachen zum Schweren. Dabei gilt es, die bewegungsphysiologischen Bewegungsgrenzen zu beachten, d.h., der maximal aktive Ausschlag im Knie- und Hüftgelenk soll nicht überschritten werden (strukturelle Schäden bei forciertem Überschreiten der Bewegungsgrenze!). Wenn die normale Beweglichkeit durch artikuläre Dysfunktion eingeschränkt ist, ist der Bewegungsausschlag entsprechend zu begrenzen und zu kontrollieren. Ein angulärer Weggewinn (ROM) bei weichteilbedingter verminderter Gelenkbeweglichkeit kann nicht nur aktiv, sondern auch durch passive Dehnübungen im warmen Wasser erreicht werden, die thermischen Gegebenheiten im Wasser verbessern die Gewebsplastizität. Für die Abstimmung der Übungen sind folgende Grundregeln zu beachten (Brody & Geigle, 2009):

- Vom tiefen zum flachen Wasserlaufen durch progressiv steigende Körpergewichtsbelastungen (mit und ohne Auftriebshilfen).
- Von korrekt ausgeführten Bewegungen in der Sagittalebene mit kleinem Bewegungsausmaß zur vollen Bewegungsweite.
- Von langsamen zu geschwindigkeitsbetonten Bewegungen (Wasserturbulenzen). Intensitätsvorgaben über Schrittkadenzen mit verschiedenen Tempi.
- Allmähliche Umfangssteigerung kontinuierlicher und repetitiver Bewegungsmuster.
- Von definierten achsengerechten „Scharnierbewegungen“ zu komplexen PNF-Pattern.
- Vorwärts-/Rückwärts-/Seitwärtslaufen mit betonter Kniebeugung.
- Kombination von landbasierten Geh-/Laufbewegungen (zunächst Fußballenlauf, Footing etc.) mit anschließendem Wasserlaufen.

Wenn auch die Daten für einen Wirksamkeitsnachweis nur ansatzweise vorhanden sind, gehört AE wegen der Entlastungswirkung der Hüftgelenkstrukturen zur ersten Wahl nach Hüftgelenkersatz für das Behandlungsschema.

Über die Eintauchtiefe können die auftretenden Bodenreaktionskräfte dosiert werden. Auch lassen sich die Widerstandskomponente durch das anströmende Wasser und die Bewegungsausschläge an die physiologischen Grenzen anpassen. Störungen des Gelenkgewebes können so rasch beseitigt und Reparaturmechanismen des neuromuskulären Systems wirkungsvoll unterstützt werden.

## 7.7 Schulter

Die Prävalenz von Schulterbeschwerden liegt mit 14.7 neuen Fällen auf 1000 Patient*innen pro Jahr bei 7% bis 34% und ist das dritthäufigste orthopädische Beschwerdebild. Beim Schulterschmerz liegt meist eine Rotatorenmanschettenruptur und/oder ein Impingementsyndrom vor. Das Schulterimpingement, ein mechanisches Einklemmen unterschiedlicher Strukturen im subakromialen Raum, kommt mit 44% bis 65% häufiger vor (De Yang & Hwee Chye Tan, 2014). Bei den über 70-Jährigen steigt die Prävalenz von Totaldefekten der Rotatorenmanschette auf bis zu 30% der Fälle an (Hedtmann, 2009). Unter dem Schulterimpingement werden multifaktorielle Läsionen differentialdiagnostisch unterschieden: die Rotatorenmanschettenruptur, die instabile subluxierende Schulter, Omarthrose, Frakturen, adhäsive Kapsulitis sowie Bandverletzungen/-entzündungen (Tendinopathie, Bursitis).

AE-Trainingsstudien, die sich ausschließlich dem Schulterschmerz widmen, sind rar. Kearney et al. (2018) selektierten in einem Review vier RCT-Studien. Zur Rotatorenmanschettenruptur liegen drei Studien mit Evidenzlevel 1B, 2B und 3B vor, zum Impingementsyndrom eine Studie mit Evidenzlevel 1B (**Tabelle 7-1**). Mit einer kleinen Gesamtzahl von insgesamt 90 Teilnehmenden im Alter zwischen 26 und 73 Jahren sind die Studien zahlenmäßig nicht repräsentativ. Die Interventionsdauer variierte zwischen sechs und 12 Wochen, die Behandlungshäufigkeit zwei- bis dreimal pro Woche. In den Einzelstudien sind verschiedene schulterspezifische Outcome-Parameter für das Erreichen der Rehabilitationsziele erfasst; die Heterogenität der Zielvariablen erschwert den Vergleich.

Leininger et al. (2018) fanden abgesehen von der zahlenmäßig beschränkten Stichprobenelemente eine mäßig bis starke Evidenz, so dass AE als Adjunkt zu ET gerechtfertigt erscheint. Insofern erscheint eine Herabstufung des Evidenzgrades aufgrund der Fallzahlen und der niedrigen Evidenzklasse von zwei Studien angebracht. Im Resümee der Reviewer werden bei frühzeitigem Beginn mit AE die Therapieziele (ROM, Gelenkfunktion und Schmerzreduktion) schneller erreicht, die Behandlungsdauer verkürzt sich.

Beim Schulterschmerz mit Bewegungslimitierung im Glenohumeralgelenk wie der adhäsiven Kapsulitis (Frozen shoulder), der Schultergelenksarthrose, Schulterrotatorenruptur oder nach Schulterluxation muss das Schultergelenk möglichst frühzeitig in allen Ebenen und Bewegungsniveaus (transversale, sagitale und frontale Bewegungsebene) ohne Hubbelastung mobilisiert werden. Unter der entlastenden Auftriebswirkung im Wasser ist das

**Tabelle 7-1:** Studienübersicht Rotatorenmanschettenruptur und Impingementsyndrom

| Autor*innen | Evidenzlevel | Studiendesign |
|---|---|---|
| Subasi et al. (2012) | 1 B | RCT |
| Klintberg et al. (2009) | 1 B | RCT |
| Brady et al. (2008) | 2 B | Nicht-randomisierte Kohortenstudie |
| Burmaster et al. (2016) | 3 B | Fallkontrollstudie |

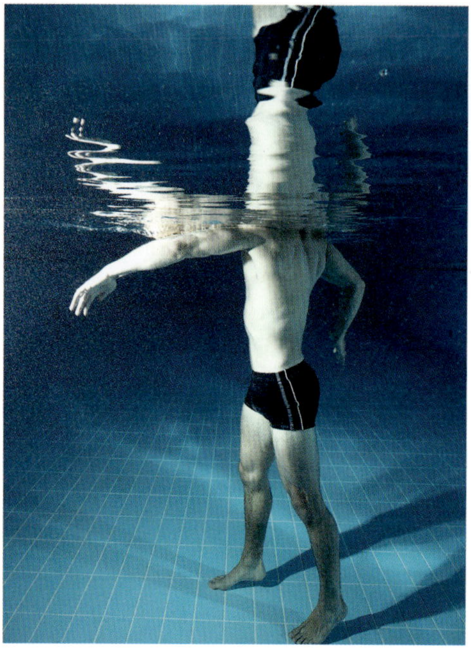

**Abbildung 7-7:** Schulterelevation beim Impingement

aktive Anheben des Armes selbst bei unzureichender muskulärer Eigenaktivität fast immer ohne assitive Hilfe möglich und ein früher Beginn gewährleistet (Brady et al., 2008) (**Abbildung 7-7**). Durch den Auftrieb wird verhindert, dass beim Abspreizen des Armes nach vorne oder seitlich Weichteilstrukturen mechanisch irritiert und entzündliche Prozesse getriggert werden (subakromiales Impingement). Während bei Mobilisationsmanövern die Gelenkkapsel leicht irritiert werden kann, bietet die aktive Mobilisationsmöglichkeit im Wasser eine sanfte Durchführung innerhalb der Bewegungsgrenzen, ohne dass der Patient aktiv dagegen spannt oder Ausweichbewegungen ausführt, um eine Schmerzauslösung zu vermeiden (Brady et al., 2008). So kann ein Weggewinn an angulärer Beweglichkeit früher erreicht werden (Klintberg et al., 2009; Wieser & Bouaicha, 2020).

Durch Einklemmen von Weichteilgewebe (Impingement) treten beim Anheben des Armes nach vorne oder zur Seite lokalisierte Schmerzen auf. Die Auftriebswirkung hilft bei Hebebewegungen des Armes in allen Bewegungsbereichen über der Horizontalebene. Der Schultergelenkkopf kann dadurch aktiv besser zentriert werden.

Als ein wichtiger Grundsatz von funktions- und bewegungseingeschränkten Gelenken sind die mobilitätsverbessernden Übungen innerhalb der physiologischen Bewegungsgrenzen mit größtmöglichem Bewegungsumfang auszuführen. Die Bewegungen werden aktiv assistiv geführt und muskulär abgesichert, wenn möglich eigenständig wiederholt, und behutsam repetitiv in die jeweilige Bewegungsendposition geführt (leichtes Dehngefühl, schmerzarmer Bewegungsstopp). Es soll über die Zeit die aktive Kontrolle über einen möglichst großen Bewegungsumfang erarbeitet werden, mit dem offensichtlich besseren Ansprechen der Rezeptoren des Muskel-Sehnen-Band-Apparates. Es ist zu berücksichtigen, dass die Bewegungsweite unter Schutz der Kapselstrukturen und Sehnen des Schultergelenkes nach Vorgabe des Operateurs bzw. gemäß dem Therapieregime anfänglich zu begrenzen ist.

Mit zunehmender schmerzfreier Beweglichkeitsfreigabe lässt sich eine Progression über die horizontale Schulterhöhe hinaus und bis zuletzt in die endgradige Elevation (Schulterflexions-Endstellung) in der Seitenlage oder der Bauchlage unter Wirkung des Auftriebs vorteilhaft umsetzen (Bewegung unter Ausschaltung der Schwerkraft).

Anders als bei der Verbesserung des Gelenkspiels kann der Schwerpunkt indikationsbezogen auch auf der gelenkstabilisierenden Funktion liegen, wie beispielsweise bei einer Rotatorenmanschettenverletzung oder allgemein bei einer rezidivierend subluxierenden Schulter. Aufgabe des Übenden ist es dann, den Humeruskopf in der skapulären Gelenkpfanne kaudalwärts zu zentrieren. Das Kaudalgleiten des Humeruskopfes kann idealerweise gegen die Auftriebswirkung durch die Verwendung von Auftriebskörpern erfolgen.

Zum Aufbau muskulärer Aktivität ist v. a. der bremsende Wasserwiderstand zu nutzen. Zur Ansteuerung und Rekrutierung eines möglichst großen Muskelfaserpools ist bei ausreichender Stabilisierungsfähigkeit die Bewegung zügig zu starten. Der anfänglichen Kraftentwicklung und Bewegungsbeschleunigung wird durch die Verwendung von oberflächenvergrößernden Hilfsmitteln ein dosierter Widerstand mit starker Bremswirkung entgegengesetzt (Schutz vor zu großer Gelenkbelastung).

Kelly et al. (2000) untersuchten elektrophysiologisch die neuromuskuläre Ansteuerung der Schultermuskulatur bei ansteigender Bewegungsgeschwindigkeit (Schulterelevation in der Skapulaebene) in der Wasserumgebung. Die normierten Amplituden des integrierten EMG zeigten bei langsamen bis mittleren Winkelgeschwindigkeiten (30 °/s und 45 °/s) eine geringe Aktivierung der Rotatorenmanschetten- und Schultergürtelmuskulatur. Bei einer Winkelgeschwindigkeit von 90 °/s stieg die neuronale Aktivitätsfunktion genügend an. Sie fanden darin eine Bestätigung der Eignung von Schulterübungen in schmerzsensiblen Bewegungsbereichen gegen den Wasserwiderstand in einem höheren Geschwindigkeitsbereich (90 °/s).

Neben den funktionsorientierten mobilisierenden und anbahnenden Techniken (Muskelrekrutierung) in der frühen Phase werden auch Aktivitäten mit muskulärer Aufbaukomponente eingesetzt: Calisthenics, PNF, zwei- oder mehrgelenkige Bewegungen, Aktivierung in der offenen und geschlossenen Muskelkette sowie Gangformen, die unter Ausnutzung der Armkopplung, Bewegungen im Glenohumeralgelenk einbeziehen (Thein Brody & Richley Geigle, 2009).

Bei nahezu allen Rotatorenmanschettenläsionen steht der Schulterschmerz und die Bewegungseinschränkung im Glenohumeralgelenk im Vordergrund der Therapiemaßnahmen. Im Wasser kann eine frühzeitige passive und aktiv assistierte Mobilisierung des Schultergelenks in allen Ebenen und Bewegungsniveaus (Bewegungsebenen) erfolgen. An Land ist in der frühen postoperativen Phase eine frühfunktionelle Muskelrekrutierung nur unter großem apparativem Aufwand oder in der Einzelbehandlung mit funktionsorientierter Technik möglich. Die Viskosität des Fluids bietet Schutz vor zu großer Gelenkbelastung. Mit verbesserter Stabilisierungsfähigkeit können Hilfsmittel für ein dosiertes Widerstandstraining mit stärker Bremswirkung verwendet werden.

## 7.8 Wirbelsäule

Eine der häufigsten Erkrankungen, die mit hohem Leidensdruck und erheblichen Belastungen für das Gesundheitssystem verbunden sind, sind die akuten und chronischen Wirbelsäulenerkrankungen. Mit einer Lebenszeitprävalenz von 80 % stehen die lumbalen Rückenschmerzen an erster Stelle, gefolgt von zervikalen (48.5 %) (mediX-Guidline – ein Zusammenschluss von Ärztenetzen der Schweiz) und machen laut Statistica Research Department Deutschland ein Viertel aller Berufsunfähigkeitstage aus. Meistens sind die Rückenbeschwerden unspezifisch (mehr als 80 %), selbstlimitierend und neigen zum Rezidiv (vierfach erhöhtes Risiko). Der hohe Anteil könnte aber auch überschätzt sein, da strukturelle Ursachen wie Spondylarthrosen, Osteochondrosen, Facetten- oder Bandscheibenbeteiligung (Radikuolopathien) auch übersehen werden (Krischak, 2023). Im nationalen Gesundheitsbericht der Schweiz im Jahr 2012 gaben 33 % der Befragten Rückenschmerzen in den letzten vier Wochen an (mediX-Guidline).

Die Therapie chronischer Rückenschmerzen benötigt nach einer fundierten Abklärung einen multimodalen therapeutischen Weg mit funktionellen, psychosozialen und edukativen Elementen. Nachfolgend wird der Rückenschmerz nur verkürzt unter Bezugnahme auf AE behandelt.

Shi et al. (2018) haben über mehrere Interventionsstudien mit AE oder Standardtherapie im Programm die Entwicklungsverläufe bei Patient*innen mit lumbalen Rückenschmerzen angesehen. Die AE-geführten Gruppen erhielten während vier bis 15 Wochen (zwei bis fünf Einheiten zu je 30 bis 80 min pro Woche) ein multimodales Behandlungsprogramm, bestehend aus Aquajogging, Beweglichkeitsübungen, kräftigenden Übungen und Entspannung. Die Vergleichsgruppen erhielten ein ähnlich aufgebautes, umfangsgleiches landbasiertes Standardübungsprogramm (ET), oder nur eine Therapieberatung. Als Messinstrumente zur Erhebung gesundheitsbezogener Daten wurden eine visuelle Schmerz-Analogskala und verschiedene Einzelscore der Gesundheitsfragebögen SF-12 und SF-36 eingesetzt. Mit der Sensitivitätsanalyse wurden innerhalb der Dimensionen Schmerzen und körperliche Funktionsfähigkeit jeweils eine Studie mit zufallsbedingter starker Variation erkannt und entfernt. Die Entfernung der Studie gewährleistete eine homogene Variation der selektierten Einzelstudien. Die Ergebnisse der acht Primärstudien mit 331 Patient*innen lieferten im Resümee günstige Effekte für AE, die über ein Random-Effekt-Modell geschätzt wurden. Es zeigten sich beim Vergleich der Experimental- mit den Kontrollgruppen statistisch signifikante und relevante Unterschiede bezüglich Schmerzen (SMD -0.65, 95% CI -1.16 bis -0.14) und körperlicher Funktionsfähigkeit (SMD -0.63, 95% CI 0.17 bis 1.09).

Ein Review der Forschendengruppe um Liang et al. (2021) fanden bei ankylosierender Spondylitis methodische Belege für einen analgetischen Effekt von AE und auch deutliche Fortschritte des Krankheitsverlaufs, hingegen konnte kein sicherer Effekt der Wirbelsäulenfunktion anhand des Barth-Index nachgewiesen werden.

Es ist plausibel, die teilweise positiven Ergebnisse mit der Wasserwärme in Verbindung zu bringen. Wie bereits anderenorts hervorgehoben, hemmt die Wasserwärme chronische Entzündungen und beseitigt Irritationen. Wärmebildung setzt auch bei intensiver Muskelarbeit ein, Wassertemperaturen über 30°C werden vorausgesetzt, um auch das Weichteilgewebe zu erwärmen. Die endogen gebildete Wärme manifestiert sich unterschiedlich: Inhibierte Gammamotoneuronen üben einen hemmenden Einfluss auf die Aktivität der intrafusalen Muskelfasern der Muskelspindeln aus. Mit dem abnehmenden Muskeltonus und der stärkeren Muskeldurchblutung wird der Abtransport von Entzündungsmediatoren beschleunigt und ischämiebedingten Schmerzen entgegengewirkt. Diese Aussage stützen zahlreiche Untersuchungen zu AE-Therapiewirkungen (Werner et al., 1997). Zu den positiven Wirkungen dürfte beitragen, dass das bradytrophe Bandscheibengewebe (aber wasserreiche Nucleus pulposus) durch die Auftriebswirkung im Wasserbad Zwischenzellflüssigkeit aufnimmt. Eine präzise Beschreibung der Anschwellung von Bandscheibengewebe finden sich in simulierten experimentellen Studien an Präparaten vom Menschen oder Tieren (Pflaster et al., 1997), sowie nachgewiesen durch Verfahren der Magnetresonanzanalysen nach Exposition in der Mikrogravität beim Menschen (Treffel et al., 2016).

Erst eine ausreichende muskuläre und ligamentäre Segmentstabilisierung ermöglicht schmerzfreie Bewegungen im Wasser, bei der spinale und extraspinale Nervenstrukturen nicht gereizt werden. Die lumbopelvische Stabilisierungsfähigkeit schafft das nötige Vertrauen, um lokale Muskelfunktionen und Rumpfmuskelsynergien aufzubauen. Oftmals ist aufgrund fehlender Wahrnehmung die erforderliche selektive Basisspannung der autochthonen Rückenmuskulatur nicht gegeben und hypermobile Wirbelsäulenabschnitte nicht ausreichend geschützt. Mit Videoaufnahmen in der Slow-motion-Funktion können axiale Haltungsabweichungen und Ausweichbewegungen erkannt werden. Andererseits führt eine zu steife, häufig durch Ängste und Schmerz ausgelöste Massen-Muskelrekrutierung zu unkoordinierten Bewegungen mit Scherspannung in hypomobilen Wirbelsäulensegmenten. Bei der Übungsauswahl sollten anfänglich keine zu großen Hebelkräfte auftreten, die Bewegungsausschläge sind klein zu halten. Bei genügender Stabilisationsfunktion der Rumpfmuskulatur kann zu mehrgelenkigen, koordinativ anspruchsvolleren Bewegungsmustern wie kontrollierte rumpfrotatorischen Bewegungen übergegangen werden.

Als methodischer Hinweis sei auf elektromyographische Untersuchungen des M. rectus spinae und M. rectus femoris verwiesen. Diese ergaben beim Gehen im Wasser eine höhere Rekrutierung ihrer motorischen Einheiten als an Land (Chevutschi et al., 2007). Einer Experimentalstudie nach gewinnt Rückwärtsgehen im Wasser nach endoskopischer lumbaler Diskektomie einen zusätzlichen Wert: Kim et al. (2010) ließen sechs Wochen postoperativ ihre Patient*innen zur Behandlung von Bandscheibenvorfällen in verschiedenen Gehvarianten rückwärtsgehen. Neben der Interventionsgruppe wurde eine konventionell trainierende Vergleichsgruppe und eine nicht aktive Kontrollgruppe geführt. Nach 12 Wochen Training zeigten sich signifikante Unterschiede in der maximal isometrischen Kraft der lumbalen Rückenstrecker (MVC) der beiden aktiven Gruppen im Vergleich zur nicht aktiven Gruppe. Die Ergebnisse weisen darauf hin, dass Backward locomotion training genauso wirksam ist wie ein progressives Krafttraining der lumbalen Rückenstrecker. Voraussetzung ist eine fokussierte Basisinnervation der tiefen Bauchwandmuskulatur (Mm. transversus abdominus, obliquus internus und v.a. externus abdominis) und paraspinalen Muskulatur. Zur Erhöhung der Muskelaktivität bei der Geh-/Lauftechnik sind PNF-Techniken mit Drehpunkten im Hüft- und Schultergelenk, initialem Stretch und rascher Bewegungsumkehr unter Betonung der Rumpfstabilisation zweckmäßig (Fenzl, 2017). Nach der Schwungphase wird unter Betonung des Active straight leg raise der Formschluss der ipsilateralen Hüftbeuger- und kontralateralen Hüftstreckermuskeln angebahnt (Hu et al., 2012) (**Abbildung 7-8; Abbildung 7-9**).

Als erstes und wichtiges Prinzip bei der Behandlung von mechanisch bedingten Rückenbeschwerden wie der degenerativen Segment-

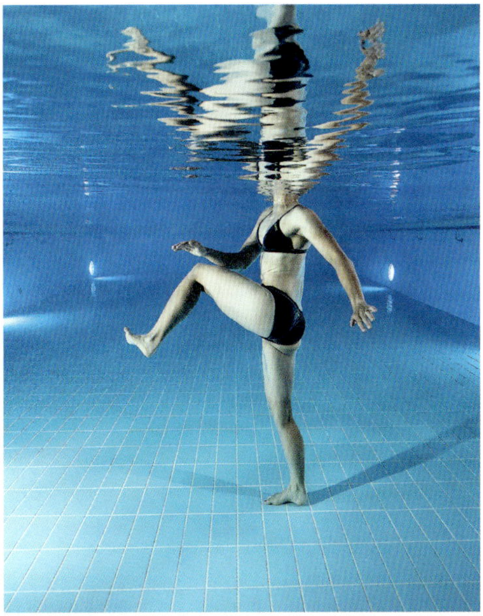

**Abbildung 7-8:** Gehvariante des Lokomotionstrainings (a): Kräftiger Abstoss vom Vorfuss in der hinteren Stützphase mit gegenseitigem Knieheben und Beinstreckung mit aktiver Beckendrehung der schwungbeinseitigen Hüfte

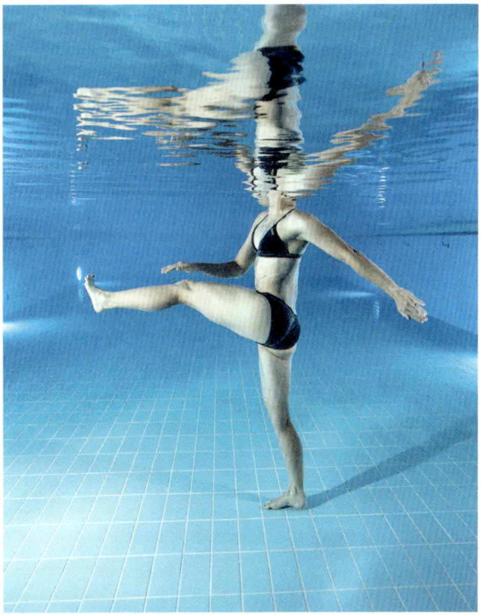

**Abbildung 7-9:** Gehvariante des Lokomotionstrainings (b): Gegenläufige Arm-/Beinbewegung, Basisinnervation der Coremuskulatur

erkrankung ist die Kontrolle der Hypermobilität in den betroffenen Wirbelsäulenabschnitten. Die Wassereigenschaften schützen nicht per se vor zu großen Hebelwirkungen. Impulsartig ausgeführte Verdrehungen der Wirbelsäule ohne fein abgestimmte Spannung um die Körpermitte können auch im Wasser den Rücken überlasten. Insofern ist die lumbopelvische Stabilisierungsfähigkeit eine Grundvoraussetzung, um die ausgewiesenen analgetischen Effekte im Wasser zu nutzen und gleichzeitig lokale Muskelfunktionen aufzubauen. Gehen in verschiedenartigsten Ausführungsvarianten im Wasser mit Verwringung von Hüft- und Schulterachse verlangen in besonderem Maß die Kopplung von Muskelketten, die die rumpfrotatorischen Impulse kontrollieren.

## 7.9 Sportverletzungen

Unter den vielfältigen Verletzungsbildern werden in diesem Abschnitt nur Sehnen- und Bänderverletzungen behandelt. Zu den häufigsten Sehnenpathologien der unteren Extremitäten gehören die kräfteübertragende Patellasehne und die sehr großen Kräften ausgesetzte Achillessehe. Für Verletzungen der oberen Extremitäten ist die Sehne des M. extensor carpi radialis brevis prädestiniert und am zweithäufigsten die Supraspinatussehne (Scott & Ashe, 2006), die als eine von mehreren Sehnen der Rotatorenmanschette betroffen sein kann (Ockert, 2021). Sehnenverletzungen entstehen auf der Basis von akuten oder chronischen Verletzungsereignissen, letztere sind bedingt durch repetitive übermäßige und einseitige Belastungen. Wird die Spannungs-Dehnungskurve der Sehnen um maximal 5% überschritten, wird die Sehne direkt traumatisiert. Bei bereits vorgeschädigten Sehnen reichen geringere Kräfte, um die Kollagenfasern zu überdehnen. Die Reißfestigkeit einer Sehne bestimmen Faserdichte, Zellzahl und Zellgehalt. Insofern spielt auch das Alter eine Rolle. Bei degenerativ veränderten Sehnen finden sich histologische Veränderungen: Bindegewebsvermehrung und Gefäßeinsprossung und Umbauvorgängen der Kollagenstruktur führen zu einer Schwächung der Sehne. Eine Rolle bei der Pathogenese spielen auch eine dysfunktionale extrazelluläre Matrix-Homöostase und inflammatorische Immunzellen, die die Apoptose einleiten (Millar et al., 2021).

In der frühen postoperativen Phase werden gemäß den therapeutischen Richtlinien nach, gezielte struktur- und formbildende Reize auf das kollagene Gewebe unter entlastenden Bedingungen angewendet (Hüter-Becker & Dölken, 2009). Aus biophysikalischer Sicht reagieren Fibroblasten von Sehnen und Bändern auf kontrollierte Zugbelastungen, indem sie Kollagenasen bilden. Gewebekollagenasen spalten Kollagenmoleküle und sind dadurch in der Lage, Kollagenstrukturen mit Knoten- und Strangbildung und pathologische Crosslinks aufzubrechen (Gelse et al., 2003). Beim Dehnen und auch beim aktiven Bewegungstraining mit kon- und exzentrischer Arbeitsweise werden die kollagenen Fibrillen von Sehnen und Bändern in die Länge gezogen und gesteckt. Durch den mechanischen Belastungsreiz synthetisieren Fibroblasten Fibrillin als Grundbaustein elastischer Fasern. Bei der Fibrillinsynthese wird die Kollagenanordnung den wirksamen Kräftelinien des übenden Reizes ausgerichtet. Das Verständnis ist für die Heilung von Bedeutung: Graduell gesteigerte Reizbelastungen im Matrixbereich können eine parallele Faseranordnung mit einem normalen Längenverhältnis wiederherstellen und zudem die Gewebetoleranz steigern. In Wirksamkeitsstudien konnte gezeigt werden, dass durch dynamisches Belastungstraining der mechanischen Kraft folgend, sich die Ausrichtung der Kollagenfasern in Sehnen und Bändern ändert und damit zur Stabilisierung der filamentären Struktur beiträgt (Salter, 1989).

Auf gewebephysiologischer Ebene ist das Bindegewebe bei gezielten Dehnreizen metabolisch aktiv. Unter vermehrtem Blutfluss steigen die Sauerstoff- und Glukoseaufnahme bei exzentrischen Dehnbelastungen bis auf das

Siebenfache an. Infolge des gesteigerten Kollagenumsatzes und seinem fördernden Einfluss auf den Kollagenstoffwechsel kann sich das Gewebe langfristig der Belastung anpassen (Cook et al., 2002). Aktive Bewegungsübungen mit konzentrischer und exzentrischer Arbeitsweise sind daraus ableitend in Einklang mit physikalischen Therapieformen in der Heilungsphase nach Sehnen- und Bandverletzungen sinnvoll, da sie die Kollagensynthese stimulieren und die Bindegewebszellen mit Bau- und Nährstoffen, sowie mit Sauerstoff versorgen (van den Berg, 2022; Kubo & Yata, 2017). Exzentrische Belastungen der Achillessehne ist einer vergleichenden Analyse nach ein „Benchmark" des konservativen Behandlungserfolgs (Pavone et al., 2019).

Wasserlaufen in der Nachbehandlung unterstützt die Behandlung von mechanisch gering belastbaren Strukturen durch seine vorteilhafte Gewichtsentlastung und verhindert so bei länger dauernder Immobilisation eine ausgeprägte Muskelatrophie, Gelenkkontrakturen und den Verlust an Sehnenfestigkeit. Der Einsatz von AE ist auch mit der Aufrechterhaltung der kardiovaskulären Fitness zu rechtfertigen. Unter intensitäts- und umfangsgleichen wasser- oder landbasierten Laufbelastungen im Anschluss an die Wettkampfphase konnten Orientierungsläufer ihre kardiovaskuläre Fitness aufrechterhalten, unabhängig davon, in welchem Medium sie trainierten (Gatti et al., 1979). Hamer und Morton (1990) stellten fest, dass durch Intervalltraining ähnliche Trainingseffekte mit Auswirkungen auf die VO2max, anaerobe Kapazität und den maximalen Sauerstoffpuls im Wasser wie beim landbasierten Training erzielt werden.

Als frühe Zeichen einer strukturell bedingten Hypomobilität zeigen sich häufig Verklebungen von Bindegewebe, überschießende Bindegewebsbildung bzw. Bildung pathologischer Cross-links (kollagene Querverbindungen). Deshalb ist es wichtig, frühzeitig gezielte struktur- und formbildende Reize auf das kollagene Gewebe auszuüben, ohne dabei die verletzten Strukturen zu überlasten. Zu den standardisierten Vorgehensweisen gehören intensives Dehnen und manuelle Gelenktechniken, aber auch AE eignet sich. Prins und Cutner (1999) beschreiben die Vorzüge und Eigenschaften von AE bei der Nachbehandlung von Verletzungsfolgen an Beispielen diverser Verletzungsbilder. AE kann genutzt werden, um gezielt und kontrolliert die Sehne an kon- und exzentrische Belastungsreize mit zunehmender partieller Gewichtsbelastung zu adaptieren. Die exzentrischen und kombiniert kon- und exzentrischen Trainingsmethoden sind als gleichwertig beschrieben worden (Habets et al., 2021).

In der frühen Heilungsphase nach Hüft-, Knie- oder Sprunggelenksverletzungen als häufige Verletzungsbilder finden sich ideale Bedingungen in der Wasserimmersion. Zur Verdeutlichung wird das Sprunggelenk bei Laufgeschwindigkeiten von 24 km/h bzw. 12 km/h mit dem 2.5-fachen bzw. 2.1-fachen des Körpergewichts belastet, bei einer Reduktion von 40 % des Körpergewichts verringern sich die Kräfte nur auf das 2.0-fache bzw. 1.7-fache des Körpergewichts (Thomson et al., 2021). Dies erklärt, dass das Training zu einem frühen postoperativen Zeitpunkt oftmals nur in unbelasteter Form, nämlich schwebend im Wasser aufgenommen werden kann. Bereits während der Proliferationsphase, wenn sich Blutgefäße (Kapillaren), Proteine und Kollagenfasern um das verletzte Areal neu bilden, ist der Zeitpunkt günstig, um das Lauftraining (Deep water running) unter Schutz einer gelenkstabilisierenden Orthese aufzunehmen (auf gut anliegenden Kontakt- bzw. Auflagefläche der Orthese achten). Mit zunehmender Belastbarkeit und bei ausreichender mechanischer Sicherung und Stabilität der Gelenke kann auch Laufen mit Bodenkontakt mit höheren Gewichtskräften ausgeführt und die Belastung phasenhaft gesteigert werden. Es gilt zu beachten, dass die auftretenden Gelenkmomente in Abhängigkeit der Eintauchtiefe ein Vielfaches des Körpergewichtes ausmachen können. Andererseits ist der Zeitpunkt für die mechanische Wiederbelastung für strukturelle Gewebeanpassungen von Bedeutung. Die einwirkenden Kraftmomente unter Teil- und später Vollbelastung unterstützen biopositive Umbauprozesse in Körpergeweben. Die Bodenkräfte beim Laufen erzeugen einen anabolen Stimulus für den Baustoffwechsel bradytropher Gewebe wie der Bandscheiben (Khan & Scott, 2009; Belavý et al., 2017). Die Kraftmaxima von Gelenkmomenten liegen beim Gehen bei 140 % bis 170 % des Körpergewichts, beim Joggen etwas höher bei 200 % bis 300 % (Jöllenbeck et al., 2007; Jöllenbeck et al., 2006).

Aufgrund der Entlastungswirkung steht AE mit an erster Stelle der Behandlungsoptionen nach Traumafolgen. Anfänglich stehen formbildende Reize beim unbelasteten Laufen im tiefen Wasser im Vordergrund. In der Proliferationsphase der Gewebeheilung wird i.d.R. zum mechanisch belasteten Flachwasserlaufen (SWR) gewechselt. SWR lässt sich über die Eintauchtiefe und Bewegungsausführung an das Regenerationspotenzial anpassen. Es trägt damit zur strukturellen Gewebeheilung bei (biopositive Umbauprozesse). Die auftretenden Gelenkmomente beim Bodenkontakt sind Kapitel 8.3. zu entnehmen.

## Literatur

Aeschlimann, A.G., Bachmann, S., Cedraschic, C., Curatolod, M., Egloff, N., Keel, P.J. & Thomas, P. (2013). Fibromyalgie-Syndrom: neue Erkenntnisse zu Diagnostik und Therapie Teil 2: Praktisches Vorgehen bei Abklärung und Behandlung. *Schweizerisches Medizinisches Forum, 13*(27–28), 541–543. https://doi.org/10.4414/smf.2013.01555

Aeschlimann, A., Acker, J. & Sandor, P.S. (2017). Fibromyalgie Syndrom – Update 2016. *Rheuma Schweiz, 1*, 42–50.

Al-Qubaeissy, K.Y., Fatoye, F.A., Goodwin, P.C. & Yohannes, A.M. (2013). The effectiveness of hydrotherapy in the management of rheumatoid arthritis: a systematic review. *Musculoskeletal care, 11*(1), 3–18. https://doi.org/10.1002/msc.1028

Alkatan, M., Baker, J.R., Machin, D.R., Park, W., Akkari, A.S., Pasha, E.P. & Tanaka, H. (2016). Improved function and reduced pain after swimming and cycling training in patients with osteoarthritis. *The Journal of rheumatology, 43*(3), 666–672. https://doi.org/10.3899/jrheum.151110

Ammer, K. (2003). Konservative, nichtmedikamentöse Therapie bei Rheumatoidarthritis. *Physikalische Medizin Rehabilitation Kurortmedizin, 13*, 13–20. https://doi.org/10.1055/s-2003-37668

Arden, N. & Nevitt, M.C. (2006). Osteoarthritis: epidemiology. Best practice & research. *Clinical rheumatology, 20*(1), 3–25. https://doi.org/10.1016/j.berh.2005.09.007

Assar, S., Gandomi, F., Mozafari, M. & Sohaili, F. (2020). The effect of Total resistance exercise vs. aquatic training on self-reported knee instability, pain, and stiffness in women with knee osteoarthritis: a randomized controlled trial. *BMC sports science, medicine & rehabilitation, 12*, 27.

Barrack, R.L., Wolfe, M.W., Waldman, D.A., Milicic, M., Bertot, A.J. & Myers, L. (1997). Resurfacing of the patella in total knee arthroplasty. A prospective, randomized, double-blind study. The Journal of bone and joint surgery. *American volume, 79*(8), 1121–1131.

Bartels, E.M., Juhl, C.B., Christensen, R., Hagen, K.B., Danneskiold-Samsøe, B., Dagfinrud, H. & Lund, H. (2016). Aquatic exercise for the treatment of knee and hip osteoarthritis. *The Cochrane database of systematic reviews, 3*(3), CD005523. https://doi.org/10.1002/14651858.CD005523.pub3

Bartels, E.M., Lund, H., Hagen, K.B., Dagfinrud, H., Christensen, R. & Danneskiold-Samsøe, B. (2007). Aquatic exercise for the treatment of knee and hip osteoarthritis. *The Cochrane database of systematic reviews, 4*, CD005523. https://doi.org/10.1002/14651858.CD005523.pub2

Basile, S. (2017). Juvenile arthritis and exercise therapy: current research and future considerations. *Journal child development disorder, 3*(2). https://doi.org/10.4172/2472-1786.100045

Batterham, S.I., Heywood, S. & Keating, J.L. (2011). Systematic review and meta-analysis comparing land and aquatic exercise for people with hip or knee arthritis on function, mobility and other health outcomes. *BMC musculoskeletal disorders, 12*, 123. https://doi.org/10.1186/1471-2474-12-123

Belavý, D.L., Quittner, M.J., Ridgers, N., Ling, Y., Connell, D. & Rantalainen, T. (2017). Running exercise strengthens the intervertebral disc. *Scientific reports, 7*, 45975 https://doi.org/10.1038/srep45975

Bellometti, S. & Galzigna, L. (1999). Function of the hypothalamic adrenal axis in patients with fibromyalgia syndrome undergoing mud-pack treatment. *International journal of clinical pharmacology research, 19*(1), 27–33.

Bender, T., Karagulle, Z. & Balint, G.P. (2005). Hydrotherapy, balneotherapy, and spa treatment in pain management. *Rheumatology International, 25*, 220–224. https://doi.org/10.1007/s00296-004-0487-4

Bidonde, J., Busch, A.J., Schachter, C.L., Overend, T.J., Kim, S.Y., Góes, S.M., Boden, C. & Foulds, H.J. (2017). Aerobic exercise training for adults with fibromyalgia. *The Cochrane database of systematic reviews, 6*(6), CD012700. https://doi.org/10.1002/14651858.CD012700

Bidonde, J., Busch, A.J., Webber, S.C., Schachter, C.L., Danyliw, A., Overend, T.J., Richards, R.S. & Rader, T. (2014). Aquatic exercise training for fibromyalgia. *The Cochrane database of systematic reviews, 2014*(10), CD011336. https://doi.org/10.1002/14651858.CD011336

Bothmann, O., Karagülle, O., Candir, F., Karagülle, M.Z. & Gutenbrunner, C. (2003). Kontrollierte Studie über den Einfluss von Solebädern auf Muskeltonus und Schmerzen bei Patienten mit chronischen Lumbalgien. *Physikalische Medizin Rehabilitation Kurortmedizin, 13*, 226.

Brady, B., Redfern, J., MacDougal, G. & Williams, J. (2008). The addition of aquatic therapy to rehabilitation following surgical rotator cuff repair: a feasibility study. *Physiotherapy research international: the journal for researchers and clinicians in physical therapy, 13*(3), 153–161. https://doi.org/10.1002/pri.403

Bressel, E., Wing, J.E., Miller, A.I. & Dolny, D.G. (2014). High-intensity interval training on an aquatic treadmill in adults with osteoarthritis: effect on pain, balance, function, and mobility. *Journal of strength and conditioning research, 28*(8), 2088–2096. https://doi.org/10.1519/JSC.0000000000000258

Brody, L.T. & Geigle, P.R. (Hrsg.). (2009). *Aquatic exercise for rehabilitation and training*. Human Kinetics. https://doi.org/10.5040/9781718210691

Burmaster, C., Eckenrode, B.J. & Stiebel, M. (2016). Early incorporation of an evidence-based aquatic-assisted approach to arthroscopic rotator cuff repair rehabilitation: prospective case study. *Physical therapy, 96*(1), 53–61. https://doi.org/10.2522/ptj.20140178

Campbell, D.G., Duncan, W.W., Ashworth, M., Mintz, A., Stirling, J., Wakefield, L. & Stevenson, T.M. (2006). Patellar resurfacing in total knee replacement: a ten-year randomised prospective trial. The Journal of bone and joint surgery. *British volume, 88*(6), 734–739. https://doi.org/10.1302/0301-620X.88B6.16822

Chevutschi, A., Lensel, G., Vaast, D. & Thevenon, A. (2007). An electromyographic study of human gait both in water and on dry ground. *Journal of physiological anthropology, 26*(4), 467–473. https://doi.org/10.2114/jpa2.26.467

Cook, J.L., Khan, K.M. & Purdam, C. (2002). Achilles tendinopathy. *Manual therapy, 7*(3), 121–130. https://doi.org/10.1054/math.2002.0458

Dalichau, S. & Scheele, K. (1999). Aquales Funktionstraining als alternatives Behandlungsregime in der Rehabilitation von Patienten mit retropatellaren Kniegelenkschäden. *Physikalische Medizin Rehabilitation Kurortmedizin, 9*, 172–178. https://doi.org/10.1055/s-2008-1061800

De Morton, N.A. (2009). The PEDro scale is a valid measure of the methodological quality of clinical trials: a demographic study. *The Australian journal of physiotherapy, 55*(2), 129–133. https://doi.org/10.1016/S0004-9514(09)70043-1

De Yang Tien, J. & Hwee Chye Tan, A. (2014). Shoulder impingement syndrome, a common affliction of the shoulder: a comprehensive review. *SAGE Journals, 23*(4), 297–305. https://doi.org/10.1177/201010581402300406

Dundar, U., Solak, O., Toktas, H., Demirdal, U.S., Subasi, V., Kavuncu, V. & Evcik, D. (2014). Effect of aquatic exercise on ankylosing spondylitis: a randomized controlled trial. *Rheumatology international, 34*(11), 1505–1511. https://doi.org/10.1007/s00296-014-2980-8

Durcan, L., Wilson, F. & Cunnane, G. (2014). The effect of exercise on sleep and fatigue in rheumatoid arthritis: a randomized controlled study. *The Journal of rheumatology, 41*(10), 1966–1973. https://doi.org/10.3899/jrheum.131282

Ericsson, A., Bremell, T., Cider, Å. & Mannerkorpi, K. (2016). Effects of exercise on fatigue and physical capacity in men with chronic widespread pain – a pilot study. *BMC sports science, medicine & rehabilitation, 8*(1), 29. https://doi.org/10.1186/s13102-016-0054-9

Falagas, M.E., Zarkadoulia, E. & Rafailidis, P.I. (2009). The therapeutic effect of balneotherapy: evaluation of the evidence from randomised controlled trials. *International journal of clinical prac-*

*tice, 63*(7), 1068–1084. https://doi.org/10.1111/j.1742-1241.2009.02062.x

Faust, I., Traut, P., Nolting, F., Petschallies, J., Neumann, E., Kunisch, E., Kuhn, J., Knabbe, C. & Hendig, D. (2015). Human xylosyltransferases-mediators of arthrofibrosis? New pathomechanistic insights into arthrofibrotic remodeling after knee replacement therapy. *Scientific reports, 5*, 12537. https://doi.org/10.1038/srep12537

Fenzl, M. (2017). *Aquatraining schlägt Wellen. Die effektivsten Übungen*. Werd-Verlag.

Fisken, A.L., Waters, D.L., Hing, W.A., Steele, M. & Keogh, J.W. (2015). Comparative effects of 2 aqua exercise programs on physical function, balance, and perceived quality of life in older adults with osteoarthritis. *Journal of geriatric physical therapy, 38*(1), 17–27. https://doi.org/10.1519/JPT.0000000000000019

Franco, M.R., Morelhão, P.K., de Carvalho, A. & Pinto, R.Z. (2017). Aquatic exercise for the treatment of hip and knee osteoarthritis. *Physical therapy, 97*(7), 693–697. https://doi.org/10.1093/ptj/pzx043

Fransen, M., McConnell, S., Harmer, A.R., Van der Esch, M., Simic, M. & Bennell, K.L. (2015). Exercise for osteoarthritis of the knee: a Cochrane systematic review. *British journal of sports medicine, 49*(24), 1554–1557. https://doi.org/10.1136/bjsports-2015-095424

Gandhi, R., de Beer, J., Leone, J., Petruccelli, D., Winemaker, M. & Adili, A. (2006). Predictive risk factors for stiff knees in total knee arthroplasty. *The Journal of arthroplasty, 21*(1), 46–52. https://doi.org/10.1016/j.arth.2005.06.004

Gatti, C.J., Young, R.J. & Glad, H.L. (1979). Effect of water-training in the maintenance of cardiorespiratory endurance of athletes. *British journal of sports medicine, 13*(4), 161–164. https://doi.org/10.1136/bjsm.13.4.161

Gelse, K., Pöschl, E. & Aigner, T. (2003). Collagens-structure, function, and biosynthesis. *Advanced drug delivery reviews, 55*(12), 1531–1546. https://doi.org/10.1016/j.addr.2003.08.002

Giaquinto, S., Ciotola, E. & Margutti, F. (2007). Gait in the water: a comparison between young and elderly subjects. *Disability and rehabilitation, 29*(9), 727–730. https://doi.org/10.1080/09638280600926314

Gibson, A.J. & Shields, N. (2015). Effects of aquatic therapy and land-based therapy versus land-based therapy alone on range of motion, edema, and function after hip or knee replacement: a systematic review and meta-analysis. *Physiotherapie Canada, 67*(2), 133–141. https://doi.org/10.3138/ptc.2014-01

Guidelli, G.M., Tenti, S., De Nobili, E. & Fioravanti, A. (2012). Fibromyalgia syndrome and spa therapy: myth or reality? Clinical medicine insights. *Arthritis and musculoskeletal disorders, 5*, 19–26.

Gutenbrunner, C. (2010). *Balneologisches Gutachten*. https://www.yumpu.com/de/document/read/37021131/balneologisches-gutachten-fwg-boppardde

Habets, B., van Cingel, R.E. H., Backx, F.J.G., van Elten, H.J., Zuithoff, P. & Huisstede, B.M.A. (2021). No difference in clinical effects when comparing Alfredson eccentric and Silbernagel combined concentric-eccentric loading in achilles tendinopathy: a randomized controlled trial. *Orthopaedic journal of sports medicine, 9*(10), 23259671211031254. https://doi.org/10.1177/23259671211031254

Hale, L.A., Waters, D. & Herbison, P. (2012). A randomized controlled trial to investigate the effects of water-based exercise to improve falls risk and physical function in older adults with lower-extremity osteoarthritis. *Archives of physical medicine and rehabilitation, 93*(1), 27–34. https://doi.org/10.1016/j.apmr.2011.08.004

Hall, J., Skevington, S.M., Maddison, P.J. & Chapman, K. (1996). A randomized and controlled trial of hydrotherapy in rheumatoid arthritis. *Arthritis care and research, 9*(3), 206–215. https://doi.org/10.1002/1529-0131(199606)9:3<206::AID-ANR1790090309>3.0.CO;2-J

Hamer, P.W. & Morton, A.R. (1990). Water-running: training effects and specificity of aerobic, anaerobic and muscular parameters following an eight-week interval training programme. *Australian journal of science & medicine in sport, 22*(1), 13–22.

Harrison, R., Hilma, M. & Bulstrode, S. (1992). Loading of the lower limb when walking partially immersed: implications for clinical practice. *Physiotherapy, 78*(3), 164–166. https://doi.org/10.1016/S0031-9406(10)61377-6

Häuser, W., Klose, P., Langhorst, J., Moradi, B., Steinbach, M., Schiltenwolf, M. & Busch, A. (2010). Efficacy of different types of aerobic exercise in fibromyalgia syndrome: a systematic review and meta-analysis of randomised controlled trials. *Arthritis research & therapy, 12*(3), R79. https://doi.org/10.1186/ar3002

Hedtmann, A. (2009). Weichteilerkrankungen der Schulter-Subakromialsyndrome. *Orthopädie und*

*Unfallchirurgie, 4*, 85–106. https://doi.org/10.1055/s-0029-1214456

Hinman, R.S., Hunt, M.A., Creaby, M.W., Wrigley, T.V., McManus, F.J. & Bennell, K.L. (2010). Hip muscle weakness in individuals with medial knee osteoarthritis. *Arthritis care & research, 62*(8), 1190–1193. https://doi.org/10.1002/acr.20199

Hu, H., Meijer, O.G., Hodges, P.W., Bruijn, S.M., Strijers, R.L., Nanayakkara, P.W., van Royen, B.J., Wu, W., Xia, C. & van Dieën, J.H. (2012). Understanding the active straight leg raise (ASLR): an electromyographic study in healthy subjects. *Manual therapy, 17*(6), 531–537. https://doi.org/10.1016/j.math.2012.05.010

Hüter-Becker, A. & Dölken, M. (2009). *Physiotherapie in der Orthopädie*. Thieme.

Iversen, M.D., Brawerman, M. & Iversen, C.N. (2012). Recommendations and the state of the evidence for physical activity interventions for adults with rheumatoid arthritis: 2007 to present. *International journal of clinical rheumatology, 7*(5), 489–503. https://doi.org/10.2217/ijr.12.53

Jöllenbeck, T., Leyser, D., Classen, C., Mull, M. & Grüneberg, C. (2007). Nordic Walking – Eine Feldstudie über den Mythos Gelenkentlastung. In J. Freiwald, T. Jöllenbeck & N. Olivier (Hrsg.), *Prävention und Rehabilitation* (S. 399–405). Strauß.

Jöllenbeck, T. & Grüneberg, C. (2006). Prävention durch Nordic Walking. Gesundheitsbezogene Effekte für Bewegungsapparat und Herz-Kreislauf-System. *Sport Orthopädie Traumatologie, 22*, 132–138. https://doi.org/10.1078/0949-328X-00311

Kearney, P.M., Baigent, C., Godwin, J., Halls, H., Emberson, J.R. & Patrono, C. (2006). Do selective cyclo-oxygenase-2 inhibitors and traditional non-steroidal anti-inflammatory drugs increase the risk of atherothrombosis? Meta-analysis of randomised trials. *BMJ (Clinical research ed.), 332*(7553), 1302–1308. https://doi.org/10.1136/bmj.332.7553.1302

Kearney, D., Lumia, R., Siegel, E., Szemenyei, S. & Leininger, P. (2018). *Effectiveness of aquatic therapy on increasing range of motion and decreasing pain in the rehabilitation of patients with shoulder pathologies: a systematic review*. https://www.scranton.edu/academics/pcps/physicaltherapy/ptresearch/DPT-3-PowerPoints-2017/at-for-rotator-cuff-repair-and-shoulder-impingement-group-7.pdf

Kelley, G.A., Kelley, K.S., Hootman, J.M. & Jones, D.L. (2011). Effects of community-deliverable exercise on pain and physical function in adults with arthritis and other rheumatic diseases: a meta-analysis. *Arthritis care & research, 63*(1), 79–93. https://doi.org/10.1002/acr.20347

Kelly, B.T., Roskin, L.A., Kirkendall, D.T. & Speer, K.P. (2000). Shoulder muscle activation during aquatic and dry land exercises in nonimpaired subjects. *The Journal of orthopaedic and sports physical therapy, 30*(4), 204–210. https://doi.org/10.2519/jospt.2000.30.4.204

Khan, K.M. & Scott, A. (2009). Mechanotherapy: how physical therapists' prescription of exercise promotes tissue repair. *British journal of sports medicine, 43*(4), 247–252. https://doi.org/10.1136/bjsm.2008.054239

Kim, Y.S., Park, J. & Shim, J.K. (2010). Effects of aquatic backward locomotion exercise and progressive resistance exercise on lumbar extension strength in patients who have undergone lumbar diskectomy. *Archives of physical medicine and rehabilitation, 91*(2), 208–214. https://doi.org/10.1016/j.apmr.2009.10.014

Kim, J., Nelson, C.L. & Lotke, P.A. (2004). Stiffness after total knee arthroplasty. Prevalence of the complication and outcomes of revision. The Journal of bone and joint surgery. *American volume, 86*(7), 1479–1484. https://doi.org/10.2106/00004623-200407000-00017

Klintberg, I.H., Gunnarsson, A.C., Svantesson, U., Styf, J. & Karlsson, J. (2009). Early loading in physiotherapy treatment after full-thickness rotator cuff repair: a prospective randomized pilot-study with a two-year follow-up. *Clinical rehabilitation, 23*(7), 622–638. https://doi.org/10.1177/0269215509102952

Kolasinski, S.L., Neogi, T., Hochberg, M.C., Oatis, C., Guyatt, G., Block, J., Callahan, L., Copenhaver, C., Dodge, C., Felson, D., Gellar, K., Harvey, W.F., Hawker, G., Herzig, E., Kwoh, C.K., Nelson, A.E., Samuels, J., Scanzello, C., White, D., Wise, B., … Reston, J. (2020). 2019 American College of Rheumatology/Arthritis Foundation guideline for the management of osteoarthritis of the hand, hip, and knee. *Arthritis & rheumatology, 72*(2), 220–233.

Krischak, G. (2023). Digitale multimodale Therapie bei Rückenschmerzen. *Sportärztezeitung, 4*, 16–18.

Kubo, K. & Yata, H. (2017). Effects of concentric and eccentric training on the stiffness and blood circulation of the patellar tendon. *Sports medicine international open, 1*(2), E43–E49. https://doi.org/10.1055/s-0042-121000

Kuntze, G., Nesbitt, C., Whittaker, J.L., Nettel-Aguirre, A., Toomey, C., Esau, S., Doyle-Baker, P.K., Shank, J., Brooks, J., Benseler, S. & Emery, C.A. (2018). Exercise therapy in juvenile idiopathic arthritis: a systematic review and meta-analysis. *Archives of physical medicine and rehabilitation, 99*(1), 178–193.e1. https://doi.org/10.1016/j.apmr.2017.05.030

Kutzner, I., Heinlein, B., Graichen, F., Bender, A., Rohlmann, A., Halder, A., Beier, A. & Bergmann, G. (2010). Loading of the knee joint during activities of daily living measured in vivo in five subjects. *Journal of biomechanics, 43*(11), 2164–2173. https://doi.org/10.1016/j.jbiomech.2010.03.046

Lange, A. (2003). *Physikalische Medizin*. Springer. https://doi.org/10.1007/978-3-642-55837-5

Leininger, P.M., Kearney, D.P. & Lumia, R.J. (2018). Effectiveness of aquatic therapy on increasing range of motion and decreasing pain in the rehabilitation of patients with shoulder pathologies: A systematic review. *Journal of aquatic physical therapy, 26*(3), 45.

Liang, Z., Fu, C., Zhang, Q., Xiong, F., Peng, L., Chen, L., He, C. & Wei, Q. (2021). Effects of water therapy on disease activity, functional capacity, spinal mobility and severity of pain in patients with ankylosing spondylitis: a systematic review and meta-analysis. *Disability and rehabilitation, 43*(7), 895–902.

Lim, J.Y., Tchai, E. & Jang, S.N. (2010). Effectiveness of aquatic exercise for obese patients with knee osteoarthritis: a randomized controlled trial. *PM & R: the journal of injury, function, and rehabilitation, 2*(8), 723–793. https://doi.org/10.1016/j.pmrj.2010.04.004

Lund, H., Weile, U., Christensen, R., Rostock, B., Downey, A., Bartels, E.M., Danneskiold-Samsøe, B. & Bliddal, H. (2008). A randomized controlled trial of aquatic and land-based exercise in patients with knee osteoarthritis. *Journal of rehabilitation medicine, 40*(2), 137–144. https://doi.org/10.2340/16501977-0134

Lundberg, I.E. & Nader, G.A. (2008). Molecular effects of exercise in patients with inflammatory rheumatic disease. Nature clinical practice. *Rheumatology, 4*(11), 597–604. https://doi.org/10.1038/ncprheum0929

Macfarlane, G.J., Kronisch, C., Dean, L.E., Atzeni, F., Häuser, W., Fluß, E., Choy, E., Kosek, E., Amris, K., Branco, J., Dincer, F., Leino-Arjas, P., Longley, K., McCarthy, G.M., Makri, S., Perrot, S., Sarzi-Puttini, P., Taylor, A. & Jones, G.T. (2017). EULAR revised recommendations for the management of fibromyalgia. *Annals of the rheumatic diseases, 76*(2), 318–328.

Masiero, S., Litwocenko, S. & Agostini, F. (2020). Rehabilitation in an Italian thermal setting: a new therapeutic strategy for patients with musculoskeletal disability-the results of an Italian survey. *International journal of biometeorology, 64*(6), 951–954. https://doi.org/10.1007/s00484-019-01765-3

Mattos, F., Leite, N., Pitta, A. & Bento, P.C. (2016). Effects of aquatic exercise on muscle strength and functional performance of individuals with osteoarthritis: a systematic review. *Revista brasileira de reumatologia, 56*(6), 530–542. https://doi.org/10.1016/j.rbr.2016.06.007

Metsios, G.S., Stavropoulos-Kalinoglou, A., Veldhuijzen van Zanten, J.J., Treharne, G.J., Panoulas, V.F., Douglas, K.M., Koutedakis, Y. & Kitas, G.D. (2008). Rheumatoid arthritis, cardiovascular disease and physical exercise: a systematic review. *Rheumatology, 47*(3), 239–248. https://doi.org/10.1093/rheumatology/kem260

Millar, N.L., Silbernagel, K.G., Thorborg, K., Kirwan, P.D., Galatz, L.M., Abrams, G.D., Murrell, G.A. C., McInnes, I.B. & Rodeo, S.A. (2021). Tendinopathy. Nature reviews. *Disease primers, 7*(1), 1. https://doi.org/10.1038/s41572-020-00234-1

Miyoshi, T., Shirota, T., Yamamoto, S., Nakazawa, K. & Akai, M. (2005). Functional roles of lower-limb joint moments while walking in water. *Clinical biomechanics, 20*(2), 194–201 https://doi.org/10.1016/j.clinbiomech.2004.10.006

Myasoedova, E., Crowson, C.S., Kremers, H.M., Therneau, T.M. & Gabriel, S.E. (2010). Is the incidence of rheumatoid arthritis rising? *Results from Olmsted County, Minnesota, 1955–2007. Arthritis and rheumatism, 62*(6), 1576–1582. https://doi.org/10.1002/art.27425

National Institute for Health and Care Excellence (NICE). (2020). *Osteoarthritis: care and management (NICE Clinical Guidelines, No. 177)*. https://www.ncbi.nlm.nih.gov/books/NBK568417/

Naumann, J. & Sadaghiani, C. (2014). Therapeutic benefit of balneotherapy and hydrotherapy in the management of fibromyalgia syndrome: a qualitative systematic review and meta-analysis of randomized controlled trials. *Arthritis research & therapy, 16*(4), R141. https://doi.org/10.1186/ar4603

Nwachukwu, B.U., McFeely, E.D., Nasreddine, A., Udall, J.H., Finlayson, C., Shearer, D.W., Micheli, L.J. & Kocher, M.S. (2011). Arthrofibrosis after an-

terior cruciate ligament reconstruction in children and adolescents. *Journal of pediatric orthopedics, 31*(8), 811–817. https://doi.org/10.1097/BPO.0b013e31822e0291
Ockert, B. (2021). Sehnenverletzungen an der Schulter. *Unfallchirurg, 124*, 87–88. https://doi.org/10.1007/s00113-020-00942-z
Pabinger, C. & Geissler, A. (2014). Utilization rates of hip arthroplasty in OECD countries. *Osteoarthritis and cartilage, 22*(6), 734–741. https://doi.org/10.1016/j.joca.2014.04.009
Pabinger, C., Lothaller, H. & Geissler, A. (2015). Utilization rates of knee-arthroplasty in OECD countries. *Osteoarthritis and cartilage, 23*(10), 1664–1673. https://doi.org/10.1016/j.joca.2015.05.008
Paricio-Montesinos, R., Schwaller, F., Udhayachandran, A., Rau, F., Walcher, J., Evangelista, R., Vriens, J., Voets, T., Poulet, J.F.A. & Lewin, G.R. (2020). The sensory coding of warm perception. *Neuron, 106*(5), 830–841.e3. https://doi.org/10.1016/j.neuron.2020.02.035
Pavone, V., Vescio, A., Mobilia, G., Dimartino, S., Di Stefano, G., Culmone, A. & Testa, G. (2019). Conservative treatment of chronic achilles tendinopathy: a systematic review. *Journal of functional morphology and kinesiology, 4*(3), 46. https://doi.org/10.3390/jfmk4030046
Pittler, M.H., Karagülle, M.Z., Karagülle, M. & Ernst, E. (2006). Spa therapy and balneotherapy for treating low back pain: meta-analysis of randomized trials. *Rheumatology, 45*(7), 880–884. https://doi.org/10.1093/rheumatology/kel018
Pflaster, D.S., Krag, M.H., Johnson, C.C., Haugh, L.D. & Pope, M.H. (1997). Effect of test environment on intervertebral disc hydration. *Spine, 22*(2), 133–139. https://doi.org/10.1097/00007632-199701150-00003
Prins, J. & Cutner, D. (1999). Aquatic therapy in the rehabilitation of athletic injuries. *Clinics in sports medicine, 18*(2), 447–ix. https://doi.org/10.1016/S0278-5919(05)70158-7
Radtke, R. (2024). *Anzahl von Kniegelenksoperationen in ausgewählten OECD-Ländern bis 2021.* https://de.statista.com/statistik/daten/studie/182672/umfrage/kniegelenksoperationen-anzahl-in-ausgewaehlten-oecd-laendern/
Salter, R.B. (1989). The biologic concept of continuous passive motion of synovial joints. The first 18 years of basic research and its clinical application. *Clinical orthopaedics and related research, 242*, 12–25. https://doi.org/10.1097/00003086-198905000-00003
Sánchez-Domínguez, B., Bullón, P., Román-Malo, L., Marín-Aguilar, F., Alcocer-Gómez, E., Carrión, A.M., Sánchez-Alcazar, J.A. & Cordero, M.D. (2015). Oxidative stress, mitochondrial dysfunction and, inflammation common events in skin of patients with Fibromyalgia. *Mitochondrion, 21*, 69–75. https://doi.org/10.1016/j.mito.2015.01.010
Sandstad, J., Stensvold, D., Hoff, M., Nes, B.M., Arbo, I. & Bye, A. (2015). The effects of high intensity interval training in women with rheumatic disease: a pilot study. *European journal of applied physiology, 115*(10), 2081–2089. https://doi.org/10.1007/s00421-015-3186-9
Sanford-Smith, S., MacKay-Lyons, M. & Nunes-Clement, S. (1998). Therapeutic benefit of aquaerobics for individuals with rheumatoid arthritis. *Physiotherapy Canada, 50*, 40–46
Schiavone Panni, A., Cerciello, S., Vasso, M. & Tartarone, M. (2009). Stiffness in total knee arthroplasty. *Journal of orthopaedics and traumatology, 10*(3), 111–118. https://doi.org/10.1007/s10195-009-0054-6
Scott, A. & Ashe, M.C. (2006). Common tendinopathies in the upper and lower extremities. *Current sports medicine reports, 5*(5), 233–241. https://doi.org/10.1097/01.CSMR.0000306421.85919.9c
Severin, A.C., Burkett, B.J., McKean, M.R., Wiegand, A.N. & Sayers, M.G.L. (2017). Limb symmetry during double-leg squats and single-leg squats on land and in water in adults with long-standing unilateral anterior knee pain; a cross sectional study. *BMC sports science, medicine & rehabilitation, 9*, 20. https://doi.org/10.1186/s13102-017-0085-x
Shi, Z., Zhou, H., Lu, L., Pan, B., Wei, Z., Yao, X., Kang, Y., Liu, L. & Feng, S. (2018). Aquatic Exercises in the Treatment of Low Back Pain: A Systematic Review of the Literature and Meta-Analysis of Eight Studies. *American journal of physical medicine & rehabilitation, 97*(2), 116–122. https://doi.org/10.1097/PHM.0000000000000801
Silva, L.E., Valim, V., Pessanha, A.P., Oliveira, L.M., Myamoto, S., Jones, A. & Natour, J. (2008). Hydrotherapy versus conventional land-based exercise for the management of patients with osteoarthritis of the knee: a randomized clinical trial. *Physical therapy, 88*(1), 12–21. https://doi.org/10.2522/ptj.20060040
Silverman, M.N. & Deuster, P.A. (2014). Biological mechanisms underlying the role of physical fitness in health and resilience. *Interface focus, 4*(5), 20140040. https://doi.org/10.1098/rsfs.2014.0040

Siqueira, U.S., Orsini Valente, L.G., de Mello, M.T., Szejnfeld, V.L. & Pinheiro, M.M. (2017). Effectiveness of aquatic exercises in women with rheumatoid arthritis: a randomized, controlled, 16-week intervention-the HydRA trial. *American journal of physical medicine & rehabilitation, 96*(3), 167–175. https://doi.org/10.1097/PHM.0000000000000564

Singerman, R., Gabriel, S.M., Maheshwer, C.B. & Kennedy, J.W. (1999). Patellar contact forces with and without patellar resurfacing in total knee arthroplasty. *The Journal of arthroplasty, 14*(5), 603–609. https://doi.org/10.1016/S0883-5403(99)90084-0

Smith, E., Hoy, D., Cross, M., Merriman, T.R., Vos, T., Buchbinder, R., Woolf, A. & March, L. (2014). The global burden of gout: estimates from the Global Burden of Disease 2010 study. *Annals of the rheumatic diseases, 73*(8), 1470–1476. https://doi.org/10.1136/annrheumdis-2013-204647

Stukenborg-Colsman, C., Ostermeier, S., Burmester, O. & Wirth, C.J. (2003). Dynamische In-vitro-Messung des retropatellaren Drucks nach alloplastischem Kniegelenkersatz. *Der Orthopade, 32*(4), 319–322. https://doi.org/10.1007/s00132-002-0442-6

Subasi, V., Toktas, H., Demirda, U. S, Turel, A., Cakir, T. & Kavuncu, V. (2012). Water-based versus land-based exercise program for the management of shoulder impingement syndrome. *Turkish journal of physical medicine and rehabilitation, 58*(2), 79–84.

Taglietti, M., Facci, L.M., Trelha, C.S., de Melo, F.C., da Silva, D.W., Sawczuk, G., Ruivo, T.M., de Souza, T.B., Sforza, C. & Cardoso, J.R. (2018). Effectiveness of aquatic exercises compared to patient-education on health status in individuals with knee osteoarthritis: a randomized controlled trial. *Clinical rehabilitation, 32*(6), 766–776.

Thein Brody, L. & Richley Geigle, P. (2009). *Aquatic exercise for rehabilitation and training*. Human Kinetics. https://doi.org/10.5040/9781718210691

Thomson, A., Whiteley, R., Hansen, C., Welzel, J., Racinais, S. & Wilson, M.G. (2021). Effect of speed and gradient on plantar force when running on an AlterG® treadmill. *BMC sports science, medicine & rehabilitation, 13*(1), 34. https://doi.org/10.1186/s13102-021-00258-4

Treffel, L., Mkhitaryan, K., Gellee, S., Gauquelin-Koch, G., Gharib, C., Blanc, S. & Millet, C. (2016). Intervertebral disc swelling demonstrated by 3D and water content magnetic resonance analyses after a 3-day dry immersion simulating microgravity. *Frontiers in physiology, 7*, 605. https://doi.org/10.3389/fphys.2016.00605

Uthman, O.A., van der Windt, D.A., Jordan, J.L., Dziedzic, K.S., Healey, E.L., Peat, G.M. & Foster, N.E. (2013). Exercise for lower limb osteoarthritis: systematic review incorporating trial sequential analysis and network meta-analysis. *BMJ (Clinical research ed.), 347*, f5555. https://doi.org/10.1136/bmj.f5555

Van den Berg, F. (2022). *Angewandte Physiologie* (Band 3). Thieme.

Verhagen, A.P., Bierma-Zeinstra, S.M., Boers, M., Cardoso, J.R., Lambeck, J., de Bie, R.A. & de Vet, H.C. (2007). Balneotherapy for osteoarthritis. *The Cochrane database of systematic reviews, 4*, CD006864. https://doi.org/10.1002/14651858.CD006864

Waller, B., Ogonowska-Slodownik, A., Vitor, M., Lambeck, J., Daly, D., Kujala, U.M. & Heinonen, A. (2014). Effect of therapeutic aquatic exercise on symptoms and function associated with lower limb osteoarthritis: systematic review with meta-analysis. *Physical therapy, 94*(10), 1383–1395. https://doi.org/10.2522/ptj.20130417

Wang, T.J., Lee, S.C., Liang, S.Y., Tung, H.H., Wu, S.F. & Lin, Y.P. (2011). Comparing the efficacy of aquatic exercises and land-based exercises for patients with knee osteoarthritis. *Journal of clinical nursing, 20*(17–18), 2609–2622. https://doi.org/10.1111/j.1365-2702.2010.03675.x

Werner, G., Klimczyk, K. & Rude, J. (1997). *Physikalische und rehabilitative Medizin*. Thieme.

Widmann, M., Krauss, I., Jansen, P., Niess, A.M. & Munz, B. (2019). Biomarkersto monitor efficacy of exercise programs in multimorbidosteoarthritis patients: is inflammation the clue? *Deutsche Zeitschrift Sportmedizin, 70*, 235–241. https://doi.org/10.5960/dzsm.2019.388

Wieser, K. & Bouaicha, S. (2020). Die „Frozen shoulder" – Eine häufig verpasste Diagnose der Schulterchirurgie. *Rheuma Schweiz Fachzeitschrift, 2*, 10–14.

Wittling, W. & Wittling, R.A. (2012). *Herzschlagvariabilität: Frühwarnsystem, Stress und Fitnessindikator*. Eichsfeld.

Wolfe, F., Brähler, E., Hinz, A. & Häuser, W. (2013). Fibromyalgia prevalence, somatic symptom reporting, and the dimensionality of polysymptomatic distress: results from a survey of the general population. *Arthritis care & research, 65*(5), 777–785. https://doi.org/10.1002/acr.21931

Wyatt, F.B., Milam, S., Manske, R.C. & Deere, R. (2001). The effects of aquatic and traditional exercise programs on persons with knee osteoarthritis. *Journal of strength and conditioning research, 15*(3), 337–340.

Yercan, H.S., Sugun, T.S., Bussiere, C., Ait Si Selmi, T., Davies, A. & Neyret, P. (2006). Stiffness after total knee arthroplasty: prevalence, management and outcomes. *The Knee, 13*(2), 111–117. https://doi.org/10.1016/j.knee.2005.10.001

Zhang, W., Moskowitz, R.W., Nuki, G., Abramson, S., Altman, R.D., Arden, N., Bierma-Zeinstra, S., Brandt, K.D., Croft, P., Doherty, M., Dougados, M., Hochberg, M., Hunter, D.J., Kwoh, K., Lohmander, L.S. & Tugwell, P. (2008). OARSI recommendations for the management of hip and knee osteoarthritis, Part II: OARSI evidence-based, expert consensus guidelines. *Osteoarthritis and cartilage, 16*(2), 137–162.

Zhao, Q., Dong, C., Liu, Z., Li, M., Wang, J., Yin, Y. & Wang, R. (2020). The effectiveness of aquatic physical therapy intervention on disease activity and function of ankylosing spondylitis patients: a meta-analysis. *Psychology, health & medicine, 25*(7), 832–843. https://doi.org/10.1080/13548506.2019.1659984

## Weiterführende Literatur

Arnold, C.M. & Faulkner, R.A. (2010). The effect of aquatic exercise and education on lowering fall risk in older adults with hip osteoarthritis. *Journal of aging and physical activity, 18*(3), 245–260. https://doi.org/10.1123/japa.18.3.245

Foley, A., Halbert, J., Hewitt, T. & Crotty, M. (2003). Does hydrotherapy improve strength and physical function in patients with osteoarthritis--a randomised controlled trial comparing a gym based and a hydrotherapy based strengthening programme. *Annals of the rheumatic diseases, 62*(12), 1162–1167. https://doi.org/10.1136/ard.2002.005272

Wang, T.J., Belza, B., Elaine Thompson, F., Whitney, J.D. & Bennett, K. (2007). Effects of aquatic exercise on flexibility, strength and aerobic fitness in adults with osteoarthritis of the hip or knee. *Journal of advanced nursing, 57*(2), 141–152. https://doi.org/10.1111/j.1365-2648.2006.04102.x

# 8 Stoffwechselerkrankungen

Unter dem Überbegriff finden sich Veränderungen im Metabolismus, die die Aufrechterhaltung von Stoffwechselprozessen wie die Zellerneuerung und Energieversorgung betreffen. Sie können verschiedenste Störungen hervorrufen und beziehen meist Erkrankungen mannigfaltiger Organsysteme wie der Schilddrüse oder Bauchspeicheldrüse mit ein. Neben Gendefekten werden die Erkrankungen meist durch Risikofaktoren ausgelöst, die im Lebensstil begründet liegen. Im Folgenden werden die Erkrankungen **Adipositas** und **Diabetes mellitus** behandelt, die im Zusammenhang mit einer Vielzahl von Vorgängen der Blutzucker und -fettregulierung stehen und im Laufe des Lebens erworben wurden.

## 8.1 Übergewicht und Adipositas

Basierend auf qualitativen Daten zu Übergewicht und Adipositas sind 43.3 % der deutschen, respektive 39 % der schweizerischen Männer übergewichtig (BMI > 25.0 bis 29.9 kg/m2), bei den Frauen sind es 28.8 %, respektive 30 % (Schienkiewitz et al., 2017; Bundesamt für Statistik, 2022). Die Zahlen für Adipositas (BMI > 30 kg/m2; Bauchumfang > 102 cm bei Männern, > 88 cm bei Frauen) sind hierbei nicht hinzugerechnet. Die Adipositasprävalenz beträgt in Deutschland 18.1 % – ohne große Unterschiede zwischen den Geschlechtern – und in der Schweiz 11.0 % und ist in den letzten Dekaden stetig angestiegen (Schienkiewitz et al., 2017; Bundesamt für Statistik, 2022). Männer und Frauen nehmen im Verlauf über drei Altersdekaden hinweg durchschnittlich 9 kg, respektive 8 kg an Gewicht zu (Bischoff, 2017). Erhebungen an australischen Frauen im mittleren Lebensalter bestätigen die Angaben: im Mittel nimmt das Körpergewicht um 310 g pro Jahr zu. Eine deutschlandweite prospektive Follow-up-Studie an einer Kohorte von 15 444 Männern und 17 207 Frauen rückte die Entwicklung einer zentralen Adipositas in den Vordergrund. Jährlich erhöhte sich der Taillenumfang bei den Männern um durchschnittlich 0.53 cm/Jahr (95 % CI 0.29 bis 0.76) respektive bei den Frauen um 0.63 cm/Jahr (95 % CI 0.48 bis 0.77). Innerhalb von zehn Jahren entwickelten 20 % der Studienteilnehmenden mit einem Baseline-Taillenumfang < 94 cm (Männer) respektive < 80 cm (Frauen) eine zentrale Adipositas. Hingegen erhöhte sich der Anteil auf 50 % bei einem Baseline-Taillenumfang zwischen 94 cm und 102 cm (Männer) respektive 80 cm und 88 cm (Frauen) (Haftenberger et al., 2016). Die hohe Prävalenz der Adipositas ist auch in den unteren Altersgruppen zu beobachten. In den letzten 40 Jahren verdoppelte sich die Zahl adipöser Kinder auf durchschnittlich 15 %. Die epidemisch hohe Rate ist in Industrie- und Schwellenländern bis auf 35 % angestiegen (Bischoff, 2017). Damit verbunden war in repräsentativen Stichproben in den USA ein Anstieg von Diäten von 34.3 % im Jahr 2000 auf 42.2 % im Jahr 2016. Dem Trend zum Trotz hat die Prävalenzrate von Adipositas um den Faktor 3 zugenommen (Gaesser et al., 2021).

Adipositas ist der Wegbereiter für die wichtigsten Zivilisationserkrankungen (Bischoff,

2017). An erster Stelle zu nennen sind kardiovaskuläre Folgeerkrankungen einschließlich Hypertonie, Dsylipidämie, gestörte Glukosetoleranz, metabolisches Syndrom und Typ-II-Diabetes (Lavie et al., 2018), wobei die damit verbundenen kardiometabolischen Risiken nachweislich bei Adipositasgrad 2 und 3 zu einer erhöhten Gesamtmortalität (Hazard ratio: 1.34, 95 % CI 1.21 bis 1.47) beitragen (Bastien et al., 2014). Die Entstehung der Fettleibigkeit ist weiterhin eine Ursache für Erkrankungen des Muskel-/Skelettsystems und chronisch-obstruktive Atemwegserkrankungen. Zu den adipositasassoziierten Folgeerkrankungen zählen auch psychiatrische Erkrankungen (Depressionen, Panikattacken) und bestimmte Tumorerkrankungen wie der Dickdarmkrebs.

Die **Genese von Adipositas** ist multifaktoriell und um die Klärung des Krankheitsprozesses ist bereits viel erreicht. Im Mittelpunkt der Adipositas begünstigenden Faktoren steht eine Dysbalance der Energiezufuhr und des Energieverbrauchs. Beide Hauptfaktoren der Energiegleichung werden über Energiesensoren (z. B. Sättigungshormone) reguliert, um das Körpergewicht auszubalancieren. Der Energieumsatz ist aber mehr als nur eine Gleichung mit 2 Seiten (Manore et al., 2017). Neben, früh prägenden Lebenserfahrungen, Lifestyle und personenbezogene Stimmungslagen können hereditäre Einflüsse und Signalübermittlung von Hormonen die autoregulierten Energiesysteme überspielen und eine Gewichtszunahme bzw. -abnahme begünstigen. Die Adipositas bestimmenden Faktoren spielen offenbar eine Rolle, wenn es um die Auswahl der Medikation geht. Eine Orientierung der medikamentösen Verordnungspraxis an vier Phänotypen „hungry brain“ (ungezügelter Appetit), „emotional hunger“ (hedonisches Essverhalten), „hungry gut“ (Dysbiose des Mikrobioms) und „slow burn“ (niedrige Stoffwechselrate) ist vorteilhaft. Mit einer Phänotypen-bezogenen Stratifizierung kann ein um 1.75-fach höherer Gewichtsverlust nach 12 Monaten erzielt werden (Acosta et al., 2021).

Von der progredienten Ablagerung überschüssiger Fettsäuren in Körpergeweben ausgehend, ist der **Übergang zur Krankheitsentstehung** fließend (Bischoff, 2017). Primär zentral ist, dass die vermehrte Fettspeicherung die Insulinwirkung in den peripheren Geweben herabsetzt (Yang et al., 2019). Weitreichend spielen lipidtoxische Prozesse eine führende Rolle, die eine abdominale Fettgewebsentzündung durch oxidativen Stress (Stulnig, 2009) und die Schädigung der Mitochondrienfunktion einbezieht (Badin et al., 2011). Als ätiologisch bedeutsam, werden drei Faktoren hervorgehoben:

1) Viszerale Fettablagerung
2) Metainflammation
3) Lipidstoffwechselstörung.

### 1. Viszerale Fettablagerung

*Fettakkumulation in Subkutan- und Viszeralgewebe:* Ein übermäßiges Substratangebot an FFS, das nicht verwertet werden kann, führt zur Fettakkumulation in Subkutan- und Viszeralgewebe. Wenn die Speicherkapazitäten im peripheren Subkutan-Fettgewebe ausgeschöpft sind, wird vermehrt Viszeralfett eingespeichert. Das Viszeralfett umhüllt die inneren Organsysteme wie Bauchspeicheldrüse, Leber, Herz und Nieren. Bei einem Überschuss an Viszeraladipozyten werden eine Vielzahl aktiver Adipokine mit entzündungsfördernden Eigenschaften sezerniert. Adipokine wirken als Signalmoleküle mit lipotoxischer Wirkung in Hepatozyten, Pankreas-, Nieren-, Myokard- und Skelettmuskelzellen. Ihre krankmachende Wirkung entfaltet sich bei Viszeralfettvermehrung in verschiedenen Organsystemen (**Tabelle 8-1**). Als Folge verliert das Insulinsignal seine Eigenschaften und Wirkungen (**Abbildung 8-1**) (Neeland et al., 2018).

Eine ständig positive Energiebilanz führt zur Gewichtszunahme und Fettzellvergrößerung. Die Adipozytenhypertrophie ist begleitet von Veränderungen der Adipozytendifferenzierung und der Sekretion von Adipokinen des proinflammatorischen Phänotypus. Dabei wirken die Entzündungsfaktoren nicht nur auf die Zellen der Umgebung (autokriner/parakriner Se-

**Tabelle 8-1:** Pathophysiologie der Viszeralfettvermehrung (Bastien et al., 2014)

| Fetteinspeicherung | Pathophysiologie |
|---|---|
| Myokardial | diastolische Gefäßelastizität erniedrigt, linksventrikuläre Diameter erhöht, konzentrisches linksventrikuläres Remodelling erhöht |
| Perivaskulär | Lokale Gefäßwandentzündungen und gestörte Gefäßfunktion, atherosklerotische Läsionen durch vaskuläres Remodelling und Makrophageninfiltration |
| Hepatisch | Glukoseproduktion erhöht, Insulindegradation, VLDL erhöht, atherogen zirkulierendes Apolipoprotein B erhöht kardiovaskuläre Ereignisse |
| Pankreatisch | Gewebeentzündung, Apoptose, Betazellfunktion↓. |
| Renal | Hypertonie |
| Intramuskulär | Insulinresistenz, Entzündung |

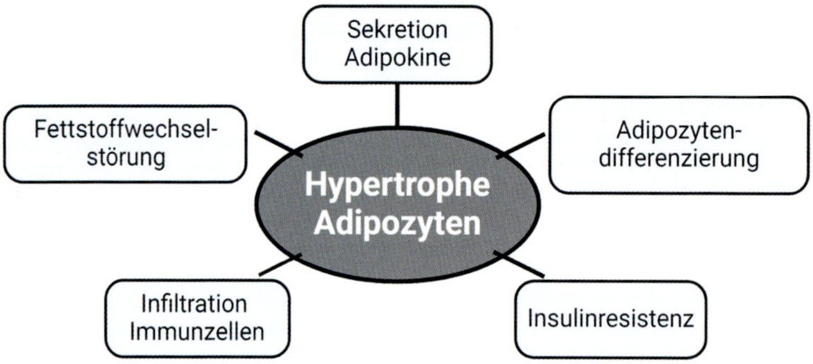


**Abbildung 8-1:** Fettakkumulation im Subkutan- und Viszeralgewebe (modifiziert nach Goossens & Blaak, 2015)

kretionsmodus), sondern werden systemisch verbreitet (endokrin). Bei ausgeschöpfter Speicherkapazität im Subkutanfettgewebe (hauptsächlicher Speicherort) werden die Fette über das Pfortadersystem und die systemische Zirkulation weitertransportiert und in insulinsensitiven Geweben wie der Leber und der Skelettmuskulatur abgelagert.

*Fettansammlung in der Leber:* Eine Glukose- und Lipidanreicherung in der Blutstrombahn begünstigt die Entstehung der Steatosis hepatis (nichtalkoholische Fettleber), der Leberzirrhose und des Leberzellkarzinoms (Sberna et al., 2018). Grundsätzlich können die Lipide der Beta-Oxidation unter Energieverbrauch der Leber zugeführt, als ektopisches Fett gespeichert oder als Lipoproteine in Form von VLDL in den Blutkreislauf abgegeben werden. Bei einer ständigen Flutung der Leber mit glukose- und fetthaltigem Blut reichert sich vermehrt überschüssiges Fett in der Leber an. Vor allem fördern fruktosereiche Produkte den Umbau zu Fett in der Leber. Zwar haben fruktosehaltige Getränke eine stärkere Süßkraft als glukosehaltige, das Sättigungsgefühl ist aber geringer (Roeb & Weiskirchen, 2021). Der Fettüberschuss hemmt die Plastizität und Atmungsaktivität von Mitochondrien der Leber, indem sie zur Teilung der normalerweise verknüpften Mitochondrien führen. Vielversprechende Forschungsergebnisse haben gezeigt, dass die miteinander verbundenen Mitochondrien in der Leber durch hochregulierte Rab GTPase (sekretorische Regulatoren, die für den Membrantransport zuständig sind) fragmentiert werden und zu Fehlern im System der Mitochondrien führen. Eine erhöhte Expression von Rab-24-Regulatoren begünstigt eine vermehrte Fettanlagerung und Lipotoxizität in den Leberzellen und ist mit Insulinresistenz verbunden (Niesing, 2020). An der hepatotoxischen Wirkung sind auch reaktive Sauerstoffspezies beteiligt, die in den Komplexen der Atmungskette entstehen. Sie leiten chronische Entzündungsvorgänge ein, indem Entzündungsmediatoren in die systemische Zirkulation übertreten (Smith et al., 2018). Eine der gut untersuchten Folgen ist eine Hemmung des Insulinsignals auf die GLUT4-vermittelte Glukoseaufnahme. Die sich daraus ergebende leberspezifische Insulinresistenz begünstigt die Neusynthese von Glykogen (Glukoneogenese) in der Leber. Durch die Glukoneogenese gelangt mehr Glukose in die Blutbahn, die nicht ausreichend durch die Sekretion von Insulin kompensiert werden kann. Dies erklärt auch, weshalb die Hälfte der Adipösen einen DM-II im Verlauf des Erwachsenenalters entwickeln (Bischoff, 2017). Eine aktuelle Untersuchung an einer Querschnittskohorte zur Insulinempfindlichkeit hat ergeben, dass Insulin außer in Muskel- und Leberzellen auch noch in anderen Gewebearten wie dem Hypothalamus wirksam ist. Wie die Forschung zeigen konnte, verhindert ein gutes Ansprechen des Hypothalamus auf Insulin eine übermäßige Fettzellvermehrung (Kullmann et al., 2020).

*Fettansammlung im Pankreasgewebe*: Die vermehrte Abgabe von Fettsäureestern und anderen Fetten aus der Leber stört die Insulinsynthese und -sekretion durch Schädigung der mitochondrialen Enzymsysteme der Langerhans-Inseln (**Abbildung 8-2**). Eine beeinträchtigte Sekretion insulinproduzierender Betazellen ist ein Frühzeichen des Typ-II-Diabetes (DM-II) und wird auch Betazell-Dysfunktion genannt. Langfristig führt DM-II zum Betazelluntergang der insulinproduzierenden Zellen.

Die Funktionalität der Mitochondrien der Inselzellen (und deren Aufgabe, die Atmungskette für die ATP-Produktion zu regulieren) werden durch Fettsäureester und andere Fettsäuren geschädigt (erhöhte ROS-Spiegel). Ei-

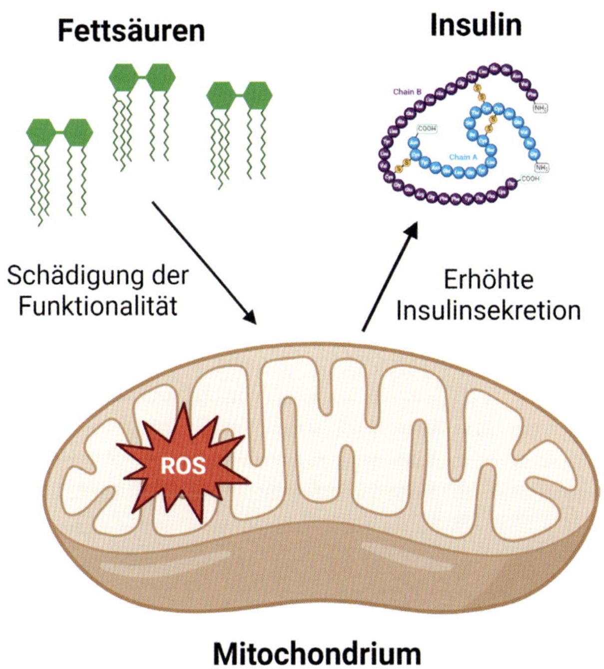


**Abbildung 8-2:**
Betazell-Dysfunktion

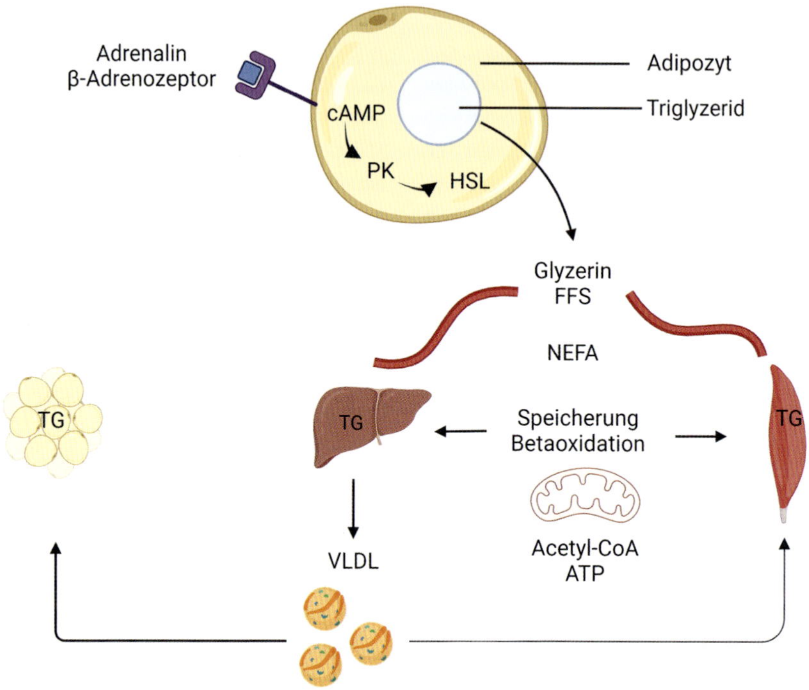


**Abbildung 8-3:** FFS-Stoffwechselwege zwischen Fettgewebe, Leber und Muskel (nachgezeichnet nach Thompson et al., 2012)

nerseits wird die Insulinsynthese behindert, andererseits tragen die Fettsäuren zu einer erhöhten Insulinsekretion im nüchternen Zustand bei.

*Fettansammlung in der Skelettmuskulatur:* Ein Teil der von der Leber sekretierten und im Blutkreislauf zirkulierenden Fette werden von den Mitochondrien der Muskulatur über die β-Oxidation für den aktivitätsbedingten Energiebedarf verwendet. Ein anderer Teil kann reesterifiziert werden und steht in Form von Triglyzerid der Muskulatur als Fettspeicher zur Verfügung. Bei einem hohen Gehalt an nicht-esterifizierten Fettsäuren (NEFA) im Blut[16] sowie bei vorwiegender Deckung des Energiebedarfs über die Fettsäureoxidation infolge einer eingeschränkten Glukoseaufnahme, werden der Muskulatur zu viel FFS zugeführt (**Abbildung 8-3**).

In den Adipozyten gespeichertes Triglyzerid (TG) wird in den Blutkreislauf freigesetzt (PK: Proteinkinase; HSL: hormonsensitive Lipase) und die Fettsäuren unverestert transportiert (NEFA). Teils werden NEFA aus dem Fettgewebe in der Leber aufgenommen, gespeichert (TG) und hauptsächlich im Ruhestoffwechsel in den Mitochondrien oxidiert. Der überschüssige Teil der NEFA, der nicht verbraucht wird, wird in Form von VLDL in den Kreislauf wieder zurückgegeben. Ebenso entnimmt die Muskulatur dem Blutkreislauf freie Fettsäuren, speichert sie (TG) oder setzt Energie durch die Oxidationsvorgänge frei (hormonsensitive Lipoproteinlipase).

Ein erhöhter Lipidgehalt in der Skelettmuskulatur fördert die Ansammlung von Li-

16 Im Blutplasma werden Fettsäuren (FA) in freier Form, d.h. unverestert (NE) transportiert. Hohe NEFA-Werte im Blut stehen in Zusammenhang mit der Insulinresistenz und sind zugleich ein Risikomarker für die Entwicklung von Diabetes mellitus.

pidmetaboliten, die im metabolisch aktiven Muskelgewebe über Signal-Kaskaden die Insulinrezeptoren desensibilisieren, indem sie den Insulinsignalweg über die Proteinkinase C (PKC) hemmen (Sangwung et al., 2020) (**Abbildung 8-4**). Eine atypische Form von PKC, PKCΘ, besitzt eine erhöhte Affinität zu Diacylglyzerinen (Zwischenprodukt der Triglyzeride). PKCΘ hemmt die Tyrosin-Phosphorylierung von IRS1. Dadurch bindet sich IRS1 nicht an den Insulinrezeptor und die damit verbundene PI3K-Aktivierung kann nicht stattfinden, so dass die Glukoseaufnahme durch den Glukosetransporter Glut 4 nicht in die Skelettmuskelzelle erfolgen kann. PI3K ist ein Schlüsselmolekül bei der Signaltransduktion und wird massiv gestört und dadurch der Insulinrezeptor geschädigt (Samuel et al., 2010). Demzufolge liegt der Ursprung einer Insulinresistenz (IR) in der Fettzellbildung bzw. der Ausbildung von Fettdepots.

Abbildung 8-4 veranschaulicht die pathophysiologischen Vorgänge der Fettzellbildung. Die Produktion freier Radikale (ROS) bzw. Defizite der N-Acetyltransferase (NAT2 detoxifiziert radikale Zwischenprodukte) beeinträchtigt die Funktionalität der Mitochondrien. Eine gestörte Mitochondrienfunktion sowie ein ständiger Fettsäureüberschuss (erhöhter intrazellulärer Lipidpool) begünstigt den Anstieg von Diacylglyzerinen, sn-1,2 DAG (Zwischenprodukt der Proteinsynthese beim Abbau von Fettsäuren). sn-1,2 DAG bindet sich an eine Isoform von PKC (Proteinkinase C), PKCθ, welche die Phosphorylierung (Übertragung von Phophat) auf Serin-Insulinrezeptorsubstrat IRS-1 (IRS-1-P-Ser) hemmt; die Signalkette PI3K und Akt2 kann nicht aktiviert werden. Dadurch bindet sich IRS-1 nicht an den Insulinrezeptor. Wird die damit verbundene PI3K-AKT2-Signaltransduktion gestört, kann die Skelettmuskelzelle keine Glukose durch den Glukosetransporter Glut 4 aufnehmen. Die Isomform PKCε aktiviert über den Phosphorylierungsweg Threoninkinase-Insulinrezeptorsubstrat IRS-1-P-Thr, das den Insulinrezeptor bindet und die Insulinwirkung entfaltet.

Als Teil des Krankheitsgeschehens wird infolge der Hemmung des Insulin-Signalweges die Expression des insulinabhängigen Membran-Transportproteins Glut4 herabgesetzt (Dos Santos et al., 2015; Krssak & Roden, 2004). Neben der eingeschränkten Insulinwirkung auf das Gewebe (Glykogensynthese) führen ein Mangel an steuernden oxidativen Enzymen zu einer Einschränkung der Energietransformati-

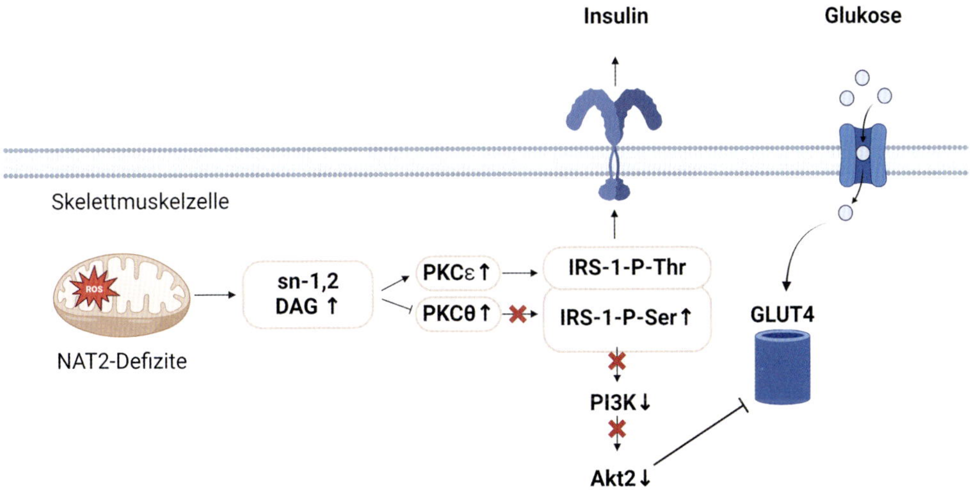


**Abbildung 8-4:** Hemmung des Insulin-Signalweges-Zellverhalten (nachgezeichnet nach Sangwung et al., 2020)

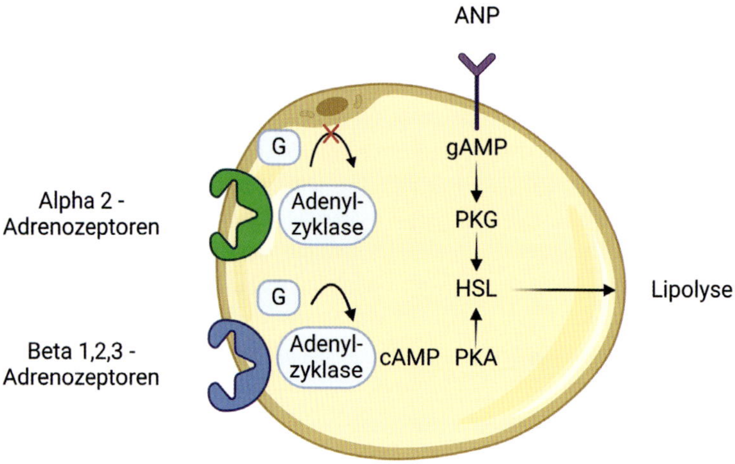


**Abbildung 8-5:** Aufnahme von Fetten in die Muskulatur – Bindungseigenschaften

on (Glykolyse) bzw. der Betaoxidation in den Mitochondrien der Muskelzelle (DiMenna & Arad, 2018). Neben dem beeinträchtigten Glukosestoffwechsel ist auch die Fettaufnahme in der Muskulatur durch die Bindung von Katecholaminen an Alpha2-adrenerge Rezeptoren gehemmt. Alpha-Adrenozeptoren steuern verstärkt den Kohlehydratstoffwechsel und inhibieren die Mobilisation von abdominalem Fett (**Abbildung 8-5**) (de Glisezinski et al., 2009).

Die Abbildung zeigt die Bindungseigenschaften von Katecholaminen an Adrenorezeptoren: α1-Adrenozeptoren und β-Adrenozeptoren sind Treiber der Lipolyse (fettspaltende Wirkung), wohingegen α2-Adrenozeptoren antilipolytisch wirken. Die Wirksamkeit von Adrenalin und Noradrenalin wird von der Bindungsaffinität (Empfindlichkeit) der Adrenozeptoren und dem Verteilungsmuster (Anzahl der exprimierten Rezeptortypen) bestimmt. Die Wirkung auf das Fettgewebe wird von β-Adrenozeptoren vermittelt und von hormonsensitiver Lipase katalysiert, indem stimulatorische G-Proteine über zellmembranständige Adenylatzyklase und Proteinkinase A hormonsensitive Lipase katalysieren. Der Gegenpart, α2 -Adrenozeptoren, koppelt an inhibitorische G-Proteine. Diese inhibieren Adenylatzyklase und hemmen die Aktivität von cAMP. cAMP, ein Second Messenger bei der zellulären Signaltransduktion, reguliert das Enzym hormonsensitive Lipase, das die freizusetzende Menge an FFS steuert. Niedrige cAMP-Spiegel senken die Lipolyserate (Pillmann et al., 2009).

*Fettansammlung am Herz*: Die viszerale Fettakkumulation macht sich auch am Herzen bemerkbar. Die Ansammlung von Fettgewebe ist klinisch mit Herzkrankheiten assoziiert (Bastien et al., 2014). Als Begleiterscheinung der epikardialen Lipidablagerung treten Myokardschäden häufig auf (Lavie et al., 2018). Die Einlagerung von Fettgewebe hat Auswirkungen auf die zentrale Hämodynamik. Unter Volumen- und Druckbelastung bei einem hohen Blutvolumen wird anfänglich mehr das rechte Herz belastet, später dilatiert auch die linke Herzkammer (rechts- und linksventrikuläre Hypertrophie). Dazu beitragende Faktoren sind das sympathische Nervensystem und das RAA-System, auf deren Basis sich eine Hypertonie bzw. Herzinsuffizienz entwickelt (Lavie et al., 2018), wobei eine kausale Beziehung zwischen Adipositas und Herzinsuffizienz als wahrscheinlich angesehen wird aber nicht bewiesen ist (Sundström et al., 2017).

### 2. Metainflammation

Kalorisch übermäßige Ernährungsweise vermehrt neben dem Subkutanfett die viszerale Fettmasse und damit Entzündungsvorgänge,

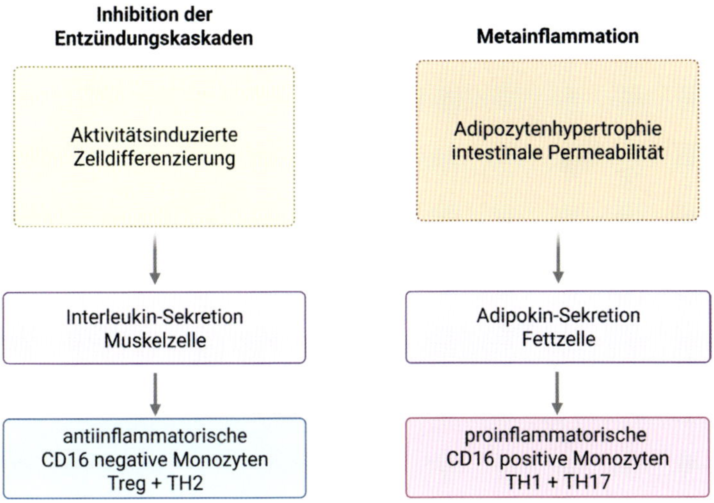


**Abbildung 8-6:** Aktivitätsinduzierte Vermehrung antiinflammatorischer Monozyten (nachgezeichnet nach Figueiredo et al., 2022)

indem es proentzündliche Adipokine (Zytokine IL-6, IL-8, TNF-α, Visfatin) aktiviert und die Adiponektinsekretion supprimiert – entsprechend finden sich niedrige Adiponektin-Serumspiegel bei Übergewichtigen[17] (Pillmann et al., 2009). Die inflammatorisch wirkenden Sekretionsprodukte (Adipokine) sind an der Entstehung der Insulinsensitivität beteiligt. Pathogenetisch relevant ist anfänglich ein Überangebot an Lipiden, das zu einer Vergrößerung der Fettzellen führt. Dadurch verändert sich die Vaskularität im bindegewebigen Stützgerüst und infolge sterben Adipozyten ab. Die genetisch regulierten Vorgänge der Apoptose sollen die Menge der Fettzellen auf ein Normalmaß regulieren. Der durch Signalwege gesteuerte Apoptose-Prozess wird mit der Ausschüttung von Chemokinen, TNF-α und MCP-1 (Monocyte Chemoattractant Protein-1[18]) initiiert; Smith et al., 2018). Die Moleküle sind an der Anhäufung von Makrophagen bzw. an der Phagozytose beteiligt, indem sie zirkulierende Monozyten und Lymphozyten im Blut triggern: T-Zellen, eine Gruppe von Lymphozyten, binden sich mit ihrem Rezeptor an präsentierte Zellbestandteile und locken gewebetypische Makrophagen an. Die infiltrierten Makrophagen interagieren mit inflammatorischen Zytokinen, die NF-κB[19] freisetzen. Im Verlauf der Immunantwort der T-Zellen tragen CD16-positive T-Zellen komplementär zu einer Steigerung der Abwehrfunktion bei. Während sich T-Zellen mit ihrem Rezeptor auf befallene Körperzellen ausrichten, greifen CD16-positive T-Zellen mit Hilfe zytotoxischer Enzyme auch andere Körperzellen an, die sie für Antigene halten. Auf diese Weise wenden sich T-Zellen gegen körpereigene Zellen und sind dadurch an der Entstehung der peripheren Insulinresistenz bzw. Hyperinsulinämie (Hypersekretion von Insulin) beteiligt (Carbone et al., 2019; Petrie et al., 2018). Die aktivitätsinduzierte Vermehrung von regulatorischen T-Zellen (Tregs) regeln die überschießende Im-

17 Antiinflammatorische, protektive Adipokine wie Adiponektin und Leptin stehen proinflammatorischen Adipokinen gegenüber. Ein hoher Adiponektin-Serumplasmaspiegel ist eng assoziiert mit der Sensitivität der Zielgewebe auf Insulin und der gefäßprotektiven NO-Produktion (Tripolt & Sourij, 2010).

18 MCP-1 spielt eine Rolle bei der Entstehung der diabetischen Nephropathie (Chow et al., 2006).

19 TNF-α und IL1 stimulieren Entzündungskaskaden, hauptsächlich mit im Spiel ist der Transkriptionsfaktor Nukleärer Faktor kappa B (NF-κB), der im Rahmen der Immunantwort die Zellproliferation und Apoptose einleitet.

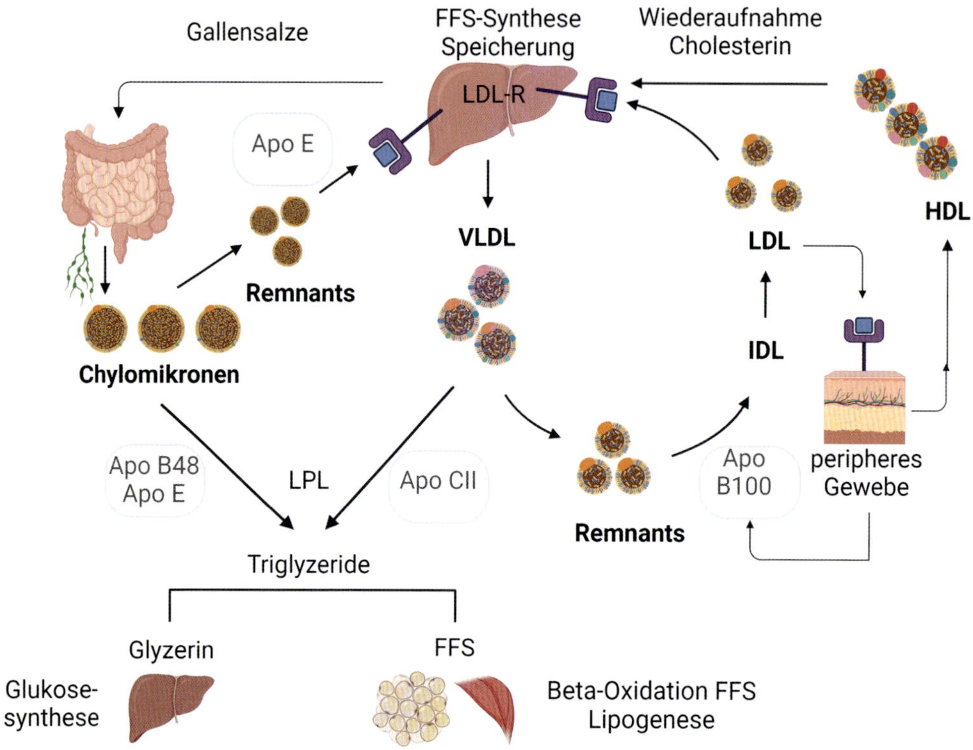


**Abbildung 8-7:** Schematischer Ablauf des Lipidtransports und der Lipidspeicherung (modifiziert Mathews et al., 2016)

munantwort herunter, sie fungieren als die natürlichen Bremsen der Immunantwort (Figueiredo et al., 2022) (**Abbildung 8-6**).

Erhöhte Durchlässigkeit des Darmepithels aufgrund einer beeinträchtigten Barrierefunktion (Störungen der intestinalen Permeabilität, Tight junctions), sowie Fettzellhypertrophie und -plasie lösen inflammatorische Vorgänge (Metainflammation) aus. Durch die vermehrte endokrine Aktivität der Adipozyten (Sekretion von Adipokinen) vermehren sich CD 16-positive Monozyten (antigen-präsentierende Zellen) und T-regulatorische Lymphozyten (T-Helfer 1-Zellen und T-Helfer 17-Zellen; Th1 bzw. Th17) in der Blutstrombahn. Durch Monozyten freigesetzte Makrophagen beteiligen sich in metabolisch aktivem Gewebe an der Immunantwort durch Phagozytose. Die immunologische Antwort ist auch mit einem Anstieg natürlicher Killerzellen in metabolisch aktivem Gewebe verbunden. In entgegengesetzter Weise induziert ET die Vermehrung von antiinflammatorischen Monozyten (Subpopulation CD16-negative Monozyten), regulatorischen T-Lymphozyten (Treg) und Lymphozyten-Abwehrhelferzellen (TH2). Auch wird das Myokin IL-6 von der Muskulatur segregiert.

### 3. Atherogenes Lipidprofil

Aus Sicht der Pathogenese spielt ein atherogenes Lipidprofil bei der Entstehung der multifaktoriellen Atherosklerose eine zentrale Rolle (**Abbildung 8-7**). In Verbindung mit der reichlichen Fettsäureaufnahme durch die Nahrung steigt der Triglyzeridgehalt im Blutserum über das Normalmaß an (höher als 150 mg/dl). Neben der Konzentration der Normalfette zeigen weitere Biomarker (Nüchternblutzucker, ge-

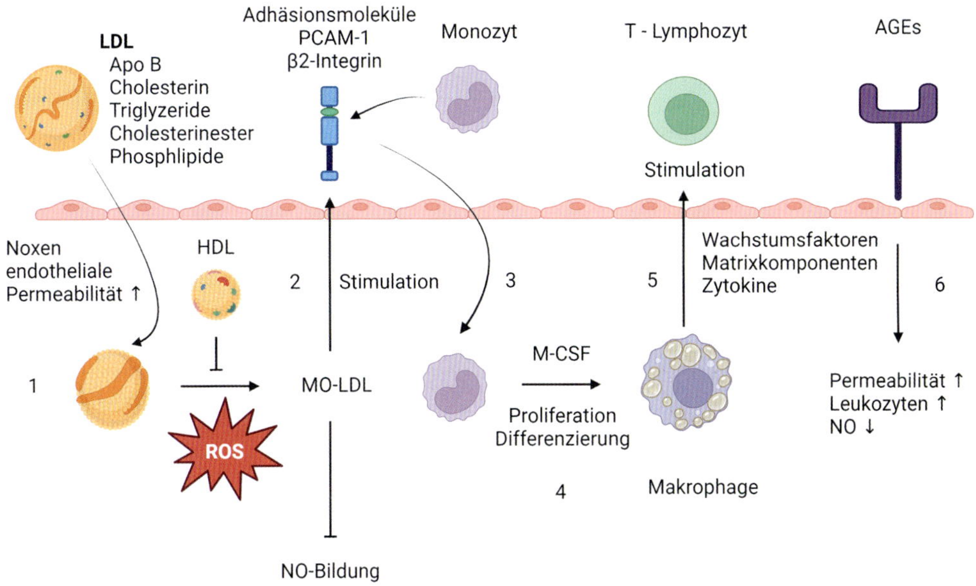


**Abbildung 8-8:** Pathophysiologie der Atherosklerose – Teil 1 (modifiziert nach Koch, 2021)

samtes Cholesterin, LDL, HDL) die Entstehung kardiometabolischer Krankheiten frühzeitig an (Stulnig, 2009). Charakterisierend sind die Low Density Lipoprotein (LDL)-Partikel im Blut vermehrt und die HDL-Partikel, Gegenspieler der LDL, vermindert. Ein hoher HDL-Cholesterol-Level zeichnet sich durch seine antiinflammatorische, antioxidative und antiatherogene Wirkung aus[20] (Bastien et al., 2014).

Triglyzeride und Cholesterin werden in Form von Phospholipiden (Lipoproteinpartikel) von den Zellen des Dünndarms zur Leber auf dem Lymphweg transportiert. Auf ihrem Weg zur Leber werden nach Spaltung durch die endothelständige Lipoproteinlipase (LPL) die freiwerdenden Fettsäuren den Chylomikronen entzogen und der Muskulatur als Brennstoff und dem Fettgewebe zur Speicherung bereitgestellt. Die verbleibenden Chylomikronen, auch „Remnants", erhalten auf dem Rückweg zur Leber ApoE, damit sie anschließend in den Hepatozyten aufgenommen und teilweise in Lysosomen abgebaut werden. Die restlichen freien Fettsäuren werden zu Triglzyeriden umgeformt und zu VLDL-Lipoproteinen verpackt. Angereichert mit Cholesterinestern werden sie von der Leber in die Blutbahn zurückgeschickt. Durch Wechselwirkung mit HDL-Partikeln erhalten sie Apolipoproteine C-II. ApoC-II aktiviert LPL, so dass die VLDL-Partikel teilweise zu Glycerin und Fettsäuren abgebaut werden. Der nicht abgebaute Rest der Remnants wird mit Apolipoprotein B-100 (ApoB-100) aus peripheren Geweben angereichert, das Bestandteil des IDL und durch weiteren Abbau auch des LDL wird. LDL lagert Cholesterinester nach Bindung mit LDL-Rezeptor in peripheren Geweben ab. Den reversen Cholesterintransport von Cholesterinester zur Leber erfolgt durch die HDL-Partikel.

Ausgangspunkt der Atherogenese ist die Leber, die überschüssige FFS aus dem Blut aufnimmt und bei Lipidüberladung die FFS wieder in verpackter Form als VLDL (Lipoprotein-Verbindung aus Triglyzeriden, Cholesterol, Apolipoproteinen und Phospholipiden) an den Blutkreislauf zurückgibt (Abbildung 8-8). Die dem aktiven Gewebe als Energielieferant dienenden

20 Rücktransport von Cholesterin aus Schaumzellen in die Leber

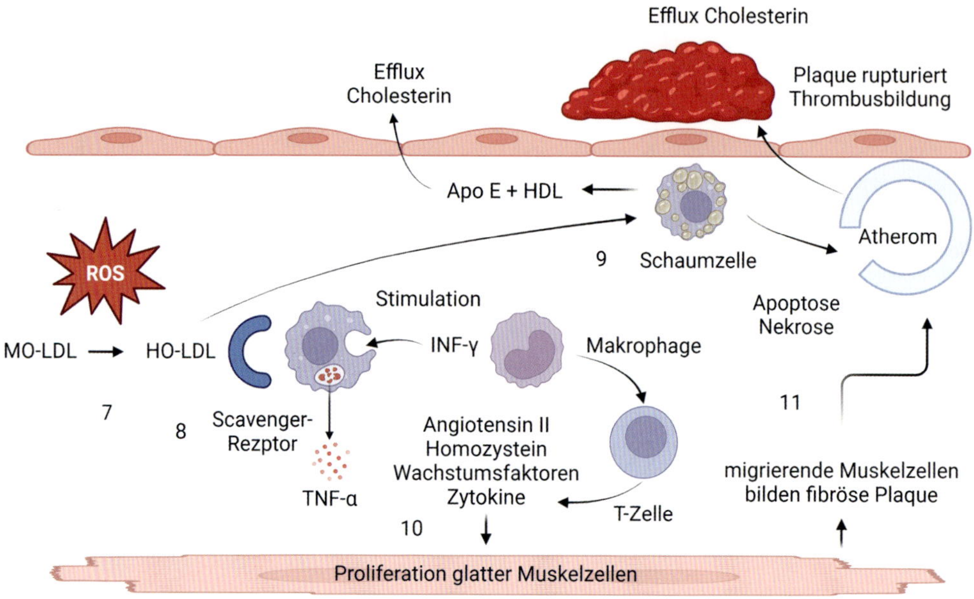


**Abbildung 8-9:** Pathophysiologie der Atherosklerose – Teil 2 (modifiziert nach Koch, 2021)

FFS werden dem VLDL entzogen, bis es als LDL im Blut zirkuliert. Das darin enthaltene Cholesterin wird als Strukturelement von Zellmembranen gebraucht, andererseits spielt das LDL-Cholesterin neben Entzündungsreaktionen und Immunprozessen (Aktivierung von Immunzellen) eine kausale Rolle bei der Bildung atherosklerotischer Plaque (**Abbildung 8-8, Abbildung 8-9**).

- (1): Durch Noxen geschädigtes Endothel erhöht die Gefäßwand-Permeabilität. Eine verringerte und entkoppelte NOS-Aktivität begünstigt oxidativen Stress. LDL-C-Partikel akkumulieren im subendothelialen Raum. NO und HDL hemmen die Oxidation von LDL, während unter reaktiven Sauerstoffspezies (ROS) oxidierte MO-LDL-Partikel entstehen.
- (2): MO-LDL stimuliert Adhäsionsmoleküle.
- (3): Inflammatorische Monozyten können leichter immigrieren.
- (4)/(5): Nach Differenzierung zu Makrophagen (Makrophagen-stimulierender Faktor M-CSF) wird durch Rekrutierung von T-Lymphozyten die Immunabwehr gesteuert.
- (6): Die Glykierung zu AGEs bei (Pre-)Diabetes begünstigt das Entzündungsgeschehen.
- (7): MO-LDL oxidiert zu aggregierendem HO-LDL (high oxydated LDL).
- (8): Die Makrophagen bilden unter dem Einfluss von T-Zellen (Zytokine INF-Υ, TNF-α) Scavenger-Rezeptoren, welche HO-LDL erkennen.
- (9): Schaumzellen entstehen durch Umschließen von LDL-Partikel durch Makrophagen. Durch Sekretion von Apolipoprotein E (Apo E) wird überschüssiges Cholesterin mit Hilfe von HDL abtransportiert. Die Beladung der Makrophagen mit Lipiden führt zu nekrotischen Zellen.
- (10): Bei bestehenden Risikofaktoren und Inflammation der Endothelinnenschicht vermehren und migrieren glatte Muskelzellen in die Tunica intima.
- (11) Unter Sekretion von Matrixbestandteilen (an den Umbauvorgängen der Matrix

sind Metalloproteinasen beteiligt) bilden die Muskelzellen eine Faserkappe um den atheromatösen Kern. Die fibröse atherotische Plaque bricht auf, Gerinnungskaskaden mit Thrombenbildung verschließen das Gefäß.

### 8.1.1 Wirkungsweise von Exercise Training (ET)

ET gilt nach heutiger Studienlage als sichere und wirksame Behandlung bei Übergewicht und Adipositas und wird nach den interdisziplinären Leitlinien zur „Prävention und Therapie der Adipositas" der Deutschen Adipositas-Gesellschaft (2024) der Evidenzklasse 1A zugeordnet. Als ein wichtiges Ergebnis führt ET in Kombination mit hypokalorischer Nahrungsaufnahme zu einer größeren Gewichtsabnahme als eine einzelne Behandlung (MD -6.29 kg, 95% CI -7.33 bis -5.26) (Johns et al., 2014), wenngleich auch die kalorische Restriktion für den Gewichtsverlust bedeutender ist (Andrews et al., 2011). Übersichtsarbeiten verdeutlichen die praktische Relevanz von vielschichtigen, teils kombinatorischen Bewegungs- und Diät Maßnahmen, die gegeneinander getestet wurden (**Tabelle 8-2, Abbildung 8-10, Abbildung 8-11**). Einige Modelle zeigen ET kombiniert mit Diät versus Diät, andere Mono-Interventionen sind gegen unbehandelte Kontrollen („no treat"; Θ) getestet worden. Der Erfolg der Interventionen kann an der Mittelwertdifferenz (Differenz der Populationsmittelwerte mit Intervallwerten) direkt abgelesen werden. Ein negativer Punktwert spricht für einen vorteilhaften Therapieeffekt der Intervention, ein positiver Wert ist repräsentativ für den Erfolg der Kontrollmaßnahme.

Die Abbildungen zeigen den Vergleich des Gewichtsverlusts (Mittelwertunterschiede in kg) von Gruppen innerhalb kontrollierter Studien. Jeder einzelne Punkt widerspiegelt eine Metaanalyse mit Angaben zu MD und CI 95%. Eine negative Gruppenmittelwertdifferenz kennzeichnet einen vorteilhaften Effekt für die Intervention, ein positiver Wert ist repräsentativ für ein überlegenes Resultat der Kontrolle (ET = Exercise Training; AET = Aerobes Ausdauertraining; HIIT = High intensity interval training; MICT = Extensives Ausdauertraining; RES = Resistance exercise; D = Diät; 0 = keine Behandlung; * = $p < 0.05$; n. s. = nicht signifikant).

Auch beim Abbau der Fettmasse ist die Kombinationsbehandlung (ET + Diät) der Einzelmaßnahme (Diät) gegenüber überlegen (Cheng et al., 2018). Für den vorteilhaften Effekt findet sich indirekt in der Metaanalyse von Stoner et al. (2016) Beleg, welcher sich aus der Anwendung ET vs. „no treat" und ET + Diät vs. „no treat" ergibt (**Tabelle 8-3**).

Für ein erfolgreiches Gewichtsmanagements ist neben dem anfänglichen Gewichtsverlust der Gewichtserhalt einzubeziehen. Die häufig beobachtete Rezidivneigung nach einem erfolgreichen Gewichtsverlust (GV ≥ 10%) ist nicht die Ausnahme, sondern eher die Regel. Die mittelfristige Erfolgsrate über einen Beobachtungszeitraum von einem Jahr liegt bei 20%. Faktoren, die zu einer erneuten Gewichtszunahme beitragen, sind eine Abnahme anorexigener Hormone (Neuropeptide wie Leptin, Corticotropin-Releasing-Hormon (CRH), das Darmhormon GLP-1) und ein Anstieg des Hungerhormons Ghrelin. Weitere Gründe sind der sinkende Grundumsatz (als Jo-Jo-Effekt bekannt) sowie die abnehmende Compliance (Pertridou et al., 2019).

Wie aus zahlreichen Metaanalysen und aus Beobachtungsstudien hervorgeht, ist ET eine wirksame Strategie und zugleich der beste Prädiktor, um ein Rezidiv zu verhindern bzw. das Gewicht zu erhalten (Johnson et al., 2021; Pedersen & Saltin, 2015; Petridou et al., 2019). Langfristig erfolgreich waren gemäß der größten prospektiven Erhebung der National Weigth Control Registry diejenigen, die durchschnittlich ihren Energieverbrauch um 2621 kcal pro Woche steigerten, sei es durch 60-minütige moderate körperliche Aktivität oder mehr als 35 min Jogging täglich (Petridou et al., 2019).

**Tabelle 8-2:** Therapieeffekte von Diät- und Bewegungsmaßnahmen (ET = Exercise Training; AET = Aerobes Ausdauertraining; HIIT = High intensity interval training; MICT = Moderate intensity continuous training; RES = Resistance exercise; Θ = keine Behandlung; * = $p < 0.05$; n.s. = nicht signifikant)

| Studie | Intervention | Control | MD (95 % CI) | Studien (n) | TN (n) | Dauer (M) |
|---|---|---|---|---|---|---|
| Shaw, K., Gennat, H., O'Rourke, P. & Del Mar, C. (2006). Exercise for overweight or obesity. *The Cochrane database of systematic reviews*, *2006*(4), CD003817. | HIIT + Diät | Diät | − 1.5 kg (− 2.3; − 0.7); * | 4 | 317 | 3–12 |
| Shaw, K., Gennat, H., O'Rourke, P. & Del Mar, C. (2006). Exercise for overweight or obesity. *The Cochrane database of systematic reviews*, *2006*(4), CD003817. | ET + Diät | Diät | − 1.1 kg (− 1.5; − 0.6); * | 14 | 1049 | 3–12 |
| Johns, D.J., Hartmann-Boyce, J., Jebb, S.A., Aveyard, P. & Behavioural Weight Management Review Group (2014). Diet or exercise interventions vs combined behavioral weight management programs: a systematic review and meta-analysis of direct comparisons. *Journal of the Academy of Nutrition and Dietetics*, *114*(10), 1557–1568. | ET + Diät | Diät | − 1.72 kg (− 2.80; − 0.64) | 11 | 359/265 | 12 |
| Cheng, C.C., Hsu, C.Y. & Liu, J.F. (2018). Effects of dietary and exercise intervention on weight loss and body composition in obese postmenopausal women: a systematic review and meta-analysis. *Menopause (New York, N.Y.)*, *25*(7), 772–782. | ET + Diät | Diät | − 1.2 kg (− 2.1; − 0.3); * | 8 | 382/380 | 3–12 |
| Sardeli, A.V., Komatsu, T.R., Mori, M.A., Gáspari, A.F. & Chacon-Mikahil, M.P.T. (2018). Resistance Training Prevents Muscle Loss Induced by Caloric Restriction in Obese Elderly Individuals: A Systematic Review and Meta-Analysis. *Nutrients*, *10*(4), 423. | RES + Diät | Diät | 0.4 kg (− 0.6; 1.5); n.s. | 3 | 108/184 | 3–6 |

| Studie | Intervention | Control | MD (95 % CI) | Studien (n) | TN (n) | Dauer (M) |
|---|---|---|---|---|---|---|
| Schwingshackl, L., Missbach, B., Dias, S., König, J. & Hoffmann, G. (2014). Impact of different training modalities on glycaemic control and blood lipids in patients with type 2 diabetes: a systematic review and network meta-analysis. *Diabetologia*, *57*(9), 1789–1797. https://doi.org/10.1007/s00125-014-3303-z | AET + RES | RES | – 2.0 kg (– 2.9; – 1.1); * | 3 | 82/91 | 2–6 |
| Schwingshackl, L., Missbach, B., Dias, S., König, J. & Hoffmann, G. (2014). Impact of different training modalities on glycaemic control and blood lipids in patients with type 2 diabetes: a systematic review and network meta-analysis. *Diabetologia*, *57*(9), 1789–1797. https://doi.org/10.1007/s00125-014-3303-z | AET | RES | – 1.2 kg (– 2.2; – 0.1); * | 14 | 273/287 | 2–6 |
| Andreato, L. V., Esteves, J. V., Coimbra, D. R., Moraes, A. J. P. & de Carvalho, T. (2019). The influence of high-intensity interval training on anthropometric variables of adults with overweight or obesity: a systematic review and network meta-analysis. *Obesity reviews: an official journal of the International Association for the Study of Obesity*, *20*(1), 142–155 | HIIT | MICT | – 0.4 kg (– 0.8; – 0.02); * | 15 | 579/589 | 2–12 |
| Andreato, L. V., Esteves, J. V., Coimbra, D. R., Moraes, A. J. P. & de Carvalho, T. (2019). The influence of high-intensity interval training on anthropometric variables of adults with overweight or obesity: a systematic review and network meta-analysis. *Obesity reviews: an official journal of the International Association for the Study of Obesity*, *20*(1), 142–155 | HIIT | θ | – 1.50 kg (– 1.9; – 1.1) * | 48 | 579/589 | 2–12 |

| Studie | Intervention | Control | MD (95 % CI) | Studien (n) | TN (n) | Dauer (M) |
|---|---|---|---|---|---|---|
| Thorogood, A., Mottillo, S., Shimony, A., Filion, K. B., Joseph, L., Genest, J., Pilote, L., Poirier, P., Schiffrin, E. L. & Eisenberg, M.J. (2011). Isolated aerobic exercise and weight loss: a systematic review and meta-analysis of randomized controlled trials. *The American journal of medicine*, *124*(8), 747–755. | AET | ϴ | – 1.60 kg (– 1– 65; – 1.56); * | 3 | 403/380 | 2–12 |
| Mabire, L., Mani, R., Liu, L., Mulligan, H. & Baxter, D. (2017). The Influence of Age, Sex and Body Mass Index on the Effectiveness of Brisk Walking for Obesity Management in Adults: A Systematic Review and Meta-Analysis. *Journal of physical activity & health*, *14*(5), 389–407. | AET | ϴ | – 2.1 kg (– 3.2; – 1.1); * | 8 | 864/511 | 3–6 |
| Stoner, L., Rowlands, D., Morrison, A., Credeur, D., Hamlin, M., Gaffney, K., Lambrick, D. & Matheson, A. (2016). Efficacy of Exercise Intervention for Weight Loss in Overweight and Obese Adolescents: Meta-Analysis and Implications. *Sports medicine (Auckland, N.Z.)*, *46*(11), 1737–1751. | ET + Diät | ϴ | – 4.32 kg (– 6.48; – 1.80); * | 9 | 192/166 | 3–12 |
| Stoner, L., Rowlands, D., Morrison, A., Credeur, D., Hamlin, M., Gaffney, K., Lambrick, D. & Matheson, A. (2016). Efficacy of Exercise Intervention for Weight Loss in Overweight and Obese Adolescents: Meta-Analysis and Implications. *Sports medicine (Auckland, N.Z.)*, *46*(11), 1737–1751. | ET | ϴ | – 2.48 kg (– 6.02; – 1.05); * | 5 | 73/56 | 3–12 |
| Cheng, C.C., Hsu, C.Y. & Liu, J. F. (2018). Effects of dietary and exercise intervention on weight loss and body composition in obese postmenopausal women: a systematic review and meta-analysis. *Menopause (New York, N.Y.)*, *25*(7), 772–782. | ET | ϴ | – 3.5 kg (– 7.0; – 0.02); * | 3 | 215/140 | 3–12 |

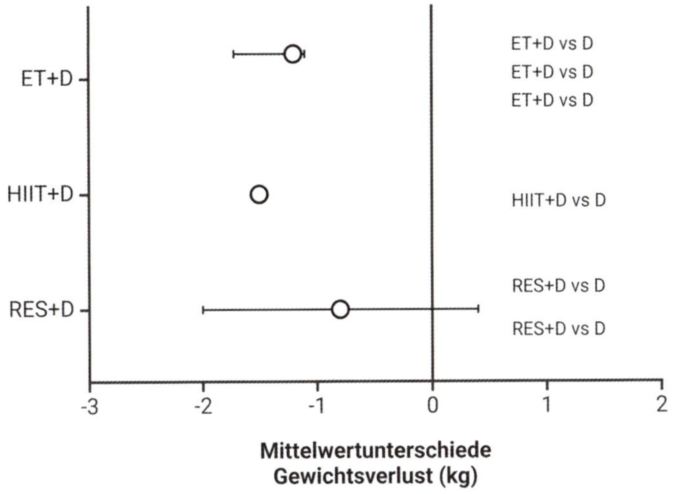


**Abbildung 8-10:** Effekte von Diät- und Bewegungsmaßnahmen: Intervention versus Diät

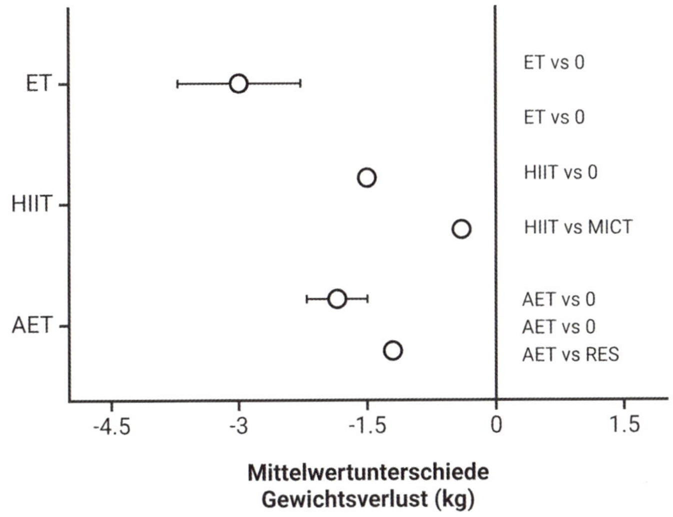


**Abbildung 8-11:** Effekte von Diät- und Bewegungsmaßnahmen: Intervention versus Kontrolle

**Tabelle 8-3:** Fettabbau durch Diät- und Bewegungsmaßnahmen. Übersicht der Studiencharakteristika und Literaturreferenz zum Abbau der Fettmasse in kg und in %. Eine negative Gruppenmittelwertdifferenz bezeichnet einen Vorteil für die Intervention, ein positiver MD-Wert ist repräsentativ für ein überlegenes Resultat der Kontrolle (ET = Exercise Training; ϴ = keine Behandlung; * = $p < 0.05$; n.s. = nicht signifikant)

| Studie | Intervention | Control | MD (95 % CI) | Studien (n) | TN (n) | Dauer (M) |
|---|---|---|---|---|---|---|
| Cheng et al., 2018 | ET + Diät | Diät | – 0.4 kg (– 0.7; – 0.2); * | 8 | 314/316 | 3–12 |
| Stoner et al., 2016 | ET | Keine Behandlung | – 1.19 % (– 0.48; – 2.49); * | 6 | 106/90 | 3–12 |
| Stoner et al., 2016 | ET + Diät | Keine Behandlung | – 4.85 % (– 3.52; – 6.17); * | 7 | 110/85 | 3–12 |

**Tabelle 8-4:** Übersicht der Studiencharakteristika und Literaturreferenz zum Abbau der viszeralen Fettmasse. Eine negative Gruppenmittelwertdifferenz bezeichnet einen Vorteil für die Intervention, ein positiver Wert ist repräsentativ für ein überlegenes Resultat der Kontrolle.

| Studie | Intervention | Control | SMD (95 %CI) | Studien (n) | TN (n) | Dauer (M) |
|---|---|---|---|---|---|---|
| Vissers et al., 2013 | ET | Keine Kontrolle | −0.56 (−0.79; −0.33); * SMD | 9 | 533/457 | 3–12 |
| Ismail et al., 2012 | RES | AET | 0.23 (−0.02; 0.50); n.s.; SMD | 8 | 159/170 | 2–12 |
| Ismail et al., 2012 | RES | Keine Kontrolle | 0.09 (−0.17; 0.36); n.s.; SMD | 13 | 355/366 | 2–12 |
| Ismail et al., 2012 | AET | Keine Kontrolle | −0.33; (−0.52; −0.14); *; SMD | 26 | 539/533 | 2–12 |

Dem aktuellen Stand empirischer Forschung nach hat ET auch auf den viszeralen Fettabbau einen statistisch bedeutsamen Einfluss, während die Evidenz von hypokalorischer Nahrungsaufnahme begrenzt ist. In einer Metaanalyse extrahierten Verheggen et al. (2016) 117 Einzelpublikationen mit 4815 MRI/CT-SCANS. Es fand sich ausreichend Evidenz für einen viszeralen Fettabbau durch ET (6.1 %), während kalorische Restriktion als weniger wirksam beurteilt wird (1.1 %). Die Wirksamkeit von ET bzw. aeroben Ausdauertraining (AET) konnte in Vergleichsstudien gezeigt werden. Bezogen auf das Ziel, den Abbau viszeraler Fettmasse, zeigten Vissers et al. (2013) und Ismail et al. (2012) die Überlegenheit von aerobem Ausdauertraining (ET als Mischform von Ausdauer- und Krafttraining bzw. nur in Form von AET = Aerobic Exercise Training), während in Vergleichsversuchen mit Krafttraining als Intervention kein signifikanter Effekt auf das Viszeralfettgewebe erzielt werden konnte (**Tabelle 8-4**).

Vor dem Hintergrund, dass die viszerale Fettvermehrung ein Gesundheitsrisiko darstellt (Gaesser & Angadi, 2021), ist ET als ein gesundheitsrelevantes Target zu bewerten. Mit dem viszeralen Fettabbau geht eine Verbesserung der Mitochondrienfunktion in insulinsensitiven Geweben einher, was auch erklärt, dass ET einen sinnvollen Therapieansatz bietet (Hamasaki, 2016, Lambert et al., 2017).

Analysen zur Adipositasbehandlung weisen auch auf die Bedeutung des Fitnessstatus hin. Die kardiorespiratorische Fitness ist ein signifikanter Prädiktor der kardiovaskulären Mortalität und Gesamtmortalität (Carbone et al., 2019). Wie aus neun prospektiven Kohortenstudien (Barry et al., 2018) hervorgeht, reduziert eine gute Fitness das mit einem erhöhten BMI assoziierte kardiovaskuläre Mortalitätsrisiko (Hazard Ratio Übergewichtige: 1.25, CI 1.07 bis 1.46; Hazard Ratio Adipöse: 1.42, CI 1.01 bis 4.07), wenngleich der Fitnessstatus einen hohen BMI nicht gänzlich eliminieren kann. Gleichwohl zeigen die Zahlen, dass Untrainierte risikoreicher leben als solche mit Übergewicht – Bewertung anhand des BMI (Gaesser & Angadi, 2021) (**Abbildung 8-12**).

Die Abbildung zeigt eine Darstellung der Harzardrate in Form Pooled hazard ratios mit CI 95 % (Säulen respektive vertikale Whisker). Die Studienpopulationen wurden zuvor nach Alter, Trainingsstatus (Einteilung in Quartile) und BMI (Body-Mass-Index) stratifiziert (N (Normalgewicht: BMI 18.5 – < 25.0 kg/m2; Ü (Übergewicht: BMI 25.0 – <30.0 kg/m2; A (Adipositas: BMI ≥ 30 kg/m2); T = trainiert; U = untrainiert. Ein niedriger Fitnessstatus ist mit einem größeren Mortalitätsrisiko behaftet als ein hoher BMI).

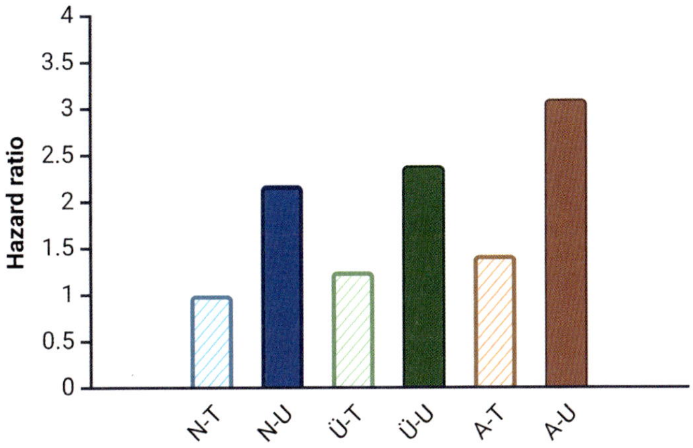


**Abbildung 8-12:** Kardiovaskuläre Mortalitätsrisiko – Bedeutung von Trainingsstatus und BMI (nachgezeichnet nach Barry et al., 2018; Gaesser & Angadi, 2021)

Der mit dem Fitnessstatus assoziierte Mortalitätstrend konnte auch in Vorhersagemodellen zur Bewertung des DM-II-Erkrankungsrisikos gefunden werden. Publizierte Studien zur DM-II-Stratifizierung fanden einhergehend mit einer Erhöhung des Arbeitsumsatzes von 1 MET ein um 8 % geringeres Risiko an DM-II zu erkranken (Carbone et al., 2019; Tarp et al., 2019).

In beeindruckender Weise weist ET **antientzündliche und immunregulatorische Eigenschaften** auf (Figueiredo et al., 2022). Eine der protektiven Strategien von ET zielt auf die Aktivierung des cholinergen Systems durch den Nervus vagus ab (**Abbildung 8-13**). Weiterleitende Vagusnerv-Efferenzen in der Erholungsphase nach intensiven Belastungen werden unter der Signalwirkung von Acetylcholin als antientzündliche Reizantwort vermittelt. Acetylcholin interagiert dabei mit Alpha7nAChR-Rezeptoren von Makrophagen und hemmt die Ausschüttung von Tumornekrosefaktor TNF (Bonaz et al., 2016).

Die Abbildung zeigt die Reizkonfigurationen bei der Ausübung von Sport projizieren zum NTS und aktivieren den Vagotonus in der Erholungsphase. Die efferenten Fasern des Vagusnervs (VN) sind über den Neurotransmitter Acetylcholin (ACH) und nikotinerge ACH-Rezeptoren verbunden. Diese wiederum hemmen durch Bindung mit segregierenden Makrophagen entzündungsfördernde Substanzen wie Tumor-Nekrose-Faktor (TNF). Einer der wirksamsten Rezeptoragonisten ist Nikotin, das dafür sorgt, dass ACH sich mit der Andockstelle der Makrophagen verbindet.

Unter dem Sammelbegriff Neuroprotektion werden weitere Signalnetzwerke zusammengefasst, deren Erforschung im Gang ist. Ihre Aufgabe besteht darin, Entzündungen zu hemmen und Steuerungsvorgänge der Proteinsynthese einzuleiten. Auslöser der antientzündlichen zellulären Immunregulationen sind bei muskulärer Tätigkeit metabolische oder mechanische Belastungen. Sie verfolgen den Zweck, sich zukünftig besser vor Stresseinflüssen oder Energiemangelzuständen zu wappnen. Ein solcher Zusatzstress zur Auslösung von Signalnetzwerken ist der intensiv belastete Muskel. Unter dem metabolischen Reiz werden proentzündliche Transkriptionsfaktoren für die Zellproliferation und der Regulation der Apoptose (kappa B/NF-κB und Histon H4-Acetylierung) heruntergeregelt (Figueiredo et al., 2022).

Dabei werden auch Immunantworten von Signaleingängen ausgelöst. Sie sind am Blutbild der weißen Blutkörperchen feststellbar: Monozyten (antigen-präsentierende Zellen) und regulatorische T-Lymphozyten migrieren in das entzündete Gewebe. Sie sezernieren Interleuk-

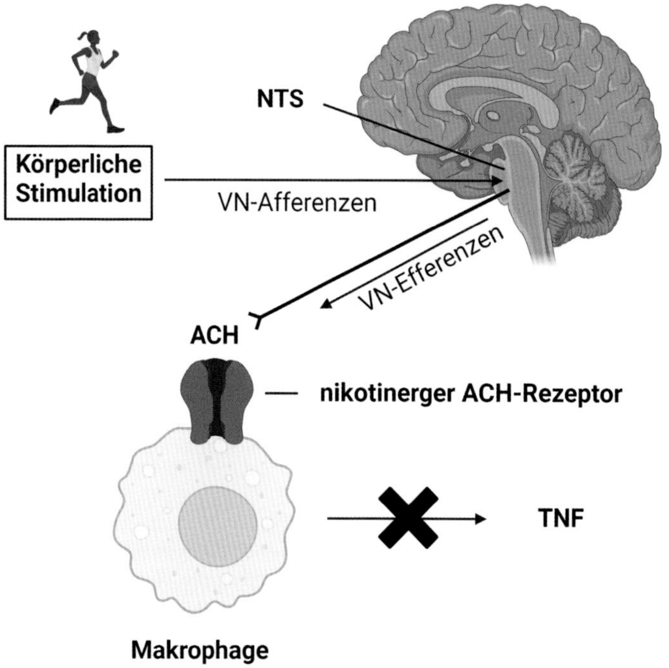


**Abbildung 8-13:** Hemmung entzündungsfördernder Faktoren (nachgezeichnet nach Bonaz et al., 2016)

ine, um die Immunantwort abzustimmen (Figueiredo et al., 2022).

Ein gut erforschtes Interleukin ist das Zytokins IL6. An ihm konnte gezeigt werden, wie durch ein- und dasselbe Zytokin pro- wie auch antiinflammatorische Prozesse in die Gänge gesetzt werden. Während es beim metabolischen Symptomenkomplex schleichende Entzündungen auslöst, wird aktivitätsinduziert das IL6-Signal in ein antiinflammatorisches Programm übersetzt (Zunner et al., 2022). Unmittelbar nach Muskelbelastungen treten Entzündungsreaktionen auf (Anstieg der Marker IL-6, IL-10-Serumspiegel, TNF-α und C-reaktives Protein), die nachfolgend durch den Antagonismus des IL6-Signals via Expression von IL-1ra und IL10 zurückgenommen werden (Zunner et al., 2022). Die Signalvorgänge sind ein Indiz dafür, wie durch ET inflammatorische Stimuli von ektopem Fettgewebe ausbalanciert werden, indem die proentzündliche Sekretion von Leptin, Adiponektin[21] und Interleukinen gehemmt wird.

Unter Ausdauerleistung werden auf dem AMPK-Signalweg weitere IL6-Steuervorgänge ausgelöst (AMPK ist ein Sensor des Energiezustandes), um die Energieversorgung der Muskelzelle durch eine Steigerung der Kohlehydrat- und Lipidoxidation sicherzustellen. IL6-Anstiege im Blutserum gehen einher mit einer Glut-4-Vermehrung und verbesserten Insulinsensitivität (Zunner et al., 2022). Intensiv beforscht wird der IL-6-Plasmalevel auch in Verbindung mit der Bildung von Glukagon-Like Peptide-1 (GLP-1) in den Alphazellen des Pankreas. GLP-1 bindet an seinen Rezeptor und stimuliert die Insulinsekretion bzw. hemmt die Ausschüttung von Glukagon. Die Erkenntnisse haben zur Entwicklung von GLP-1-Antidiabetika (Liraglutid, Semaglutid) beigetragen, die auch für die Gewichtsreduktion und den Gewichtserhalt erfolgreich ein-

21 Erhöhte Werte im Blutspiegel bei Übergewicht

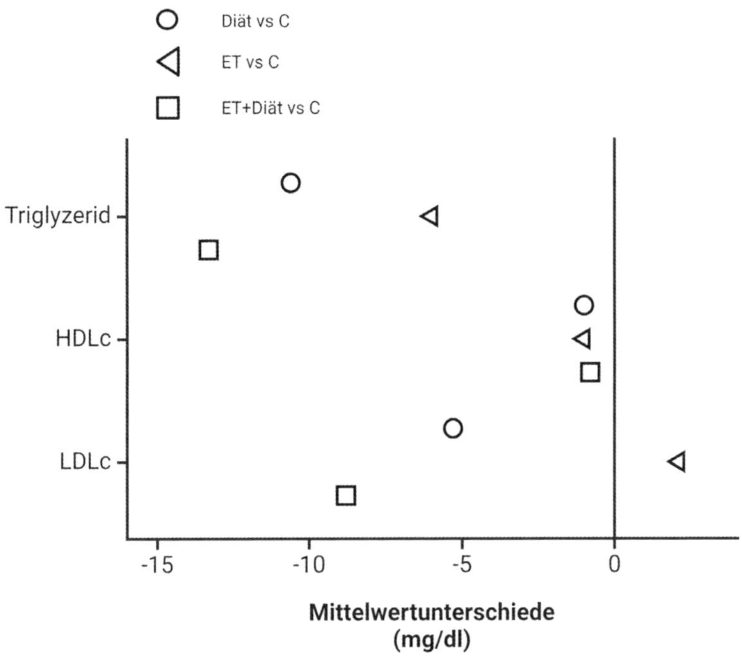


**Abbildung 8-14:** Änderung des Lipoproteinspektrums durch körperliches Training (nachgezeichnet nach Kelley et al., 2012)

gesetzt werden (Galiuto & Liuzzo, 2021). Die Beispiele zeigen, wie ein Botenstoff sich verschiedener Signalwege bedient, um verschiedene Anpassungsleistungen und eine neuroprotektive Wirkung zu erreichen.

In ähnlicher Weise finden wir bei den reaktiven Sauerstoffspezies (ROS) januskôpfige Eigenschaften. ROS entsteht als Nebenprodukt bei der Zellatmung, wenn der mitochondriale Metabolismus gesteigert ist. Dies geschieht im Verlauf der Atmungskette zur Gewinnung von ATP, wenn NADH und FADH2 ihre gebundenen Elektronen auf Sauerstoffatome übertragen. Von den dabei entstehenden ROS wird normalerweise ein Großteil detoxifiziert (Tripolt & Sourij, 2010). Beim metabolischen Symptomenkomplex finden sich dauerhaft erhöhte ROS-Konzentrationen. Die proentzündlichen Signalleitungen (Proteinkinase C, p38 MAPK, c-Jun-M-Terminalkinase) fördern den oxidativen, zytotoxischen Zellstress (Smith et al., 2018). Es wird auch weniger vasodilatierendes Nitrooxid freigesetzt (Tripolt & Sourij, 2010). Andererseits offenbart ROS auch positive Eigenschaften. Andererseits lösen ROS aktivitätsabhängig Signalvorgänge aus und tragen zur Aufregulierung von mitochondrialen Genen bei. Dabei fungieren sie als Mediatoren für Anpassungsvorgänge, indem sie weitere Signalwege über Zielmoleküle anstoßen (Hoppeler et al., 2011). Daraus geht hervor, dass von körperlicher Aktivität ausgehend Mitochondrien einerseits der Lipidspeicherung durch eine gesteigerte Lipidoxidation entgegenwirken, andererseits werden Signalkaskaden angestoßen, deren Auslöser ROS ist.

Ein günstiger Einfluss von ET geht weiterhin von der erhöhten Nutzung der Fettreserven auf die **Senkung des Serumlipidprofils** aus. In einem Cochrane-Review analysierten Shaw et al. (2006) drei prospektive Beobachtungsstudien (n = 348), die den Einfluss von ET auf die Senkung von Triglyzeridwerten untersuchten, indem sie die Trainingsgruppen mit passiven Kontrollgruppen verglichen. Primär senkt ET wirksam den Triglyzeridspiegel im Blut (MD −0.2 mmol, 95 %CI −0.3 bis −0.1). Die Befunde werden auch von Kelley et al. (2012) gestützt. Es ist anzunehmen, dass sich durch ET auch das gesamte Lipoproteinspektrum zugunsten niedriger Gesamtcholesterin- und LDL-C-Serumkonzentrationen bzw. höherer HDL-C-Serumkonzentrationen verändert. LDL-C verbraucht sich v.a. nach exzentrischen Arbeitsbelastungen zur Wiederherstellung der Phospholipid-Zellmembranen des Muskelgewebes (Nikolaidis et al., 2008). Für eine Senkung des für den Cholesterintransport zuständen Lipoprotein LDL-C, fanden Shaw et al. (2006) und Kelley et al. (2012) in ihren Metaanalysen aber keine Evidenz[22]. Aus der Reviewübersicht geht hervor, dass der Therapieentscheid für Diät zusammen mit ET zu fällen ist (**Abbildung 8-14**).

Die Abbildung zeigt die Mittelwertunterschiede von Triglyzeriden, LDLc und HDLc für den Vergleich von Gruppen innerhalb kontrollierter Studien. Jeder einzelne Punkt widerspiegelt sieben Studien (n = 788) mit Angaben zu MD (mg/dl) und CI 95 %. Ein negativer Gruppenmittelwert kennzeichnet einen vorteilhaften Effekt für die Intervention, ein positiver MD-Wert repräsentiert ein überlegenes Resultat der Kontrolle (C).

Insofern kommt es darauf an, mit ET eine hohe Dichte an Mitochondrien aufzubauen und darüber der Lipidspeicherung durch eine gesteigerte Lipidoxidation entgegenzuwirken. Derzeit vorliegende Interventionsstudien weisen darauf hin, dass die intramuskulären Triglyzerid-Depots regelmäßig über eine gesteigerte Mitochondrienaktivität entleert werden sollten (DiMenna & Arad, 2018).

Das Ausmaß des Übergewichts und die Tatsache, dass bei Inaktiven die Prävalenz für Adipositas 2.7-fach höher liegt, legt nahe, dass effektive Bewegungsmaßnahmen erforderlich sind (Bischoff, 2017). Die zugeführte kalorische Energie muss im Verhältnis zum Verbrauch ausgeglichen sein bzw. negativ bilanzieren, um das Körpergewicht zu halten bzw. zu reduzieren.

22 HDL nimmt Cholesterin auf und transportiert es zur Leber. Das cholesterinreiche LDL gilt als Risikofaktor für die Entstehung der Atherosklerose.

Die Befunde sprechen dafür, dass die Therapieentscheide zugunsten von ET zu fällen sind. Inwiefern und ob AE hierfür geeignet ist, soll im nächsten Abschnitt besprochen werden.

### 8.1.2 Wirkungsweise von Aqua Exercise

Als ein wesentlicher Einfluss auf das Abnehmen streben zahlreiche Therapieinterventionen eine Veränderung des Energieverbrauchs bei übergewichtigen Personen durch körperliche Aktivität an. In einer Studie an einer Kohorte übergewichtiger Erwachsener sowie in einer Wirksamkeitsstudie an älteren Personen wurde der Nachweis erbracht, dass sich mit regelmäßigem Aquajogging (mehr als 150 min pro Woche) auf der Basis von Intensitätsvorgaben (55 % bis 65 % der Hfmax) genauso effektiv wie mit ET Kondition aufbauen lässt (Greene et al., 2009; Haynes et al., 2020; Williams et al., 2020). Durch den Trainingsaufbau werden auch vielversprechende Erfolge beim Abnehmen auf die Gesamtfettmasse und den Hüftumfang erzielt. AE-Trainingsstudien bestätigten durch Hautfaltenmessung, Hüftumfangsmessung, Bioimpedanzanalyse und DXA-Messung, dass genügend Energie umgesetzt wird, um Körperfett zu reduzieren (Karimi et al., 2018; Kasprzak & Pilaczyńska-Szcześniak, 2014; Naylor et al., 2020; Takeshima et al., 2002; Wouters et al., 2010).

Die Effekte einer negativen Energiebilanz haben über alle Studien hinweg nicht nur kurzfristig, sondern längerfristig stattgefunden. Es ist auch schlüssig, dass die Energieumsätze, die mit AE oder ET unter kontrollierten Durchführungsbedingungen erreicht werden, für beide Belastungsformen vergleichbar sind.

In der Studie von Karimi et al. (2018) konnte zudem gezeigt werden, dass mit der Reduktion des Körperfettanteils und dem Hüft-/Bauchumfang die Visfatin-Blutspiegel eng assoziiert sind. Visfatin ist ein neu entdecktes, pathogenes Fettgewebszytokin, welches nach Genaktivierung vorwiegend im Viszeralfettgewebe exprimiert wird und in das Blut sezerniert. Plasma-Visfatin steht in Verbindung mit dem metabolischen Syndrom und erhöhte Plasmaspiegel sind korreliert mit der viszeralen Fettmasse (Karimi et al., 2018). Niedrigere Visfatin-Blutkonzentrationen wurden auch in einer landbasierten Trainingsstudie gefunden, sie waren begleitet von einer verbesserten Insulinresistenz (Hosseinian et al., 2016).

Der Trend für eine Reduktion der Gesamtfettmasse konnte aber nicht immer bestätigt werden. Bereits in älteren Untersuchungen wurden nicht übereinstimmende Evidenzen gefunden. So blieb die Fettmasse in den Studien von Ruoti et al. (1994) und Taunton et al. (1996) ohne statistisch bedeutsame Reduktion. Einzelne AE-Studien liefern auch bezüglich der freien Fettmasse widersprüchliche Ergebnisse: Einige publizierte Trainingsstudien belegen, dass bei untrainierten Adipösen sich wie erwartet die Muskelmasse erhöhte – sie ergibt sich aus der fettfreien Masse – und parallel dazu das Körpergewicht und die Fettmasse abnahmen (Gappmaier et al., 2006; Nagle et al., 2007). Die Ergebnisse sind aber nicht über alle Studien hinweg kohärent: In einer dreiarmigen Parallelgruppenstudie an Senior*innen (zwei Trainingseinheiten pro Woche über sechs Monate) nahm die Gesamtfettmasse als ein wesentlicher Endpunkt in den parallel geführten Trainingsgruppen AE und ET signifikant gegenüber der passen Kontrollgruppe ab (Bergamin et al., 2013). Das Verhältnis der freien Fettmasse zur Gesamtmasse des Körpers verringerte sich aber nicht signifikant (4 % in der AE-Gruppe bzw. 0.3 % in der ET-Gruppe). Angesichts der verbesserten Kraftfähigkeiten in den AE- und ET-Studienarmen wären Veränderungen in der fettfreien Masse als ein wichtiger Indikator für die Muskelausprägung zu erwarten gewesen. Der Beitrag bleibt insofern fraglich. Auch in einer weiteren Experimentalstudie mit parallel geführten AE- und ET-Trainingsinterventionen konnte eine Reduktion der Gesamtfettmasse, nicht aber eine Zunahme der fettfreien Masse erreicht werden (Williams et al., 2020).

Widersprüchliche Befunde im Hinblick auf das Körpergewicht und die Gesamtfettmasse erschließen sich auch aus zwei Metaanalysen. In einer Literatursynthese von AE-Studien reduzierte sich die Fettmasse nach sieben bis 16 Wochen Training (Trainingshäufigkeit: zwei- bis dreimal pro Woche) um durchschnittlich 5.65 % (Manoj & Kalpana, 2016). In der Übersichtsarbeit von Hiklová und Gaba (2019) richteten die Reviewer ihr Augenmerk auf Abnehmerfolge und die Gesamtfettmasse. In das Pool gingen neun längsschnittliche RCTs mit Daten zu gesunden übergewichtigen Frauen ein (Alter: 43.7 ± 14.1 Jahren). Die aus den einzelnen Studien aggregierten Daten lassen den Schluss zu, dass die AE-Interventionen für eine Gewichtsreduktion (MSD –0.86 kg, 95 % CI –2.05 bis 0.32) und auch bezogen auf die Gesamtfettmasse (0.7 %) unzureichend sind. Die eingeschlossenen ET-Studienergebnisse gewährleisteten nur bescheidene Erfolge bei der Gewichtsabnahme (MSD –4.06 kg, 95 % CI –5.98 bis –2.14) und der Gesamtfettmasse (6.6 %). Eine Vergleichbarkeit der AE- und ET- Trainingsinterventionen ist wegen der inhomogenen Daten nicht gewährleistet. Erschwerend kommen die heterogenen Trainingsmethoden und auch die Ernährungsweise hinzu, die nicht in allen Studien kalorienrestriktiv angelegt war und kontrolliert wurde.

Insofern stellt sich die Frage nach fundierten AE-Behandlungsmethoden, um den Abnehmerfolg und den Muskelaufbau zu garantieren. Es ist aber auch wichtig, sich über die primären Ziele der Adipositasbehandlung im Klaren zu sein und prononciert weiterzuverfolgen: vor dem Hintergrund Komorbiditäten zu verhindern und die Lebensqualität zu erhalten, ist der atherogene Lipidspiegel und das stoffwechselaktive Viszeralfett, das in ein komplexes Netzwerk von entzündlichen Mediatoren eingebunden ist, in den Fokus zu rücken. Körperliches Training kann ektopes Fettgewebe wirksam abbauen und auch die kardiovaskulären und kardiometabolischen Risikofaktoren senken (Johnson et al., 2021). Volaklis et al. (2007) erzielten in einer Wasser-/Landstudie Erfolge bei herzkranken Adipösen beim Ruhe- und Aktivitätsumsatz. Auch pendelten sich die Gesamtcholesterin- und Triglyzeridwerte auf einem signifikant tieferen Niveau ein. Boidin et al. (2015) empfehlen bei zu hohem Blutdruck und im Hinblick auf eine Normalisierung erhöhter Glukose-Nüchtern- und Triglyzeridwerte, hochintensive Intervallarbeit im Wasser gekoppelt mit mediterraner Kostform.

Bei der Besprechung des Einsatzes von AE-Trainingsinterventionen ist besonders an übergewichtige Personen mit Abnützungserscheinungen des Stütz- und Bewegungsapparates zu denken. Dieser Personenkreis profitiert von der höheren Dichte/Viskosität des Wassers (Zachweiga, 1996). Erwähnenswert ist eine aktuelle Studie an übergewichtigen Frauen (BMI ≥ 27 kg/m2). Nach einem 12-wöchigen AE-Interventionsprogramm (zweimal pro Woche zu je 60 min) verbesserten sich gegenüber einer Kontrollgruppe die unspezifischen Rückenschmerzen signifikant (Abadi et al., 2019).

Im Zusammenhang mit der Kohlehydrat- und Fettoxidation im Wasser spielt ein zur Familie der natriuretischen Hormone gehörendes Peptidhormon, das atriale natriuretische Peptidhormon (ANP) eine wichtige Rolle. Es reguliert zahlreiche Stoffwechselvorgänge, weshalb es hier besprochen werden soll. Von seinem Wirkungsspektrum ist es in Zusammenhang mit der Volumenüberladung in den Brustorganen (Hypervolämie) durch die Hydrostase bekannt. Die Ausschüttung von ANP soll das Herz vor einer zu hohen Volumenbelastung schützen. Als Gegenmaßnahme wird in der Niere Natriumchlorid und Wasser im medullären Sammelrohr vermehrt ausgeschieden; der Wasser- und Elektrolythaushalt wird so an die Wasserumgebung angepasst.

ANP ist neben der Regulierung des Wasser- und Salzhaushalts an der Signalkaskade der Lipolyse beteiligt (Lafontan et al., 2005). Im Blut zirkulierende Körperfette und besonders gewebeständiges Depotfett werden durch ANP-Signalwege besonders bei körperlicher Belastung mobilisiert und verstoffwechselt. Es ist bekannt, dass Übergewichtige weniger gut auf natriuretische Peptide (ANP und BNP) ansprechen (Lafontan et al., 2008; Moro et al., 2008), zudem sind ihre NP-Plasmaspiegel erniedrigt (Moro & Lafontan, 2013). Die Forschenden fanden weiterhin Beleg dafür, dass bei Personen mit Übergewicht die Zahl der auf der Zelloberfläche gelegenen Rezeptoren wie auch die Bindungsaffinität für die Signalstoffe ANP und BNP durch Ausdauertraining zunimmt.

Ein Bezug von ANP zum Fettstoffwechseltraining im Wasser lässt sich im Hinblick auf die Volumenvermehrung im Brustraum finden. Die ANP-Blut-Konzentrationen steigen um das Zweieinhalbfache in der Ruheimmersion an (Gerbes et al., 1986). Da auch bekannt ist, dass im Wasser durchgeführte Belastungen zu höheren ANP-Spiegeln im Blut führen als an Land, lässt sich die Hypothese aufstellen, dass dies Auswirkungen auf die Fettoxidation haben könnte. Es ist naheliegend anzunehmen, dass über die ANP-Wirkung mehr Fette im Wasser freigesetzt und verbraucht werden. Für die Bestätigung waren Messungen in einem der Trainingspraxis nahen Ausdauertest nötig (Fenzl et al., 2013). Die Blutprobennahmen erfolgten vor und nach Ende der Belastung durch Venenpunktion. Im Ergebnis der Untersuchungen führten die Blutanalysen und die RER-Bestimmungen zu keinen relevanten Wasser-Land-Unterschieden. Das höhere ANP beim Wasserversuch hatte keinen Einfluss auf die Fettoxidation, es wurde ein ähnlich hoher Lipidverbrauch wie an Land gemessen. Offenbar war ein Sättigungseffekt erreicht. Die Adrenalinwerte sackten im Wasser etwas ab – Adrenalin ist durch seine betaadrenerge Wirkung führend in der Lipolyse – wurden jedoch über die ANP-Wirkung überspielt.

In anderen Arbeitsversuchen stiegen die Serumspiegel für freie Fettsäuren erst 120 min nach der Belastung im Wasser vermehrt an (Kurobe et al., 2018). Die Datenlage erscheint zu-

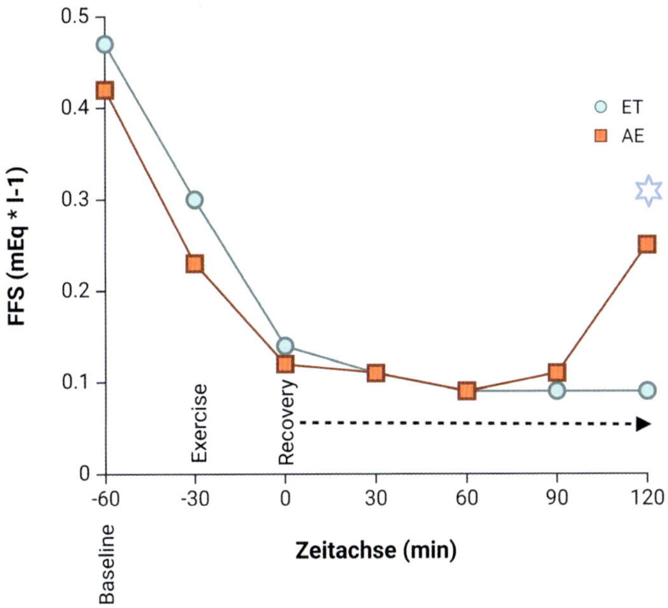


**Abbildung 8-15:** Zeitverzögerte Stimulation der Lipolyse (nachgezeichnet nach Kurobe et al., 2018) (FFS – Konzentrationen in wasser- und landbasierten Arbeitsversuchen (AE und ET). Baseline, Exercise = Arbeitsbeginn, Recovery = Beginn der Erholungsphase post-exercise 30', 60', 90' = min. Signifikante Unterschiede *

nächst unklar, weil in der Arbeitsphase in kühlem Wasser weniger Fette unter Belastung freigesetzt wurden als im Referenzversuch an Land. Zu erklären ist die Beobachtung mit einer Drosselung des Blutflusses im subkutanen Fettgewebe und mit dem antilipolytischen Effekt von Noradrenalin (Bindung an α1-Adrenozeptoren) (Kasprzak & Pilaczyńska-Szcześniak, 2014; Stich et al., 2000). Erst nach dem Belastungsende schwächte sich der Effekt allmählich ab. ANP hat die noradrenerge Wirkung überdauert und zeitverzögert die Lipolyse stimuliert (Kurobe et al., 2018) (**Abbildung 8-15**).

Verknüpft man die Thematik mit der Nutzung des Fettstoffwechsels bei gesteigertem Energiebedarf unter Körperbelastung, dürfte von Interesse sein, dass Untrainierte weniger Enzyme des Zitratzyklus aufweisen (Zitrat-Synthase und das Schlüsselenzym der Betaoxidation HAD[23]) (Lanzi et al., 2014; Nordby et al., 2006). Dies deutet darauf hin, dass nicht die Freisetzung der Fettsäuren aus den Adipozyten die Lipidoxidation einschränkt, vielmehr wirkt sich der zelluläre Transport in die Muskelzelle (Carrier Carnitin und das Enzym Carnitin-Translokase) und die Kapazität oxidativer Zellproteine limitierend auf die Fettutilisation aus. Das mitochondriale Enzymmuster CD36 (Transmembranprotein), CPT-1 (Carnitin-Acyltransferase-Transportsystem) und das mitochondriale Enzym HAD (3-Hydroxyacyl-CoA Dehydrogenase) passen sich dem Training entsprechend an und erhöhen die oxidative Kapazität. Das Medium selbst, ob Wasser oder Land, scheint dabei eine untergeordnete Rolle zu spielen.

### 8.1.3 Behandlungsrichtlinien und Trainingsempfehlungen

Die grundsätzliche Empfehlung, sich zwischen 150 und 250 min pro Woche zu bewegen, wirkt sich nur mäßiggradig auf die Gewichtsreduktion innerhalb eines Jahres aus (2 kg bis 3 kg) (Viana et al., 2019), verringert aber die Inzidenz von

23 Die Fettoxidation wird neben dem Transport der Fettsäuren durch die zelluläre und mitochondriale Membran unmittelbar von der HAD-Aktivität beeinflusst, welche die dritte Reaktion der β-Oxidation-Kaskade katalysiert.

DM-II unabhängig vom Gewichtsverlust um 44 % (Petridou et al., 2019). Für bedeutendere Abnehmerfolge (5 % Körpergewichtsverlust) wie auch für den dauerhaften Gewichtserhalt sind die Belastungsumfänge auf mindestens 200 min bis 300 min pro Woche (Petridou et al., 2019), idealerweise auf mehr als 300 min pro Woche anzuheben (Johnson et al., 2021). Dafür spricht, dass größere Erfolge (5 kg bis 7.5 kg Gewichtsreduktion) bei Trainingsumfängen von mehr als 420 min pro Woche zu erwarten sind (Viana et al., 2019). Mit ausgewogener Nahrungsaufnahme ist idealerweise ein Energiedefizit von 500 kcal bis 600 kcal/Tag durch körperliche Aktivität anzustreben (Johnson et al., 2021). Die Beobachtung, dass für jedes kg Gewichtsabnahme 50 Aktivitätsminuten pro Woche mit moderater Intensität (3–6 MET bzw. 64 % bis 76 % der maximalen Herzfrequenz) sechs Monate lang notwendig sind, lässt sich einprägsam mit der Werbebotschaft verknüpfen, dass jede Minute zählt (Petridou et al., 2019).

Für ein langfristig erfolgreiches Gewichtsmanagement ist ein Trainingsvolumen von 300 min pro Woche über lange Zeit, wenn nicht sogar über die gesamte Lebensspanne notwendig. Der veranschlagte Aktivitätsumsatz entspricht einem täglichen Trainingspensum von 60 min bis 90 min und wird von der International Association for the Study of Obesity (IASO), der American College of Sports Medicine (ACSM) und in weiteren Reviews bestätigt (Johnson et al., 2021).

Strategien zum Abnehmen berücksichtigen oftmals nicht, dass die Energiebilanz mehr als nur die Summe ihrer Teile ist (Energieumsatzerhöhung und kalorische Restriktion). Beide Seiten der Energiegleichung (Energy intake und Energy expenditure) verhalten sich komplementär und synergistisch zugleich. Darin liegt begründet, dass ein „Erbsenzählen“ nicht allein das Maß der Dinge ist (Manore et al., 2017). Effektiver als der Slogan „weniger essen und mehr bewegen“ ist die Umsetzung der Handlungsempfehlungen, die sitzende Lebensweise durch mittelgradig intensive körperliche Aktivität öfters zu unterbrechen. Auch das „Exercise snacking“-Regime, bei dem nach Nahrungsaufnahme kurzzeitig anstrengendes Körpertraining aufgenommen wird, ist eine erfolgreiche Strategie, um abzunehmen (Smith et al., 2018).

Für den viszeralen Fettabbau fehlen verlässliche Angaben zum Energieverbrauch aus belastbaren Studien (Johnson et al., 2021). Aus Kohortenstudien abgeleitete Empfehlungen bemessen den Gesamtenergieverbrauch über den PAL-Wert (Physical acitivity level). Der PAL gibt den Energiebedarf an, der zusätzlich zum Grundumsatz noch aufgenommen werden muss. Der Richtwert für die Energiezufuhr entspricht 1.7 PAL, oder das 1.7-fache des jeweiligen Grundumsatzes. Der dafür notwendige Energiebedarf wird mit einer Stunde Training pro Tag erreicht. Die Angabe ist am oberen Ende der ACSM-Guidelines angesiedelt. Frustran dabei ist, dass der Aktivitätslevel nur von 25 % erreicht wird (Johnson et al., 2021).

Prinzipiell gilt, dass eine höher-intensive Belastung einen Mehrnutzen für die Gewichtsreduktion bringt (≥ 60 % VO2max: MD 1.5 kg, 95 % CI -2.3 bis -0.7 kg; < 60 % VO2max: MD 1.1 kg; 95 % CI -1.5 bis -0.6 kg) (Cochrane Review; Shaw et al., 2006). Inwieweit das auch für das HIIT zutrifft, ist umstritten. Ungeachtet möglicher positiver Wirkungen bleibt der Beitrag von HIIT fraglich. Einer Metaanalyse zufolge können mit intensiven wie auch extensiven Belastungsformen (HIIT, respektive KON) Trainingserfolge beim Abbau der relativen und absoluten Fettmasse erreicht werden (Viana et al., 2019). HIIT lieferte bessere Resultate als KON (6.1 % versus 3.4 %). Die Aussage ist wegen der Heterogenität der extrahierten Daten allerdings eingeschränkt. Dass überschüssiges ektopes Fett durch HIIT (500 MET pro Woche) abgebaut werden kann, bestätigen auch Johnson et al. (2021). Für einen überlegenen viszeralen Fettabbau fanden die Reviewer aber keine Belege. Auch im Rahmen experimenteller Daten zum Gewichtsverlust und der Gesamtadipositas ist HIIT nicht ausreichend belastbar. Allerdings findet sich ausreichend Evidenz für eine leistungssteigernde Trainingsmethode (Johnson et al., 2021).

Erwähnenswert ist, dass die Koppelung von Ausdauer- und Krafttraining (KT) am nachhaltigsten das Körpergewicht reduziert, wenngleich KT für sich genommen zu keinem signifikanten Gewichtsverlust führt und auch die Effekte auf die Körperzusammensetzung unsicher sind (Johnson et al., 2021). In den Pausenzeiten zwischen den Sets werden die freigesetzten Fettsäuren teilweise wieder reesterifiziert. Unter KT kann aber fettfreie Muskelmasse aufgebaut bzw. die Abnahme der fettfreien Masse in der Phase der Gewichtsreduktion gebremst werden, auch wird der Grundumsatz langfristig erhöht (Johnson et al., 2021; Petridou et al., 2019).

Den Recherchen nach liegt eine der Stärken von körperlichem Training in der ausgeprägten Veränderung der Blutbefunde (HbA1c, Nüchternglukose, Triglyzeride und diastolischer Blutdruck). Glukose kann effektiver in die Muskelzellen eingeschleust werden (Glut 4) und die Lipidoxidationskapazität und IMCL-Speicherung wird bei Übergewicht und DM-II verbessert (Schwingshackl et al., 2014).

Zweifelsohne können im Wasser vielbedeutende Kriterien des Gewichtsmanagements durch zügiges Gehen, Aquacycling, Schwimmen und andere Aktivitätsformen wie Aerobics erreicht werden (Hiklova & Gaba, 2019). Der unumstrittene Vorteil von AE für Übergewichtige liegt im Low-impact-Charakter. Angesichts der erhöhten muskuloskelettalen Verletzungsrate und der Prädisposition für eine chronische Arthrose ist ein Training in der Wasserumgebung oftmals vorzuziehen. Zum Erreichen der thermischen Behaglichkeit als ein wesentlicher Teil der Patient*innen-Compliance ist die Wassertemperatur leicht kühl zu halten (28 °C bis 30 °C). Beobachtungen legen nahe, dass ET in kaltem Wasser einen gesteigerten Appetit zur Folge hat. Die Energieaufnahme stieg experimentell geprüft bei 20 °C gegenüber 32 °C um 44 % an (Manore et al., 2017).

Bei bereits bestehendem Übergewicht und bei Adipositas sollte eine **körperliche Belastungsuntersuchung als Spiroergometrie** basierend auf der indirekten Kalorimetrie durchgeführt werden. Bei der Stoffwechselevaluation mittels Atemgasmessung wird mittels Gassensoren der respiratorische Quotient (RQ) und darüber die Substratproportionalität (belastungsabhängiger Anteil der Oxidation von FFS und Glukose) bestimmt. Die absolute Fettsäureverbrennung steigt mit zunehmender Leistung an, bis sich eine Mischform der energieliefernden Systeme einstellt. Bei etwa 60 % VO2max ist die Fettsäurekonzentration im Blut um das Zwei- bis Dreifache gegenüber den Ruhewerten erhöht. Nach dem Erreichen einer energetisch maximalen Flussrate bei 40 % bis 75 % VO2max sinkt die Lipolyse wieder ab und der glykolytische Stoffwechsel mit Glukose als Hauptenergielieferant versorgt die Muskelzelle mit rasch verfügbarer Energie durch eine hohe Glykolyserate.

Eine Stoffwechselstörung zeigt sich oftmals in einer **eingeschränkten Kombination der Substratwahl** (metabolische Inflexibilität) für die Energiegewinnung. Die Fettoxidationskapazität Adipöser ist häufig eingeschränkt und der Glucosestoffwechsel wird zum bevorzugten Energiesubstrat im Gegensatz zum glukoseeinsparenden Effekt bei Stoffwechselgesunden. Die metabolische Flexibilität kann am RQ abgelesen werden, dem Quotienten aus Sauerstoffverbrauch und Kohlendioxidabgabe, aus den sich die oxidierten Substratmengen (Kohlehydrate, Fette, Eiweiße) mittels der Oxidationsgleichungen stöchiometrisch berechnen lassen. RQ hat sich als ein positiver prädiktiver Wert zur Einschätzung einer Stoffwechselstörung erwiesen. Hierfür wird der Ruheenergieverbrauch 30 min im Liegen, 12 bis 18 Stunden nach der letzten Nahrungsaufnahme (Basal Metabolic Rate, BMR) gemessen. Personen mit einem RQ > 0.91 haben eine höhere Inzidenz für ein metabolisches Syndrom oder Dm (Pujia et al., 2019). Auch beim unbelasteten Treten während einer fahrradergometrischen Spiroergometrie ist die mitochondriale Fettoxidationskapazität mit dem RQ negativ korreliert und steht im bewiesenen Zusammenhang mit einer Reihe von metabolischen und kardiovaskulären Erkrankungen (Maunder et al., 2018).

Über die kontinuierliche Aufzeichnung der Sauerstoffaufnahme und Kohlendioxidabgabe lässt sich auch die **maximale Fettverbrennungsrate MFO**, gemessen als absolute und relative Fettflussrate, am Gesamtsubstratverbrauch bestimmen. MFO-Tests sind ein Indikator für die metabolische Gesundheit, sie widerspiegeln die Funktionsweise der mitochondrialen Biogenese, des Zitratzyklus, des Proteingehalts der Elektronentransportkette und Fettsäuretransporter. Maunder et al. (2018) haben normative Richtwerte (M ± SD, Perzentile) für die Fettverbrennung für verschiedene Populationen mitgeteilt (**Tabelle 8-5**):

Auf Basis des 3-min-Stufentests und einem Inkrement von 35 Watt (Achten et al., 2003) ist die Fatmax-Bestimmung ein valides Prognosemodell (CV 3 - 10 % in homogenen und CV 15 % in heterogenen Kohorten) bzw. ein guter Prädiktor für die Stoffwechselsituation in der Langzeitbelastung (35 min) und bilden die Fettsäure-Energieflussrate für längere Belastungen gut ab (Maunder et al., 2018). Randell et al. (2017) validierten ein Protokoll für die Laufbanduntersuchung Trainierter: Startgeschwindigkeit: 5.0 km/h, 1% Steigung, 3 min Stufendauer; 2. Belastungsstufe: Geschwindigkeitssteigerung auf 7.5 km/h und fortlaufende Erhöhung um 1 km/h (Stufendauer jeweils 3 min) bis zu einem RQ von 1,0. Von RQ = 1,0 weg unter Beibehaltung der Geschwindigkeit Anstieg der Steigung um 1 %/min bis zur Ausbelastung. Für weniger fitte Probanden sind die Steigerungswerte nach unten anzupassen.

Fatmax schwankt von Studie zu Studie stark zwischen 47 % und 75 % bzw. in Abhängigkeit vom Trainingsstatus zwischen 23 % und 89 % der VO2max (Purdom et al., 2018). Große interindividuelle Unterschiede der Fettoxidationsraten werden in Abhängigkeit von Fitnesslevel, Alter und Körperzusammensetzung mitgeteilt: VO2max, Geschlecht und Fettmasse erklären 34 % der Varianz, Essgewohnheiten und Menstruationszyklus haben einen Varianzanteil von 66 % an der Gesamtvarianz (Randell et al., 2017).

Aufgrund der hohen Heterogenität der maximalen Fettoxidation wird eine **individuelle Fatmax-Bestimmung** und das **Crossover-Konzept** zur Quantifizierung der maximalen nutzbaren Fettoxidationsrate bzw. Leistungsfähigkeit des Energiestoffwechsels empfohlen (**Abbildung 8-16**) (DiMenna & Arad, 2018). Der Crossoverpoint kennzeichnet den Wechsel vom vorwiegenden Lipid- zum Kohlehydrat-Stoffwechsel. Somit können differenzierte Angaben zur Festlegung der Arbeitsintensität für

**Tabelle 8-5:** Referenzwerte für die maximale Fettverbrennungsrate (MFO). Normative absolute und prozentuale Fettverbrennungswerte in verschiedenen Populationen (Nüchternwerte) Werte gültig für normale Ernährung (Maunder et al., 2018)

| | absolute Fettflussrate MFO (g/min) | relative Fettflussrate MFO (% VO2max) |
|---|---|---|
| Ausdauertrainierte Männer | 0.53 ± 0.16 | 51 ± 14 |
| Normalgewichtige Männer | 0.46 ± 0.14 | 51 ± 8 |
| Übergewichtige Männer | 0.28 ± 0.14 | 43 ± 18 |
| Ausdauertrainierte Frauen | 0.44 ± 0.15 | 56 ± 14 |
| Normalgewichtige Frauen | 0.35 ± 0.12 | 50 ± 10 |
| Übergewichtige Frauen | 0.16 ± 0.05 | 61 ± 10 |

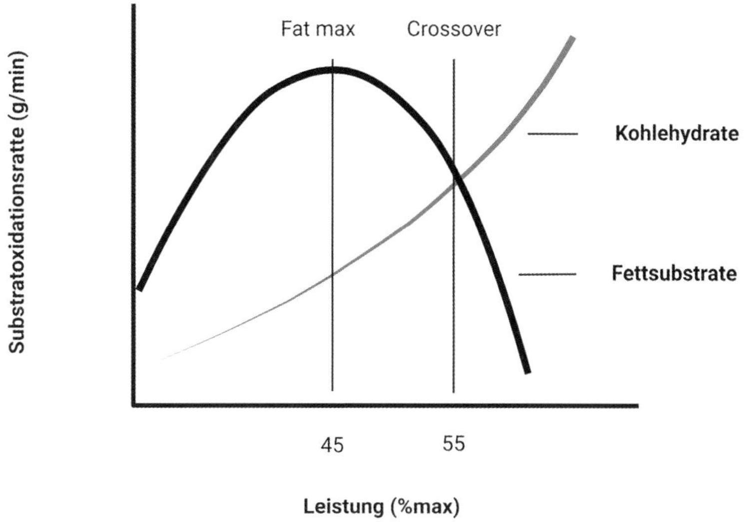


**Abbildung 8-16:** Maximale Fettoxidationsrate (Fatmax) und Crossoverpoint (nachgezeichnet nach DiMenna & Arad, 2018)

die Kohleyhydrat- bzw. Fettverwertung an der Energiegewinnung gemacht werden.

Insgesamt sind 14 longitudinale Trainingsstudien zum Verlauf von MFO oder Fatmax abrufbar. Die absolute maximale Fettoxidationsrate MFO wird trainingsinduziert hochreguliert, während Fatmax in Bezug auf die VO2max mehr oder weniger gleichbleibt, oder leicht zunimmt (DiMenna & Arad, 2018; Nordby et al., 2006). Diesbezügliche Anpassungseffekte wurden bei Untrainierten beobachtet, die Ergebnisse sind weniger konsistent bei Trainierten. MFO-Verbesserungen wurden mit High intensity-Trainingsformen oder auch extensivem Ausdauertraining beobachtet, und zwar unabhängig vom BMI. Die Überlegenheit eines der Trainingsregime konnte jedoch nicht bestätigt werden, die Methode der Wahl ist aber das Training im extensiven Ausdauerbereich. In den drei Studien zur Differenzierung der MFO-Trainingsresultate konnte kein diesbezüglicher Trainingsfavorit benannt werden. Die Frage muss unbeantwortet bleiben, ob ein trainingsinduzierter MFO-Anstieg auch Änderungen im Substratmetabolismus während Langzeitausdauerbelastungen nach sich zieht. Bislang konnte nur gezeigt werden, dass MFO sich in der untrainierten Population deutlich änderte.

Das am besten geeignete **Trainingsregime für eine hohe oxidative Lipidrate** ist unbekannt (Maunder et al., 2018), dennoch treffen DiMenna und Arad (2018) Ableitungen zur differenzierten Trainingsgestaltung (**Tabelle 8-6**):

- Für eine Reduktion von subkutanem, abdominalem und viszeralem Fettgewebe ist die Methode der Wahl die extensive Ausdauermethode mit hohen Belastungsumfängen. Sie wird auf der Grundlage einer Fatmaxbestimmung festgelegt mit einer hohen oxidativen Lipidrate.
- Liegt der Schwerpunkt auf überschüssigen Lipiddepots in nichtadipozytärem Gewebe (IMCL oder Steatosis hepatis), wird bei 65 % VO2max im sogenannten Übergangsbereich (GA1/2-Bereich) trainiert. Der Methode wird ein signifikanter Anstieg der Triglyzeridoxidation aus den IMCL-Fettdepots zugeschrieben.
- Wenn hingegen eine Gewichtsreduktion (Energy expenditure) das vordergründige Ziel ist, dann ist die intensive Dauermethode an der Dauerleistungsgrenze zielführend (auch bekannt als die Methode im Entwick-

**Tabelle 8-6:** Ausdauertrainingsformen. Schwellenbereiche VT1/VT2: ventilatorische Schwelle 1 bzw. „aerobe Schwelle“, ventilatorische Schwelle 2 bzw. „anaerobe Schwelle“. Die Pausengestaltung findet im regenerativen Bereich statt.

| | Umfang | | | | Intensität | | | |
|---|---|---|---|---|---|---|---|---|
| **Methode** | **Dauer** | **WH** | **Serien** | **Pause** | **VO2max** | **Hfmax** | **Schwellen** | **Borg** |
| Extensive Dauer-methode | > 60' | 1 | 1 | keine | 65–75 % | 60–75 % | VT1 | 11–12 |
| Intensive Dauer-methode | 30–45' | 1 | 1 | keine | 80-90 % | 85–90 % | ≤ VT2 | 14–15 |
| Kurz-/ Mittelzeit-intervall | 20"–90" | 10–15 | 2 | 5-10` | 90–95 % | 90–95 % | > VT2 | 17–19 |
| Langzeit-intervall | 3-5` | 4–6 | 1 | 3` | > 85 % | 90 % | > VT2 | 16–18 |

lungsbereich). Sie zielt auf eine rasche Verbesserung der Mitochondrienfunktion und auf eine Steigerung des Gesamtenergieverbrauchs ab.

Bei den Intervallmethoden (intensive aerobe Arbeitsintervalle bzw. intermittierende Belastungsformen) verbessert sich höchst wirksam die mitochondriale Funktion sowie die Regulation des Blutglukosespiegels bei Diabetes und Vordiabetes.

In der initialen Aufbauphase können gemischt zwei bis drei Einheiten pro Woche HIT während sechs bis acht Wochen durchgeführt werden, der Rest (zwei Einheiten) ist im extensiven Belastungsbereich zu absolvieren. In der ambulanten Therapiephase oder im stationären Rahmen sind Intensitätsblöcke ideal: täglich eine Einheit, zwei Wochen lang, alle fünf Tage einen Ruhetag einschalten, mehrtägige Ruhetage nach einem Block.

Im Zusammenhang mit der Durchsatzrate von freien Fettsäuren ist darauf hinzuweisen, dass bei teilentleerten Glykogenspeichern die Fettflussrate gesteigert werden kann. In einer Arbeitsuntersuchung mit zwei sequenziellen Belastungseinheiten zu je 45 min und dazwischenliegender Pause (60 min) wurde das Verhalten des Fettstoffwechsels analysiert. Die für die Stoffwechselprozesse benötigten freien Fettsäuren nahmen im zweiten Durchgang hochsignifikant zu (Moro et al., 2006). Mit einem ähnlichen Belastungsschema (zwei sequenzielle Durchgänge zu je 30 min) und einer dazwischenliegenden 20-minütigen Pause konnte ebenfalls ein höherer Beitrag an den Fettstoffwechsel im Testergebnis erzielt werden als bei einer kontinuierlichen 60-minütigen Belastung. Dieselben Autor*innen gestaltete weitere Arbeitsversuchen mit drei Durchgängen zu je 10 min (Pausenzeiten je 10 min). Die Belastungsintensität wurde mit 60 % der VO2max eingestellt. Ein signifikant niedrigerer RQ zeigte 150 min nach Belastung einen höheren Fettanteil an (Goto et al., 2007; Goto et al., 2011). Auch mit einem Morgen-Nüchtern-Training in der Fatmax-Zone kann der Fettstoffwechsel erhöht werden. Scharhag-Rosenberger und Schommer (2012) fanden in vier Trainingsstudien mit reduzierter Kohlenhydratverfügbarkeit eine positive Beeinflussung von verschiedenen Komponenten des Fettstoffwechsels und auch von Fatmax. In zwei neueren japanischen Studien bei jungen Frauen und Männern war auf der Basis von ausbalancierten Energieumsätzen die Fettoxidationsrate über 24 Stunden gegenüber Trainingsformen mit ausreichender Kohlehydratverfügbarkeit erhöht (Iwayama et al., 2017). Weitere Maßnahmen zur Fettumsatz-Steigerung sind eine Entleerung der Glykogenspeicher am Vorabend, ein kohlehydratarmes Abendessen und kohlehydratfreies Frühstück am Tag der Belastung, oder eine vorgängige Entleerung der Glykogenspeicher durch 30 min HIIT (Achten et al., 2003).

Zu Recht kann behauptet werden, dass **AE eine evidenzbasierte Säule in der Prävention und Therapie** bei Übergewicht ist. In den derzeit vorliegenden Studien machen sich mehrheitlich positive Effekte auf die Gesamtkörpermasse bemerkbar, wenngleich nicht alle referenzierter Studien eindeutige Evidenzen erreichen. Die inhomogene Studienlage führt auch betreffend der Energieumsätze von AE bzw. ET nicht zu einem überragenden Ergebnis der ein oder anderen Bewegungsform. Es ist aber bestens belegt, dass die primären Ziele der Adipositasbehandlung, eine Senkung des atherogenen Lipidspiegels und des Viszeralfetts langfristig mit AE oder ET erreicht werden – und zwar in bedeutenderer Weise als durch Diät oder medikamentöse Unterstützung nach der Absetzung. Aus Sicht der Patient*innen ist der Entlastungseffekt bei Personen mit Abnützungserscheinungen des Stütz- und Bewegungsapparates ein herausragendes Merkmal von AE. Die Trainingsbefunde der fettfreien Masse sind aber weniger eindeutig. Die inkonsistenten Ergebnisse weisen auf Schwächen der Studien hin. Die methodische Qualität hängt sehr von der Trainingsdurchführung ab, v. a. ist die Umsetzung des Krafttrainings im Wasser anspruchsvoll. Für die Vermehrung der Muskelmasse muss der Muskel möglichst stark mechanisch belastet werden. Eine Myofibrillenvermehrung ist anzustreben, um den Energieverbrauch im Ruhezustand zu erhöhen.

## 8.2 Diabetes mellitus (DM)

Erhebungen aus dem Jahr 2021 zufolge stehen weltweit 1.6 Millionen Todesfälle in einem direkten Zusammenhang mit Diabetes mellitus (DM) (WHO-Factsheet, 2024). Eine Mehrheit davon wird auf kardiovaskuläre Ereignisse zurückgeführt (Tripolt & Sourij, 2010). Die DM-Prävalenz ist von 108 Millionen im Erhebungsjahr 1980 auf 422 Millionen im Jahr 2014 um den Faktor 4 angestiegen. Der Trend nimmt besonders in Niedriglohnländern oder Ländern mit mittleren Einkommen weiter zu (World Health Organization (WHO), 2024). Aktuell sind in Deutschland 6.9 Millionen betroffen, die Dunkelziffer wird auf zwei Millionen geschätzt (Deutsche Diabetesgesellschaft (DDG), 2019). Nach Schätzungen der DDG (2019) könnte sich die Zahl im Jahr 2040 auf 12 Millionen erhöhen. Unter den DM-Prädiktoren konnte neben einem geringen Bildungsstand ein hoher BMI (höher als 30 kg/m2) und Bewegungsmangel als häufige Entstehungsursachen von DM identifiziert werden (DDG (2019). Aus den Prävalenzdaten einer statistischen Erhebung des Centers for Disease Control and Prevention im Jahr 2017 geht hervor, dass Übergewicht zu 80 % bis 85 % an der Entstehung von DM-II beteilig ist und dass körperliche Inaktivität ein bedeutender Risikofaktor ist.

Bei DM ist die Aufnahme und der Transport von Glukose in insulinsensitives Gewebe eingeschränkt. Frühe Anzeichen von DM sind eine gestörten Glukosetoleranz in Kombination mit Insulinresistenz und einem Insulinsekretionsdefizit (Frühstadium des DM). Die Folgen der verminderten Glykolyse und Glykogensynthese sind ein erhöhter Nüchtern- und Langzeitblutzucker (Blutglukose > 126 mg/dl bzw. 7 mmol/l; HbA1c > 5.7 %). DM ist mit vaskulären Komplikationen, diabetische Retinopathie (Prävalenz 28 %), Nephropathie (25 %), Neuropathien (20 %) und atherothrombotischen Infarkten, verbunden (Petrie et al., 2018). Treten noch andere Komorbiditäten hinzu (Fettstoffwechselstörung, Hypertonie, koronare Herzkrankheit) prägen sie zusammen mit DM das komplexe Krankheitsbild des metabolischen Syndroms. Gleichzeitig auftretende Krankheiten sind häufig anzutreffen: So tritt beispielsweise arterielle Hypertonie zwei Mal so häufig in Verbindung mit Hyperglykämie auf und bei 85 % der Diabetiker ist auch eine Hypertonie festzustellen (Petrie et al., 2018). Anhaltende Störungen im Zuckerstoffwechsel und Bluthochdruck sind multifaktorieller Genese: genetische Disposition, Insulinresistenz, Dyslipidämie und Adipositas tragen zu ihrer Entstehung bei. Diabetiker tragen ein erhöhtes Risiko für Folgeprobleme wie der mikro- und makrovaskulären Angiopathie **(Abbildung 8-17)**. An deren Ursprung stehen Bindegewebs- und Fettablagerungen, Gefäßentzündung, endotheliale Dysfunktion und strukturelles Remodelling (Petrie et al., 2018).

Insulinresistenz, Dsylipidämie, genetische Disposition und Übergewicht sind prädisponierende Faktoren für die Entstehung mikro- und makrovaskulärer Erkrankungen. Endotheliale Reaktionen infolge der veränderten Hämodynamik (Hypertonie) und inflammatorische Prozesse verändern die Gefäßwand (Remodelling).

Das Leitmotiv von DM ist eine defekte Betazellsekretion mit gestörter Insulinwirkung an den Muskelzellen und der Leber. Durch die verminderte Glukoseaufnahme in den Muskelzellen wird die insulinvermittelte Glykogenolyse (energieerzeugender Glykogenabbau mittels Glykolyse) gehemmt und in der Leber exzessiv Glukose neu gebildet (Glukoneogenese) (**Abbildung 8-18**).

- (1) Hyperglykämien durch exzessive Glukoseproduktion aus der Leber führt zu oxidativem Zellstress. Amyolidablagerung (AGE) stört zusätzlich die Insulinsekretion.
- (2) Exzessive Lipolyse (hydrolytische Fettspaltung im Fettgewebe und Abgabe von Fettpartikeln in das Blut) und Freisetzung von Adipokinen aus dem Fettgewebe führt zu immunvermittelten Entzündungsreaktionen.
- (3) Reduzierte Insulinwirkung auf Muskel, Leber (Neoglukogenese) und Fettzelle, dadurch verminderte Glukoseaufnahme in Leber und Muskel bzw. Triglyzeridsynthese in Leber und Fettgewebe.

Durch die erhöhten Blutzuckerwerte entsteht während der Prozesse der mitochondrialen Atmung vermehrt oxidativer Zellstress durch Superoxidantien (reaktive Sauerstoffspezies, ROS). ROS aktivieren Immunzellen und können Entzündungsreaktionen an verschiedenen

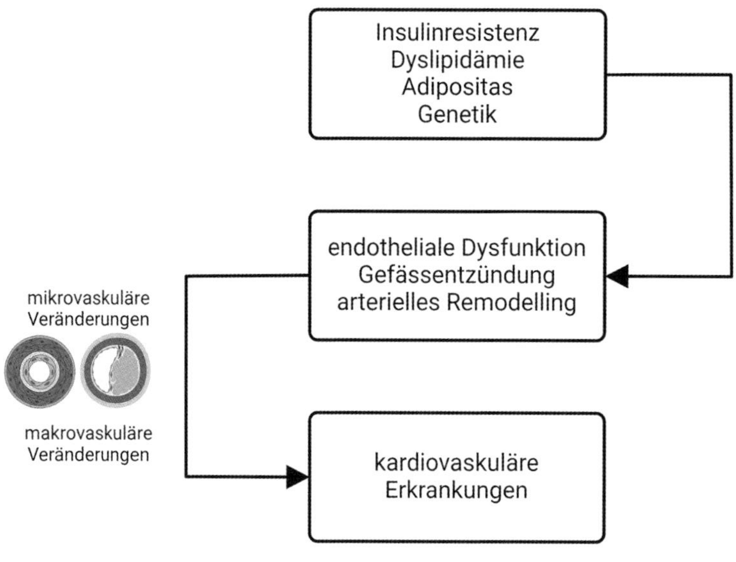


**Abbildung 8-17:** Mikro- und makrovaskuläre Angiopathie (nachgezeichnet nach Petrie et al., 2018)

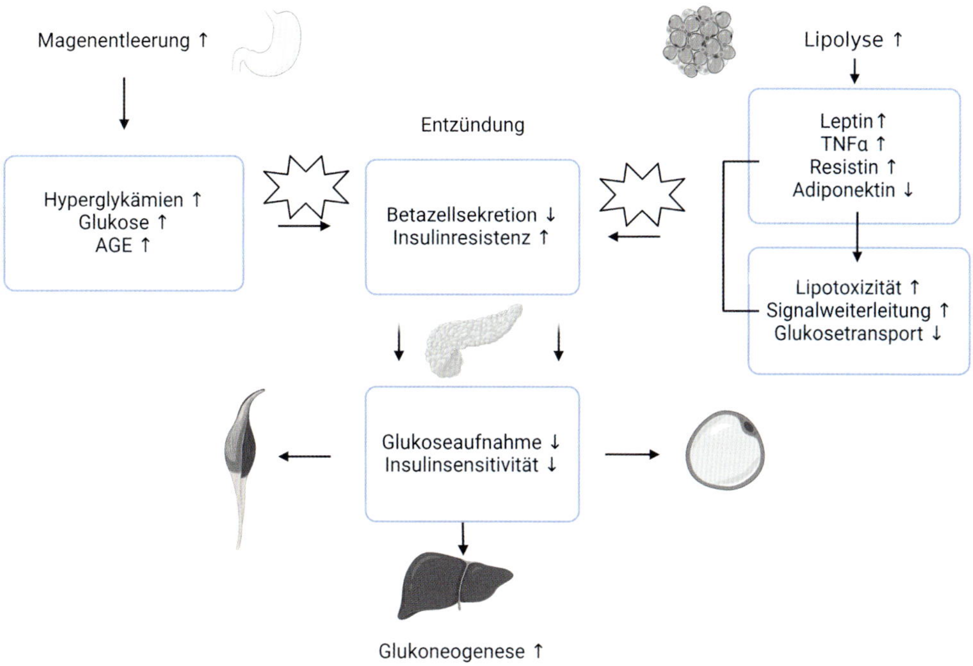


**Abbildung 8-18:** Funktionsstörung der insulinproduzierenden Betazellen der Lagerhansschen-Inseln (modifiziert nach DeFronzo et al., 1992)

Organsystemen wie der Bauchspeicheldrüse oder Blutgefäßen hervorrufen. Wie oxidativer Stress und Entzündungen des Endothels der Blutgefäße zusammenhängen, veranschaulicht Abbildung 8-18.

Die **Abbildung 8-19** zeigt die Funktionsstörung des Endothels durch Hyperglykämie in den folgenden Schritten:

- ROS reduziert die endotheliale Stickstoffmonoxid-Synthase (eNOS-Aktivität und Bioverfügbarkeit) und damit die NO-vermittelte Gefäßdilatation.
- Aus ROS-Produktion entstehende AGE (Glykosierungsendprodukte: Reaktionsprodukte von Oligosacchariden mit Serum- und Gewebeproteinen) werden als ein entscheidender pathologischer Faktor für Entzündungsreaktionen an Organsystemen durch NF-kB angesehen.
- Proteinkinase C (PKC) ist an den vaskulären Funktionsstörungen beteiligt, indem es die Gefäßpermeabilität erhöht, so dass biologische Stoffe wie LDL die Zellgrenzschicht leichter permeieren. Eingewanderte Makrophagen resorbieren die oxidierten Plasmaproteine und rufen Entzündungskaskaden

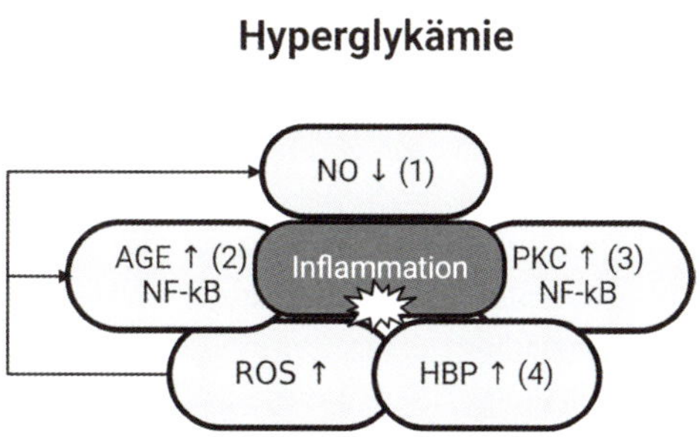


**Abbildung 8-19:** Endotheliale Dysfunktion (modifiziert nach Rösen, 2002; Bierhaus, 2014) (ROS: reaktive Sauerstoffspezies; NO: Stickstoffmonoxid; PKC: Proteinkinase C; NF-kB: Transkriptionsfaktor für entzündliche Immunantworten, der Zellproliferation und -apoptose)

(NF-kB) hervor, die zu zellulären Abwehrmechanismen führen und vaskuläre Komplikationen hervorrufen: in den Gefäßen vermehren sich glatte Muskelzellen und es bilden sich Schaumzellen und Gefäßplaque.
- Der glukoseabhängige Hexosamin-/Polyol-Biosynthese-Signalweg (HBP) führt bei der Verstoffwechslung von Glukose zur Anhäufung von Sorbit und Fruktose. Bei entgleisten Blutzuckerspiegeln akkumulieren wegen der höheren Osmolarität Proteine (Gefahr der Thrombosierung).

Die wesentlichen Zusammenhänge der Gefäßentzündung stellen sich wie folgt dar: Hochdosiertes ROS aktiviert die Proteinkinase C (PKC). PKC beeinträchtigt die Bioverfügbarkeit von Stickstoffmonoxid. Andererseits wird durch übermäßigen oxidativen Stress das gefäßverengende Endothelin vermehrt gebildet. ROS vermindert auch die Aktivität von endothelialer Stickstoffmonoxid-Synthase (eNOS synthetisiert NO), verantwortlich dafür ist ein redoxsensitiver Inhibitor (Mohr, 2008). Das dadurch entkoppelte Enzym eNOS bildet seinerseits eine hochreaktive Verbindung, ähnlich dem ROS, anstelle des gefäßprotektiven NO. In der entkoppelten Funktion schädigt es das Endothel. Weiterhin beeinträchtigt die vermehrte Biosynthese von Hexosamin die vaskuläre Autoregulation und begünstigt die Entstehung arterieller Mikrothrombosen (Brutsaert, 2019; Mohr, 2008). Auch Glykierungsendprodukte („Advanced Glycation Endproducts“: AGEs) beteiligen sich an den entzündlichen chronischen Vorgängen. AGEs entstehen durch eine erhöhte Glykoxidationsrate (Zucker verbindet sich mit Proteinen). Die irreversibel veränderten Zucker-Eiweißmolekül-Verbindungen fördern atherosklerotische Plaque in Blutgefäßen (Bierhaus, 2014). Eigentlich sind es, wie Studien nahelegen, die Rezeptoren für AGEs, die den Transkriptionsfaktor NF-kB auslösen. NF-kB ist zuständig für entzündliche Abwehrantworten. Es aktiviert die Zellen andauernd und in Folge wird die Insulinfunktion eingeschränkt. Proinflammatorische Prozesse können in den hypertrophen Fettzellen auch selbst ausgelöst werden, wie im vorgängigen Kapitel beschrieben wurde. Dabei begünstigt das von Adipozyten sezernierte TNF-Alpha Entzündungskaskaden.

Für die Entstehung von DM spielen neben der Hyperglykämie mit ROS-Bildung auch Amyloidablagerungen eine wesentliche Rolle. Neuere Erkenntnisse zufolge sind an der Entstehung von DM-II Amyloid-Fibrillen beteiligt. Dabei lagert sich das Peptidhormon Amylin, auch Insel-Amyloid-Polypeptid (IAPP), in Form von Klumpen und Fibrillen in den Beta-Zellen ab (Xu et al., 2022). Amylin wird innerhalb seiner normalen Stoffwechselrolle ergänzend zu Insulin von den β-Zellen der Bauchspeicheldrüse sezerniert. Es aktiviert den Transport von Glukose und Lipiden in die Zellen und hemmt die Substratmobilisation via Glukagon (Hemmung der Glukagonabgabe) und hormonsensitiver Lipase. Bei der Umwandlung in Fibrillen geht Amylin eine molekulare Verbindung ein, die Amylin modulieren und für die β-Zellen toxisch werden lassen (Xu et al., 2022).

### 8.2.1 Wirkungsweise aktivierender Therapien

Bewegungsarme Lebensweise ist der Wegbereiter für eine Insulinresistenz und stellt einen unabhängigen Risikofaktor für DM-II dar. Biswas et al. (2015) bestimmten die Wahrscheinlichkeit der inaktivitätsbedingten DM-II. Sie fanden eine 91% größere Wahrscheinlichkeit DM-II zu entwickeln bei denen, die inaktiv waren (Hazard Ratio 1.910, 95% CI 1.642 bis 2.222). Die über Jahre mit Inaktivität verbundene Lebensweise verringert den präventiv wirksamen Energieumsatz. Bei manifester DM-II-Erkrankung finden sich inaktivitätsbedingte Veränderungen in praktisch allen Organsystemen, sie sind mit „regulativ-funktionellen, metabolischen, hormonellen sowie auch strukturell-morphologischen Störungen“ verbunden (Dickhuth et al., 2010). Sie schränken die mitochondriale Energiebe-

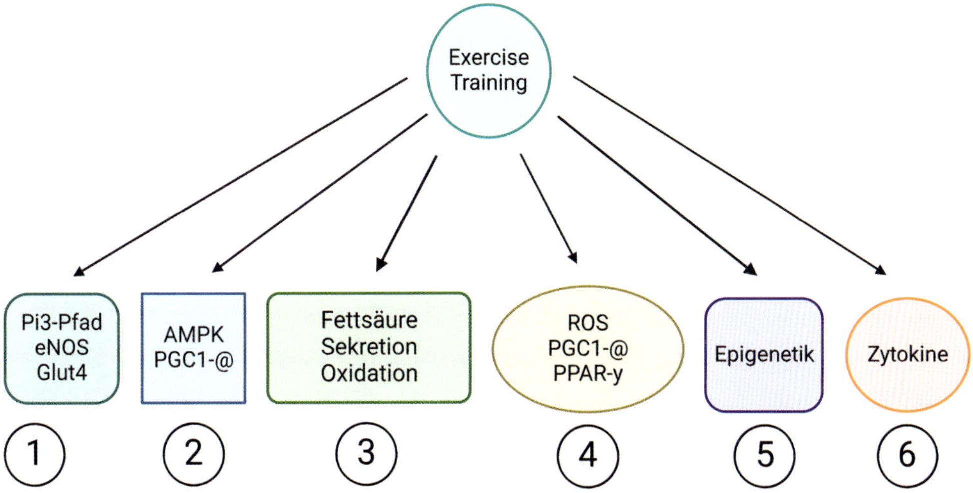


**Abbildung 8-20:** Stoffwechselanpassungen an körperliches Training (modifiziert nach Yang et al., 2019)

reitstellung ein, der metabolische Aktivitätsumsatz geht stark zurück. Das über Jahre hinaus prägende Inaktivitätsmuster wird an der Anzahl zurückgelegter Schritte deutlich: bei Diabetikern werden weniger Schritte mit Pedometern im Alltag gezählt (Fagour et al., 2013).

Es gilt als belegt, dass mit ET als Therapie die Blutzuckerwerte zurückgehen. Publizierte Daten einer im Jahr 2011 erschienene Metaanalyse zu dem relevanten Zielparameter, glykiertes Hämoglobin (HbA1c), deuten darauf hin, dass ET als eine fundierte Behandlungsmethode zu werten ist. Der HbA1c – Rückgang betrug 0.67 % (Umpierre et al., 2011). Die signifikante Senkung des Glukosespiegels ist an der Wirkung von oralen Antidiabetika zu rechtfertigen (1.12 % respektive 0.76 %) (Fiuza-Luces et al., 2013). Yang et al. (2019) haben in Form von Felder Mapping beschrieben, wie sich durch ET auf hormonellen oder metabolischen Weg Stoffwechselanpassungen herbeiführen lassen (**Abbildung 8-20**):

Die Abbildung zeigt die folgenden Schritte:

- Schritt 1: Über den PI3-Pfad Anregung des glykolytischen Stoffwechsels durch verbesserte Blutfließeigenschaften und Einschleusung von Glukose in die aktiven Gewebe (Verbesserung der Betazellfunktion und Insulinsensitivität).
- Schritt 2: Anstieg des Energiesensors AMPK aufgrund ernergieverbrauchender Prozesse seitens der Skelettmuskulatur. AMPK regelt das Synthesegen PGC1-α hoch.
- Schritt 3: Gesteigerte Lipidoxidation schützt vor Metainflammation.
- Schritt 4: Trainingsinduziert triggert ROS die Genexpression von PGC1-α (transkriptioneller Co-Aktivator des Energiestoffwechsels) oder PPAR-γ (Kernrezeptor für die Fettsäureoxidation) und verbessert die Glukosetoleranz und Insulinwirkung.
- Schritt 5: Abschwächung des Einflusses von Adipositas prädisponierenden Genvarianten.
- Schritt 6: Beteiligung von Zytokinen (Myokin Irisin, Osteokin, Osteocalcin und Adipokin, Adiponektin) am Energiemetabolismus.

**Schritt 1: Anregung des glykolytischen Stoffwechsels: Die Glukoseaufnahme in den Muskel wird verbessert.**

Damit Insulin seine Wirkung ausüben kann, muss das Signal am Endothel über eine Signalkaskade auf hämodynamischen und metabolischen Weg weitergegeben werden. Es sind zwei wesentliche Insulin-Transduktionswege bekannt, die auch am Endothel wirksam sind, der PI3-Pfad (Phosphatidylinositol-3-Pfad) und der

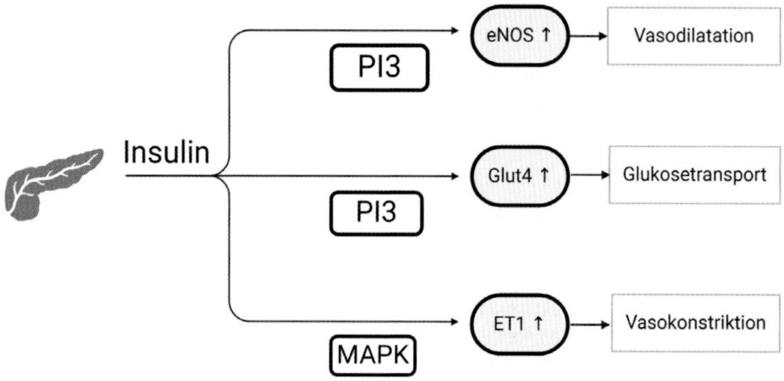


**Abbildung 8-21:** Funktion der PI-3- bzw. MAPK- Insulinsignalkaskaden (modifiziert nach Tripolt & Sourij, 2010) (MAPK: mitogenaktivierte Proteinkinase; eNOS: endotheliale NO-Synthase; NO: Stickstoffmonoxid; ET-1: Endothelin).

MAP-Kinase-Weg (MAPK: mitogenaktivierte Proteinkinase) (Tripolt & Sourij, 2010). Der PI3-Transduktionsweg erhöht postprandial durch Insulintransduktion im Endothel die gefäßprotektive NO-Synthese. Das führt zu besseren Blutfließeigenschaften im aktiven Gewebe mit antithrombotischer, antientzündlicher und plaquehemmender Wirkung (Rösen, 2002).

Zur Sicherstellung der zellulären Energieversorgung sorgt Insulin auch für die Weitergabe des Insulinsignals vom Rezeptor an die Muskelzelle (siehe auch Abbildung 8-21). Zur Aufnahme von Glukose in die Zielgewebe wird Insulin über die PI3-Kinaseaktivität und den nachgeschalteten Serin/Threonin-Kinase wirksam und schafft so die Voraussetzung für die Translokation von GLUT4 zur Plasmamembran (siehe auch Abbildung 8-4). Insulinabhängig wird Glukose in die Zelle eingeschleust (Tripolt & Sourij, 2010)

Insulin kann weiterhin als Teil des hämodynamischen Effektes auf dem mitogenaktivierten Protein-Kinaseweg (MAP-Kinaseweg) die Ausschüttung des gefäßverengenden Endothelin-1 mediieren. Bei einer Insulinresistenz wird der MAP-Weg aktiviert und Endothelin-1 vermehrt segregiert (**Abbildung 8-21**).

Das PI3-Signal leitet zwei Transduktionswege ein:

1) Für die Energieversorgung sorgt das Enzym PI3-Kinase (1) für die Expression von eNOS zur Verbesserung der Blutfließeigenschaften durch Gefäßweitstellung.
2) Nach Kopplung von Insulin mit dem membranständigen Insulinrezeptor wird PI3-Kinase aktiviert und GLUT4-Transporter für die Aufnahme von Glukose zur Plasmamembran auf dem Serin/Threonin-Kinaseweg transloziert. Ein Ungleichgewicht in den Signalen PI-3 und MAP bei Hyperglykämien führt zur Hemmung von PI-3 und damit NO, andererseits zu einer Aktivierung von MAP mit gefäßverengender Wirkung.

Bei einer Insulinresistenz oder Hyperglykämie wird das MAP-Kinasesystem nicht beeinträchtigt, kompensatorisch wird für die Glukoseaufnahme in das Zielgewebe das gefäßverengende Endothelin-1 segregiert, um einen ausreichenden Blutfluss zu gewährleisten. Hingegen wird der PI3-Kinasepfad blockiert. Ebenfalls hat das RAA-System im metabolisch aktiven Gewebe einen hemmenden Einfluss auf das PI3-Signal, was den Zusammenhang von Insulinresistenz und endothelialer Dysfunktion unterstreicht.

Die diabetogenen Veränderungen am Gefäßendothel sind reversibel. Körperliches Trai-

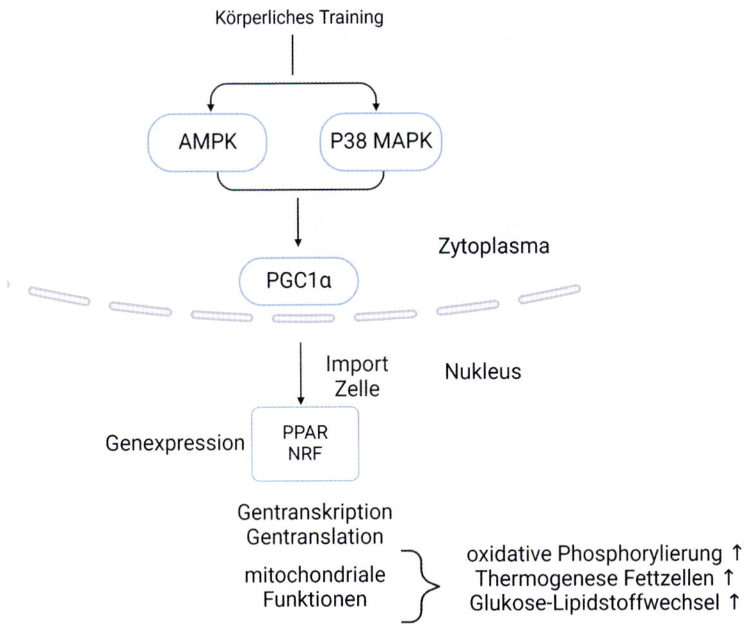


**Abbildung 8-22:** Enzymsynthese des Glukose- und Fettsäuren-Stoffwechsels (modifiziert nach Gibala et al., 2012). Transkriptionelle Coaktivatoren regulieren den Energiestoffwechsel.

ning senkt erhöhte Insulinspiegel und aktiviert dadurch den PI3-Kinaseweg und damit die NO-Synthese, hingegen wird das gefäßverengende Endothelin-1 und Angiotensin II durch Interaktion mit dem ACE-System (Angiotensin converting enzyme inhibition) inhibiert (Maris et al., 2020; Tyrankiewicz et al., 2021).

### Schritt 2: Erhöhung energieliefernder Prozesse auf Ebene der Skelettmuskulatur durch AMPK via PGC1-α

Beim Substratabbau wird ATP durch Phosphorylierung und den Elektronentransport in der Atmungskette regeneriert. In umgekehrter Richtung entsteht bei energieverbrauchenden Vorgängen unter Abspaltung von Phosphatgruppen aus ATP das energieärmere AMP. Ein Anstieg der AMP-Konzentration im Arbeitsmuskel zeigt einen niedrigen Energiezustand an. AMP verbindet sich mit AMP-abhängiger Kinase zu AMPK, um den Energiezustand in der Muskelzelle auszugleichen und energieliefernde Prozesse zu aktivieren. Gleichzeitig reguliert AMPK in der Regenerationsphase das Synthese-Gen PGC1-α. PGC1-α ist ein genetischer Schalter und zugleich der wichtigste Biogenese-Marker für die mitochondriale Aktivität, namentlich der Synthese von Enzymen der Glukose- und Fettsäuren-Oxidationskaskade (Hoppeler et al., 2011). PGC1-α ist auch verantwortlich für das reaktive Remodelling der oxidativen und glykolytischen Fasertypen in der Arbeitsmuskulatur (**Abbildung 8-22**).

AMPK und MAPK werden in denselben Anpassungsregulator PGC-1 übergeführt. PGC-1 ist der Masterregulator für die mitochondriale Biogenese (Mitochondrienneubildung). Von Bedeutung ist auch die Genaktivierung für den oxidativen Fett- und Glukosestoffwechsel:

- AMPK (Regulator der Expression von Proteinen)
- p38 MAPK (mytogenaktivierte Proteinkinase ist bedeutend für die Zelldifferenzierung)
- PGC-1 (Gen-Transkriptor steuert die mitochondriale Biogenese).

Die Aktivierung der mitochondrialen Biogenese kann an der gesteigerten enzymatischen Aktivität von Cytochrom c-Oxidase IV abgelesen werden (Yang et al., 2019). Die hochregulierte Cytochrom-Oxidase ist verantwortlich für die Steigerung mitochondrialer Ablaufprozesse, die mitochondriale ATP-Synthese, und darüber hinaus für den aktivitätsbedingten Anstieg des Glukose- und Fettverbrauchs. Bezogen auf DM-II werden die Betazellen durch den gesteigerten Energieverbrauch vor der Exposition erhöhter Glukose- und Fettsäurenkonzentration (Gluko- und Lipotoxizität) und damit vor oxidativem Stress geschützt.

**Schritt 3: Verbesserung der Lipidprofile**

Die Ausschüttung von Katecholaminen stimuliert den Lipasekomplex, also den Abbau von Fetten in den Adipozyten durch hormonsensitive Lipase. Durch die Hydrolyse der Triglyzeride wird die Fettsäurensekretion trainingsinduziert verstärkt und beugt so einer intrazellulären Lipidakkumulation vor, die mit Insulinintoleranz vergesellschaftet ist.

Auch ist der Abbau von im Blut überschüssig zirkulierender Mengen an freien Fettsäuren bzw. an Apoproteine gebundener Lipide durch systematische Trainingsbelastungen bedeutsam. Die aktive Muskulatur kann für ihren Energiebedarf den Überschuss an Triglyzeriden im Viszeralgewebe abbauen. Ein gesteigerter oxidativer Verbrauch der im Fettgewebe gespeicherten Energie wirkt einer niedriggradigen Inflammation aufgrund einer Makrophageninfiltration in das Fettgewebe entgegen.

**Schritt 4: Januskköpfige ROS-Eigenschaften**

Bei den oxidativen Phosphorylierungsprozessen in der Atmungskette fallen reaktionsfreudige freie Radikale und Peroxide an, Sauerstoff-Radikale (ROS), die einerseits zelltoxische Wirkung entfalten. Andererseits führen oxidativer Stress und akute Körperbelastungen zur Genexpression von PGC1-α bzw. PPAR-γ (Peroxisom-Proliferator-aktivierter Rezeptor γ) und darüber zur Transkription von Proteinen, die für die oxidative Phosphorylierung genutzt werden. Der Nachweis der Genexpression von PGC1-α oder PPAR-γ, begleitend mit einer Verbesserung der Insulinwirkung, konnte in einer vierwöchigen Trainingsintervention geführt werden (Neye, 2012). ROS sind wichtige Mittler zellulärer Schutzsysteme, die Zellschäden durch ROS verhindern (Hoppeler et al., 2011).

**Schritt 5: Epigentischer Einfluss durch Methylierung**

Systematisches Training schwächt den Einfluss von Adipositas prädisponierenden Genvarianten ab, indem die Ablesung von bestimmten Genen durch DNA-Methylierung (Veränderung der DNA-Bausteine durch Übertragung von Methyltransferasen auf die Basen Cytosin und Guanin) und damit die Transkription gestoppt wird. Gegenregulatorisch werden DNA-Sequenzen moduliert und gezielt Genprodukte gefördert, die der Adipositas entgegenwirken. Trainingsstimuli wie auch Ernährung können als ein epigenetischer Mechanismus verstanden werden, lebensstilassoziierten chronischen Krankheiten entgegenzuwirken (**Abbildung 8-23**).

Zur Ablesung und Expression von Genen werden bestimmte Stellen auf der DNA markiert. Hierzu werden Methyltransferasen auf die DNA-Basen übertragen. Die Methylgruppen setzen sich bevorzugt auf Cytosin-Guanin-Bausteine, die in Promotornähe lokalisiert sind. Wenn vermehrt vorkommende Cytosin-Guanin-Bausteine, auch CpG-Inseln, auf einem Promotor methyliert vorliegen, wird die Transkription und damit die Proteinherstellung inaktiviert. Zum Ablesen der Gene bindet der Promoter RNA-Polymerase. Bewegungsmangel und ungünstige Ernährungseinflüsse verändern die Methylierung bestimmter Gene und führen zu bestimmten Methylierungsmustern.

**Schritt 6: Beteiligung von Zytokinen (Myokin Irisin, Osteokin, Osteocalcin, Adipokin, Adiponektin)**

Zytokine werden von Muskelgewebe und vom Fettgewebe sezerniert und sind an der Regula-

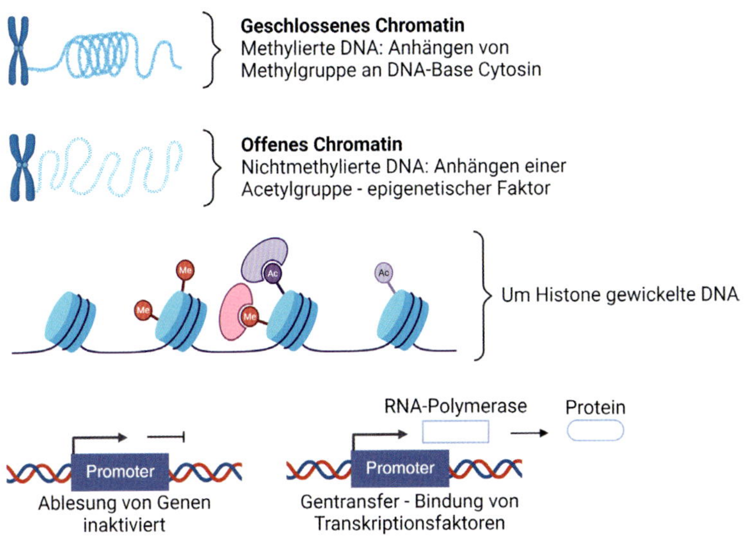


**Abbildung 8-23:** Steuerung epigenetischer Veränderungen (modifizierte Nachzeichnung nach Studyflix; https://studyflix.de)

tion des Energiemetabolismus, der Insulinsynthese und -sekretion beteiligt (Yang et al., 2019).

Das **Polypeptid Irisin** wird vom transkriptionalen Coaktivator PGC1-α reguliert, Irisin selbst reguliert vermutlich durch MAPK (mitogen-aktivierte Proteinkinase) die UCP-1-Expression (Peroxisom-Proliferator-aktivierter Rezeptor), welche weißes in braunes Fettgewebe für die Thermogenese umwandelt. Wie anhand von systematischen Trainingsprogrammen gezeigt werden konnte, sind im tierexperimentellen Blut zirkulierende Irisin-Level um 65 % nach drei Wochen und in Humanstudien um das Doppelte nach zehn Wochen Ausdauertraining erhöht (Kontrolle an Gruppen ohne spezifisches Training) (Yang et al., 2019). Weitere Studien stimmen darin überein, dass die Irisinspiegel bei DM-II erniedrigt sind. Es gibt aber konzeptionelle Unterschiede in den zurzeit vorliegenden Studien, so dass teilweise kontroverse Aussagen vorliegen.

**Adipokine** sind ein von den Adipozyten segregierter Faktor, der regulatorisch im Energiemetabolismus antiinflammatorische und antiatherosklerotische Eigenschaften hervorbringt. Zu seinen positiven Eigenschaften gehört auch eine verbesserte Insulinwirkung, und dass die Glukoneogense in der Leber inhibiert wird. Adipokin macht sich in weiteren positiven Effekten bemerkbar: es unterstützt die vaskulär begünstigende eNOS-Produktion, weiterhin spielt Adipokin eine Rolle bei der Proliferation und Differenzierung von Osteoblasten und Osteoklasten. Die Forschung der vergangenen Dekade belegt trainingsbedingt höhere Adipokin-Level (Yang et al., 2019). Adipokine aktivieren auch das PPAR-System, das als intramyozellulärer Lipidsensor über transkriptionale Cofaktoren vielzählige Gene reguliert und darüber primär Effekte auf den Lipidmetabolismus und die Vermehrung von Typ-I-Fasern ausübt (Regulierung der β-Oxidation beim Fettsäureabbau über das geschwindigkeitsbestimmende mitochondriale Enzym Acyl-CoA-Dehydrogenase). PPAR-Proteine werden bei Dauerleistungstraining und im Fasten aufreguliert (Hoppeler et al., 2011).

Wie aus dem Felder-Mapping hervorgeht, ist körperliches Training (ET) ein fester Baustein in der Behandlung von DM. Wie aber ist die AE-Datenlage für eine nachhaltige Diabetestherapie zu beurteilen? Delevatti et al. (2015) extrahierten die Outcome-Variablen HbA1c,

HDL-/LDL- und Triglycerid-Werte aus vorhandenen AE-Arbeiten und bewerteten die Glykämie- und Lipidprofile bei Personen mit Stoffwechselstörungen. Es standen insgesamt neun qualitativ hochwertige Primäruntersuchungen (PEDro-Skala 8.58) für die Metadaten zur Verfügung. Die heterogenen Studienpopulationen setzten sich aus älteren Männern mit Herzischämien, premenopausalen Frauen mit Dyslipidämien und Übergewichtigen mit DM-II zusammen. Drei der neun prospektiv kontrollierten Interventionsstudien nahmen einzig Ausdauertraining in ihr Durchführungsprogramm auf (zwei bis drei Trainings zu je 30 min pro Woche, 12 Wochen). In fünf Studien fand sich ein gemischtes Ausdauer- und Kraftprogramm und nur in einem Studienmodell war Krafttraining als alleinige Trainingsmaßnahme designt. Die Intensitätssteuerung erfolgte nach bekannten Faustregeln: über das RPE-basierte Anstrengungsempfinden (Skalenwerte 11 bis 15), durch prozentuale Bezugnahme auf die maximale Herzrate (65 % bis 75 % Hfmax) oder über die VO2max (60 % bis 85 % VO2max). In den repräsentierten Studien verbesserte sich das Lipidprofil in mindestens einem Messparameter. In einer Studie mit Glykohämoglobin als primären Endpunkt fanden sich signifikant niedrigere HbA1c-Werte; ein beachtenswerter Trainingserfolg, der in konventionellen landbasierten Studien nicht immer erreicht wurde. Krafttraining als alleinige Maßnahme wurde hinsichtlich der Beurteilung biochemischer Variablen als ungenügend beschieden. Die Sachlage zur Trainierbarkeit auf Kraft im biochemischen Kontext bleibt unbeantwortet. Unter den fünf Studien mit sich abwechselnden konditionellen Fähigkeiten in der Trainingsperiodisierung ist nur eine Untersuchung hervorzuheben. Wie aus den Trainingskonzeptionen hervorgeht, wirkte sich ein mit maximaler Geschwindigkeit durchgeführtes und im Aufbau progredient gesteigertes Krafttraining (serielle Aufstockung der Belastungsumfänge) im Wasser kraftsteigernd aus (Delevatti et al., 2015). Die Krafttrainingspläne der anderen Studien präsentierten sich heterogen und waren mit methodologischen Nachteilen für das gewünschte Ergebnis verbunden. Delevatti et al. (2015) weisen auf problematische Durchführungsformen der Studien hin:

- Festlegung der maximal möglichen Wiederholungszahl (Nachteil: Bewegungsverlangsamung)
- Zeitdauer (Nachteil: fehlender Bezug zum Repetitionsmaximum)
- Anzahl der Übungswiederholungen (Nachteil: fixes Modell).

Trotz möglicher Fehlerquellen des methodischen Ansatzes bei der Durchführung des Krafttrainings schnitten alle Trainingskollektive der fünf Studien gegenüber den Inaktiven mit zumindest einer signifikant verbesserten Variablen ab. Die einzige Wasser-Land-Vergleichsstudie brachte bezüglich der angewendeten Trainingsstrategie keine signifikanten Unterschiede bezüglich der Lipid- und Glykämieprofile hervor.

Zwischenzeitlich wurden von der Forschendengruppe um Rees et al. (2017) die AE-Effekte in einem Review aufgegriffen und die Ergebnisse hinsichtlich der primären Outcome-Variablen Hb1Ac analysiert. Die gewichteten Mittelwertdifferenzen von drei wasser- und landbasierten Studien ergaben keine eindeutigen Gruppenunterschiede. Bei zwei längsschnittlich angelegten Experimentalstudien war der Hb1Ac-Wert um 0.96 % im Vergleich zu den nichttrainierenden Kontrollgruppen geringer. Bei vier weiteren Längsschnitterhebungen ohne Einbezug von Kontrollen verbesserte sich Hb1Ac um 0.48 %.

### 8.2.2 Behandlungsrichtlinien und Trainingsempfehlungen

Es ist die Frage zu klären, ob Personen mit DM-II und dem Zusammentreffen mehrerer kardiovaskulärer Risikofaktoren von Trainingsmaßnahmen profitieren. Die Glukoseaufnahme und die daran beteiligte Insulinsignalkaskade (Glukosefluss) kann auch bei Diabetikern durch Kurzzeitbelastungen mit hoher Intensität gesteigert werden. Für den insulinstimulierenden Glukosetransport in die Zelle ist der Glukosetransport GLUT4 zuständig. Unter der Wirkung von Insulin wird bei körperlichem Training GLUT4 verstärkt in die Zellmembran eingebaut und nachweislich erhöht sich die mitochondriale Dichte von GLUT4 (Talanian et al., 2007). Das führt auch bei Stoffwechselkranken dazu, dass Kohlehydrate wie auch Fette schneller umgesetzt und metabolisiert werden können (Gibala et al., 2012). Als Anpassungsleistung an ein intensives Ausdauertraining verbessert sich nicht nur die Glukosebeförderung in die muskuläre Zelle, es findet auch ein beschleunigter Milchsäuretransport aus der Skelettmuskelzelle heraus statt. Dafür verantwortlich ist ein membranständiges Carrier-Protein, das MCT1, das von bestimmten Genen formiert wird (Juel, 2004). Durch die Transporter-Aktivität von MCT1 wird das energiereiche Laktat zwischen Zellen und Geweben besser verteilt und ein vorzeitiges Übersäuern des Zellinneren verhindert (van Meerhaeghe & Velkeniers, 2005). MCT1 nimmt damit eine wichtige Aufgabe bei der pH-Regulation im Skelettmuskel wahr (Wahl et al., 2009).

Eine Engpasssituation kann nicht nur bei unzureichender Sauerstoffversorgung der aktiven Gewebe entstehen, wie sie bei hochintensiven Belastungen vorkommt und wo sehr schnell ausreichend Energie zu liefern ist, um das metabolische Gleichgewicht aufrechtzuerhalten. Auch bei mittleren Belastungsintensitäten mit vorwiegend aerober Energielieferung können Schlüsselenzyme begrenzt vorhanden sein. Hierfür kommen zahlreiche Enzyme in Frage, bei denen die Produktionsrate die Aufnahme und den Verbrauch von Sauerstoff regelt. Mit der Regulation des aeroben Substratstoffwechsels werden verschiedene Hormonwirkungen (Katecholamine und Polypeptidhormone) in Verbindung gebracht, über deren Signale eine ganze Kette zellspezifischer Enzyme vermittelt werden und den Energiebedarf decken (Hollmann & Hettinger, 2000; Hoppeler et al., 2011). Nasab et al. (2015) empfehlen daher bei Diabetes zweiphasig sowohl den aeroben wie auch den anaeroben Stoffwechselweg zu stimulieren. Es ist mehr Raum für ein extensives GA1-Training zu geben, um die Enzyme des Zitratsäurezyklus und der Betaoxidation der freien Fettsäuren und damit die Abbauwege bei der Metabolisierung von Kohlehydraten und freien Fettsäuren zu steigern.

Allgemein bekannt ist, dass Ausdauertraining nach Mahlzeiten einem zu starken Blutzuckeranstieg entgegenwirkt und von daher besonders Diabetikern zu empfehlen ist. Im Wasser durchgeführte Belastungen senken ebenfalls den Glukosegehalt im Serumblut nach Mahlzeiten. Kurobe et al. (2018) fanden in den Wasserversuchen im Vergleich zu Land signifikant niedrigere Plasmaglukosewerte und postprandiale Insulinkonzentrationen 30 min nach Belastungsende. Die höheren Glukosekonzentrationswerte im Blutplasma in den landbasierten Versuchen erklären die Autor*innen mit einer stärkeren Erwärmung unter atmosphärischen Arbeitsbedingungen (Lufttemperatur 24.7°C versus Wassertemperatur 30.2°C)[24]. Es ist auch an eine höhere Spannungsentwicklung des M. tibialis anterior und des M. gastrocnemius in den Landversuchen zu denken. Beide Muskeln sind mit dem schnell kontrahierenden Fasertyp II besetzt (Kurobe et al., 2018; Masumoto et al., 2009). Typ-II-Fasern enthalten weniger Mitochondrien und Myoglobin. Von daher weisen sie eine geringere oxidative Kapazität auf. Auch ist der GLUT4-Gehalt für die insulinunabhängige Translokation von Plasmaglukose in Typ-II-Fasern geringer. Die bei der Durchführung von AE bevorzugte Typ-I-Faser-Beanspruchung hat eine stärkere GLUT4-vermittelte Glukoseaufnahme zur Folge. Insofern unterscheiden sich die

24 Wärmebildung stimuliert die Katecholaminfreisetzung aus dem Nebennierenmark und aktiviert die hepatische Glykogenolyse (Stocks et al., 2004).

verschiedenen Ausdaueraktivitäten in ihren metabolischen Eigenschaften, was zu berücksichtigen gilt.

Körperliches Training – ET oder gleichberechtigt AE – ist unzweifelhaft ein fester Baustein in der Behandlung von DM. Es empfiehlt sich für die Trainingsplanung zweiphasig vorzugehen: einerseits sind hochintensive Belastungen für eine schnelle Energielieferung einzubeziehen – der Körper lernt die Substrate über den Einbau von Glut4 in die Muskelzellen schneller umzusetzen. Andererseits werden bei mittelintensiven Belastungen lipolytische Enzyme für die Fettspaltung sowie Schlüsselenzyme des Zitratzyklus (glykolytische Enzyme) für eine hohe Energie-Produktionsrate unter Verbrauch von Sauerstoff aufgebaut. Beim Ausdauertraining im Wasser wird vornehmlich der Fasertyp-I beansprucht, was eine hohe GLUT4-vermittelte Glukoseaufnahme zur Folge hat. Für kraftsteigernde Effekte sind die Bewegungen im Wasser mit maximaler Geschwindigkeit durchzuführen. Im Verlauf sind für rasche Trainingsfortschritte die Belastungsumfänge seriell zu erhöhen.

## Literatur

Abadi, F.H., Sankaravel, M., Zainuddin, F.F., Elumalai, G. & Razli, A.I. (2019). The effect of aquatic exercise program on low-back pain disability in obese women. *Journal of exercise rehabilitation, 15*(6), 855–860. https://doi.org/10.12965/jer.1938688.344

Achten, J., Venables, M.C. & Jeukendrup, A.E. (2003). Fat oxidation rates are higher during running compared with cycling over a wide range of intensities. *Metabolism: clinical and experimental, 52*(6), 747–752. https://doi.org/10.1016/S0026-0495(03)00068-4

Acosta, A., Camilleri, M. & Abu Dayyeh, B. (2021). Selection of antiobesity medications based on phenotypes enhances weight loss: A pragmatic trial in an obesity clinic. *Obesity, 29*(9), 1565–1566. https://doi.org/10.1002/oby.23236

Andrews, R.C., Cooper, A.R., Montgomery, A.A., Norcross, A.J., Peters, T.J., Sharp, D.J., Jackson, N., Fitzsimons, K., Bright, J., Coulman, K., England, C.Y., Gorton, J., McLenaghan, A., Paxton, E., Polet, A., Thompson, C. & Dayan, C.M. (2011). Diet or diet plus physical activity versus usual care in patients with newly diagnosed type 2 diabetes: the Early ACTID randomised controlled trial. *Lancet, 378*(9786), 129–139.

Badin, P.M., Louche, K., Mairal, A., Liebisch, G., Schmitz, G., Rustan, A.C., Smith, S.R., Langin, D. & Moro, C. (2011). Altered skeletal muscle lipase expression and activity contribute to insulin resistance in humans. *Diabetes, 60*(6), 1734–1742. https://doi.org/10.2337/db10-1364

Barry, V.W., Caputo, J.L. & Kang, M. (2018). The joint association of fitness and fatness on cardiovascular disease mortality: a meta-analysis. *Progress in cardiovascular diseases, 61*(2), 136–141. https://doi.org/10.1016/j.pcad.2018.07.004

Bastien, M., Poirier, P., Lemieux, I. & Després, J.P. (2014). Overview of epidemiology and contribution of obesity to cardiovascular disease. *Progress in cardiovascular diseases, 56*(4), 369–381. https://doi.org/10.1016/j.pcad.2013.10.016

Bergamin, M., Ermolao, A., Tolomio, S., Berton, L., Sergi, G. & Zaccaria, M. (2013). Water- versus land-based exercise in elderly subjects: effects on physical performance and body composition. *Clinical interventions in aging, 8*, 1109–1117. https://doi.org/10.2147/CIA.S44198

Bischoff, S.C. (Hrsg.). (2017). *Adipositas neue Forschungserkenntnisse und klinische Praxis*. De Gruyter.

Bierhaus, A. (2014). RAGE – Das Geheimnis des Alterns. *UGB-Forum, 6*(04), 296–299.

Biswas, A., Oh, P.I., Faulkner, G.E., Bajaj, R.R., Silver, M.A., Mitchell, M.S. & Alter, D.A. (2015). Sedentary time and its association with risk for disease incidence, mortality, and hospitalization in adults: a systematic review and meta-analysis. *Annals of internal medicine, 162*(2), 123–132. https://doi.org/10.7326/M14-1651

Boidin, M., Lapierre, G., Paquette Tanir, L., Nigam, A., Juneau, M., Guilbeault, V., Latour, E. & Gayda, M. (2015). Effect of aquatic interval training with Mediterranean diet counseling in obese patients: results of a preliminary study. *Annals of physical and rehabilitation medicine, 58*(5), 269–275. https://doi.org/10.1016/j.rehab.2015.07.002

Bonaz, B., Sinniger, V. & Pellissier, S. (2016). Anti-inflammatory properties of the vagus nerve: Potential therapeutic implications of vagus nerve stimulation. *The journal of physiology, 594*(20), 5781–5790. https://doi.org/10.1113/JP271539

Brutsaert, E.F. (2019). *Entstehung von Insulinresistenz. Komplikationen von Diabetes mellitus. MSD-Manual.* https://www.msdmanuals.com/de/heim/hormon-und-stoffwechselerkrankungen/diabetes-mellitus-dm-und-st%C3%B6rungen-des-blutzuckerstoffwechsels/komplikationen-bei-diabetes-mellitus.

Bundesamt für Statistik. (2022). *Übergewicht.* https://www.bfs.admin.ch/bfs/de/home/statistiken/gesundheit/determinanten/uebergewicht.html.

Carbone, S., Del Buono, M.G., Ozemek, C. & Lavie, C.J. (2019). Obesity, risk of diabetes and role of physical activity, exercise training and cardiorespiratory fitness. *Progress in cardiovascular diseases, 62*(4), 327–333. https://doi.org/10.1016/j.pcad.2019.08.004

Cheng, C.C., Hsu, C.Y. & Liu, J.F. (2018). Effects of dietary and exercise intervention on weight loss and body composition in obese postmenopausal women: a systematic review and meta-analysis. *Menopause, 25*(7), 772–782. https://doi.org/10.1097/GME.0000000000001085

Chow, F.Y., Nikolic-Paterson, D.J., Ozols, E., Atkins, R.C., Rollin, B.J. & Tesch, G.H. (2006). Monocyte chemoattractant protein-1 promotes the development of diabetic renal injury in streptozotocin-treated mice. *Kidney international, 69*(1), 73–80. https://doi.org/10.1038/sj.ki.5000014

DeFronzo, R.A., Bonadonna, R.C. & Ferrannini, E. (1992). Pathogenesis of NIDDM. A balanced overview. *Diabetes care, 15*(3), 318–368.

De Glisezinski, I., Larrouy, D., Bajzova, M., Koppo, K., Polak, J., Berlan, M., Bulow, J., Langin, D., Marques, M.A., Crampes, F., Lafontan, M. & Stich, V. (2009). Adrenaline but not noradrenaline is a determinant of exercise-induced lipid mobilization in human subcutaneous adipose tissue. *The journal of physiology, 587*(Pt 13), 3393–3404. https://doi.org/10.1113/jphysiol.2009.168906

Delevatti, R., Marson, E. & Kruel, L.F. (2015). Effect of aquatic exercise training on lipids profile and glycaemia: a systematic review. *Revista Portuguesa De Pneumologia, 8*(4), 163–170.

Deutsche Diabetes Gesellschaft (DDG) & Deutsche Diabetes-Hilfe. (2019). *Deutscher Gesundheitsbericht Diabetes. Die Bestandsaufnahme.* Kirchheim.

Dickhuth, H.H., Mayer, F., Röcker, K. & Berg, A. (2010). *Sportmedizin für Ärzte.* Deutscher Ärzte-Verlag.

DiMenna, F.J. & Arad, A.D. (2018). Exercise as ‚precision medicine' for insulin resistance and its progression to type 2 diabetes: a research review. *BMC sports science, medicine & rehabilitation, 10*, 21. https://doi.org/10.1186/s13102-018-0110-8

Dos Santos, J.M., Moreli, M.L., Tewari, S. & Benite-Ribeiro, S.A. (2015). The effect of exercise on skeletal muscle glucose uptake in type 2 diabetes: An epigenetic perspective. *Metabolism: clinical and experimental, 64*(12), 1619–1628.

Fenzl, M., Schnizer, W., Aebli, N., Schlegel, C., Villiger, B., Disch, A., Gredig, J., Zaugg, T. & Krebs, J. (2013). Release of ANP and fat oxidation in overweight persons during aerobic exercise in water. *International journal of sports medicine, 34*(9), 795–799. https://doi.org/10.1055/s-0033-1333696

Figueiredo, C., Padilha, C.S., Dorneles, G.P., Peres, A., Krüger, K., Rosa-Neto, J.C. & Lira, F.S. (2022). Type and intensity as key variable of exercise in metainflammation diseases: a review. *International journal of sports medicine, 43*(9), 743–767. https://doi.org/10.1055/a-1720-0369

Gaesser, G.A. & Angadi, S.S. (2021). Obesity treatment: Weight loss versus increasing fitness and physical activity for reducing health risks. *iScience, 24*(10), 102995. https://doi.org/10.1016/j.isci.2021.102995

Galiuto, L. & Liuzzo, G. (2021). Glucagon-like peptide-1 (GLP-1) receptor agonism and exercise: an effective strategy to maintain diet-induced weight loss. *European heart journal, 42*(27), 2628–2629. https://doi.org/10.1093/eurheartj/ehab356

Gappmaier, E., Lake, W., Nelson, A.G. & Fisher, A.G. (2006). Aerobic exercise in water versus walking on land: effects on indices of fat reduction and weight loss of obese women. *The Journal of sports medicine and physical fitness, 46*(4), 564–569.

Gerbes, A.L., Arendt, R.M., Schnizer, W., Silz, S., Jüngst, D., Zähringer, J. & Paumgartner, G. (1986). Regulation of atrial natriuretic factor release in man: effect of water immersion. *Klinische Wochenschrift, 64*(14), 666–667. https://doi.org/10.1007/BF01726920

Goossens, G.H. & Blaak, E.E. (2015). Adipose tissue dysfunction and impaired metabolic health in human obesity: a matter of oxygen? *Frontiers in endocrinology, 6*, 55. https://doi.org/10.3389/fendo.2015.00055

Goto, K., Ishii, N., Mizuno, A. & Takamatsu, K. (2007). Enhancement of fat metabolism by repeated bouts of moderate endurance exercise. *Journal of applied physiology, 102*(6), 2158–2164. https://doi.org/10.1152/japplphysiol.01302.2006

Goto, K., Tanaka, K., Ishii, N., Uchida, S. & Takamatsu, K. (2011). A single versus multiple bouts of moderate-intensity exercise for fat metabolism. *Clinical physiology and functional imaging, 31*(3), 215–220. https://doi.org/10.1111/j.1475-097X.2010.01003.x

Greene, N.P., Lambert, B.S., Greene, E.S., Carbuhn, A.F., Green, J.S. & Crouse, S.F. (2009). Comparative efficacy of water and land treadmill training for overweight or obese adults. *Medicine and science in sports and exercise, 41*(9), 1808–1815. https://doi.org/10.1249/MSS.0b013e3181a23f7f

Haftenberger, M., Mensink, G.B., Vogt, S., Thorand, B., Peters, A., Herzog, B., Hartwig, S., Greiser, K.H., Ittermann, T., Schipf, S., Völzke, H., Merz, B., Nöthlings, U., Koch, M., Neamat-Allah, J., Katzke, V., Kaaks, R., Boeing, H., Bachlechner, U., Scheidt-Nave, C., ... Schienkiewitz, A. (2016). Changes in waist circumference among german adults over time – compiling results of seven prospective cohort studies. *Obesity facts, 9*(5), 332–343.

Hamasaki, H. (2016). Daily physical activity and type 2 diabetes: A review. *World journal of diabetes, 7*(12), 243–251. https://doi.org/10.4239/wjd.v7.i12.243

Haynes, A., Naylor, L.H., Carter, H.H., Spence, A.L., Robey, E., Cox, K.L., Maslen, B.A., Lautenschlager, N.T., Ridgers, N.D. & Green, D.J. (2020). Land-walking vs. water-walking interventions in older adults: effects on aerobic fitness. *Journal of sport and health science, 9*(3), 274–282.

Hiklová, P. & Gába, A. (2019). Effect of aerobics on weight and fat mass loss in adult women: systematic review and meta-analysis. *Acta Gym, 49*(3), 144–152. https://doi.org/10.5507/ag.2019.013

Hoppeler, H., Baum, O., Müller, M. & Lurman, G. (2011). Molekulare Mechanismen der Anpassungsfähigkeit der Skelettmuskulatur. *Schweizerische Zeitschrift Sportmedizin, 59*(1), 6–13.

Hosseinian, M., Banitalebi, E. & Amirhosseini, S. (2016). Effect of 12 weeks of intensive interval and combined training on apolipoprotein A and B, visfatin and insulin resistance in overweight middle-aged women with type 2 diabetes. *Horizon medicine science, 22*(3), 237–245. https://doi.org/10.18869/acadpub.hms.22.3.237

Iwayama, K., Kawabuchi, R., Nabekura, Y., Kurihara, R., Park, I., Kobayashi, M., Ogata, H., Kayaba, M., Omi, N., Satoh, M. & Tokuyama, K. (2017). Exercise before breakfast increases 24-h fat oxidation in female subjects. *PloS one, 12*(7), e0180472. https://doi.org/10.1371/journal.pone.0180472

Johns, D.J., Hartmann-Boyce, J., Jebb, S.A., Aveyard, P. & Behavioural Weight Management Review Group (2014). Diet or exercise interventions vs combined behavioral weight management programs: a systematic review and meta-analysis of direct comparisons. *Journal of the Academy of Nutrition and Dietetics, 114*(10), 1557–1568. https://doi.org/10.1016/j.jand.2014.07.005

Johnson, N.A., Sultana, R.N., Brown, W.J., Bauman, A.E. & Gill, T. (2021). Physical activity in the management of obesity in adults: A position statement from Exercise and Sport Science Australia. *Journal of science and medicine in sport, 24*(12), 1245–1254. https://doi.org/10.1016/j.jsams.2021.07.009

Karimi, U., Mohammadi, A. & Khajehlandi, A. (2018). The effect of 8 weeks aquatic exercise program on plasma visfatin level and some blood factors in obese men. *Jundishapur Journal of Chronic Disease Care, 7*(4), 83364. https://doi.org/10.5812/jjcdc.83364

Kelley, G.A., Kelley, K.S., Roberts, S. & Haskell, W. (2012). Combined effects of aerobic exercise and diet on lipids and lipoproteins in overweight and obese adults: a meta-analysis. *Journal of obesity*, 985902. https://doi.org/10.1155/2012/985902

Koch, S. (2021). *Bedeutung des Adipokins CTRP3 für das Fettgewebe und die Entwicklung der Atherosklerose* (Unveröffentlichte Dissertation). Philipps-Universität, Marburg.

Krssak, M. & Roden, M. (2004). The role of lipid accumulation in liver and muscle for insulin resistance and type 2 diabetes mellitus in humans. *Reviews in endocrine & metabolic disorders, 5*(2), 127–134. https://doi.org/10.1023/B:REMD.0000021434.98627.dc

Kullmann, S., Valenta, V., Wagner, R., Tschritter, O., Machann, J., Häring, H.U., Preissl, H., Fritsche, A. & Heni, M. (2020). Brain insulin sensitivity is linked to adiposity and body fat distribution. *Nature communications, 11*(1), 1841. https://doi.org/10.1038/s41467-020-15686-y

Kurobe, K., Kousaka, A., Ogita, F. & Matsumoto, N. (2018). Metabolic responses to exercise on land and in water following glucose ingestion. *Clinical physiology and functional imaging, 38*(2), 227–232. https://doi.org/10.1111/cpf.12404

Lafontan, M., Moro, C., Sengenes, C., Galitzky, J., Crampes, F. & Berlan, M. (2005). An unsuspected metabolic role for atrial natriuretic peptides: the control of lipolysis, lipid mobilization, and systemic nonesterified fatty acids levels in humans. *Arteriosclerosis, thrombosis, and vascular biology, 25*(10), 2032–2042. https://doi.org/10.1161/01.ATV.0000183728.14712.d8

Lafontan, M., Moro, C., Berlan, M., Crampes, F., Sengenes, C. & Galitzky, J. (2008). Control of lipolysis by natriuretic peptides and cyclic GMP. *Trends in endocrinology and metabolism, 19*(4), 130–137. https://doi.org/10.1016/j.tem.2007.11.006

Lambert, K. C., Aguer, M., Kitzmann, C., Fédou, C. & Raynaud De Mauverger, E. (2017). Whole-body lipid oxidation during exercise is correlated to insulin sensitivity and mitochondrial function in middle-aged obese men. *Austin Diabetes Research, 2*, 1–7.

Lanzi, S., Codecasa, F., Cornacchia, M., Maestrini, S., Salvadori, A., Brunani, A. & Malatesta, D. (2014). Fat oxidation, hormonal and plasma metabolite kinetics during a submaximal incremental test in lean and obese adults. *PloS one, 9*(2), E88707. https://doi.org/10.1371/journal.pone.0088707

Lavie, C. J., Laddu, D., Arena, R., Ortega, F. B., Alpert, M. A. & Kushner, R. F. (2018). Healthy weight and obesity prevention: JACC health promotion series. *Journal of the American College of Cardiology, 72*(13), 1506–1531. https://doi.org/10.1016/j.jacc.2018.08.1037

Manoj, S. & Kalpana, S. (2016). Physiological responses of water training on athletes: A meta-analysis. *Journal physical education research, 3*(1), 64–72.

Manore, M. M., Larson-Meyer, D. E., Lindsay, A. R., Hongu, N. & Houtkooper, L. (2017). Dynamic energy balance: an integrated framework for discussing diet and physical activity in obesity prevention-is it nore than eating less and exercising more? *Nutrients, 9*(8), 905. https://doi.org/10.3390/nu9080905

Mathews, C. K., van Holde, K. E., Appling, D. R. & Anthony-Cahill, S. J. (2016). Lipid metabolism I: fatty acids, triacylglycerols, and lipoproteins. In C. K. Mathews (Hrsg.), *Biochemistry* (4th ed). Pearson education. https://ca.pinterest.com/pin/410179478541481953.

Maunder, E., Plews, D. J. & Kilding, A. E. (2018). Contextualising maximal fat oxidation during exercise: determinants and normative values. *Frontiers in physiology, 9*, 599. https://doi.org/10.3389/fphys.2018.00599

Moro, C. & Lafontan, M. (2013). Natriuretic peptides and cGMP signaling control of energy homeostasis. American journal of physiology. *Heart and circulatory physiology, 304*(3), H358–H368. https://doi.org/10.1152/ajpheart.00704.2012

Moro, C., Pillard, F., de Glisezinski, I., Klimcakova, E., Crampes, F., Thalamas, C., Harant, I., Marques, M. A., Lafontan, M. & Berlan, M. (2008). Exercise-induced lipid mobilization in subcutaneous adipose tissue is mainly related to natriuretic peptides in overweight men. American journal of physiology. *Endocrinology and metabolism, 295*(2), E505–E513. https://doi.org/10.1152/ajpendo.90227.2008

Moro, C., Polak, J., Hejnova, J., Klimcakova, E., Crampes, F., Stich, V., Lafontan, M. & Berlan, M. (2006). Atrial natriuretic peptide stimulates lipid mobilization during repeated bouts of endurance exercise. American journal of physiology. *Endocrinology and metabolism, 290*(5), E864–E869. https://doi.org/10.1152/ajpendo.00348.2005

Nagle, E. F., Robertson, R. J., Jakicic, J. J., Otto, A. D., Ranalli, J. R. & Chiapetta, L. B. (2007). Effects of aquatic exercise and walking in sedentary obese women undergoing a behavioral weight-loss intervention. *International journal of aquatic research and education, 1*, 43–56. https://doi.org/10.25035/ijare.01.01.05

Naylor, L. H., Maslen, B. A., Cox, K. L., Spence, A. L., Robey, E., Haynes, A., Carter, H. H., Lautenschlager, N. T., Ridgers, N. D., Pestell, C. & Green, D. J. (2020). Land- versus water-walking interventions in older adults: Effects on body composition. *Journal of science and medicine in sport, 23*(2), 164–170. https://doi.org/10.1016/j.jsams.2019.08.019

Neeland, I. J., Poirier, P. & Després, J. P. (2018). Cardiovascular and metabolic heterogeneity of obesity: clinical challenges and implications for management. *Circulation, 137*(13), 1391–1406. https://doi.org/10.1161/CIRCULATIONAHA.117.029617

Niesing, B. (2020). Mitochondrien an Pathogenese beteiligt. *Info Diabetologie, 14*(55). https://doi.org/10.1007/s15034-019-0260-0

Nikolaidis, M. G., Paschalis, V., Giakas, G., Fatouros, I. G., Sakellariou, G. K., Theodorou, A. A., Koutedakis, Y. & Jamurtas, A. Z. (2008). Favorable and prolonged changes in blood lipid profile after muscle-damaging exercise. *Medicine and science in sports and exercise, 40*(8), 1483–1489. https://doi.org/10.1249/MSS.0b013e31817356f2

Nordby, P., Saltin, B. & Helge, J. W. (2006). Whole-body fat oxidation determined by graded exercise and indirect calorimetry: a role for muscle oxidative capacity? *Scandinavian journal of medicine &*

*science in sports, 16*(3), 209–214. https://doi.org/10.1111/j.1600-0838.2005.00480.x

Fagour, C., Gonzalez, C., Pezzino, S., Florenty, S., Rosette-Narece, M., Gin, H. & Rigalleau, V. (2013). Low physical activity in patients with type 2 diabetes: the role of obesity. *Diabetes & metabolism, 39*(1), 85–87. https://doi.org/10.1016/j.diabet.2012.09.003

Fiuza-Luces, C., Garatachea, N., Berger, N.A. & Lucia, A. (2013). Exercise is the real polypill. *Physiology, 28*(5), 330–358. https://doi.org/10.1152/physiol.00019.2013

Gibala, M.J., Little, J.P., Macdonald, M.J. & Hawley, J.A. (2012). Physiological adaptations to low-volume, high-intensity interval training in health and disease. *The Journal of physiology, 590*(5), 1077–1084. https://doi.org/10.1113/jphysiol.2011.224725

Hollmann, W. & Hettinger, T. (2000). *Sportmedizin.* Schattauer.

Ismail, I., Keating, S.E., Baker, M.K. & Johnson, N.A. (2012). A systematic review and meta-analysis of the effect of aerobic vs. resistance exercise training on visceral fat. *Obesity reviews: an official journal of the International Association for the Study of Obesity, 13*(1), 68–91. https://doi.org/10.1111/j.1467-789X.2011.00931.x

Juel, C. (2004). Laktattransport im Skelettmuskel: Trainingsinduzierte Anpassung und Bedeutung bei körperlicher Belastung. *Deutsche Zeitschrift Sportmedizin, 55*(6), 157–160.

Kasprzak, Z. & Pilaczyńska-Szcześniak, L. (2014). Effects of regular physical exercises in the water on the metabolic profile of women with abdominal obesity. *Journal of human kinetics, 41*, 71–79. https://doi.org/10.2478/hukin-2014-0034

Maris, S.A., Meyer, K.M., Murray, G. & Williams, J.S. (2020). Physical activity and the acute hemodynamic response to ACE inhibition in hypertension. *American journal of lifestyle medicine, 16*(4), 538–545. https://doi.org/10.1177/1559827620935367

Masumoto, K., Delion, D. & Mercer, J.A. (2009). Insight into muscle activity during deep water running. *Medicine and science in sports and exercise, 41*(10), 1958–1964. https://doi.org/10.1249/MSS.0b013e3181a615ad

Mohr, Z. (2008). *Eine pharmakologische Stimulierung der endothelialen Nitritoxid-Synthase führt zu einer Verbesserung der Gefäßfunktion in einem diabetischen Rattenmodell* (Unveröffentlichte Dissertation). Charité Universitätsmedizin, Berlin.

Nasab, H.R., Ranjbar, R., Habibi, A. & Shakerian, S. (2015). Comparison of substrate oxidation and energy expenditure during acute aerobic exercise with moderate and high intensity in patients with type 2 diabetes. *Jentashapir journal of health research, 6*(5), E24160.

Neye, W. (2012). Typ-2-Diabetes. Wie Sport im Muskel wirkt. *Pharmazeutische Zeitung*, 20.

Pedersen, B.K. & Saltin, B. (2015). Exercise as medicine – evidence for prescribing exercise as therapy in 26 different chronic diseases. *Scandinavian journal of medicine & science in sports, 25*(3), 1–72. https://doi.org/10.1111/sms.12581

Petridou, A., Siopi, A. & Mougios, V. (2019). Exercise in the management of obesity. *Metabolism: clinical and experimental, 92*, 163–169. https://doi.org/10.1016/j.metabol.2018.10.009

Petrie, J.R., Guzik, T.J. & Touyz, R.M. (2018). Diabetes, hypertension, and cardiovascular disease: clinical insights and vascular mechanisms. *The Canadian journal of cardiology, 34*(5), 575–584. https://doi.org/10.1016/j.cjca.2017.12.005

Pillmann, N., Schwinger, R.H.G. & Brixius, K. (2009). Fettstoffwechsel Geschlecht und Sport. *Blickpunkt der Mann, 7*(3), 7–10.

Pujia, A., Mazza, E., Ferro, Y., Gazzaruso, C., Coppola, A., Doldo, P., Grembiale, R.D., Pujia, R., Romeo, S. & Montalcini, T. (2019). Lipid oxidation assessed by indirect calorimetry predicts metabolic syndrome and type 2 diabetes. *Frontiers in endocrinology, 9*, 806. https://doi.org/10.3389/fendo.2018.00806

Purdom, T., Kravitz, L., Dokladny, K. & Mermier, C. (2018). Understanding the factors that effect maximal fat oxidation. *Journal of the International Society of Sports Nutrition, 15*, 3. https://doi.org/10.1186/s12970-018-0207-1

Randell, R.K., Rollo, I., Roberts, T.J., Dalrymple, K.J., Jeukendrup, A.E. & Carter, J.M. (2017). Maximal fat oxidation rates in an athletic population. *Medicine and science in sports and exercise, 49*(1), 133–140. https://doi.org/10.1249/MSS.0000000000001084

Rees, J.L., Johnson, S.T. & Boulé, N.G. (2017). Aquatic exercise for adults with type 2 diabetes: a meta-analysis. *Acta diabetologica, 54*(10), 895–904. https://doi.org/10.1007/s00592-017-1023-9

Roeb, E. & Weiskirchen, R. (2021). Fructose and non-alcoholic steatohepatitis. *Frontier pharmacology, 12*, 634344. https://doi.org/10.3389/fphar.2021.634344

Rösen, P. (2002). Endotheliale Dysfunktion: ein Synonym für funktionelle Atherosklerose. *Journal Kardiologie, 9*, 556–562.

Ruoti, R.G., Troup, J.T. & Berger, R.A. (1994). The effects of nonswimming water exercises on older adults. *The Journal of orthopaedic and sports physical therapy, 19*(3), 140–145. https://doi.org/10.2519/jospt.1994.19.3.140

Samuel, V.T., Petersen, K.F. & Shulman, G.I. (2010). Lipid-induced insulin resistance: unravelling the mechanism. *Lancet, 375*(9733), 2267–2277.

Sangwung, P., Petersen, K.F., Shulman, G.I. & Knowles, J.W. (2020). Mitochondrial dysfunction, insulin resistance, and Potential genetic implications. *Endocrinology, 161*(4), bqaa017. https://doi.org/10.1210/endocr/bqaa017

Sberna, A.L., Bouillet, B., Rouland, A., Brindisi, M.C., Nguyen, A., Mouillot, T., Duvillard, L., Denimal, D., Loffroy, R., Vergès, B., Hillon, P. & Petit, J.M. (2018). European Association for the Study of the Liver (EASL), European Association for the Study of Diabetes (EASD) and European Association for the Study of Obesity (EASO) clinical practice recommendations for the management of non-alcoholic fatty liver disease: evaluation of their application in people with Type 2 diabetes. *Diabetic medicine: a journal of the British Diabetic Association, 35*(3), 368–375.

Scharhag-Rosenberger, F. (2012). Standards der Sportmedizin: Fettstoffwechseltraining. *Deutsche Zeitschrift Sportmedizin, 63*(12), 357–359.

Schienkiewitz, A., Mensink, G.B., Kuhnert, R. & Lange, C. (2017). Übergewicht und Adipositas bei Erwachsenen in Deutschland. *Journal health monitoring, 2*(2), 21–28.

Schwingshackl, L., Missbach, B., Dias, S., König, J. & Hoffmann, G. (2014). Impact of different training modalities on glycaemic control and blood lipids in patients with type 2 diabetes: a systematic review and network meta-analysis. *Diabetologia, 57*(9), 1789–1797. https://doi.org/10.1007/s00125-014-3303-z

Shaw, K., Gennat, H., O'Rourke, P. & Del Mar, C. (2006). Exercise for overweight or obesity. *The Cochrane database of systematic reviews, 2006*(4), CD003817. https://doi.org/10.1002/14651858.CD003817.pub3

Smith, R.L., Soeters, M.R., Wüst, R.C.I. & Houtkooper, R.H. (2018). Metabolic flexibility as an adaptation to energy resources and requirements in health and disease. *Endocrine reviews, 39*(4), 489–517. https://doi.org/10.1210/er.2017-00211

Stich, V., De Glisezinski, I., Crampes, F., Hejnova, J., Cottet-Emard, J.M., Galitzky, J., Lafontan, M., Rivière, D. & Berlan, M. (2000). Activation of alpha(2)-adrenergic receptors impairs exercise-induced lipolysis in SCAT of obese subjects. American journal of physiology. *Regulatory, integrative and comparative physiology, 279*(2), R499–R504. https://doi.org/10.1152/ajpregu.2000.279.2.R499

Stoner, L., Rowlands, D., Morrison, A., Credeur, D., Hamlin, M., Gaffney, K., Lambrick, D. & Matheson, A. (2016). Efficacy of Exercise Intervention for Weight Loss in Overweight and Obese Adolescents: Meta-Analysis and Implications. *Sports medicine, 46*(11), 1737–1751. https://doi.org/10.1007/s40279-016-0537-6

Stulnig, T. (2009). Adipositas und die Entzündung des Fettgewebes. *Journal für klinische Endokrinologie und Stoffwechsel, 2*(3), 17–21.

Sundström, J., Bruze, G., Ottosson, J., Marcus, C., Näslund, I. & Neovius, M. (2017). Weight loss and heart failure: a nationwide study of gastric bypass surgery versus intensive lifestyle treatment. *Circulation, 135*(17), 1577–1585. https://doi.org/10.1161/CIRCULATIONAHA.116.025629

Takeshima, N., Rogers, M.E., Watanabe, E., Brechue, W.F., Okada, A., Yamada, T., Islam, M.M. & Hayano, J. (2002). Water-based exercise improves health-related aspects of fitness in older women. *Medicine and science in sports and exercise, 34*(3), 544–551. https://doi.org/10.1097/00005768-200203000-00024

Talanian, J.L., Galloway, S.D., Heigenhauser, G.J., Bonen, A. & Spriet, L.L. (2007). Two weeks of high-intensity aerobic interval training increases the capacity for fat oxidation during exercise in women. *Journal of applied physiology, 102*(4), 1439–1447. https://doi.org/10.1152/japplphysiol.01098.2006

Tarp, J., Støle, A.P., Blond, K. & Grøntved, A. (2019). Cardiorespiratory fitness, muscular strength and risk of type 2 diabetes: a systematic review and meta-analysis. *Diabetologia, 62*(7), 1129–1142. https://doi.org/10.1007/s00125-019-4867-4

Taunton, J.E., Rhodes, E.C., Wolski, L.A., Donelly, M., Warren, J., Elliot, J., McFarlane, L., Leslie, J., Mitchell, J. & Lauridsen, B. (1996). Effect of land-based and water-based fitness programs on the cardiovascular fitness, strength and flexibility of women aged 65–75 years. *Gerontology, 42*(4), 204–210. https://doi.org/10.1159/000213794

Thompson, D., Karpe, F., Lafontan, M. & Frayn, K. (2012). Physical activity and exercise in the regulation of human adipose tissue physiology. *Physiological reviews, 92*(1), 157–191. https://doi.org/10.1152/physrev.00012.2011

Tripolt, N. & Sourij, H. (2010). Diabestes mellitus und endotheliale Dysfunktion. *Journal Klinische Endokrinologie Stoffwechsel, 3*(2), 20–24.

Tyrankiewicz, U., Olkowicz, M., Berkowicz, P., Jablonska, M., Smolenski, R. T., Zoladz, J. A. & Chlopicki, S. (2021). Physical activity and inhibition of ACE additively modulate ACE/ACE-2 balance in heart failure in mice. *Frontiers in pharmacology, 12*, 682432. https://doi.org/10.3389/fphar.2021.682432

Umpierre, D., Ribeiro, P. A., Kramer, C. K., Leitão, C. B., Zucatti, A. T., Azevedo, M. J., Groß, J. L., Ribeiro, J. P. & Schaan, B. D. (2011). Physical activity advice only or structured exercise training and association with HbA1c levels in type 2 diabetes: a systematic review and meta-analysis. *JAMA, 305*(17), 1790–1799.

van Meerhaeghe, A. & Velkeniers, B. (2005). Lactate production and exercise-induced metabolic acidosis: guilty or not guilty? *The European respiratory journal, 26*(4), 744. https://doi.org/10.1183/09031936.05.00059005

Verheggen, R. J., Maessen, M. F., Green, D. J., Hermus, A. R., Hopman, M. T. & Thijssen, D. H. (2016). A systematic review and meta-analysis on the effects of exercise training versus hypocaloric diet: distinct effects on body weight and visceral adipose tissue. *Obesity reviews: an official journal of the International Association for the Study of Obesity, 17*(8), 664–690. https://doi.org/10.1111/obr.12406

Viana, R. B., Naves, J. P. A., Coswig, V. S., de Lira, C. A. B., Steele, J., Fisher, J. P. & Gentil, P. (2019). Is interval training the magic bullet for fat loss? A systematic review and meta-analysis comparing moderate-intensity continuous training with high-intensity interval training (HIIT). *British journal of sports medicine, 53*(10), 655–664. https://doi.org/10.1136/bjsports-2018-099928

Vissers, D., Hens, W., Taeymans, J., Baeyens, J. P., Poortmans, J. & Van Gaal, L. (2013). The effect of exercise on visceral adipose tissue in overweight adults: a systematic review and meta-analysis. *PloS one, 8*(2), e56415. https://doi.org/10.1371/journal.pone.0056415

Volaklis, K. A., Spassis, A. T. & Tokmakidis, S. P. (2007). Land versus water exercise in patients with coronary artery disease: effects on body composition, blood lipids, and physical fitness. *American heart journal, 154*(3), 560.e1–560.e5606. https://doi.org/10.1016/j.ahj.2007.06.029

Wahl, P., Bloch, W. & Mester, J. (2009). Moderne Betrachtungsweisen des Laktats: Laktat ein überschätztes und zugleich unterschätztes Molekül. *Schweizerische Zeitschrift für Sportmedizin und Sporttraumatologie, 57*(3), 100–107.

Williams, R. E., Barreria, T. V. & Tseh, W. (2020). Fitness-related benefits: land-based versus aqua-base. *The Journal of sports medicine and physical fitness, 60*(1), 26–31. https://doi.org/10.23736/S0022-4707.19.09675-0

World Health Organization (WHO). (2024). *Diabetes.* https://www.who.int/news-room/fact-sheets/detail/diabetes.

Wouters, E. J., Van Nunen, A. M., Geenen, R., Kolotkin, R. L. & Vingerhoets, A. J. (2010). Effects of aquajogging in obese adults: a pilot study. *Journal of obesity, 2010*, 231074. https://doi.org/10.1155/2010/231074

Xu, Y., Maya-Martinez, R., Guthertz, N., Heath, G. R., Manfield, I. W., Breeze, A. L., Sobott, F., Foster, R. & Radford, S. E. (2022). Tuning the rate of aggregation of hIAPP into amyloid using small-molecule modulators of assembly. *Nature communications, 13*(1), 1040. https://doi.org/10.1038/s41467-022-28660-7

Yang, D., Yang, Y., Li, Y. & Han, R. (2019). Physical exercise as therapy for type 2 diabetes mellitus: from mechanism to orientation. *Annals of nutrition & metabolism, 74*(4), 313–321. https://doi.org/10.1159/000500110

Zachweiga, J. (1996). Exercise as a treatment for obesity. *Obesity, 25*, 965–982.

Zunner, B. E. M., Wachsmuth, N. B., Eckstein, M. L., Scherl, L., Schierbauer, J. R., Haupt, S., Stumpf, C., Reusch, L. & Moser, O. (2022). Myokines and resistance training: a narrative review. *International journal of molecular sciences, 23*(7), 3501. https://doi.org/10.3390/ijms23073501

## Weiterführende Literatur


Andreato, L.V., Esteves, J.V., Coimbra, D.R., Moraes, A.J. P. & de Carvalho, T. (2019). The influence of high-intensity interval training on anthropometric variables of adults with overweight or obesity: a systematic review and network meta-analysis. *Obesity reviews: an official journal of the International Association for the Study of Obesity, 20*(1), 142–155. https://doi.org/10.1111/obr.12766

Deutsche Adipositas-Gesellschaft (DAG) e.V. *S3-Leitlinie Adipositas – Prävention und Therapie*. (2024, Version 5.0, Oktober). https://register.awmf.org/de/leitlinien/detail/050-001.

European Association for the Study of the Liver (EASL), European Association for the Study of Diabetes (EASD) & European Association for the Study of Obesity (EASO) (2016). EASL-EASD-EASO Clinical Practice Guidelines for the management of non-alcoholic fatty liver disease. *Journal of hepatology, 64*(6), 1388–1402.

Mabire, L., Mani, R., Liu, L., Mulligan, H. & Baxter, D. (2017). The Influence of Age, Sex and Body Mass Index on the Effectiveness of Brisk Walking for Obesity Management in Adults: A Systematic Review and Meta-Analysis. *Journal of physical activity & health, 14*(5), 389–407. https://doi.org/10.1123/jpah.2016-0064

Romijn, J.A., Coyle, E.F., Sidossis, L.S., Gastaldelli, A., Horowitz, J.F., Endert, E. & Wolfe, R.R. (1993). Regulation of endogenous fat and carbohydrate metabolism in relation to exercise intensity and duration. *The American journal of physiology, 265*(*3 Pt 1*), E380–E391. https://doi.org/10.1152/ajpendo.1993.265.3.E380

Sardeli, A.V., Komatsu, T.R., Mori, M.A., Gáspari, A.F. & Chacon-Mikahil, M.P.T. (2018). Resistance Training Prevents Muscle Loss Induced by Caloric Restriction in Obese Elderly Individuals: A Systematic Review and Meta-Analysis. *Nutrients, 10*(4), 423. https://doi.org/10.3390/nu10040423

Slentz, C.A., Aiken, L.B., Houmard, J.A., Bales, C.W., Johnson, J.L., Tanner, C.J., Duscha, B.D. & Kraus, W.E. (2005). Inactivity, exercise, and visceral fat. STRRIDE: a randomized, controlled study of exercise intensity and amount. *Journal of applied physiology, 99*(4), 1613–1618.

Thompson, C. & Dayan, C.M. (2011). Diet or diet plus physical activity versus usual care in patients with newly diagnosed type 2 diabetes: the Early ACTID randomised controlled trial. *Lancet, 378*, 9786. 129–139.

Thorogood, A., Mottillo, S., Shimony, A., Filion, K.B., Joseph, L., Genest, J., Pilote, L., Poirier, P., Schiffrin, E.L. & Eisenberg, M.J. (2011). Isolated aerobic exercise and weight loss: a systematic review and meta-analysis of randomized controlled trials. *The American journal of medicine, 124*(8), 747–755. https://doi.org/10.1016/j.amjmed.2011.02.037

Turcotte, L.P., Richter, E.A. & Kiens, B. (1992). Increased plasma FFA uptake and oxidation during prolonged exercise in trained vs. untrained humans. *The American journal of physiology, 262*(6 Pt 1), E791–E799. https://doi.org/10.1152/ajpendo.1992.262.6.E791

# 9 Kardiovaskuläre Erkrankungen

Im Vordergrund bei Herz-Kreislauferkrankungen steht in der heutigen Medizin die gezielte Bewegungstherapie. Während früher die Entlastung bei eingeschränkter Pumpfunktion des Herzens angezeigt war, ist die vermehrte Belastung des Herzmuskels ein Selbstverständnis, um seine Leistungsfähigkeit zu steigern. Bisweilen tun sich Ärzt*innen mit der Zuweisung in ein AE-Trainingsprogramm schwer, weil sie aufgrund der Zunahme des enddiastolischen Volumens in der Wasserimmersion eine Überlastung des insuffizienten Herzens befürchten. Nur sollte aus den hämodynamischen Veränderungen in der Wasserimmersion keine verallgemeinernde Schlussfolgerung im Umgang mit der Indikationsstellung bei kardiovaskulären Erkrankungen gezogen werden. Die Indikationskriterien und etwaige Kontraindikationen sollen daher in den folgenden Kapiteln ausführlich besprochen werden.

## 9.1 Koronare Herzkrankheit und Herzinfarkt

Kardiovaskuläre Erkrankungen stehen in industrialisierten Ländern an erster Stelle der Todesursachen (Virani et al., 2020). Auch in der Schweiz gehören sie mit Anteilen von 27.8 % bei den Frauen bzw. 30.8 % bei den Männern zu den häufigsten Todesfällen (Todesursachenstatistik des Schweizerisches Bundesamtes für Statistik, 2019). Für Präventionsmaßnahmen bedeutsam ist die Verbreitung der Morbidität nach Anteilen in Altersstufen. Das Risiko steigt im Alter zwischen 60 und 79 Jahren auf 78.2 % bei den Frauen und 77.2 % bei den Männern an (Fusco & Pani, 2013). Kardiovaskuläre Erkrankungen umfassen vielfältige Krankheitsbilder, dazu gehören arterielle Hypertonie, periphere arterielle Verschlusskrankheit, koronare Herzkrankheit, Herzinsuffizienz, Herzinfarkt und Apoplex. Deren gemeinsame und häufig Ursache sind atherosklerotische Plaques. Als Folge des Verlustes der elastischen Gefäßfunktion ist der arterielle Gefäßwiderstand erhöht. Damit steigt das Risiko für eine linksventrikuläre Hypertrophie mit der Folge einer eingeschränkten diastolischen Pumpfunktion (Mengden et al., 2016).

### 9.1.1 Wirkungsweise aktivierender Therapien

In den Anfängen der Sportmedizin waren sich Kardiologen und Sportmediziner einig, dass Ausdauertraining den gesunden Herzmuskel trainiert (Hollmann, 2006). Nach derzeitiger Auffassung und abgestützt auf wissenschaftliche Erkenntnisse, ist körperliches Training auch ein nutzbares Target im Behandlungsplan bei Herzerkrankungen. Wissenschaftlicher Beleg findet sich in einer groß angelegten kontrollierten Multicenter-Studie an 2300 Herzpatient*innen (Flynn et al., 2009). Daraus geht hervor, dass sich positive Effekte auf das Gesundheitsempfinden und die kardiovaskuläre Ereignisrate bemerkbar machen. Aus den Ergebnissen ist zu schließen, dass selbst bei einer linksventrikulären Ejektionsfraktion von nur 25 % Rehabilitationspotenzial vorhanden ist. Gestützt wird die Aussage mit Blick auf die Gefäßfunktion. Erbs et al. (2010) konnten bei koronarer Herzkrankheit (Ejektionsfraktion 24 %) signifikante Effekte auf die endotheliale Gefäßfunktion und die vaskuläre Regeneration nach 12 Wochen Training nachweisen. Der Nachweis wurde mittels zirkulierender endothelialer Vorläuferzellen (EPC-Zellen) erbracht, deren Zahl sich erhöhte. Positive Effekte wurden auch an der linksventrikulären Funktion und an der Vaskularisation der Skelettmuskulatur sichtbar. Die Befunde sprechen dafür, dass körperliches Training am Gefäßendothel wirksam wird.

In einem Cochrane-Review analysierten Taylor et al. (2019) sequenziell 44 Trainingsstudien, die zwischen 2013 und 2018 erschienen sind. Für ihre Synthese konnten sie auf Primäruntersuchungen mit Daten von 5783 herzinsuffizienten Patient*innen (mediane LVEF 37 %) zurückgreifen. Die heterogenen Trainingsprogramme umfassten ein- bis dreimal pro 30 min bis 60 min Ausdauertraining mit 60 % bis 70 % der VO2max. Die wesentlichen Endpunkte konnten erreicht werden: bei den länger angelegten Studien (mehr als 12 Monate) ergab sich eine Reduktion der Mortalitätsrate um 20 % in den trainierenden Studienpopulationen. Auch im Gesamtscore des Minnesota Living with Heart Failure Questionnaire, einem patientenrelevanten Endpunkt, ergaben sich signifikante Symptomverbesserungen gegenüber dem Ausgangswert. Nach Ansicht der Autor*innen enthüllt die Recherche den Zusammenhang zwischen der Trainingsdauer und der Effektivität der Programme. Die Autor*innen zweifeln nicht an der Wirksamkeit von körperlichem Training, dennoch ist die Gesamteffektstärke wegen der heterogenen Verteilung der Einzeleffekte gering. Aufgrund der insgesamt überzeugenden Datenlage wurde körperliches Training als praxisorientierte Handlungsempfehlung in die ACC-Leitlinien aufgenommen (Heidenreich et al., 2022).

Um auch den sinngemäßen Einsatz von AE in der Therapie zu bestätigen, suchten Adsett et al. (2015) systematisch nach Beleg für die Wirksamkeit von AE. In ihrer Metaanalyse nutzten sie die Daten von Herzinsuffizienzpatient*innen aus acht Studien (fünf RCTs, zwei Pre-post-Designstudien ohne Kontrollgruppen und eine prospektive Follow-up-Kohortenstudie). Insgesamt handelt es sich um relative kleine Studienpopulationen (12 bis 25 Teilnehmende) mit einer Gesamtzahl von 156 Teilnehmenden und Angaben zur LVEF (40 % bis 45 %). Die einzelnen Studien setzten sich im Rahmen der Zielsetzung wie folgt zusammen:

- Vier Trainingsstudien mit zwei parallel geführten Studienarmen: Die Teilnehmenden erhielten gemäß dem Prüfplan AE oder Standardtherapie bzw. Activity daily living-Angebote.
- Vier Beobachtungsstudien im Parallelgruppendesign: Alle Teilnehmenden erhielten Trainingsmaßnahmen, entweder eine Verbindung aus AE und Exercise Training (ET) oder ET als Einzelmaßnahme.

Trainiert wurde zwischen drei und 24 Wochen vier-bis fünfmal pro Woche mit einer Intensität von 50 % bis 70 % VO2max. Ein Widerstandstraining wurde in zwei Studien ergänzt. Die Gruppen wurden nach Alter, Geschlecht und nach dem Schweregrad der Herzinsuffizienz (NYHA-Klassifikation) gematcht. Die verwendeten Endpunkte betrafen VO2peak und den Outcome-Parameter 6MWT – ein Gehtest über 6 min – und im Hinblick auf die Kraftsteigerung, die Realisierung maximaler Kraft. Folgende Hauptaussagen lassen sich aggregieren: Vier der sechs Studien mit VO2peak als primäre Outcome-Variable erwiesen sich als hochwertig mit guter Evidenz. Davon standen drei RCTs für gepoolte Reanalysen zur Verfügung. Diese brachten in der Teststatistik keine signifikanten wasser- und landbasierten Unterschiede hervor. AE erwies sich im Vergleich zu ET als ebenso effektiv. AE reüssierte beim Vergleich mit der Standardtherapie (ADL-Aktivitäten). Insgesamt werteten die Autor*innen die Studien als repräsentativ für den Erfolg von AE. Der Zugewinn an Ausdauerleistung (AE 6 % bis 11 %, ET 10 % bis 11 %) spricht für einen kausalen Effekt, dennoch blieb das Ergebnis hinter den Erwartungen zurück. Offenbar war die Umsetzungsqualität nicht optimal (Adsett et al., 2015). Die Autor*innen wiesen auch auf weitere Schwächen der Studien hin: Nur in zwei der vier Vergleichsstudien erwies sich die AE-/ET-Kombinationsbehandlung gegenüber der Monotherapie ET im Gehtest (6 MWT) und bei der maximalen Kraftrealisierung überlegen. Auch die LVEF-Befunde und transthorakale echokardiographische Diameter und Volumenmessungen sprechen für eine begrenzte Evidenz der Kombinationsbehandlung. In drei der vier selektierten Studien konnte der Zusammenhang von AE mit den LVEF-Befunden nicht gezeigt werden. Immerhin ließ sich ein positiver Trend zugunsten hämodynamischer Parameter identifizieren. AE senkte den diastolischen Blutdruck, die Herzfrequenz und den systemisch vaskulären Widerstand erfolgreicher als ET. Die Beobachtung spricht für eine Arbeitsweise in der Wasserimmersion, die aufgrund des größeren Schlagvolumens und der Herzentlastung (Afterload) zu vorteilhaften Adaptationen führt.

Auch für das Schwimmen fehlen belastbare Trainingsstudien, die eine eindeutige Empfehlung rechtfertigen. Die Forschung findet hier zweideutige Effektrichtungen. Im Jahr 2017 erschien ein systematischer Review mit vorwiegend hämodynamischen Daten aus sechs RCTs. Verglichen wurde Schwimmen mit Medikamenteneinnahme (drei Studien), Ergometertraining (eine Studie) und AE (zwei Studien) (Shah et al., 2017). Den Schwimmstudien sind folgende Charakteristika zu entnehmen: 136 Teilnehmende mit koronarer Herzerkrankung (LVEF 31 %), Durchschnittsalter 59 Jahren, vorwiegend Männer (86 %), Trainingsperiode zwei bis drei Monate. In zwei Studien verbesserte sich nach achtwöchigem Schwimmtraining VO2peak (7 % bis 13 %) und 6 MWT (7 % bis 14 %) gegenüber der medikamentösen Behandlungsform signifikant (VO2peak: -7 % bis 12 %, 6 MWT: 0 % bis 2 %). In der dritten Studie wurden unabhängig von der Gruppenzugehörigkeit keine Erfolgsresultate angezeigt. Die Verbindung von Schwimmen mit Ergometertraining wurde als wirksamer identifiziert als Monotherapie (MT): die Ruheherzfrequenz nahm um 16 % ab (MT 8 %) und es zeigten sich Verbesserungsquoten von 23 % für das Ruheschlagvolumen (MT 10 %), respektive 6 % für VO2peak (MT 11 %). Die vergleichende Gegenüberstellung von Schwimmen in Kombination mit Aerobic versus Monotherapie (MT) zeigte ein zweideutiges Ergebnis. Während in einer Studie signifikante Bradykardieeffekte (-19 %) und eine Schlagvolumenerhöhung (34 %) für die kombinierte Trainingsintervention festgestellt wurden (vergleichend dazu MT: -15 %, respektive 9 %), traten in der anderen Studie keine relevanten Gruppenunterschiede auf. Der Beitrag bleibt insofern fraglich und das Ergebnis ist auch schwierig zu deuten. Es ist aber davon auszugehen, dass Schwimmen wie andere Ausdauersportarten Trainingsanpassungen in vergleichbarer Größenordnung auslöst.

### 9.1.2 Behandlungsrichtlinien und Therapieempfehlungen

Die weite Verbreitung von kardiovaskulären Erkrankungen hat neben der therapeutischen Relevanz von AE auch Fragen zur sicheren Anwendung aufgeworfen. Seit Jahrzehnten beschäftigen sich Ärzt*innen damit, ob das Wasserbad eine zusätzliche Belastung und Verschlechterung der Arbeitsbedingungen für das Herz bedeutet (Tei et al., 1995). Nielsen et al. (1984) mutmaßten schon früh eine hämodynamische Überlastungsreaktion mit arrhythmieauslösenden Potenzen. Bis heute hält der Diskurs an, inwieweit bei einem vorgeschädigten Herz Vorsichtsmaßnahmen bei Hydrotherapieanwendungen zu berücksichtigen sind. Ausgangspunkt physiologischer Überlegungen ist das erhöhte Blutvolumen in der Brustregion mit einer zentralvenösen Druckzunahme (ZVD)[25]. Anzunehmen ist eine energetische Mehrbelas-

25 Diastolische Füllung und Vordehnung (Preload)

tung des Herzens, die sich in einer gesteigerten Ventrikelwandspannung, Erregungsbildung und Kontraktionskraft ausdrückt. Der entscheidende Belastungsfaktor ist das Überwiegen der Volumenkomponente in der Wasserimmersion. Der Volumenlast steht eine arterielle Druckentlastung (Vasodilatation) gegenüber. Die grundlegende Frage ist, wie sich die hämodynamischen Mechanismen auf Personen mit eingeschränkter Herzleistung auswirken.

In zahlreichen klinischen Studien war das hämodynamische Regulationsverhalten in der Ruheimmersion und unter Belastung von herzinsuffizienten Personen Gegenstand der Untersuchungen. Shah et al. (2017) präsentierten in einer Übersichtsarbeit Einzelergebnisse bei chronischer Herzinsuffizienz (LVEF 30 %) aus sieben Primärstudien (n = 97) (Abbildung 9-1). Die Schlagvolumina waren beim ruhenden Wasseraufenthalt (32°C bis 35°C) um 32% erhöht, der periphere Widerstand nur leicht erniedrigt (-5%). Davon ableitend erhöhte sich der Systemdruck mittelgradig. Normalpersonen kompensieren stärker über den peripheren Widerstand (TPV), um Blutdruckänderungen auszugleichen (**Abbildung 9-1**).

Die Abbildung zeigt die Änderung der Kardiozirkulation in der Wasserimmersion bei Patient*innen mit koronarer Herzkrankheit (KHK) im Vergleich zu einer gesunden Kontrollgruppe (CG).

Shah et al. (2017) beziehen sich auch auf eine Untersuchung, in der mit der Impedanzkardiographie die Auswurffraktionen des linken Ventrikels (LVEF) sowie die enddiastolischen linksventrikulären Diameter (LVEDD) und Volumina (LVEDV) bestimmt wurden (Park et al., 1999). LVEF nahm in der Ruheimmersion um 13 % und LVEDV um 16 % zu. Basierend auf dem Schweregrade änderten sich die LVEDD-Werte bei Patient*innen mit Schweregrad NYHA II um 19 %, respektive bei NYHA III und höhergradig um 5% (**Abbildung 9-2**). Shah et al. (2017) leiteten aus den Untersuchungsergebnissen eine kompensierte linksventrikuläre Funktion bei Patient*innen mit chronischer Herzinsuffizienz im Stadium NYHA II-III ab.

Die Abbildung zeigt die Änderung der linksventrikulären Ejektionsfraktion (LVEF) und des linksventrikulären enddiastolischen Volumens (LVEDV) in der Wasserimmersion bei Patient*innen mit koronarer Herzkrankheit (KHK) im Vergleich zu einer gesunden Referenzgruppe (CG). Medianwerte.

Meyer und Bücking (2005) führten Druckmessungen beim Schwimmen bei Patient*innen nach Myokardinfarkt und schwerer Herzkrankheit durch. Beim Schwimmen wie auch

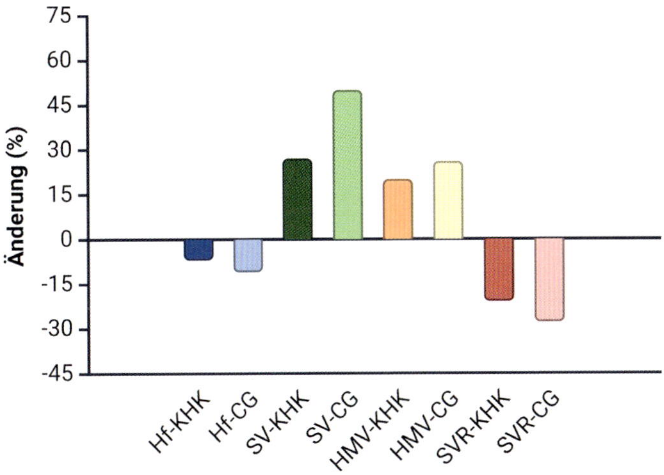


**Abbildung 9-1:** Hämodynamisches Regulationsverhalten bei KHK (nachgezeichnet nach Shah et al., 2017) (Hf: Herzfrequenz, SV: Schlagvolumen, HMV: Herzminutenvolumen, SVR: systemisch vaskulärer Widerstand. Medianwert)

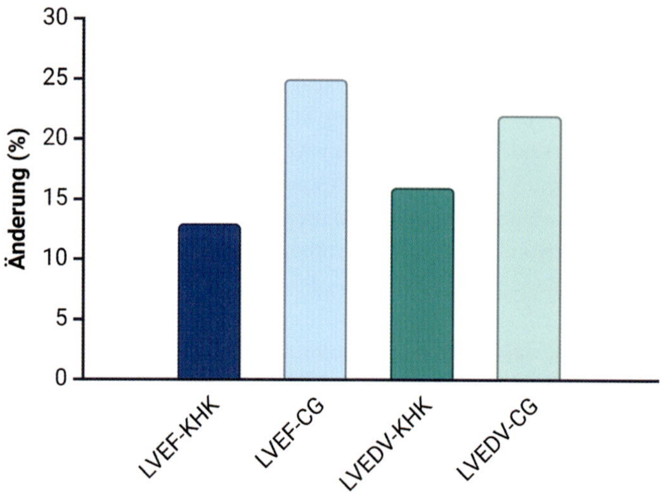


**Abbildung 9-2:** Auswurffraktion (LVEF) und Voluming (LVEDV) des linken Ventrikels bei KHK im Vergleich zu einer Kontrollgruppe (CG) (nachgezeichnet nach Park et al., 1999)

bei der Liegend-Fahrradergometrie erreichten die pulmonalarteriellen Drucke (mPAP) pathologische Werte bei halstiefer (29 mmHg; Range 21–37) und brusthoher (21 mmHg, Range 28–155) Immersion[26]. Meyer und Bücking (2005) beobachteten auch eine linksventrikuläre Überlastung mit Abnahme des Schlagvolumens[27]. Sie befürchteten, dass häufige Druck- und Volumenbelastungen zu einer Zunahme der Herzwanddicke und der linksventrikulären Diameter mit Anstieg der Wandspannungen führen. Die chronische Form der Herzhypertrophie – so folgerten sie aus den Befunden – ist mit einem erhöhten Risiko für Herzinsuffizienz und Rhythmusstörungen verbunden.

Demgegenüber beobachteten Sveälv et al. (2009) eine Abnahme der Afterload, also jener Drücke in den arteriellen Widerstandsgefäßen, die der Austreibung des Blutes entgegenwirken. Sie stellten auch eine Tendenz zu geringeren Herzfrequenzen im Wasser fest und folgern daraus, dass die längere Diastolendauer (Entspannungsphase und Füllungszeit des Herzventrikels) sich positiv auf die Koronardurchblutung des Herzmuskels auswirkt. Die Autor*innen konnten zeigen, dass gezielte Bewegungsmaßnahmen im Wasser bei Patient*innen mit einer Funktionsstörung des Herzmuskels und Herzüberlastung (NYHA-Grad II–III) die biventrikuläre Pumpfunktion verbesserte. Andererseits ermahnen sie in einem Casereport zur Vorsicht bei globaler biventrikulärer Herzschwäche (Sveälv et al., 2012).

Auch Tierversuche beantworten nicht schlüssig die Frage, ob bei eingeschränkter myokardialer Funktionsreserve eine Volumenbelastung im Wasser zu einer rechtsventrikulären Hypertrophie (dilatative Kardiomyopathie) führt. Hierfür sind die experimentellen Ergebnisse noch nicht eindeutig und zahlreich genug. Im Tiermodell beobachteten Portes und Tucci (2006) bei infarzierten Ratten gewebliche Umbauvorgänge des Ventrikelmyokards (Zunahme von Bindegewebszellen). Sie interpretierten das Remodelling als gerichtete Anpassung der Ventrikelkontraktion an kurzfristige Druck- und Volumensteigerungen nach Schwimmbelastungen. Für die physiologische wie auch pathophysiologische Form der Hypertrophie ist die Aktivierung von mTOR verantwortlich. Der

26 Hämodynamische Definition der Hypertonie im pulmonalen Gefäßsystem bei der Verwendung des Grenzwertes mPAP ≥20 mm Hg in Ruhe, entsprechend der Deklaration der 6th World Symposium Pulmonary Hypertension (WSPH), 2018 in Nizza.

27 Gesteigerter intramyokardialer Druck als Strömungshindernis für die Koronardurchblutung.

Proteinkomplex mTOR ist ein Ein- und Ausschalter von Proteinkinasen[28] und regelt über einen Signaltransduktionspfad die Differenzierung und Vermehrung von Kardiomyozyten. Eine starke Aktivierung der molekularen Schaltzentrale mTor-Kinase durch erhöhte Volumen- oder Druckbelastung des Herzens wird eine Zunahme des Herzzellvolumens zugeschrieben und könnte eine pathophysiologische Kardiomyozyten-Hypertrophie andeuten (Liao et al., 2015). Liao et al. (2015) untersuchten an gesunden Ratten die Mechanismen einer trainingsinduzierten kardialen Hypertrophie. Das Forscherteam fand bei hochintensiven Blocktraining (HIIT) – fünfmal pro Woche zu je 60 min, progressive Steigerung über acht Wochen mit 80 % bis 85 % VO2max – Mikroverletzungen, Ischämie und Steatosis in der Gruppe der intensiv trainierenden Tiere. Die kardialen histologischen Schnittpräparate zeigten nukleäre und myozelluläre Degenerationen und Myozytenseparation des Herzgewebes. In der Fuchsin-Pikrinsäure-Darstellung (HBFP-Färbung von myokardialem Gewebe) war in der extensiv trainierenden Kontrollgruppe eine intakte myozelluläre Struktur und eine klare myofibrilläre Anordnung zu erkennen, während in der HIIT-Gruppe eine Schwellung und Rotfärbung der Myozyten hervortrat. Angesichts dieser evidenten Gruppenunterschiede wird eine Ausprägung einer myokardialen Ischämie in der HIT-Gruppe deutlich. Dazu erhöhten sich parallel die hochsensitiven und spezifischen Troponinwerte für eine myokardiale Ischämie.

Auch in einem Mausmodell (Kemi et al., 2008) war nach vier Wochen HIIT-Intervention m-TOR stark hochgeregelt, PKB nahm um 95 % als ein Hinweis auf maladaptive hypertrophe Vorgänge zu. Die Untersuchung an Versuchstieren soll die Gratwanderung zwischen Selbstheilung durch biopositive funktionelle Anpassung und Fortschreiten der Grunderkrankung durch pathologische Belastungen verdeutlichen.

Befürchtungen, dass durch eine hyperdyname Kreislauflage das Herz Schaden nehmen könnte, erweist sich als nicht haltbar, sofern in vorgängigen hämodynamischen Funktionsprüfungen zentralvenöse, pulmonale und linksatriale Überlastungsreaktionen ausgeschlossen werden. In Anbetracht der zahlreichen HIIT-Publikationen (High-intensity-intervall-training), die auch vermehrt in der Kardiologie in die Diskussion gekommen sind (Heinicke et al., 2019), ist bei gezielten kardiovaskulären Stresssituationen von kardioprotektiven Anpassungsreaktionen auszugehen. Von klinischem Interesse sind Studien, die einen positiven Zusammenhang von HIIT mit arrhythmogenen Charakter fanden. In einer Experimentalstudie wurde der Einfluss von HIIT auf das paroxysmale oder persistierende Vorhofflimmern beobachtet (Malmo et al., 2016). Das Autor*innenteam belastete 51 Probanden auf dem Laufband mit vierminütigen Belastungsintervallen drei- bis viermal pro Woche mit 80 % bis 90 % der maximalen Herzfrequenz (HIIT-Training). Vier Wochen vor und nach einer 12-wöchigen Trainingsphase ermittelten die Autor*innen einen signifikanten Rückgang der Vorhofflimmerzeit um 7.6 % gegenüber der Kontrollgruppe, die ihre Bewegungsgewohnheiten beibehielten. Zugleich verbesserten sich die biventrikuläre Funktion und die Blutfettwerte. Einen Rückgang der Arrhythmogenität stellten auch Guiraud et al. (2013) bei Herzinsuffizienten fest. Sie führen die Beobachtung auf die Expression von NO-Synthase (NOS) in Muskarinrezeptoren der Herzmuskelzellen zurück. Blutflussvermittelt steigt beim HIIT die Wandschubspannung, die über die Endothelstimulation zur Freisetzung von vasoaktiven Mediatoren (NO) mit dilatierendem Einfluss führt. NOS stimuliert und aktiviert das Barorezeptoren-Feedbacksystem, das einen hemmenden Einfluss auf die tonische sympathische Gefäßinnervation ausübt (Drenjancevic et al., 2014). Die vagal vermittelte Gegenregulation unter Ruhebedingungen kann mit der Herz-

28 Die Signalübertragung initiiert phosphorylierte Eiweiße, sogenannte Proteinkinase B (PKB).

ratenvariabilität abgebildet werden. In der Studie von Guiraud et al. (2013) war die HF-Power[29] bis zu 24 Stunden nach HIIT-Belastungen gegenüber extensivem Training angehoben. Die NO-Bioverfügbarkeit und die vagale Modulation durch den Barorezeptoren-Regelkreis wird als ein Schutzeffekt für Herzrhythmusstörungen gesehen (Bruno et al., 2012).

Die optimale Belastungsintensität ist aber umstritten. In einem neu erschienenen Review (Hannan et al., 2018) konnte die Überlegenheit von HIIT gegenüber extensivem Training hinsichtlich dem primären Endpunkt VO2Peak belegt werden, sofern die Interventionsdauer über 12 Wochen angelegt war. Eine vorgängige Metaanalyse (Weston et al., 2014) unter Einschluss von zehn Interventionsstudien (Gesamtzahl der Teilnehmenden 273 mit verschiedenen kardiovaskulären Erkrankungen) kam zu demselben Ergebnis. Der Gruppenunterschied in der Ausdauerleistung (MD VO2 3.03 ml/kg/min, 95 % CI 2.00 bis 4.07) war zugunsten von HIIT signifikant.

Hingegen fanden Conraads et al. (2015) in der SAINTEX-Studie bei 200 KHK-Patient*innen keine VO2Peak-Unterschiede im Follow-up nach 12 Wochen und in der großen kontrollierten SMARTEX-Studie von Ellingsen et al. (2017) waren die linksventrikulären, enddiastolischen Diameter im Follow-up nach 12 Wochen nicht signifikant unterschiedlich. Unabhängig von der Methodenwahl konnten Patient*innen mit einer Ejektionsfraktion <35 % ihre Belastbarkeit steigern. Die Intensität der Durchführung hatte in keiner der Studien einen Einfluss auf kardiale Ereignisse, so dass die beiden Methoden als sicher eingestuft werden (Heinicke et al., 2019).

Es stellt sich bezüglich der Methodenwahl die Frage nach der Übertragbarkeit auf AE-Anwendung wegen der durch die Vorlasterhöhung in der Wasserumgebung erhöhten rechts- und linksventrikulären Füllungsdrucke bei Herzpatient*innen (Lehmann & Samek, 1990). Ein wichtiger Gradmesser und relevantes Sicherheitskriterium ist die Unterscheidung von Patient*innen mit stark herabgesetzter Pumpfunktion von solchen mit weitgehend erhaltener Pumpfunktion. Das Ärztenetzwerk „Scottish Intercollegiate Guidelines Network“ (SIGN, 2016) weist auf die Risiken von Dyskinesien bei Patient*innen mit NYHA-Grad III und IV (z. B. durch eine Herzinfarktnarbe) und eine mögliche Ventrikeldilatation hin. Und in den Leitlinien von kardialen Fachgesellschaften wird Schwimmen im Zuge der SIPE-Risikokonstellation („Swimming-induced pulmonary edema“)[30] mit Vorsicht behandelt.

Ein weiterer wichtiger Aspekt spricht für die Einbindung von AE in den Therapieprozess: Unter den peripheren Adaptationen der Herzinsuffizienz sind verschiedene kardiovaskuläre Organsysteme beteiligt, z. B. eine Überlastung des Lungenkreislaufs mit Lungenstauung. Ein umfassendes Verständnis der Pathophysiologie des kranken Herzens erfordert die Betrachtung der Hyperventilation und Kurzatmigkeit, die häufig die Herzinsuffizienz begleitet. Nishimura et al. (1994) fanden bei Patient*innen mit eingeschränkter Pumpreserve des Herzens eine inspiratorisch abgeschwächte Atemmuskulatur. Insofern kann ein Respirationstraining in der Wasserumgebung die lokale Sauerstoffextraktion in den peripheren Muskeln steigern.

In der Wasserimmersion ist die Vorlast erhöht und das Herz reagiert mit einer regulatorischen Anpassung des Herzzeitvolumens. Für den Herzinsuffizienten stellt die Hypervolämie eine zusätzliche Belastung dar. Dies ist auch der Grund, warum bei Herzschwäche mit Grad II und III zuvor ein Arzt konsultiert werden sollte. Für Patient*innen mit Herzschwäche ist die Volumenbelastung des Herzens beim Badeaufenthalt unbedenklich, wenn eine Mindestbelastbarkeit von 100 Watt für Schwimmen (ent-

29 die HF-Power im hoch schwingungsfähigen Frequenzband 0.04 – 0.35 Hz repräsentiert den Parasympathikus.

30 erhöhter Pulmonalarteriendruck und Stabilitätsverlust der Kapillarwand

sprechend VO2max > 15 ml/min/kg) bzw. für Wassergymnastik 70 Watt gegeben ist. Patient*innen mit NYHA III und IV sollten keine Bewegungstherapie erhalten (Falkenbach et al., 2011). Generell ist bei ausreichender Pumpleistung des Herzens AE indikativ für eine regenerative und protektive Wirkung. Eine ärztliche Vorabklärung sollte vor Aufnahme von AE stattgefunden haben.

## 9.2 Arterielle Gefäßerkrankungen – Bluthochdruck

Die NCD-Kollaboration, ein globales Netzwerk von Gesundheitswissenschaftler*innen zur Prävention nichtübertragbarer Krankheiten aus über 200 Ländern, veröffentlichten im Jahr 2017 eine statistische Erhebung zu den globalen Entwicklungstrends von Bluthochdruck. Für die Aufarbeitung der Datensätze standen 1479 subnationale Studien mit insgesamt 19.1 Millionen Personen zur Verfügung. Demnach hat sich während der letzten vier Dekaden die Zahl der Menschen mit Bluthochdruck fast verdoppelt. Die Kriterien für eine Hypertonie erfüllten 24.1 % der Männer und 20.1 % der Frauen (NCD Risk Factor Collaboration (NCD-RisC), 2017). Prävalenzdaten der American Heart Association liegen auch für über 75-jährige vor (Cifu & Davis, 2017): 79 % der Männer bzw. 85 % der Frauen entwickeln altersabhängig einen erhöhten Blutdruck. In enger Beziehung zur Hypertonie stehen Systemerkrankungen wie Diabetes mellitus, Stoffwechselerkrankungen und das Morbiditätsrisiko steigt generell mit dem Altersfortgang an. Typisch für das Bild der Hypertonie ist eine Mediahypertrophie und -hyperplasie, vorwiegend der kleinen Arteriolen der Augen und Nierengefäße mit Einengung des Gefäßlumens und Abnahme des renalen Blutflusses (Bakris, 2019). Aber auch die proximal gelegenen, großen Arterien sind von der strukturellen Degeneration (kollagene Faservermehrung in der Adventitia) sowie von funktionellen Veränderungen der arteriellen Gefäßwände (endotheliale Dysfunktion) betroffen (Nürnberger et al., 2007).

Viele Formen des Blutdruckanstiegs sind meistens auf mehrere Faktoren zurückzuführen. Eine Fehlfunktion der in den Zellmembranen der Glattmuskulatur gelegenen Transportproteine (für Moleküle wie Glukose, LDL-Rezeptoren[31], Eiweiße oder Wasser) wird als eine häufige Ursache angesehen. Die beim Natrium-Calcium-Austausch durch Ionenpumpen verbleibende Ca2+-Konzentration in Muskelzellen verengt den Gefäßquerschnitt durch Konstriktion der glatten Gefäßmuskulatur (Carey et al., 2018). Verantwortlich für einen Anstieg der Gefäßwandspannung ist häufig auch eine eingeschränkte Baroreflexsensitivität (Olufsen et al., 2006). Das System der Barorezeptoren besteht aus einer Feedbackschleife zur bedarfsangepassten Blutdruckregulation. Der normalerweise unter dem Barorezeptorreflex vagal vermittelte, stark fluktuierende Gefäßtonus schwächt sich bei endothelialer Dysfunktion und bei atherosklerotischen Gefäßen ab, wie das beim Orthostase Manöver gezeigt werden konnte (Olufsen et al., 2006). Bei einer Abschwächung des Reflexbogens werden spontanrhythmische Schwankungen des Blutdrucks weniger gut gedämpft und der arterielle Mitteldruck steigt tendenziell an (Swenne, 2013; Tobaldini et al., 2013). In den afferenten systemischen Arteriolen führt dies zu einem chronisch erhöhten Gefäßtonus.

### 9.2.1 Wirkungsweise aktivierender Therapien

Vor dem Hintergrund einer schnell wachsenden Hypertonieprävalenz und der weltweit hohen Gesamtzahl ist neben den medikamentösen Basistherapien der Akzent auf selbstregulative Therapieansätze gerichtet. Regelmäßig publizieren Gremien und Fachgesellschaften (Natio-

31 Abbau von LDL bzw. Expression von Lipoproteinlipase, das Triglyzeride von VLDL abspaltet.

nal Networking Committee, JNC8) Guidelines und Handlungsstrategien zum Gesundheitsverhalten und zur Stärkung von Gesundheitsressourcen. Eine erfolgsversprechende, antihypertensive Maßnahme ist Exercise Training (ET) (James et al., 2014). Die relaxierenden Eigenschaften von ET auf die Arterienwände sind in kontrollierten Studien und Reviews gut dokumentiert.

Im Jahr 2016 erschien eine Metaanalyse mit publizierten Daten aus 30 Interventionsstudien mit 646 hyper- und normotensiven Teilnehmer*innen (Casonatto et al., 2016). Aus den Publikationen wurden Blutdruckwerte 60 und 90 min nach dynamischem Widerstandstraining extrahiert. Das Krafttraining reduzierte den systolischen Blutdruck (sBP) bei arterieller Hypertonie um sBP 5.3 (CI 8.5 bis 2.1) mmHg bzw. den diastolischen Blutdruck um dBP 4.6 (CI 6.9 bis 2.4). In der 24-h-Messung war sBP immer noch um 1.7 mmHg (CI 2.8 to 0.67) bzw. dBP um 1.2 (CI 2.4 bis 0.022) unter den Baselinewerten. Die Druckentlastung war besonders ausgeprägt, wenn großen Muskelgruppen zum Einsatz kamen.

Die drucksenkende Eigenschaft von ET wird auch in einer anderen Metaanalyse gestützt. Carpio-Rivera et al. (2016) fanden unabhängig von der Belastungsart eine mäßige Blutdrucksenkung in Höhe von sBP −4.80 mmHg bzw. dBP −3.19 mmHg. Die Effektstärken für sBP (SMD −0.56 ± 0.90, z −20.21) bzw. dBP: SMD −0.44 ± 1.14, z −15.91) verdeutlichen die praktische Relevanz der Ergebnisse. Auch de Brito et al. (2019) beobachteten in einer später erschienenen Vergleichsstudie im 24-Stunden-Nachbelastungszeitraum eine statistisch bedeutsame Drucksenkung.

Es gibt auch Daten zu sBP-Entwicklungsverläufen nach vorgängiger Trainingsbelastung im Wasser (AE) (Terblanche & Millen, 2012). In der **Abbildung 9-3** ist die sBP-Phasenreaktion von AE dem Erholungsverlauf von ET und einer passiven Kontrollgruppe gegenübergestellt. Einer ersten Absenkung folgt das nächtliche Blutdruckdipping, bevor sich die sBP-Werte sukzessive dem Ausgangsniveau wieder annähern. Auffallend in der sBP-Darstellung ist dieselbe Entwicklungsdynamik von AE und ET, die sich von der Kontrolle sichtbar unterscheidet. Die

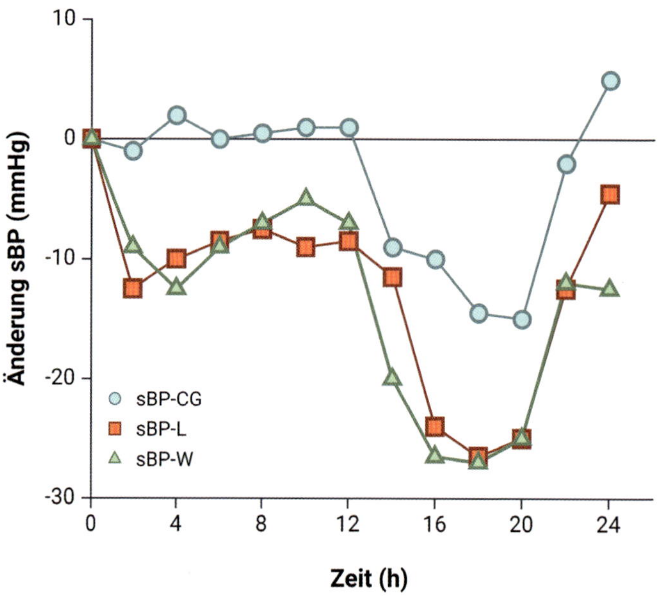


**Abbildung 9-3:**
sBP – Entwicklungsverlauf postexercise (nachgezeichnet nach Terblanche & Millen, 2012)

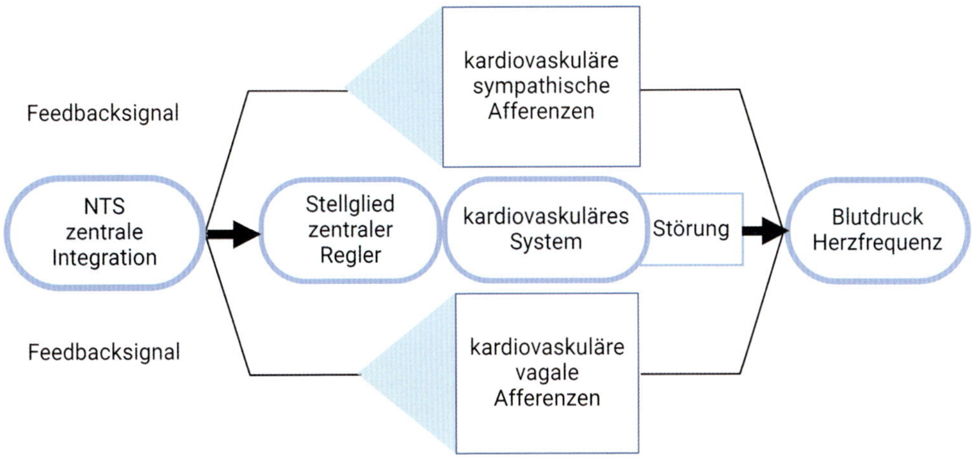


**Abbildung 9-4:** ANS – Blutdruckregulation (nachgezeichnet nach Montano et al., 2009)

Kurvenformen von AE und ET widerspiegeln die stärkere Zurücknahme der sympathikotonen Reaktionsbereitschaft und deuten eine Umstellung auf eine vagotone Reaktionslage an.

Die Abbildung zeigt die Wasser-/Land-Erholungsverläufe einer 24-h-sBP-Phasenreaktion nach vorgängig körperlicher Belastung. Nach einem ersten Rückgang folgt ein deutlicher Abfall der sBP-Werte, gefolgt von einer Annäherung an das Vorbelastungsniveau (sBP: systolischer Blutdruck in der Wasser-, Land- und Kontrollgruppe CG).

Die Frage stellt sich, ob auch chronische Trainingsbelastungen zu einer bleibend veränderten Druckeinstellung führen. Tatsächlich weist ET einen klinisch bedeutsamen Effekt auf eine langfristige Blutdruckänderung auf. Biologische Regelsysteme regeln den Blutdruck-Sollwert nach unten. Daran maßgebend beteiligt ist das zentrale und periphere Nervensystem im Zusammenspiel mit dem Baroreflex-Regelkreis (**Abbildung 9-4**).

Die Abbildung ist eine schematische Repräsentation der Funktion des autonomen Nervensystems (ANS), welches das Zusammenspiel von Herzfrequenz und Blutdruck bedarfsangepasst regelt. Kardiovaskuläre sympathische und vagale Afferenzen (Feedback-Signale) sind über die Inputs von arteriellen Barorezeptor-Afferenzen verschaltet. Die eingehenden Stimuli werden auf Hirnstammebene im Nucleus tractus solitarii (NTS) zentral integriert und an den Nucleus ambiguus weitergeleitet, welcher den Parasympathikus aktiviert und eine Reflexbradykardie sowie zu einer Abnahme der Inotropie, des peripheren Gefäßwiderstands und des Blutdrucks auslöst. Der kardiovaskuläre Baroreflexbogen ist der wichtigste neuronale Regulationsmechanismus nach Belastung zur kurzfristigen Blutdruckkontrolle.

Die neuronale Signalvermittlung wird dabei durch die RAA-Hormonregulation unterstützt. In die miteinander verflochtenen Netzwerke sind auch aktivitätsabhängig lokal neuronale und chemische Mechanismen eingebunden, die zu Änderungen im Gefäßtonus führen (**Abbildung 9-5**).

1) Bei hypertoner Ausgangslage bewirkt regelmäßiges Training eine Senkung der „basalen Aktivität des sympathoadrenergen Systems" (Strobel, 2002, S. 84). Verantwortlich dafür sind rhythmische Impulsmuster afferenter Nerven oder Pressozeptoren-Afferenzen, die eine schnelle, kontrollierte Gegenregulation bei kurzfristigen Veränderungen des Drucks in den großen Leitungsarterien

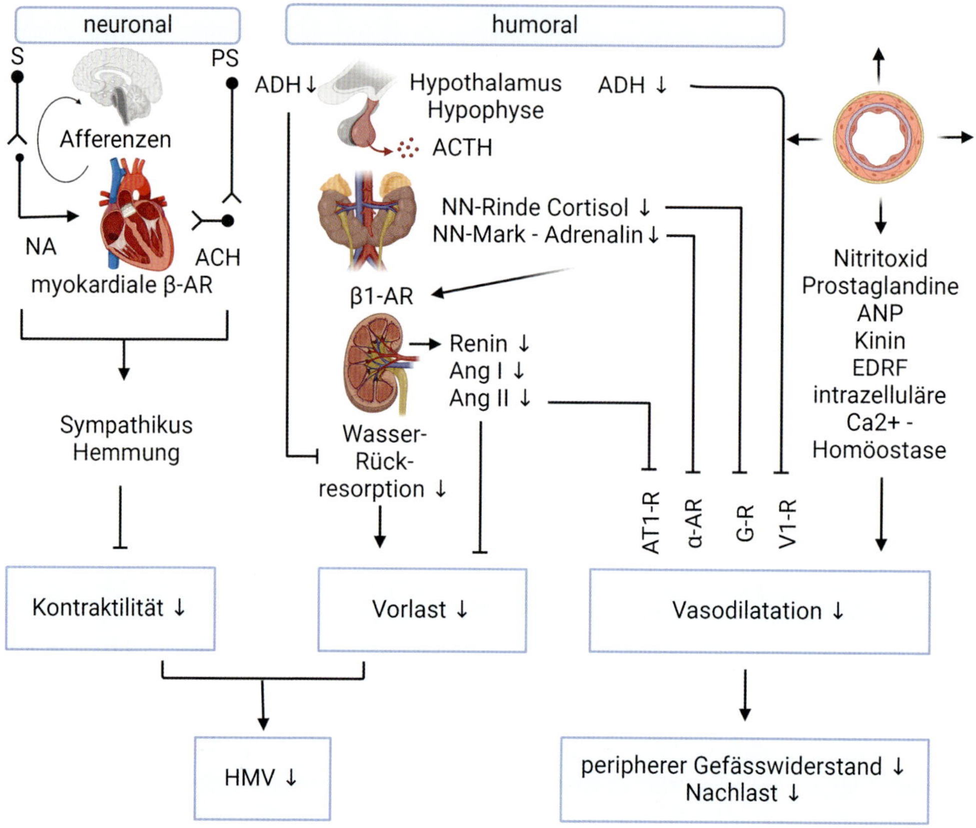


**Abbildung 9-5:** Neuronale und hormonelle Regelkreise des Blutdrucks (nachgezeichnet nach Maak & Böhm, 2006) (S = Sympathikus, P = Parasympathikus, α-AR = α-mediierte Vasokonstriktion der Gefäßwände, β-AR = vor allem β1-Adrenozeptoren, AT2-R = Angiotensin 2 – Rezeptor, G-R = Glukokortikoidrezeptor, V2 = V2-Rezeptoren in den Sammelrohren und Verbindungstubuli der Niere, Aktivierung durch ADH (Vasopressin).

bewirken (Drenjancevic et al., 2014). Der Barozeptorreflex hemmt langfristig vegetative Kerngebiete im Hirnstamm mit sympathischer vasokonstriktorischer Innervation. Dies führt zu einer verringerten Ausschüttung des postganglionären Neurotransmitters im Sympathikus, Noradrenalin[32]. Der systemisch-vaskuläre Widerstand sinkt und das sympathisch innervierte Herz antwortet negativ chronotrop, inotrop und dromotrop (Maak & Böhm, 2006). Der Blutdruck-Set-point regelt sich auf einem niedrigen Druckniveau ein (Swenne, 2013).

2) Gleichgerichtet wirkt ANP als potenter Gegenspieler zum Renin-Angiotensin-System der Zunahme im Tonus des Sympathikus entgegen. Neben der neuronalen Wirkung entfaltet sich der Sympathikus auch humoral an der Niere. Die Freisetzung von adrenalen Katecholaminen wird inhibiert und dadurch die Ausschüttung von Renin durch „Dehnung der Gefäßwand der afferenten Glomerulusarterie" supprimiert (Maak & Böhm, 2006). Das RAA-System wird gedämpft und der Gefäßtonus heruntergeregelt.

32 NA wirkt primär auf myokardiale $\beta_1$-Adrenozeptoren HMV-steigernd.

3) In der Peripherie wird die von Synapsen übertragene Noradrenalin-Freisetzung gehemmt, der periphere Widerstand sinkt (Vasodilatation).
4) Die blutdrucksenkenden Eigenschaften hängen auch sehr stark vom blutflussvermittelten mechanischen Scherstress ab. Scherstress führt zur Bildung einer Reihe von lokal wirksamen gefäßerweiternden Gefäßmediatoren im Endothel. Die Synthese des gefäßaktiven Vasodilatators Nitritoxid (NO; Endothelium-derived relaxation factor) wird blutflussabhängig im Gefäßendothel hochgeregelt. NO bewirkt einen cGMP-Anstieg mit relaxierender Funktion in der glatten Muskulatur der Gefäßwand und inhibiert das stark vasokonstriktorische Endothelin-1 (Kinlay et al., 2001). Auf diese Weise ist NO an der lokal-chemischen Durchblutungs-Regulationsfunktion beteiligt (Green et al., 2004). Zu den sekundären Botenstoffen gehören in Endothelzellen gebildete Prostaglandine. Ihre Funktion ist die Aufrechterhaltung der Integrität der Blutgefäße.

Die Abbildung zeigt die Senkung des Herzminutenvolumens und des peripheren Gefäßwiderstands durch neuronale und humorale Mechanismen und die Hemmung der efferenten Impulse des Sympathikus im medullären Kreislaufzentrum (regulierende Wirkung des Barorezeptoren Regelkreises).

- Verringerte sympathische Aktivierung am Herzen durch verringerte myokardiale β1-AR-Aktivierung. Dadurch negativ inotrope und chronotrope Wirkung.
- Senkung des Blutdrucks durch Hemmung der Ausschüttung von Adrenalin und Noradrenalin in der Nebenniere (Blockade vaskulärer α-AR).
- Durch Hemmung der ß-AR wird weniger Renin freigesetzt und in Angiotensin I bzw. II überführt. An der Senkung des peripheren Gefäßwiderstands ist auch die diuretische Wirkung von ADH beteiligt (vermehrte Harnausscheidung).
- Auf der Seite der Vasodilatation wirken am Endothel synergistisch vasoaktive Substanzen: NO, ANP, Prostazyklin und EDRF (endotehlium-derived hyperpolarization factor) als wichtigste relaxierenden Faktoren der Gefäßregulation. Bedeutend für den Blutdruck ist auch die zytosolische Na+- und Ca2+-Konzentration.

Aufgrund der Erfolge bei der langfristigen arteriellen Druckregulation sprechen Manfredini et al. (2009) kontrollierten und systematischen Trainingsmaßnahmen den Rang evidenter Medizin zu. Die Aussage basiert auf der Grundlage von Metaanalysen. In bereits älteren umfassenden Übersichtsarbeiten zu kontrollierten klinischen Follow-up-Studien wurde ausgehend von ausdauerorientierten Trainingskonzeptionen ein antihypertensiver Effekt von sBP 7–9 mmHg und dBP 5–7 mmHg nachgewiesen (Cornelissen & Smart, 2013; Kelley et al., 2001; Whelton et al., 2002). Die blutdrucksenkende Wirkung liegt dabei in der Größenordnung von medikamentösen Monotherapien.

In einer weiteren groß angelegten Metaanalyse integrierten Corso et al. (2016) für eine Subanalyse einen Datensatz aus vorhandenen Publikationen. Die Selektion erfolgte nach strengen evidenzbasierten Richtlinien und Qualitätsstandards (Blutdruck als primärer Endpunkt). Die residualen Fälle (hypertone, respektive normotone Residuen) erzielten eine Blutdrucksenkung von durchschnittlich 9.2 mm Hg [95 % CI -12.0 bis -8.0] bzw. 7.7 mm Hg [95 % CI -14.0 bis -8.0] nach 20 Wochen Training. Der vollständige Datensatz setzte sich aus Übergewichtigen (BMI: 28.0 ± 3.6 kg/m2) und älteren Teilnehmenden (Alter: 55.8 ± 14.4 Jahre) zusammen, die mit durchschnittlich 55 % VO2max, jeweils 60 min an drei Tagen in der Woche trainierten.

In einer kürzlich erschienenen, groß angelegten Metaanalyse veröffentlichten Naci et al. (2019) Blutdruck-Normalisierungsraten. Neben den bereits vorhandenen Cochrane-Daten bezogen sie neu erschienene RCT-Trainingsstudien in ihre Analyse mit ein. Insgesamt konnten so 194 längsschnittliche Medikamentenstudien (29 281 Teilnehmende) und 56 Trainingsstudien (3508 Teilnehmende) analysiert werden. In den Trainingsstudien konnte der systolische Blutdruck bei arterieller hypertoner Ausgangslage (≥ 140 mmHg) um durchschnittlich 8.96 mmHg [95 % CI -10.27 bis -7.64] gesenkt werden. In den Medikamentenstudien wurde eine vergleichbare Reduktion von 8.29 mmHg [95 % CI -9.13 bis -7.46] bei niedrig dosierter Gabe von Antihypertensiva, respektive 10.71 mmHg [95 % CI -11.94 bis -9.46] bei hoch dosierter Gabe, erreicht. Der zugrundeliegende Zufalls- oder Schätzfehler (fehlende Verblindung und teilweise fehlende Einzelwerte in den Studien) in Höhe von 1.75 mmHG hat nur geringe Auswirkungen auf das Gesamtresultat (Naci et al., 2019). Damit schneiden die Trainingseffekte im Vergleich zu den Phamazeutika überraschend gut ab und sind mit klinisch geprüften Medikamenten parallel zu stellen.

Eine jüngst veröffentlichte Studie in dem angesehenen Journal Lancet unterstreicht die blutdrucksenkenden Erfolge (-10 mmHg) im Hinblick auf das kardiovaskuläre und das Apoplexierisiko, das um 20 % bzw. 27 % abnahm (Ettehad et al., 2016). Hierfür war es notwendig mit 40 % bis 70 % der VO2max über 30 bis 60 Minuten an mindestens zwei bis drei Tagen in der Woche während 12 Wochen zu trainieren.

Auch eine Vielzahl kleiner Studien hat sich mit der blutdrucksenkenden Wirkung von AE beschäftigt. In einer randomisierten und kontrollierten AE-Langzeitstudie mit Aqua walking und Callisthenics im Programm, senkte sich sBP bei 32 hypertensiven Patient*innen in der 24-Stunden-Messung hochsignifikant um 17 mmHG (pre: 137 ± 23; post: 120 ± 12 mmHg), respektive dBP um 9 mmHg (pre: 81 ± 13; post: 72 ± 10 mmHg) (Guimarães et al., 2014).

Eine Metaanalyse (Igarashi & Nogami, 2018) aus 14 prospektiv angelegten Einzelstudien mit insgesamt 452 Teilnehmende wies einen stark ausgeprägten antihypertensiven Langzeiteffekt von AE (sBP: -13.4 mmHg, dBP: -4.6 mmHG) bei erhöhter Blutdruckausgangslage nach. Bei der Reviewerstellung wurden mögliche Confounder wie der Body-Mass-Index berücksichtigt. Die ausgewiesene Effektstärke lag über den Werten, die in den referenzierten landbasierten Übersichtsarbeiten mitgeteilt wurden. Die überlegenen AE-Längsschnittresultate sind spekulativ mit dem Einbezug von zwei „High intensity"-Primäruntersuchungen zu begründen. Unterschiedliche Trainingsbelastungen unter den verschiedenen Trainingsmodellen erklären 4.9 % der sBP-Varianz und 1.1 % der dBP-Querschnittsdaten (Fagard, 2001).

Auch Ngomane et al. (2018) bestätigen in einer narrativen Übersichtsarbeit die antihypertensiven Eigenschaften von AE und ET und leiten aus praxisbezogener Sicht einen kardiovaskulären Nutzen für AE ab. Basierend auf einem Kerndatensatz von 13 selektierten Primärstudien der Jahre 2005 bis 2016 filterten sie sechs Primärstudien unter den Bedingungen von antihypertensiven Akuteffekten (Cross-over-Design; n = 105; Pedro-Score 6, Spannweite 3–8) und sieben RCTs (Parallelgruppendesign, n = 292; Pedro-Score 7, Spannweite 5–9) und unter den Bedingungen längerfristiger Effekte nach chronischen Trainingsbelastungen heraus. Für die aggregierten Studiendaten wurden weitgehend vergleichbare Hintergrundvariablen zum Dosis-Level angegeben, so dass sie vergleichbar sind. Schaut man sich die 13 Primärstudien insgesamt an, sind antihypertensive Erfolge besonders in den AE-, erwartungsgemäß auch in den ET-Studienarmen zu verbuchen. Auf Seite der Akuteffekte wie auch bei den langfristigen Effekten konnte in fünf der sechs Cross-over-Studien bzw. in sechs der sieben längsschnittlichen Trainingsstudien der Nachweis geführt werden, dass die AE-Therapieverfahren bezogen auf die Testbedingungen und ihren Endpunkt den ET-Maßnahmen überlegen sind. Der Analyse der Querschnittsdaten, die zugunsten von AE ausfallen, liegen keine Effektstärkenberechnungen zugrunde. Insofern ist der Beitrag fraglich. Sie können auf dem aktuellen Stand von physiologischem Wissen ansatzweise erklärt werden: Das höhere Herzzeitvolumen beim Wasseraufenthalt führt zu einer verstärkten Gefäßdehnung der karotidalen Gefäße und der Vena cava. Die Veränderungen werden den vegetativen Kerngebieten im Hirnstamm weitergeleitet und verschaltet. Als Antwort auf die neuronale Rückkopplung erfolgt eine Feedback-Korrektur mit Neubewertung und Neueinstellung des Blutdruck-Sollwertes. In den innervierten Gefäßgebieten nimmt der mittlere Blutdruck (MAP) bedarfsangepasst zu. Nach dem Wasseraufenthalt wird der Baroreflex-Setpoint moduliert und auf ein normotensives Niveau mit einem tieferen Blutdrucksollwert eingestellt (Meredith-Jones et al., 2011).

Ebenfalls auf Dehnungsreize ansprechende myoendokrine Zellen (Kardiomyozyten) stehen in Verbindung mit der Niere und mit der hypothalamisch-hypophysären Hormonachse. Nach Bindung an seinen Rezeptor bewirkt ANP an der Niere im medullären Sammelrohr eine erhöhte Salz- und Wasserausscheidung. Dadurch verliert der Körper Plasmavolumen und der Blutdruck sinkt. ANP ist auch ein wichtiger Gegenspieler zum RAA-System.

Auf Ebene der hormonellen Botenmoleküle sind nor-/adrenerge Neurotransmitter (Noradrenalin und Adrenalin), das RAA-System und Endothelin-1[33] in die komplexen Regulationsabläufe der Blutdruckkontrolle eingebettet. Die verminderte Hormonausschüttung dieser Signalmoleküle ist antagonistisch mit einem Blutdruckabfall gekoppelt (Cruz et al., 2017).

Neben den systemischen hormonellen Einflüssen unterliegt die Blutdruckregulation auch der gefäßaktiven Vasodilation. Wie in einer Interventionsstudie an Patient*innen mit chronischer Herzinsuffizienz gezeigt werden konnte (Laurent et al., 2009) ist die Endothelstimulation von der Wandschubspannung abhängig. Das Herzzeitminutenvolumen ist beim Wassertraining um 30 % höher, was den endothelialrelaxierenden Charakter erklärt.

33 Peptidhormon, das in Interaktion mit dem ETA-Rezeptor gefäßverengend wirkt.

Hypertonie ist eng assoziiert mit endothelialer Dysfunktion, Gefäßsteifigkeit und progredienter Intima-Media-Dicke. Innerhalb der vaskulären Medizin rechtfertigen Gefäßmediziner*innen die Aussage, dass Ausdauertraining die Progression struktureller Umbauvorgänge der Gefäßwände bremst (Kalzifizierung, Elastinfragmentation, Windkesselfunktion) (Mengden et al., 2016) und damit zur Drucksenkung entscheidend beiträgt (Schmidt-Trucksäss & Weisser, 2011). Es besteht eine starke inverse Beziehung zwischen der Gefäßsteifigkeit und der Ausdauerleistungsfähigkeit. Ausdauertraining bremst ein frühes vaskuläres Altern (Müller et al., 2015). Die Aussage unterstreicht eine ausreichend belastbare, randomisierte Studie, die im Parallelgruppendesign (zwei aktive Gruppen) durchgeführt wurde. Park et al. (2020) überprüften die Ausprägung vaskulärer Funktionen nach einer 12-wöchigen wasserbasierten Trainingsintervention im Thermalwasser (30 °C bis 31 °C) (AE) und verglichen sie mit der landbasierten Wirkung (ET). Beide Studiengruppen erhielten vier Trainingseinheiten pro Woche zu je 60 min. Insgesamt nahmen 53 Personen (Alter 65 ± 10 Jahre) mit arterieller, fortgeschritten stenosierender Verschlusskrankheit der Beingefäße an der Untersuchung teil. Als primäre Ziele der Studie wurde die arterielle Steifigkeit, das Blutdruckverhalten, die Gehfunktion (6-min Gehtest) und das Auftreten von Claudicatio intermittens angegeben. Es zeigten sich statistische Interaktionseffekte: die vaskulären Funktionen (arterieller Blutdruck, Gefäßsteifigkeit, schmerzfreie Gehstrecke, belastungsabhängige Ischämieschmerzen) verbesserten sich in beiden Trainingsgruppen signifikant. In der Subgruppenanalyse kamen die Veränderungen der überprüften Funktionsparameter in der AE-geführten Gruppe stärker zum Tragen. Nach Ansicht der Autor*innen ist der kausale Effekt erwiesen und bedeutsam. Auch sie erklären den Effekt durch die höheren tangentialen Scherkräfte und der damit verbundenen myogenen Antwort der glatten Muskulatur. Ähnliche Erfolge auf der

Ebene mikrovaskulärer Veränderungen und der endothelialen Gefäßfunktion erzielten Suntraluck et al. (2017) nach 12-wöchigem Aquacycling bzw. Laufbandtraining bei älteren Diabetikern. In ihrer Trainingsstudie untersuchten sie als einen wesentlichen Endpunkt die flussvermittelte NO-Dilatation in der Poplitealarterie mit der karotis-femoralen Pulsdruckwellenmessung. Mit der nichtinvasiven Doppler-Untersuchung wird nach vorgängiger Okklusion und Wiedereröffnung des gestauten Gefäßquerschnitts die Fließgeschwindigkeit bzw. die Durchgängigkeit des gestauten Gefäßabschnittes visuell dargestellt und bestimmt. Nach 12-wöchigem Aquacycling (36 °C) bzw. Laufbandtraining wurde der Endpunkt erreicht, wobei relevante mikrovaskuläre Funktionsverbesserungen mit der Laser-Doppler-Messung am Fußrücken nur in der AE-Gruppe festzustellen waren (**Tabelle 9-1**).

Die signifikanten Gruppeneffekte zugunsten von AE in dieser Studie untermauern wie auch in einer weiteren Studie (Laurent et al., 2009).

Im Resümee bilden AE und ET den Grundbaustein der antihypertensiven Behandlung. Ausdauer- oder Krafttraining ziehen eine Blutdrucksenkung nach sich. Der positive Effekt von Ausdauertraining auf die Hypertonie ist hinreichend erforscht und es kommen laufend neue Erkenntnisse hinzu. In einer aktuellen Studie verweisen Chakraborty et al. (2018) auf die Ketonkörpersynthese (Beta-Hydroxybutyrat) in Zusammenhang mit körperlichem Training. Normalerweise werden Ketonkörper in der Leber aus Fettsäuren bei physiologisch niedrigen Insulin- und ansteigenden Glukagon-Werten (Hypoglykämien bei hohen Belastungsumfängen) verstärkt gebildet und zur schnellen Energiegewinnung genutzt, indem sie in den Zitratzyklus eingeschleust werden. Sie versorgen alle Organsysteme einschließlich dem Gehirn mit der nötigen Energie, indem sie die Blut-Hirn-Schranke überwinden. Bei Insulinresistenz steigen die endogenen Insulinspiegel an und die Bildung von BHB wird blockiert, der Blutdruck steigt.

### 9.2.2 Behandlungsrichtlinien und Therapieempfehlungen

Für praxisnahe Aussagen zur Trainingswirkung von AE ist zwischen Ausdauer- und Krafttraining (AT, KT) zu unterscheiden. Wewege et al. (2018) und Pescatello et al. (2004) haben einen Diskurs über die drucksenkenden Eigenschaften von AT und KT geführt. Sie schreiben – methodologisch begründet – dem AT eine stärkere blutdrucksenkende Wirkung als dem KT zu. Hinsichtlich der Dosierung auf Ausdauer konnte in zahlreichen Studien nachgewiesen werden, dass unter den Ausdauermethoden High-intensity-intervall-training überragende blutdrucksenkende Eigenschaften besitzt, (Ciolac, 2012; Guimarães et al., 2010), komparativ auch bei Durchführung im Wasser (Sosner et al., 2016).

Eine häufig gestellte Frage bei Bluthochdruck ist die nach der grundsätzlichen Eignung

**Tabelle 9-1:** Mikrovaskuläre Funktionsverbesserung durch Training. Änderungen der flussvermittelten Dilatation und der mikrovaskulären Reaktivität nach wasser- und landbasierter Trainingsintervention (MW ± SD, *p < 0.05. AU: augmentierter Index) (Suntraluck et al., 2017).

| | Pre Land | Post Land | Pre Wasser | Post Wasser | Time effect | Time*Group Interaktion |
|---|---|---|---|---|---|---|
| flussmediierte Dilatation (%) | 3.4 ± 0.3 | 5.6 ± 0.3* | 3.4 ± 0.5 | 6.2 ± 0.5* | .000 | .043 |
| mikrovaskuläre Reaktion (AU) | 10.0 ± 1.4 | 11.9 ± 1.5 | 12.2 ± 1.8 | 18.6 ± 4.3* | .010 | .049 |

von Schwimmtraining. Was die vermutete blutdrucksenkende Wirkung anbelangt, ist eine schlüssige Aussage noch nicht zuverlässig. In einer älteren Untersuchung machen Weiss und Weicker (1985) auf die hyperdyname Kreislaufeinstellung mit überhöhten Systemdrücken im Kreislauf aufmerksam. Sie beobachteten bei jugendlichen Schwimmer*innen erhöhte Füllungsdrucke im linken Ventrikel in der Austreibungsphase und auch in der Diastole. Mit der erhöhten Vor- und Nachlast stiegen die Mitteldrucke signifikant in der Schwimmergometrie an. Offenbar setzt bei intensiver Armarbeit eine anaerobe Aktivitätssteigerung frühzeitig ein. Van Hall et al. (2003) konnten zeigen, dass bei Armdrehkurbel-Ergometrie überwiegend Typ II-Muskelfasern rekrutiert werden, was mit dazu beiträgt, dass der Adrenalinstimulus sich zuschaltet und eine arterielle Blutdrucksteigerung begünstigt. Dass höhere Werte für die Druckarbeit beim Schwimmen gemessen werden, kann auch an der Messmethodik liegen (Nualnim et al., 2011). Bei Schwimmer*innen stellten sich höhere systolische Blutdruckwerte ein, wenn an der Brachialarterie des Oberarmes auskultiert wurde. Wurde der Blutdruck hingegen in den karotidalen Arterien bestimmt, war der funktionelle Pulsdruck niedrigerer. In einer späteren Studie der Autor*innen (Nualnim et al., 2012) nahm in der Schwimmtrainingsgruppe mit 23 prähypertensiven Senioren die Gefäßcompliance um 21 % zu. Die Gefäßwände herznaher Arterien waren nach 12 Wochen weniger steif. Auch verbesserte sich die kardiovagale Baroreflexsensitivität, die hinsichtlich der sympathisch vaskulären Kontrolle eine bedeutende Rolle spielt.

Rodriguez et al. (2011) untersuchten bei untrainierten und trainierten normotensiven Frauen systolische und diastolische Blutdruckwerte in einer zweiarmigen randomisiert-kontrollierten Trainingsstudie. Sie fanden keine belastungsbedingte hypertone Herz-Kreislaufregulation und in der Erholungsphase stellten sich die Blutdruckwerte gegenüber den Vorwerten tendenziell niedriger ein. Der Effekt erreichte aber nicht das Signifikanzniveau. Die beobachteten Absenkungen 60 min nach dem Training lagen in der Größenordnung anderer referenzierter Studien (sBP: 6–10 mmHg RR bzw. dBP: 2–5 mmHG). Trainierte profitierten weniger von der blutdrucksenkenden Wirkung (Rodriguez et al., 2011).

Wegen der starken Zunahme des Gefäßwiderstandes beim KT sind Aussagen für differenzierte Trainingskonzeptionen notwendig. Aus klinischer Sicht ist Hypertonikern von einem intensiven Krafttraining mit einer hohen mechanischen Spannungsentwicklung der kontraktilen Filamente wegen der übermäßigen Sympathikus- und RAA-Aktivierung generell abzuraten. Bei hohen Muskelspannungen werden 80 % des Herzzeitvolumens in Anspruch genommen und ausgeprägte blutdrucksteigernde Effekte mit vasomotorischen Störungen können die Folge sein (Saltin, 1988; Spranger et al., 2015). Die adrenerg gefäßsteuernden Effekte sind bei mittleren Krafteinsätzen weitaus geringer ausgeprägt. Überschießende Blutdruckreaktionen werden vermieden, indem im arbeitenden Muskel die sympathische Vasokonstriktion metabolisch überspielt und eine ausreichende Perfusion gewährleistet wird (Spranger et al., 2015). Zwar werden größere Zuwächse an Muskelstrukturprotein durch mechanischen Stress auf die Muskelzelle (Mechanotransduktion) ausgelöst (Pearson & Hussain, 2015), aber angesichts der hohen Verbreitung von Bluthochdruck ist Vorsicht bei der Anwendung der Methode geboten.

Abgesehen von der Frage, wie höchste Hypertrophieeffekte beim KT erzielt werden, sind Überlegungen zum Verhältnis von Trainingseinheiten zu Regenerationszeiten von Bedeutung. Ein zu häufiges Widerstandstraining könnte sich gefäßversteifend auf die Arterienwandstruktur auswirken (de Carvalho et al., 2019; Okamoto et al., 2015). Okamoto et al. (2015) legten ihr Hauptaugenmerk auf Remodelling-Vorgänge der Gefäßwände in Verbindung mit dem Trainingsvolumen. Als Outcome-Variablen dienten der Augmentationsindex und die Pulswellengeschwindigkeit der Pulswellenanalyse. Während die Teilnehmenden einer parallel geführten Studiengruppe ein Ganzkörper-Widerstandstraining (75% 1RM) über 16 Wochen (drei Trainingseinheiten pro Woche) absolvierten (CRT-Gruppe), legten die Teilnehmenden der PRT-Gruppe (Blocktrainingsgruppe) jeweils nach vier Wochen Training mit gleichen Belastungsumfängen eine zweiwöchige Trainingspause ein. Die systolische Druckwelle (karotidfemorale Pulswellengeschwindigkeit, kf-PWG) stieg in der CRT-Gruppe in der Trainingsstudie signifikant an, während sich ein initialer kf-PWG-Anstieg in der PRT-Gruppe in den Entlastungsphasen zurückbildete (**Abbildung 9-6, Abbildung 9-7**). Die Beobachtung ist als ein Hinweis zu werten, dass Detrainingsphasen ein Gefäßremodeling verhindern.

Die Abbildungen zeigen folgendes: Die Detrainingsphasen (De-T) der PRT-Blocktrainingsgruppe bremsen den Anstieg der karotidfemoralen Pulswellengeschwindigkeit kfPWV über eine 16-wöchige Trainingsperiode (Parameter für die zentrale Gefäßsteifigkeit). Das Ende der Trainingsperiode ist zwischen der Woche 16 und 20.

In einer aktuellen Arbeit zu Periodisierungsmaßnahmen konnte an trainierten Frauen gezeigt werden, dass beim klassischen Satztraining fünf Sätze pro Woche pro Muskelgruppe zur Vergrößerung des physiologischen Muskelquerschnitts ausreichen. Eine Belastungserhöhung auf zehn Sätze zeigte keine darüberhinausgehenden Effekte (Barbalho et al., 2019).

Auch bei der Trainingskonzeption für den Kraftaufbau im Wasser ist die Belastungsinten-

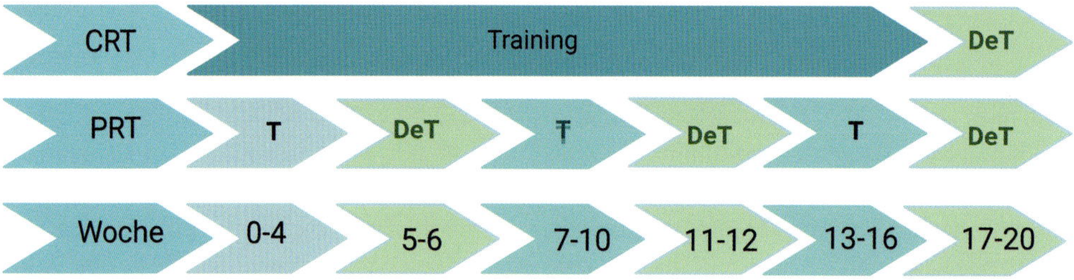


**Abbildung 9-6:** Trainingsperiode

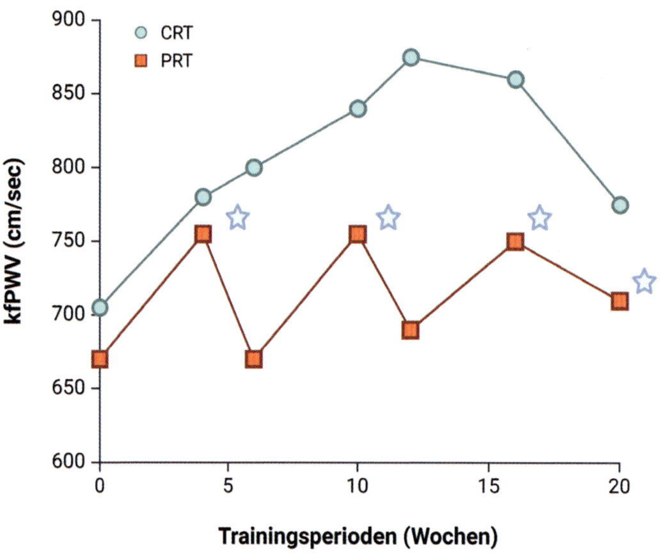


**Abbildung 9-7:** Remodelling (RM) der Gefäßwände (nachgezeichnet nach Okamoto et al., 2015) (* signifikante Unterschiede PRT vs CRT-Gruppe)

sität und das Trainingsvolumen zu berücksichtigen. Es ist anzumerken, dass beim AE wegen der fluiden Eigenschaften ein hochvolumiges Mehrsatztraining mit moderater Widerstandsarbeit leichter zu realisieren ist als ein klassisches Hypertrophietraining (65 % bis 80 % 1 RM). Für einen hohen metabolischen Arbeitsumsatz – im Vordergrund steht die metabolische Reizsetzung – ist eine möglichst hohe Belastungsdichte der Skelettmuskultur zu gewährleisten, wobei die Bewegungsgeschwindigkeit sich am individuellen Leistungsniveau orientieren soll. Bei der Ausführung verweisen Mitchell et al. (2012) darauf, mehrgelenkige Widerstandsübungen einzubinden, um das neuromuskuläre System stärker zu aktivieren und das Muskelpotenzial stärker in Anspruch zu nehmen. Bezogen auf die Muskelhypertrophie des Gesamtmuskels sind ab 30 % 1 RM ausreichend große Effekte zu erwarten (Mitchell et al., 2012).

Zahlreiche systematische Reviews rechtfertigen die Schlussfolgerung, dass Ausdauertraining im Besonderen, aber auch Krafttraining, bzw. die Kombination aus beidem, zu einer wesentlichen Absenkung des Blutdrucks führt. Relevante interventionsbedingte Veränderungen sind mit AE zu erwarten. In Einzelstudien wurde eine verstärkt auftretende Synthese des gefäßprotektiven Stickoxids (NO) beobachtet. Der Effekt wird auf das höhere Herzminutenvolumen in der Wassserimmersion und der Aktivierung vasorelaxierender Substanzen des Gefäßendothels zurückgeführt. Ein stark blutdrucksteigernder Effekt durch eine hohe mechanische Spannungsentwicklung seitens der Muskulatur ist in der Wasserumgebung nicht zu erwarten.

## 9.3 Venenerkrankungen

Akute und chronische Venenerkrankungen der Beine (Thrombosen und Varikosen) sind weit verbreitet. Lediglich 13,6 % der Männer zwischen 18 und 79 Jahren und 6,4 % der Frauen weisen nach der Bonner Venenstudie (Erhebung in den Jahren 2000 bis 2002) keinerlei Zeichen venöser Veränderungen auf (Rabe et al., 2003). Varikosen (Krampfadern mit Klappeninsuffizienz) und Varizen (Verlust der Klappenfunktion) steigen mit zunehmendem Alter stark an. Betroffene (49,1 % der Männer zwischen 18 und 79 Jahren und 62,1 % gleichaltrige Frauen) beklagen unspezifische Beinsymptome wie Spannungsgefühl, Prickeln und ruhelose Beine oder leiden an Beschwerden wie Ödemen und trophischen Hautveränderungen. An der Pathogenese der chronischen Veneninsuffizienz sind nach neuerem Wissen lokale Entzündungs- und Gerinnungsprozesse beteiligt. Entzündungen der nutritiven Mikrogefäßnetze in der Adventitia großer Beinvenen führen zu fibrotischen Umbauvorgängen kleiner Venengefäße mit Zerstörung elastischer Fasern sowie vermehrter Bildung von Bindegewebsfasern. Wenn die erweiterten und gedehnten Venen zu wenig Druck aufbauen und die Venenklappen schlussunfähig geworden sind, kommt es zur Strömungsumkehr. Eine venöse Abflussbehinderung begünstigt das Auftreten von tiefen Beinvenenthrombosen und der stauungsbedingte erhöhte Druck die Ödembildung (Nees et al., 2013).

### 9.3.1 Wirkweise aktivierender Therapien

Thermoneutrale Stehbäder reduzieren das Fußvolumen bei venösen oder lymphatischen Ödemen deutlich (Epstein, 1992; Petrido, 2003). Grund dafür ist der hydrostatische Druck, der sich komprimierend auf die Gewebestrukturen der unteren Extremität auswirkt. Beim Kneipp'schen Wassertreten – typisch ist ein Wasserspiegel von 40 cm – liegt auf das Niederdrucksystem der Beinvenen ein Druck von 300 mmHg an, was der Kompressionsklasse II von Venenstrümpfen entspricht. Entsprechend steigt in 100 cm stehtiefem Wasser der Fußdruck auf 740 mm Hg an. In Abhängigkeit von der Eintauchtiefe begünstigt die hydrostatische Druckapplikation die Reabsorption von Gewebeflüssigkeit (Hartmann, 2008).

Es ist kritisch zu hinterfragen, ob die Immersionseffekte auch langanhaltend wirksam sind. In einer randomisierten prospektiven Studie zur Beurteilung der venösen Hämodynamik setzten Ernst et al. (1991) nach Bädernutzung die Licht-Reflexions-Rheographie ein Sie bestimmten an 61 Kurpatient*innen mit primärer Varikosis dreieinhalb Wochen nach Kneipp-Hydrotherapieanwendungen (Güsse und Fußwechselbäder) die Beinvolumina und die venöse Füllungszeit nach Blutstauung. Dabei stellten sie eine Abnahme der Unterschenkelvolumina fest und einige subjektive Beinsymptome wie Wadenkrämpfe besserten sich nur in der Bädergruppe gegenüber der Gruppe ohne Anwendung. Jedoch gibt es auch Studien, die diesen Zusammenhang nicht zeigen. De Moraes Silva et al. (2019) bewerteten in einem Cochrane-Review die sekundärpräventive Therapieeffizienz von Balneotherapie im Vergleich zu keiner Behandlung (sechs Studien) oder einer anderen physikalischen Behandlungsform (eine Studie) an 891 CVI-Patient*innen (chronische Veneninsuffizienz). Die Therapieerfolge wurden zwischen drei und 12 Monaten nachverfolgt, es werden nur die Ergebnisse nach 12 Monaten wiedergegeben (Teilnehmendenzahl n = 449). Zwei Studien berichten auf Basis des CVI-HRQoL-Questionnaire 2 einen mäßigen Gewinn an Lebensqualität (MD −4.99, CI −9.19 bis −0.78; 2 Studien n = 455; mäßige Evidenz), einen geringen Effekt auf Schmerzen (MD −1.23, CI −1.33 bis −1.13; 1 Studie n = 390; geringe Evidenz) und eine geringe Besserung der Hautpigmentierung (Pigment-Index MD −3.59, CI −4.02 bis 3.16; 1 Studie n = 59, geringe Evidenz). Die Effekte der Ergebnisse (statistische Power) wurden als „gering bis moderat" klassifiziert und die Vertrauenswürdigkeit der Studien muss vorsichtig interpretiert werden. In vier selektierten Follow-up-Studien ergaben sich keine sicheren klinischen Anhaltspunkte für eine Reepithelisierung der Ulceradefekte im Bereich der Malleoli (Odds ratio 1.69, CI 0.82 bis 3.48; 2 Studien n = 449; moderate Evidenz) oder verlässliche Hinweise auf einen Ödemrückgang (MD 43.28 ml, CI −102.74 bis 189,3; 2 Studien n = 153, geringe Evidenz). Auch stärkt die Evaluation klinischer CVI-Symptome des verbreiteten Disability-Scores „VCSS" nicht das Vertrauen in die Balneotherapie.

Zunächst einmal ist bei der Frage, was denn die Bewegung in der Behandlung von CVI zu bieten hat, auf die Muskelpumpfunktion zu sprechen zu kommen. Das Funktionieren der Muskelpumpe wird als eine entscheidende Funktionsgröße für Therapieerfolge angesehen. Die periphere Muskelpumpe erreicht im Trockenen eine Auswurfleistung bis zu 60 mmHg und entspricht Kompressionsstrümpfen mit höchstem Anpressdruck (Ganong, 1974). Somit ist die Muskel-Gelenkpumpe im venösen Kreislauf die wesentliche rückstromfördernde Kraft, die den Blutkreislauf wirkungsvoll unterstützt. Sie erreicht unter rhythmischer Arbeit eine hohe Pumpleistung, ihre volumenreduzierende Förderleistung wirkt der stehenden Blutsäule entgegen. Aus der Beschreibung der physiologischen Regelkreise hervorgehend, kann hinsichtlich der Durchführungsform ausgesagt werden, dass für die Therapieeffizienz und für Langzeiteffekte die rhythmische Wadenpumpaktion durch Bewegung und Sport entscheidend ist. Die aktive Wadenpumpe ist auch bei einer Mikroangiopathie, wie sie bei trophischen Hautveränderungen gesehen wird, wirksam. Repräsentativ für den zu erwartenden Erfolg verbessert Bewegung die beeinträchtigte Kapillarfunktion. Als deren Ursache liegen eine verminderte transkapilläre Barrierefunktion mit verminderter Sauerstoffdiffusion zugrunde (Hahn et al., 1998). Die pathognomische Erklärung wird von epidemiologischen Erkenntnissen gestützt, wonach die kardiovaskulären Risikofaktoren Adipositas, Diabetes mellitus und Hypertonie Determinanten der CVI sind (Callejas et al., 2004; Willenberg et al., 2010).

Im Kontext von AE interessiert die überlagerte Funktion der Hydrostase im Zusammenspiel mit der muskulären Wadenpumpe. Ein statistisch bedeutsamer Einfluss geht von körperlichem Training in Form von Ausdauertraining, dynamischen Krafttraining oder Gymnastik aus. In Einzelstudien (Kan & Delis, 2001; Padberg et al. 2004; Simka, 2007) und in einer Metaanalyse (Orr et al., 2017) werden bedeutsame Effekte dokumentiert. Danach leisten Bewegung und körperliche Aktivität einen effektiven Beitrag zur Verbesserung der Ejektionsfraktion der Muskelpumpfunktion und der venösen Hämodynamik. Wie Tew et al. (2018) in ihrer Untersuchung feststellten, treibt die Muskelpumpe nicht nur das Blut aktiv voran, sie reaktiviert auch den basalen Blutfluss in der ulzerösen Haut. Die Resultate weisen auf eine gewebespezifischen Wirkmechanismus auf mikrovaskulärer, endothelialer Ebene hin.

Auch für die langfristige entstauende Wirkung besteht eine erhöhte statistische Power. Als Beleg liegen Daten aus einem systematischen Review zum Lymphödem vor (Baumann et al., 2018). Das Zahlenmaterial der Metaanalyse basiert auf elf Studien mit insgesamt 458 Studienteilnehmende (Spannweite 14 bis 141) mit 1a- (neun Studien) und 1b-Evidenzlevel (zwei Studien) in den Einzelstudien. In den identifizierten Längsschnitterhebungen erstreckten sich die Interventionsperioden über acht Wochen bis zu einem Jahr. In vier Studien wurden signifikant verkleinerte Ödemvolumen mit optoelektronischen Scans, Umfangsmessungen und der Wasserverdrängungsmethode verifiziert und in sechs Arbeiten verbesserte sich das subjektive Empfinden. Es ist auf die Schwächen der Studien hinzuweisen: Die heterogenen Trainingsvariablen der vielfältigen methodischen Zugänge machen eine aussagekräftige Moderationsanalyse zur Dosis-Wirkungsbeziehung oder den Durchführungsformen nicht möglich.

Wie die Daten zeigen, besteht an der Wirkung von Bewegung kein Zweifel, aber wie sind adäquate AE-Methoden zu bewerten und was leistet der Beitrag der Hydrostase? Es ist plausibel, dass AE eine sinnvolle alternative Therapiemöglichkeit zum Training der Muskel- und Gelenkpumpen im Trockenen (ET) bietet. Es sind ausreichend belastbare Studien vorhanden, die die hämodynamischen Effekte mit der Venenverschlussplethysmographie (Wiederauffüllung des Venenkomplexes nach Stauung) und der Photoplethysmographie (Volumenschwankungen des subkutanen Venenplexus während Beinbewegung) bewerteten. Nach einem dreiwöchigen Aquatrainingsprogramm mit mindestens vier geführten, 60-minütigen Einheiten pro Woche, haben sich in der Untersuchung von Pittler et al. (1998) Funktionsverbesserungen der venös gestauten Beingefäße gezeigt. Für den Nachweis wurde ein in Wasser einsetzbarer Lichtreflexionsrheograph zur Bestimmung der Wiederauffüllzeit des Hautvenenplexus nach Entleerung eingesetzt. Die italienische Untersuchergruppe um Mancini et al. (2003) bestimmte die Wiederauffüllzeit mit der Photopethysmographie. Sie leiteten aus den Ergebnissen ab, dass ein 12-tägiges Gehtraining in einer Gegenstromanlage effizienter ist, als wenn nur die Kompression als Basistherapie eingesetzt wird.

Gianesini et al. (2017) wiesen mit einem vielseitigen Übungsprotokoll im Wasser nach, dass ein vorhandenes Ödem bei Entzündungen oder venöser Insuffizienz durch die Muskelpumpaktivität und den komprimierenden Gewebedruck beim Wassertraining wirkungsvoll entstaut wird. Der Nachweis der Schwellungsabnahme an den Fußgelenken wurde mittels dynamischer volumetrischer Messungen (Plethysmografie und Rheografie) geführt.

Den angemessenen Einsatz sowie die Grenzen der Anwendung von AE leitet sich von der Funktionsweise des Venensystems unter entstauenden Gesichtspunkten ab. Die Hydrostase bietet ebenso wie der Kompressionsstrumpf eine Kompensationsmöglichkeit bei insuffizient tiefen Venenklappen, um den niedrigen Druck in den Unterschenkelvenen zu steigern.

### 9.3.2 Behandlungsrichtlinien und Trainingsempfehlungen

In allen Stadien von akuten und chronischen Venenerkrankungen ist externe Kompression, sei es durch einen Strumpfverband oder durch die Hydrostase in der Wasserimmersion, zur Verbesserung des mikrozirkulatorischen venösen Rückflusses angezeigt. Zur konservativen Basistherapie gehören auch Kältestimuli. Kalte Güsse und kalte Fußbäder fördern die mikrozirkulatorische Flüssigkeitsströmung (Einwärtsfiltration) durch eine Erhöhung des sympathischen Gefäßtonus.

Wasserlaufen ist ein häufiger interventioneller Therapieansatz bei CVI mit ausgiebigen Bewegungen des Fußes im Sprunggelenk und Kniegelenksexkursionen mit den daran beteiligten muskulovaskulären Pumpmechanismen. Übungstechnische Priorität hat das Flachwasserlaufen gegen die Stromrichtung im Wasserkanal. Auch beim Gehen gegen Jetstreams treten Wasserverwirbelungen und Sogwirkungen auf, die mechanisch auf das Lymphgewebe einwirken (Burger et al., 2019). Lattimer et al. (2018) testeten die Muskelpumpfunktion im Zehenspitzenstand bei aktiver Dorsalflexion im oberen Sprunggelenk (Volumenreduktion nach jedem Manöver), und den Effekt von Körpergewichtsverlagerung mit dem Test-Goldstandard Plethysmographie. Die Ejektionsfraktion nahm beim Gewichtstransfer um 41 % gegenüber dem Zehenspitzenstand zu. Daraus ableitbar für Angaben zur Dosiswirkungsbeziehung ist das Gehen und Treppensteigen nach wie vor das beste nutzbare Instrument (Kravtsov et al., 2016). Das bedeutet aber zugleich auch für das Training im Wasser, dass die der Empfehlung zugrundeliegenden Evidenz abhängig ist von einem kräftigen Einsatz der Wadenmuskulatur im Flachwasser mit teilweiser Gewichtsbelastung. Für die Rekrutierung der Wadenmuskulatur spielt neben der Widerstandskomponente durch die tragenden Gewichtskräfte die Muskelaktionsdauer eine wichtige Rolle und dementsprechend müssen die Zielbewegungen schnellkräftig ausgerichtet werden. Hinweise darauf gibt eine Vergleichsstudie an durschnittlich 58-jährigen, vorwiegend übergewichtigen Frauen, mit Nordic Walking und Wasserlaufen im Programm (Jasiński et al., 2015). Als primärer Outcome-Parameter zur Prüfung der Venenklappenfunktion wurde die Wiederauffüllungszeit bestimmt, und als zweiter klinischer Endpunkt die Waden-Pumpaktivität. Nur bei der Gruppe die Nordic Walking als Intervention erhielt, wurden signifikante Änderungen der Blutflusseigenschaften und der venösen Pumpkapazität der unteren Extremitäten nachgewiesen. Ein möglicher Grund für den ausbleibenden Effekt des Wasserlaufens könnte die methodische Vorgehensweise auf Basis des geringen metabolischen Äquivalents (MET 3.2 bis 5.3) und die Wasserhöhe von 1.4 m mit der Antigravität sein. Danach waren die Plantarflexoren des Fußes während der Laufzyklen zu wenig aktiv und somit sind keine Trainingsadaptationen wie beim Nordic Walking zu erwarten.

Publizierte Studien belegen eine Erhöhung des venösen Rückflusses durch den Gewebedruck der Hydrostase. Die rückstromfördernde Kraft wird in der HOWI-Situation (Head-Out-Water-Immersion, vertikale Körperposition im Wasser) am besten ausgenutzt. Zur Funktionsverbesserungen der venös gestauten Beingefäße ist in Synergie mit dem Wasserdruck ein kräftiger Einsatz der Wadenmuskulatur beim Wasserlaufen erforderlich. Shallow water running mit Gewichtsbelastung oder Laufen gegen Jetstreams mit betontem Fußabdruck verstärken den vaskulären Pumpmechanismus.

## 9.4 Lymphatische Erkrankungen

Das lymphatische System transportiert Lipide, Plasmaproteine und Flüssigkeit (Blutplasma), die aus den postkapillaren Venolen abgepresst und in die Lymphgefäße übertritt. Ein Großteil der Flüssigkeit wird wieder in den Blutkreislauf aufgenommen. Mit seinen lymphatischen Organen ist das lymphatische System auch ein Teil des Immunsystems und übernimmt wichtige Aufgaben bei der Erregerabwehr. Die Transportkapazität der Lymphgefäße kann mechanisch bedingt eingeschränkt sein. Es resultiert eine gestörte Proteinresorption und eine vermehrte Flüssigkeitseinlagerung durch den Druckgradienten (kolloid-osmotischer Druck). Die Gewebeschwellung wird von entzündlichen Prozessen begleitet (Monozyten infiltrieren). Es lagern sich Fettzellen und Kollageneiweiße ab, die fibrotisch umgebaut werden.

Das primäre Lymphödem weist eine Prävalenz von 1:100 000 auf und ist zu 30 % genetisch bedingt, überwiegend aber ohne erkennbare Ursache. 95 % der Fälle verteilen sich auf das sekundäre, nämlich erworbene Lymphsystem, bei dem äußere Faktoren wie Infektionen oder Tumore das Lymphsystem schädigen (Flores et al., 2021).

### 9.4.1 Wirkweisen aktivierender Therapien

In einem Review zur Wirkung von AE auf das primäre und sekundäre Lymphödem selektierten Yeung und Semciw (2018) vier RCTs mit insgesamt 134 Teilnehmenden – die Stichprobengröße variierte zwischen 25 und 47. Ein Lymphödem wurde aufgrund einer einseitigen Differenz des betroffenen Beines von größer als 10 % oder größer als 200 ml (Armdifferenz größer als 5 %) nach der Verdrängungsmethode verifiziert. Bei Oberschenkelumfangsmessungen führte eine Differenz von mehr als zwei Zentimeter zur Diagnose. In zwei Studien wurden Interventionen nach der Aqua Lymphatic Therapy-Methode (ALT) durchgeführt; ALT umfasst das Auftragen von Silikoncremes bei stark exsudierenden Ödemen, Atemübungen, Selbstmassagen und lymphabflussfördernde Übungen nach der Tidhar-Methode. In den beiden anderen Studien erhielten die Teilnehmenden kombinierte wasser- und landbasierte Anwendungen bzw. in einer Trainingsstudie Schwimmen und Schulterübungen, die aber nicht supervidiert wurde. Die Teilnehmenden mussten zwischen 20 und 60 min ein- bis viermal pro Woche, insgesamt acht bis 12 Wochen lang trainieren. Das Kontrolldesign beinhaltete landbasierte Trainingshinweise, die aber nicht begleitet wurden. Von den vier Studien wurden nur zwei qualitative Studien mit dem ALT-Programm in die Metaanalyse aufgenommen. Die Outcome-Measures der beiden gepoolten Studien zeigten eine nur mäßige bis geringe Vertrauenswürdigkeit und keine signifikanten Unterschiede des Lymphödemstatus gegenüber der Kontrollgruppe. Es gehen auch keine überragenden AE-Effekte aus den restlichen Studien hervor. Das Ausbleiben der zu erwartenden Trainingsfortschritte dürfte an den Durchführungsformen liegen. In zwei Studien wurde das subjektive Anstrengungsempfinden mit der Borg-Skala geplant, aber nicht kontrolliert vorgegeben. In den anderen Studien wird das Erreichen von Trainingseffekten nicht weiter expliziert, so dass der Zusammenhang offenbleibt. Eine gezielte Abstimmung von Trainingsmaßnahmen ist aber gerade beim adipositasassoziierten Lymphödem wichtig. Zwischen dem Lymphödem und der Adipogenese besteht ein gut belegter Zusammenhang, der in den Untersuchungsplänen zu wenig fokussiert und nicht angegangen wurde. Bertsch (2018, S. 80) stellt treffend fest, dass „Therapiekonzepte, die isoliert das Lymphödem fokussieren, die Adipositas aber als wesentliche Ursache ignorieren, nicht zielführend sind“. Der chronische Verlauf (Fibrositis und Gewebskollagenosen durch chronische Entzündungen), der neurogen-muskuläre Status der lymphatischen Gefäße sowie Lymphödem-Volumina (deutlichere Effekte bei Volumina < 250 ml) könnten auch zu dem statistisch nicht bedeutsamen Ergebnis beigetragen haben (Yeung & Semciw, 2018).

### 9.4.2 Behandlungsrichtlinien und Trainingsempfehlungen

Yeung und Semciw (2018) fordern, dass die Anwendungen länger durchzuführen sind als in den Interventionsstudien. Auch beklagen sie die mangelnde Compliance beim Tragen von Kompressionsverbänden; in den therapiefreien

Zeiten hielten sich in einer Studie nur 50 % an die Empfehlung.

Die wenigen zur Verfügung stehenden Studien konnten keinen gesicherten Zusammenhang von AE mit lymphatischen Erkrankungen zeigen. In den meisten Fällen geht das Lymphödem mit Adipositas einher. Grund für die kontroverse Datenlage könnte sein, dass die vorliegenden Erkenntnisse zur Behandlung von Adipositas nicht ausreichend umgesetzt wurden. Zukünftige Trainingsmodelle sollten daher in ihre Behandlungskonzepte systematisch entwickelte Belastungsrichtlinien der Adipositasgesellschaften aufnehmen.

## Literatur

Adsett, J. A., Mudge, A. M., Morris, N., Kuys, S. & Paratz, J. D. (2015). Aquatic exercise training and stable heart failure: a systematic review and meta-analysis. *International journal of cardiology, 186*, 22–28. https://doi.org/10.1016/j.ijcard.2015.03.095

Bakris, G., Ali, W. & Parati, G. (2019). ACC/AHA versus ESC/ESH on hypertension guidelines: JACC guideline comparison. *Journal of the American College of Cardiology, 73*(23), 3018–3026. https://doi.org/10.1016/j.jacc.2019.03.507

Barbalho, M., Coswig, V. S., Steele, J., Fisher, J. P., Paoli, A. & Gentil, P. (2019). Evidence for an upper threshold for resistance training volume in trained women. *Medicine and science in sports and exercise, 51*(3), 515–522. https://doi.org/10.1249/MSS.0000000000001818

Baumann, F. T., Reike, A., Reimer, V., Schumann, M., Hallek, M., Taaffe, D. R., Newton, R. U. & Galvao, D. A. (2018). Effects of physical exercise on breast cancer-related secondary lymphedema: a systematic review. *Breast cancer research and treatment, 170*(1), 1–13. https://doi.org/10.1007/s10549-018-4725-y

Bertsch, T. (2018). Adipositas-assoziierte Lymphödeme – unterschätzt und unterbehandelt. *Phlebologie, 47*(2), 75–83. https://doi.org/10.12687/phleb2410-2-2018

Bruno, R. M., Ghiadoni, L., Seravalle, G., Dell'oro, R., Taddei, S. & Grassi, G. (2012). Sympathetic regulation of vascular function in health and disease. *Frontiers in physiology, 3*, 284. https://doi.org/10.3389/fphys.2012.00284

Bundesamt für Statistik. (2019). *Sterblichkeit, Todesursachen.* https://www.bfs.admin.ch/bfs/de/home/statistiken/gesundheit/gesundheitszustand/sterblichkeit-todesursachen.html

Burger, R., Jung, M., Becker, J., Krombinus, J., Lampe, M., Kleinschmidt, J. & Kleinschmidt, B. (2019). Wirkung von Aquacycling als Bewegungstherapie bei der Diagnose Lipödem. *Phlebologie, 3*, 182–186.

Callejas, J. M., Manasanch, J. & ETIC Group. (2004). Epidemiology of chronic venous insufficiency of the lower limbs in the primary care setting. *International angiology: a journal of the International Union of Angiology, 23*(2), 154–163.

Carey, R. M., Calhoun, D. A., Bakris, G. L., Brook, R. D., Daugherty, S. L., Dennison-Himmelfarb, C. R., Egan, B. M., Flack, J. M., Gidding, S. S., Judd, E., Lackland, D. T., Laffer, C. L., Newton-Cheh, C., Smith, S. M., Taler, S. J., Textor, S. C., Turan, T. N. & White, W. B. (2018). A scientific statement from the American Heart Association. *Hypertension, 72*(5), e53–e90.

Carpio-Rivera, E., Moncada-Jiménez, J., Salazar-Rojas, W. & Solera-Herrera, A. (2016). Acute effects of exercise on blood pressure: a meta-analytic investigation. *Arquivos brasileiros de cardiologia, 106*(5), 422–433. https://doi.org/10.5935/abc.20160064

Chakraborty, S., Galla, S., Cheng, X., Yeo, J. Y., Mell, B., Singh, V., Yeoh, B., Saha, P., Mathew, A. V., Vijay-Kumar, M. & Joe, B. (2018). Salt-responsive metabolite, β-hydroxybutyrate, attenuates hypertension. *Cell reports, 25*(3), 677–689.e4. https://doi.org/10.1016/j.celrep.2018.09.058

Casonatto, J., Goessler, K. F., Cornelissen, V. A., Cardoso, J. R. & Polito, M. D. (2016). The blood pressure-lowering effect of a single bout of resistance exercise: A systematic review and meta-analysis of randomised controlled trials. *European journal of preventive cardiology, 23*(16), 1700–1714. https://doi.org/10.1177/2047487316664147

Ciolac, E. G. (2012). High-intensity interval training and hypertension: maximizing the benefits of exercise? *American journal of cardiovascular disease, 2*(2), 102–110.

Cifu, A. S. & Davis, A. M. (2017). Prevention, detection, evaluation, and management of high blood pressure in adults. *JAMA, 318*(21), 2132–2134. https://doi.org/10.1001/jama.2017.18706

Conraads, V. M., Pattyn, N., De Maeyer, C., Beckers, P. J., Coeckelberghs, E., Cornelissen, V. A., Denollet, J., Frederix, G., Goetschalckx, K., Hoymans, V.Y., Possemiers, N., Schepers, D., Shivalkar, B., Voigt, J.U., Van Craenenbroeck, E.M. & Vanhees, L. (2015). Aerobic interval training and continuous training equally improve aerobic exercise capacity in patients with coronary artery disease: the SAINTEX-CAD study. *International journal of cardiology, 179*, 203–210.

Corso, L.M., Macdonald, H.V., Johnson, B.T., Farinatti, P., Livingston, J., Zaleski, A.L., Blanchard, A. & Pescatello, L.S. (2016). Is concurrent training efficacious antihypertensive therapy? a meta-analysis. *Medicine and science in sports and exercise, 48*(12), 2398–2406. https://doi.org/10.1249/MSS.0000000000001056

Cornelissen, V.A. & Smart, N.A. (2013). Exercise training for blood pressure: a systematic review and meta-analysis. *Journal of the American Heart Association, 2*(1), E004473. https://doi.org/10.1161/JAHA.112.004473

Cruz, L.G., Bocchi, E.A., Grassi, G. & Guimarães, G.V. (2017). Neurohumoral and endothelial responses to heated water-based exercise in resistant hypertensive patients. *Circulation journal: official journal of the Japanese Circulation Society, 81*(3), 339–345. https://doi.org/10.1253/circj.CJ-16-0870

De Brito, L.C., Fecchio, R.Y., Peçanha, T., Lima, A., Halliwill, J. & Forjaz, C.L.M. (2019). Recommendations in post-exercise hypotension: concerns, best practices and interpretation. *International journal of sports medicine, 40*(8), 487–497. https://doi.org/10.1055/a-0938-4415

De Carvalho, C.J., Bouzas Marins, J.C., de Lade, C.G., de Rezende Castilho, P., Teixeira Reis, H.H., dos Santos Amorim, P.R. & Moreira Lima, L. (2019). Aerobic and resistance exercise in patients with resistant hypertension. *Revista Brasileira de Medicina do Esporte, 25*(2), 107–111. https://doi.org/10.1590/1517-869220192502175333

De Moraes Silva, M.A., Nakano, L.C., Cisneros, L.L. & Miranda, F. (2019). Balneotherapy for chronic venous insufficiency. *The Cochrane database of systematic reviews, 8*(8), CD013085. https://doi.org/10.1002/14651858.CD013085.pub2

Drenjancevic, I., Grizelj, I., Harsanji-Drenjancevic, I., Cavka, A. & Selthofer-Relatic, K. (2014). The interplay between sympathetic overactivity, hypertension and heart rate variability. *Acta physiologica Hungarica, 101*(2), 129–142. https://doi.org/10.1556/APhysiol.101.2014.2.1

Ellingsen, Ø., Halle, M., Conraads, V., Støylen, A., Dalen, H., Delagardelle, C., Larsen, A.I., Hole, T., Mezzani, A., Van Craenenbroeck, E.M., Videm, V., Beckers, P., Christle, J.W., Winzer, E., Mangner, N., Woitek, F., Höllriegel, R., Pressler, A., Monk-Hansen, T., Snoer, M., ... SMARTEX Heart Failure Study Group (2017). High-intensity interval training in patients with heart failure with reduced ejection reaction. *Circulation, 135*(9), 839–849.

Epstein, M. (1992). Renal effects of head-out water immersion in humans: a 15-year update. *Physiological reviews, 72*(3), 563–621. https://doi.org/10.1152/physrev.1992.72.3.563

Erbs, S., Höllriegel, R., Linke, A., Beck, E.B., Adams, V., Gielen, S., Möbius-Winkler, S., Sandri, M., Kränkel, N., Hambrecht, R. & Schuler, G. (2010). Exercise training in patients with advanced chronic heart failure (NYHA IIIb) promotes restoration of peripheral vasomotor function, induction of endogenous regeneration, and improvement of left ventricular function. Circulation. *Heart failure, 3*(4), 486–494.

Ernst, E., Saradeth, T. & Resch, K.L. (1991). A single blind randomized, controlled trial of hydrotherapy for varicose veins. VASA. *Zeitschrift für Gefässkrankheiten, 20*(2), 147–152.

Ettehad, D., Emdin, C.A., Kiran, A., Anderson, S.G., Callender, T., Emberson, J., Chalmers, J., Rodgers, A. & Rahimi, K. (2016). Blood pressure lowering for prevention of cardiovascular disease and death: a systematic review and meta-analysis. *Lancet, 387*(10022), 957–967. https://doi.org/10.1016/S0140-6736(15)01225-8

Fagard, R.H. (2001). Exercise characteristics and the blood pressure response to dynamic physical training. *Medicine and science in sports and exercise, 33*(6 Suppl), S484–S494. https://doi.org/10.1097/00005768-200106001-00018

Falkenbach, A., Ammer, K. & Hartmann, B. (2011). Bad Ischl-Konsensus-Meeting: Bewegungstherapie im Wasser. *Physikalische Medizin Rehabilitation Kurortmedizin, 21*, 131–137. https://doi.org/10.1055/s-0031-1277150

Flores, T., Bergmeister, K.D. & Staudenherz, A. (2021). Diagnostik, Prävention und Therapie des Lymphödems. *Wiener Klinische Wochenschrift, 133*, 855–868. https://doi.org/10.1007/s00508-020-01766-y

Flynn, K.E., Piña, I.L., Whellan, D.J., Lin, L., Blumenthal, J.A., Ellis, S.J., Fine, L.J., Howlett, J.G., Keteyian, S.J., Kitzman, D.W., Kraus, W.E., Miller, N.H., Schulman, K.A., Spertus, J.A., O'Connor, C.M., Weinfurt, K.P. & HF-ACTION Investigators (2009). Effects of exercise training on health status in patients with chronic heart failure: HF-ACTION randomized controlled trial. *JAMA, 301*(14), 1451–1459.

Fusco, S. & Pani, G. (2013). Brain response to calorie restriction. *Cellular and molecular life sciences: CMLS, 70*(17), 3157–3170. https://doi.org/10.1007/s00018-012-1223-y

Ganong, W. F. (1974). *Lehrbuch der medizinischen Physiologie* (3. Aufl.). Springer. https://doi.org/10.1007/978-3-662-00627-6

Gianesini, S., Tessari, M., Bacciglieri, P., Malagoni, A. M., Menegatti, E., Occhionorelli, S., Basaglia, N. & Zamboni, P. (2017). A specifically designed aquatic exercise protocol to reduce chronic lower limb edema. *Phlebology, 32*(9), 594–600. https://doi.org/10.1177/0268355516673539

Green, D. J., Maiorana, A., O'Driscoll, G. & Taylor, R. (2004). Effect of exercise training on endothelium-derived nitric oxide function in humans. *The Journal of physiology, 561*(Pt 1), 1–25. https://doi.org/10.1113/jphysiol.2004.068197

Guimarães, G. V., de Barros Cruz, L. G., Fernandes-Silva, M. M., Dorea, E. L. & Bocchi, E. A. (2014). Heated water-based exercise training reduces 24-hour ambulatory blood pressure levels in resistant hypertensive patients: a randomized controlled trial (HEx trial). *International journal of cardiology, 172*(2), 434–441. https://doi.org/10.1016/j.ijcard.2014.01.100

Guimarães, G. V., Ciolac, E. G., Carvalho, V. O., D'Avila, V. M., Bortolotto, L. A. & Bocchi, E. A. (2010). Effects of continuous vs. interval exercise training on blood pressure and arterial stiffness in treated hypertension. *Hypertension research: official journal of the Japanese Society of Hypertension, 33*(6), 627–632.

Guiraud, T., Labrunee, M., Gaucher-Cazalis, K., Despas, F., Meyer, P., Bosquet, L., Gales, C., Vaccaro, A., Bousquet, M., Galinier, M., Sénard, J. M. & Pathak, A. (2013). High-intensity interval exercise improves vagal tone and decreases arrhythmias in chronic heart failure. *Medicine and science in sports and exercise, 45*(10), 1861–1867. https://doi.org/10.1249/MSS.0b013e3182967559

Hahn, M., Noll, F., Märtterer, B., Pittl, U., Klyscz, T., Steins, A., Zuder, D. & Junger, M. (1998). Ambulatorische kapilläre Hypertonie – eine wesentliche Ursache der Stauungsdermatose bei chronischer Veneninsuffizienz. In C. Garbe & G. Rassner (Hrsg.), *Dermatologie* (S. 466–469). Springer. https://doi.org/10.1007/978-3-642-71974-5_111

Hannan, A. L., Hing, W., Simas, V., Climstein, M., Coombes, J. S., Jayasinghe, R., Byrnes, J. & Furness, J. (2018). High-intensity interval training versus moderate-intensity continuous training within cardiac rehabilitation: a systematic review and meta-analysis. *Open access journal of sports medicine, 9*, 1–17. https://doi.org/10.2147/OAJSM.S150596

Hartmann, B. (2008). Bewegungsbad und Bad als indizierte und dosierte Therapie: Faktoren – Wirkungen – Wirksamkeit. *Österreichische Zeitschrift Physikalische Medizin Rehabilitation, 18*(2), 42–50.

Heidenreich, P. A., Bozkurt, B., Aguilar, D., Allen, L. A., Byun, J. J., Colvin, M. M., Deswal, A., Drazner, M. H., Dunlay, S. M., Evers, L. R., Fang, J. C., Fedson, S. E., Fonarow, G. C., Hayek, S. S., Hernandez, A. F., Khazanie, P., Kittleson, M. M., Lee, C. S., Link, M. S., Milano, C. A., ... ACC/AHA Joint Committee Members (2022). 2022 AHA/ACC/HFSA Guideline for the management of heart failure: a report of the American College of Cardiology/American Heart Association Joint Committee on Clinical Practice Guidelines. *Circulation, 145*(18), e895–e1032.

Heinicke, V., Schindler, M. J. & Halle, M. (2019). Körperliche Aktivität in der Rehabilitation nach Myokardinfarkt. *Kardiologie update, 15*(2), 159–178. https://doi.org/10.1055/a-0658-4260

Hollmann, W. (2006). Herz und Sportmedizin – historische Entwicklungen und Perspektiven. *Herz, 31*, 500–506. https://doi.org/10.1007/s00059-006-2861-3

Igarashi, Y. & Nogami, Y. (2018). The effect of regular aquatic exercise on blood pressure: A meta-analysis of randomized controlled trials. *European journal of preventive cardiology, 25*(2), 190–199. https://doi.org/10.1177/2047487317731164

James, P. A., Oparil, S., Carter, B. L., Cushman, W. C., Dennison-Himmelfarb, C., Handler, J., Lackland, D. T., LeFevre, M. L., MacKenzie, T. D., Ogedegbe, O., Smith, S. C., Svetkey, L. P., Taler, S. J., Townsend, R. R., Wright, J. T., Narva, A. S. & Ortiz, E. (2014). 2014 evidence-based guideline for the management of high blood pressure in adults: report from the panel members appointed to the Eighth Joint National Committee (JNC 8). *JAMA, 311*(5), 507–520.

Jasiński, R., Socha, M., Sitko, L., Kubicka, K., Woźniewski, M. & Sobiech, K. A. (2015). Effect of nordic walking and water aerobics training on body composition and the blood flow in lower extremities in elderly women. *Journal of human kine-*

*tics, 45*, 113–122. https://doi.org/10.1515/hukin-2015-0012

Kan, Y.M. & Delis, K.T. (2001). Hemodynamic effects of supervised calf muscle exercise in patients with venous leg ulceration: a prospective controlled study. *Archives of surgery, 136*(12), 1364–1369. https://doi.org/10.1001/archsurg.136.12.1364

Kelley, G.A., Kelley, K.S. & Tran, Z.V. (2001). Walking and resting blood pressure in adults: a meta-analysis. *Preventive medicine, 33*(2 Pt 1), 120–127. https://doi.org/10.1016/S0091-7435(01)80008-6

Kemi, O.J., Ceci, M., Wisloff, U., Grimaldi, S., Gallo, P., Smith, G.L., Condorelli, G. & Ellingsen, O. (2008). Activation or inactivation of cardiac Akt/mTOR signaling diverges physiological from pathological hypertrophy. *Journal of cellular physiology, 214*(2), 316–321. https://doi.org/10.1002/jcp.21197

Kinlay, S., Creager, M.A., Fukumoto, M., Hikita, H., Fang, J.C., Selwyn, A.P. & Ganz, P. (2001). Endothelium-derived nitric oxide regulates arterial elasticity in human arteries in vivo. *Hypertension, 38*(5), 1049–1053. https://doi.org/10.1161/hy1101.095329

Kravtsov, P.F., Katorkin, S.A., Volkovoy, V.V. & Sizonenko, Y.V. (2016). The influence of the training of the muscular component of the musculo-venous pump in the lower extremities on the clinical course of varicose vein disease. *Voprosy kurortologii, fizioterapii, i lechebnoi fizicheskoi kultury, 93*(6), 33–36. https://doi.org/10.17116/kurort2016633-36

Lattimer, C.R., Franceschi, C. & Kalodiki, E. (2018). Optimizing calf muscle pump function. *Phlebology, 33*(5), 353–360. https://doi.org/10.1177/0268355517709410

Laurent, M., Daline, T., Malika, B., Fawzi, O., Philippe, V., Benoit, D., Catherine, M. & Jacques, R. (2009). Training-induced increase in nitric oxide metabolites in chronic heart failure and coronary artery disease: an extra benefit of water-based exercises? *European journal of cardiovascular prevention and rehabilitation, 16*(2), 215–221.

Lehmann, M. & Samek, L. (1990). Recreational swimming in CHD patients and healthy control subjects in relation to left heart function. *Clinical cardiology, 13*(8), 547–554. https://doi.org/10.1002/clc.4960130808

Liao, J., Li, Y., Zeng, F. & Wu, Y. (2015). Regulation of mTOR pathway in exercise-induced cardiac hypertrophy. *International journal of sports medicine, 36*(5), 343–350. https://doi.org/10.1055/s-0034-1395585

Maak, C. & Böhm, M. (2006). In W. Siegenthaler & H.E. Blum (Hrsg.), *Klinische Pathophysiologie* (S. 662–669), Thieme.

Malmo, V., Nes, B.M., Amundsen, B.H., Tjonna, A.E., Stoylen, A., Rossvoll, O., Wisloff, U. & Loennechen, J.P. (2016). Aerobic interval training reduces the burden of atrial fibrillation in the short term: a randomized Trial. *Circulation, 133*(5), 466–473. https://doi.org/10.1161/CIRCULATIONAHA.115.018220

Mancini, S., Piccinetti, A., Nappi, G., Mancini, S., Caniato, A. & Coccheri, S. (2003). Clinical, functional and quality of life changes after balneokinesis with sulphurous water in patients with varicose veins. VASA. *Zeitschrift für Gefässkrankheiten, 32*(1), 26–30.

Manfredini, F., Malagoni, A.M., Mandini, S., Boari, B., Felisatti, M., Zamboni, P. & Manfredini, R. (2009). Sport therapy for hypertension: why, how, and how much? *Angiology, 60*(2), 207–216. https://doi.org/10.1177/0003319708316012

Mengden, T., Hausberg, M., Heiss, C., Mitchell, A., Nixdorff, U., Ott, C., Schmidt-Trucksäss, A. & Wassertheurer, S. (2016). Arterielle Gefäßsteifigkeit – Ursachen und Konsequenzen. *Kardiologe, 10*, 38–46. https://doi.org/10.1007/s12181-015-0041-5

Meredith-Jones, K., Waters, D., Legge, M. & Jones, L. (2011). Upright water-based exercise to improve cardiovascular and metabolic health: a qualitative review. *Complementary therapies in medicine, 19*(2), 93–103. https://doi.org/10.1016/j.ctim.2011.02.002

Meyer, K. & Bücking, J. (2005). Wassertherapie bei Herzinsuffizienz. *Deutsche Zeitschrift Sportmedizin, 56*(12), 403–408.

Mitchell, C.J., Churchward-Venne, T.A., West, D.W., Burd, N.A., Breen, L., Baker, S.K. & Phillips, S.M. (2012). Resistance exercise load does not determine training-mediated hypertrophic gains in young men. *Journal of applied physiology, 113*(1), 71–77. https://doi.org/10.1152/japplphysiol.00307.2012

Montano, N., Porta, A., Cogliati, C., Costantino, G., Tobaldini, E., Casali, K.R. & Iellamo, F. (2009). Heart rate variability explored in the frequency domain: a tool to investigate the link between heart and behavior. *Neuroscience and biobehavioral reviews, 33*(2), 71–80. https://doi.org/10.1016/j.neubiorev.2008.07.006

Müller, J., Wilms, M. & Oberhoffer, R. (2015). Acute effects of submaximal endurance training on arterial stiffness in healthy middle- and long-distance runners. *Journal of clinical hypertension, 17*(5), 371–374. https://doi.org/10.1111/jch.12530

Naci, H., Salcher-Konrad, M., Dias, S., Blum, M.R., Sahoo, S.A., Nunan, D. & Ioannidis, J.P.A. (2019). How does exercise treatment compare with antihypertensive medications? A network meta-analysis of 391 randomised controlled trials assessing exercise and medication effects on systolic blood pressure. *British journal of sports medicine, 53*(14), 859–869. https://doi.org/10.1136/bjsports-2018-099921

NCD Risk Factor Collaboration (NCD-RisC). (2017). Worldwide trends in blood pressure from 1975 to 2015: a pooled analysis of 1479 population-based measurement studies with 19·1 million participants. *Lancet, 389*(10064), 37–55.

Nielsen, B., Rowell, L.B. & Bonde-Petersen, F. (1984). Cardiovascular responses to heat stress and blood volume displacements during exercise in man. *European journal of applied physiology and occupational physiology, 52*(4), 370–374. https://doi.org/10.1007/BF00943365

Nishimura, Y., Maeda, H., Tanaka, K., Nakamura, H., Hashimoto, Y. & Yokoyama, M. (1994). Respiratory muscle strength and hemodynamics in chronic heart failure. *Chest, 105*(2), 355–359. https://doi.org/10.1378/chest.105.2.355

Nees, S., Weiss, D.R. & Juchem, G. (2013). Neues zur Pathogenese der chronischen Veneninsuffizienz. *Deutsche Apotheker Zeitung, 31*, 34.

Ngomane, A.Y., de Abreu, R.M. & Ciolac, E.G. (2018). Effects of heated water-based exercise on blood pressure: a systematic review. *Fisioterapia em movimento, 31*(0). https://doi.org/10.1590/1980-5918.031.ao05

Nualnim, N., Parkhurst, K., Dhindsa, M., Tarumi, T., Vavrek, J. & Tanaka, H. (2012). Effects of swimming training on blood pressure and vascular function in adults >50 years of age. *The American journal of cardiology, 109*(7), 1005–1010. https://doi.org/10.1016/j.amjcard.2011.11.029

Nualnim, N., Barnes, J.N., Tarumi, T., Renzi, C.P. & Tanaka, H. (2011). Comparison of central artery elasticity in swimmers, runners, and the sedentary. *The American journal of cardiology, 107*(5), 783–787. https://doi.org/10.1016/j.amjcard.2010.10.062

Nürnberger, J., Kribben, A., Philipp, T. & Erbel, R. (2007). Die arterielle Compliance (Gefäßsteifigkeit) zur Aufdeckung einer subklinischen Atherosklerose. *Herz, 32*(5), 379–386. https://doi.org/10.1007/s00059-007-3030-z

Okamoto, T., Sakamaki, M.S., Min, S.K., Yoshida, S., Watanabe, Y. & Ogasawara, R. (2015). Repeated cessation and resumption of resistance training attenuates increases in arterial stiffness. *International journal of sports medicine, 36*(6), 440–445. https://doi.org/10.1055/s-0034-1398584

Olufsen, M.S., Tran, H.T., Ottesen, J.T. (2006). Modeling baroreflex regulation of heart rate during orthostatic stress. American journal of physiology. *Regulatory, integrative and comparative physiology, 291*(5), R1355–R1368. https://doi.org/10.1152/ajpregu.00205.2006

Orr, L., Klement, K.A., McCrossin, L., O'Sullivan Drombolis, D., Houghton, P.E., Spaulding, S. & Burke, S. (2017). A systematic review and meta-analysis of exercise intervention for the treatment of calf muscle pump impairment in individuals with chronic venous insufficiency. *Ostomy/wound management, 63*(8), 30–43. https://doi.org/10.25270/owm.2017.08.3043

Padberg, F.T., Johnston, M.V. & Sisto, S.A. (2004). Structured exercise improves calf muscle pump function in chronic venous insufficiency: a randomized trial. *Journal of vascular surgery, 39*(1), 79–87. https://doi.org/10.1016/j.jvs.2003.09.036

Park, K.S., Choi, J.K. & Park, Y.S. (1999). Cardiovascular regulation during water immersion. *Applied human science: journal of physiological anthropology, 18*(6), 233–241. https://doi.org/10.2114/jpa.18.233

Park, S.Y., Wong, A., Son, W.M. & Pekas, E.J. (2020). Effects of heated water-based versus land-based exercise training on vascular function in individuals with peripheral artery disease. *Journal of applied physiology, 128*(3), 565–575. https://doi.org/10.1152/japplphysiol.00744.2019

Pearson, S.J. & Hussain, S.R. (2015). A review on the mechanisms of blood-flow restriction resistance training-induced muscle hypertrophy. *Sports medicine, 45*(2), 187–200. https://doi.org/10.1007/s40279-014-0264-9

Pescatello, L.S., Franklin, B.A., Fagard, R., Farquhar, W.B., Kelley, G.A., Ray, C.A. & American College of Sports Medicine (2004). American College of Sports Medicine position stand. Exercise and hypertension. *Medicine and science in sports and exercise, 36*(3), 533–553.

Petrido, M. (2003). *Ein standardisiertes Thermalbad von 33–35 °C bessert die Venenfunktion in einer kontrollierten Studie* (Unveröffentlichte Dissertation). Albert-Ludwigs-Universität, Freiburg.

Pittler, M.H., Hartmann, B.R. & Abbot, N.C. (1998). Effects of single and serial water immersion on venous function. *Perfusion 11*, 132–136.

Portes, L.A. & Tucci, P.J. (2006). Swim training attenuates myocardial remodeling and the pulmonary congestion in wistar rats with secondary heart failure to myocardial infarction. *Arquivos brasileiros de cardiologia, 87*(1), 54–59.

Rabe, E., Pannier-Fischer, F. & Bromen, K. (2003). Bonner Venenstudie der Deutschen Gesellschaft für Phlebologie - Epidemiologische Untersuchung zur Frage der Häufigkeit und Ausprägung von chronischen Venenkrankheiten in der städtischen und ländlichen Wohnbevölkerung. *Phlebologie 32*, 1–14. https://doi.org/10.1055/s-0037-1617353

Rodriguez, D., Silva, V., Prestes, J., Rica, R.L., Serra, A.J., Bocalini, D.S. & Pontes, F.L. (2011). Hypotensive response after water-walking and land-walking exercise sessions in healthy trained and untrained women. *International journal of general medicine, 4*, 549–554.

Saltin, B. (1988). Capacity of blood flow delivery to exercising skeletal muscle in humans. *The American journal of cardiology, 62*(8), 30E–35E. https://doi.org/10.1016/S0002-9149(88)80007-9

Schmidt-Trucksäss, A. & Weisser, B. (2011). Vaskuläres Altern, Hypertonie und körperliche Aktivität. *Deutsche medizinische Wochenschrift, 136*(46), 2367–2371. https://doi.org/10.1055/s-0031-1292053

Shah, P., Pellicori, P., Macnamara, A., Urbinati, A. & Clark, A.L. (2017). Is swimming safe in heart failure? a systematic review. *Cardiology in review, 25*(6), 321–325. https://doi.org/10.1097/CRD.0000000000000154

SIGN. (2016). *Management of chronic heart failure.* https://www.sign.ac.uk/assets/sign147.pdf.

Simka, M. (2007). Calf muscle pump impairment and delayed healing of venous leg ulcers: air plethysmographic findings. *The Journal of dermatology, 34*(8), 537–544. https://doi.org/10.1111/j.1346-8138.2007.00327.x

Sosner, P., Gayda, M., Dupuy, O., Garzon, M., Lemasson, C., Gremeaux, V., Lalongé, J., Gonzales, M., Hayami, D., Juneau, M., Nigam, A. & Bosquet, L. (2016). Ambulatory blood pressure reduction following high-intensity interval exercise performed in water or dryland condition. *Journal of the American Society of Hypertension: JASH, 10*(5), 420–428. https://doi.org/10.1016/j.jash.2016.02.011

Spranger, M.D., Krishnan, A.C., Levy, P.D., O'Leary, D.S. & Smith, S.A. (2015). Blood flow restriction training and the exercise pressor reflex: a call for concern. American journal of physiology. *Heart and circulatory physiology, 309*(9), H1440–H1452. https://doi.org/10.1152/ajpheart.00208.2015

Strobel, G. (2002). Sympathoadrenerges System und Katecholamine im Sport. *Deutsche Zeitschrift Sportmedizin, 53*(3), 84–85.

Suntraluck, S., Tanaka, H. & Suksom, D. (2017). The relative efficacy of land-based and water-based exercise training on macro- and microvascular functions in older patients with type 2 diabetes. *Journal of aging and physical activity, 25*(3), 446–452. https://doi.org/10.1123/japa.2016-0193

Sveälv, B.G., Cider, A., Täng, M.S., Angwald, E., Kardassis, D. & Andersson, B. (2009). Benefit of warm water immersion on biventricular function in patients with chronic heart failure. *Cardiovascular ultrasound, 7*, 33.

Sveälv, B.G., Täng, M.S. & Cider, A. (2012). Is hydrotherapy an appropriate form of exercise for elderly patients with biventricular systolic heart failure? *Journal of geriatric cardiology, 9*(4), 408–410. https://doi.org/10.3724/SP.J.1263.2012.06121

Swenne, C.A. (2013). Baroreflex sensitivity: mechanisms and measurement. *Netherlands heart journal: monthly journal of the Netherlands Society of Cardiology and the Netherlands Heart Foundation, 21*(2), 58–60. https://doi.org/10.1007/s12471-012-0346-y

Taylor, R.S., Long, L., Mordi, I.R., Madsen, M.T., Davies, E.J., Dalal, H., Rees, K., Singh, S.J., Gluud, C. & Zwisler, A.D. (2019). Exercise-based rehabilitation for heart failure: Cochrane cystematic review, meta-analysis, and trial sequential analysis. JACC. *Heart failure, 7*(8), 691–705. https://doi.org/10.1016/j.jchf.2019.04.023

Tei, C., Horikiri, Y., Park, J.C., Jeong, J.W., Chang, K.S., Toyama, Y. & Tanaka, N. (1995). Acute hemodynamic improvement by thermal vasodilation in congestive heart failure. *Circulation, 91*(10), 2582–2590. https://doi.org/10.1161/01.CIR.91.10.2582

Terblanche, E. & Millen, A.M. (2012). The magnitude and duration of post-exercise hypotension after land and water exercises. *European journal of applied physiology, 112*(12), 4111–4118. https://doi.org/10.1007/s00421-012-2398-5

Tew, G.A., Gumber, A., McIntosh, E., Kesterton, S., King, B., Michaels, J.A. & Klonizakis, M. (2018). Effects of supervised exercise training on lowerlimb cutaneous microvascular reactivity in adults with venous ulcers. *European journal of applied physiology, 118*(2), 321–329. https://doi.org/10.1007/s00421-017-3772-0

Tobaldini, E., Nobili, L., Strada, S., Casali, K.R., Braghiroli, A. & Montano, N. (2013). Heart rate variability in normal and pathological sleep. *Frontiers in physiology, 4*, 294. https://doi.org/10.3389/fphys.2013.00294

Van Hall, G., Jensen-Urstad, M., Rosdahl, H., Holmberg, H.C., Saltin, B. & Calbet, J.A. (2003). Leg and arm lactate and substrate kinetics during exercise. American journal of physiology. *Endocrinology and metabolism, 284*(1), E193–E205.

Virani, S.S., Alonso, A., Benjamin, E.J., Bittencourt, M.S., Callaway, C.W., Carson, A.P., Chamberlain, A.M., Chang, A.R., Cheng, S., Delling, F.N., Djousse, L., Elkind, M.S.V., Ferguson, J.F., Fornage, M., Khan, S.S., Kissela, B.M., Knutson, K.L., Kwan, T.W., Lackland, D.T., Lewis, T.T., ... American Heart Association Council on Epidemiology and Prevention Statistics Committee and Stroke Statistics Subcommittee (2020). Heart disease and stroke statistics-2020 update: a report from the American Heart Association. *Circulation, 141*(9), e139–e596.

Weiss, M. & Weicker, H. (1985). Gibt es eine Schwimmer-Hypertonie? *Deutsche Zeitschrift Sportmedizin, 33*, 122–132.

Weston, K.S., Wisløff, U. & Coombes, J.S. (2014). High-intensity interval training in patients with lifestyle-induced cardiometabolic disease: a systematic review and meta-analysis. *British journal of sports medicine, 48*(16), 1227–1234. https://doi.org/10.1136/bjsports-2013-092576

Whelton, S.P., Chin, A., Xin, X. & He, J. (2002). Effect of aerobic exercise on blood pressure: a metaanalysis of randomized, controlled trials. *Annals of internal medicine, 136*(7), 493–503. https://doi.org/10.7326/0003-4819-136-7-200204020-00006

Wewege, M.A., Thom, J.M., Rye, K.A. & Parmenter, B.J. (2018). Aerobic, resistance or combined training: A systematic review and meta-analysis of exercise to reduce cardiovascular risk in adults with metabolic syndrome. *Atherosclerosis, 274*, 162–171. https://doi.org/10.1016/j.atherosclerosis.2018.05.002

Willenberg, T., Schumacher, A., Amann-Vesti, B., Jacomella, V., Thalhammer, C., Diehm, N., Baumgartner, I. & Husmann, M. (2010). Impact of obesity on venous hemodynamics of the lower limbs. *Journal of vascular surgery, 52*(3), 664–668. https://doi.org/10.1016/j.jvs.2010.04.023

Yeung, W. & Semciw, A.I. (2018). Aquatic therapy for people with lymphedema: a systematic review and meta-analysis. *Lymphatic research and biology, 16*(1), 9–19. https://doi.org/10.1089/lrb.2016.0056

## Weiterführende Literatur

Molmen-Hansen, H.E., Stolen, T., Tjonna, A.E., Aamot, I.L., Ekeberg, I.S., Tyldum, G.A., Wisloff, U., Ingul, C.B. & Stoylen, A. (2012). Aerobic interval training reduces blood pressure and improves myocardial function in hypertensive patients. *European journal of preventive cardiology, 19*(2), 151–160. https://doi.org/10.1177/1741826711400512

# 10 Obstruktive Atemwegserkrankungen

Unter den chronischen Lungenerkrankungen mit atemmechanischer Beeinträchtigung sind obstruktive Atemwegserkrankungen häufig anzutreffen. Klassische Formen sind die chronische Bronchitis, das Emphysem und Asthma bronchiale. Bei den meisten Betroffenen sind wegen der Atemwegswiderstände ein schnell ermüdendes Zwerchfell und erschöpfte inspiratorische Muskeln eine der Ursachen für die respiratorische Insuffizienz (Kabitz et al., 2007). Insofern bietet körperliches Training für die obstruktiven Atemwegsstörungen einen vielversprechenden Therapieansatz.

Für das Asthma bronchiale werden im mitteleuropäischen Raum Prävalenzdaten von etwa 5% angenommen. Ätiologisch liegen mannigfaltige Faktoren zugrunde. Unter den anlagebedingten Einflüssen wird eine vermehrte allergenbedingte Immunglobulin-E-Bildung (IgE) angenommen, ursächlich liegt ein allergisches Geschehen zugrunde (extrinsisches Asthma). Krankheitsfördernd wirken sich Umweltschadstoffe wie auch respiratorische Infekte aus. Das asthmatische Geschehen kennzeichnet die allergische Früh- und Spätreaktion. Bei der frühen Reaktion werden IgE-vermittelt Mastzellen aktiviert und Mediatoren freigesetzt, es kommt zu einer Bronchokonstriktion. Mit zeitlicher Latenz werden bei der Spätreaktion TH2-Lymphozyten rekrutiert und infiltrierende eosinophile Granulozyten schädigen das Bronchial- und Flimmerepithel. Die Bronchokonstriktion infolge Muskelhypertrophie und verdickter Schleimhaut ruft Beschwerden wie Kurzatmigkeit, thorakale Engegefühle und trockenen Husten hervor (Lorenz & Bals, 2016).

## 10.1 Wirkweisen aktivierender Therapien

Unzweifelhaft sind die trainingsbedingten Effekte im Wasser für die Lungenfunktion bedeutsam. Mit der ventilatorischen Steigerung bei Körperbelastung werden die Brustkorb- und Zwerchfellatmung synchron beansprucht, um die verfügbaren Atemräume auszunutzen. Dies sorgt in sonst minderbelüfteten apikalen Lungenabschnitten für eine gute Ventilation und Perfusion. In der Atmosphäre sind bei der Einatmung die elastischen Retraktionskräfte der Lunge zu überwinden. Im Unterschied dazu erhöht sich im Wasser wegen der hydrostatischen Last der resultierende Druck, so dass die Dehnbarkeit der Lunge herabgesetzt ist. Dies führt dazu, dass bei ähnlicher Durchblutung weniger Raum für die eingeatmete Luft zur Verfügung steht und mehr inspiratorische Atemarbeit für den aufzuwendenden Druck zu leisten ist, um eine Volumenänderung zu erreichen. Bereits bei geringen Belastungen ist wegen des höheren inspiratorischen dynamischen Strömungswiderstands im Wasser ein Missverhältnis zwischen dem Gasaustausch und dem Atemaufwand zu beobachten. Es fällt auf, dass die Atemhilfsmuskulatur frühzeitig die überlasteten inspiratorischen Atemmuskeln unterstützen müssen, um ein genügend großes Druckgefälle (Alveolardruck unter dem Umgebungsdruck) aufzubauen. Bei restriktiven Atemwegserkrankungen wie der Lungenfibrose sinkt die Dehnungsfähigkeit, es müssen wegen des verdichteten Lungengerüsts höhere Atemwegswiderstände überwunden werden.

Regelmäßige Bewegung ist bei Asthma unzweifelhaft wichtig. Die reizarme (pollenfreie) und feuchtwarme Luft in Schwimmbädern (hohe relative Luftfeuchte, hoher Wasserdampfdruck bzw. BTPS-Bedingungen) trägt bei empfindlichen Atemwegen dazu bei, effizient und anfallsfrei zu trainieren (Bar-Or & Inbar, 1992; Fitch et al., 1976; Randolph, 2009). Ob sich das Wassertraining positiv auf den Medikamentenverbrauch und die Lebensqualität auswirkt, kann aus den wenigen, qualitativ guten Studien nicht abgeleitet werden. Es gilt aber aufgrund der Datenlage festzustellen: Asthmatiker, die regelmäßig im Wasser trainieren, verbessern nachweislich ihre Brustwandelastizität und Lungenkapazität (Arandelović et al., 2007; Fitch et al., 1976). Die Beobachtungen werden in einem systematischen Review gestützt. Eine Überlegenheit gegenüber landbasiertem Training konnte aber nicht bestätigt werden (Grande et al., 2014).

Kontraindikationen aufgrund von Chloramin- und Trichloraminexposition durch gasförmig gelöste Teilchen über der Wasseroberfläche besonders in gedeckten Bädern (**Abbildung 10-1**) bestehen für Kinder oder Erwachsene mit Asthma bislang keine (Geiger & Henschke, 2015; Goodman & Hays, 2008). Allerdings zeigte sich bei Leistungsschwimmer*innen mit zunehmender Expositionsdauer (durchschnittlich 90 min; Schwimmdistanz mehr als 2000 m) von chlororganischen Verbindungen gehäuft Asthmasymptome. Die Prävalenz respiratorischer Symptome stieg in einer Erhebung bei Leistungsschwimmer*innen mit einer durchschnittlichen Schwimmleistung von 3.5 km gegenüber Freizeitschwimmer*innen bei einer Schwimmdistanz (1.5 km) deutlich an (Odds ratio: 2.91 (95 % CI 2.02 bis 4.17; $p < 0.0001$) (Päivinen et al., 2021).

Stickstofftrichlorid (Trichloramin), ein unerwünschtes asthmaauslösendes Nebenprodukt bei der Desinfektion von Wasser, entsteht durch Chlorieren (Chlorsäure) und der Gegenwart von stickstoffhaltigen Verbindungen (Urin, Schuppen, Sonnencreme) und Salzsäure.

Corbelli und Barazzone (2009) verweisen auf eine prospektive Studie in Deutschland an 2193 Kindern, mit einem Follow-up bis zum Alter von sechs Jahren. Sie sehen den Zusammenhang als nicht erwiesen. Die Datenlage ist aber nicht widerspruchsfrei; eine groß angelegte Screeningstudie in Belgien ergab eine 5 %- bis 30 %ige Asthmaprävalenz. Allerdings wurden die deutschen Grenzwerte für die Konzentration von Chlor in den belgischen Schwimmbädern nicht eingehalten. Insofern ist nicht auszuschließen, dass Kinder durch die Chlordesinfizierung für Luftwegsinfekte prädisponiert waren.

Goodman und Hays (2008) referenzieren in ihrer Metaanalyse zwei Studien, die keine sym-

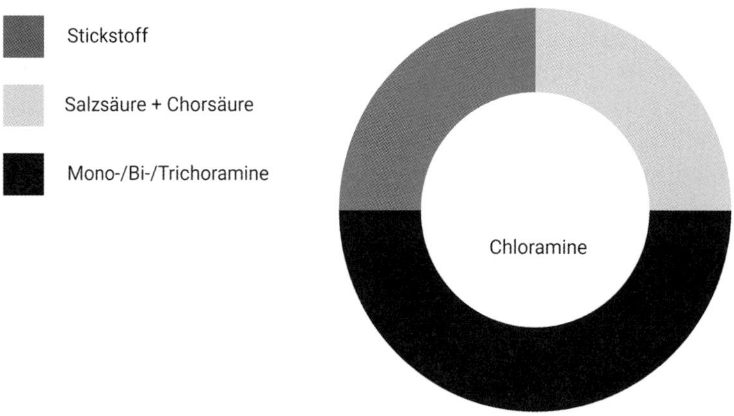


**Abbildung 10-1:** Chloramin-Exposition in Schwimmbädern

ptomrelevanten Unterschiede der Atemwege beim Schwimmen und Laufen feststellten und aufgrund deren Ergebnis, die American Academy of Pediatrics (AAP) bei Bronchialasthma im Kindesalter Schwimmen als sportliche Betätigung empfiehlt.

## 10.2 Behandlungsrichtlinien und Therapieempfehlungen

Beim Schwimmen ist bedingt durch die Gleitphase mit dem Kopf unter Wasser das Ausatmen verlängert. Bei der Ausatmung ins Wasser entsteht ein nach innen gerichteter positiver Atemwegdruck, der den Widerstand in den kleinen Atemwegen senkt und sie offenhält. Gleichzeitig muss gegen den umgebenden Wasserdruck bei herabgesetzten Lungenvolumina (Vital- und Totalkapazität, exspiratorisches Reservevolumen) eingeatmet werden (Craig & Dvorak, 1975). In den Brustlagen sind die Atemfrequenzen erzwungener Massen niedriger. Der/die Schwimmer*in muss ausgleichend mehr Volumen bei zeitlich kurzer Einatmung liefern (Cordain & Stager, 1988). Eine vertiefte Atmung ist energetisch günstig, da eine hohe Atemfrequenz mehr Atemarbeit benötigt. Die Vertiefung bedeutet eine bessere Ausnutzung von Ventilation und Perfusion und ist normalerweise bis zu 60 % der Vitalkapazität möglich. Beim Asthma bronchiale sind die inspiratorischen Flüsse nur wenig eingeschränkt, es besteht eher das Problem des relativen thorakalen Gasvolumenanstiegs im Sinne einer Überblähung wegen der Erhöhung des Atemwegswiderstandes im endexpiratorischen Teil der Atemschleife. Wegen der Neigung zu Strömungseinschränkungen in den kleinen Atemwegen ist die Vitalkapazität herabgesetzt und entsprechend ist die Atemreserve kleiner als 70 % des maximalen Ventilationsvolumens (MVV) bei maximaler Atemanstrengung unter Belastung (Atemminutenvolumen) (Lorenz & Bals, 2016). Damit es nicht zu einer Erschöpfung der Atempumpe kommt, ist die Schwimmgeschwindigkeit dem Dyspnoegefühl anzupassen. Die veränderten Atemmuster führen entgegen der Annahme auch beim Asthmatiker zu einer guten Belüftung und einem ausreichenden Perfusionsdruck in den Lungenarealen beim Schwimmen (Hildenbrand et al., 2010). Das venöse Blut in den Lungen kann den Sauerstoff gut aufnehmen. Training über längere Zeit ist ein Faktor für die höheren FVC- und FEV1-Werte, wie sie in Studien berichtet werden (Mahotra & Shrestha, 2013).

Hinweise darauf, dass sich mit einem Atemwiderstandstraining die Atemmuskulatur stärken lässt, zeigen Atemtrainer mit im Gerät eingebauten Widerständen. Wylegala et al. (2007) stellten bei jungen Schwimmern und Tauchern fest, dass nach einem regelmäßigen respiratorisches Atemwiderstandstraining, Schnorcheln bis zu 33 % und Gerätetauchen bis zu 66 % länger durchgehalten werden konnte. Grund dafür ist die zunehmende Atemtiefe, die eine effizientere Atemarbeit mit sich bringt. McEntire et al. (2016) konzipierten eine Gerätschaft mit einer um 15 % höheren Widerstandsarbeit beim Einatmen – ganz ähnlich wie in der Wasserimmersion – so dass sich der Inspirationsdruck und damit die Inspirationsarbeit erhöhte. Sie beobachteten, dass sich die Ermüdungswiderstandfähigkeit der Atempumpe und die Performance unter den atemwiderstandsbetonten Trainingsbedingungen verbesserte. Die Arbeiten zeigen, dass auch ein Atemwiderstandstrainer für ein Inspirationstraining für Sportler vorteilhaft genutzt werden kann. „Powerbreather" werden im Schwimmsport erfolgreich leistungssteigernd eingesetzt. Für Personen mit Lungenerkrankungen sollten Sportarten wie Schwimmen oder AE für Trainingsanpassungen gewählt werden, die gleichzeitig Stimuli für die Atmung nutzen.

Grundsätzlich stellt sich im Wasser für den Schwimmer das Problem, dass weniger Raum für die eingeatmete Luft zur Verfügung steht und mehr inspiratorische Atemarbeit für den aufzuwendenden Druck zu leisten ist, um eine Volumenänderung zu erreichen. Insbesondere führen die Atemanstrengungen beim Schwimmen zu einer Verbesserung der Brustwandelastizität und Lungenkapazität sowie der Ermüdungswiderstandsfähigkeit der Atemmuskulatur. Die adäquate Schwimmintensität richtet sich nach dem Dyspnoegefühl. Besonders bei der Stilart Brustcrawl sind die inspiratorischen Atemmuskeln stark gefordert. Erzwungeneren muss mit hohem Volumen und hoher Strömung bei zeitlich kurzer Inspirationsphase geatmet werden. Beim Ausatmen ins Wasser entsteht ein positiver, nach innen gerichteter Druck in den Lungen, der den Widerstand in den kleinen Atemwegen senkt und sie offenhält.

## Literatur


Arandelović, M., Stanković, I. & Nikolić, M. (2007). Swimming and persons with mild persistant asthma. *The scientific world journal, 7*, 1182–1188. https://doi.org/10.1100/tsw.2007.221

Bar-Or, O. & Inbar, O. (1992). Swimming and asthma. Benefits and deleterious effects. *Sports medicine, 14*(6), 397–405. https://doi.org/10.2165/00007256-199214060-00006

Corbelli, R. & Barazzone, C. (2009). Asthma und Schwimmbäder. *Paediatrica, 20*(4), 53–56.

Cordain, L. & Stager, J. (1988). Pulmonary structure and function in swimmers. *Sports medicine, 6*(5), 271–278. https://doi.org/10.2165/00007256-198806050-00002

Craig, A.B. & Dvorak, M. (1975). Expiratory reserve volume and vital capacity of the lungs during immersion in water. *Journal of applied physiology, 38*(1), 5–9. https://doi.org/10.1152/jappl.1975.38.1.5

Fitch, K.D., Morton, A.R. & Blanksby, B.A. (1976). Effects of swimming training on children with asthma. *Archives of disease in childhood, 51*(3), 190–194. https://doi.org/10.1136/adc.51.3.190

Geiger, K.R. & Henschke, N. (2015). Swimming for children and adolescents with asthma. *British journal of sports medicine, 49*(12), 835–836. https://doi.org/10.1136/bjsports-2013-093397

Goodman, M. & Hays, S. (2008). Asthma and swimming: a meta-analysis. *The journal of asthma: official journal of the Association for the Care of Asthma, 45*(8), 639–647. https://doi.org/10.1080/02770900802165980

Grande, A.J., Silva, V., Andriolo, B.N., Riera, R., Parra, S.A. & Peccin, M.S. (2014). Water-based exercise for adults with asthma. *The Cochrane database of systematic reviews, 7,* CD010456. https://doi.org/10.1002/14651858.CD010456.pub2

Hildenbrand, K., Nordio, S., Freson, T.S. & Becker, B.E. (2010). Development of an aquatic exercise training protocol for the asthmatic population. *International journal of aquatic research education, 4*, 278–299.

Kabitz, H.J., Walterspacher, S., Walker, D. & Windisch, W. (2007). Inspiratory muscle strength in chronic obstructive pulmonary disease depending on disease severity. *Clinical science, 113*(5), 243–249. https://doi.org/10.1042/CS20060362

Lorenz, J. & Bals, R. (2016). *Checkliste Pneumologie*. Thieme.

Mahotra, M. & Shrestha, L. (2013). Effects of type sports on pulmonary function tests: a comparative study in Nepalese setting. *Journal of nobel medical college, 2*(3), 18–21. https://doi.org/10.3126/jonmc.v2i1.7667

McEntire, S.J., Smith, J.R., Ferguson, C.S., Brown, K.R., Kurti, S.P. & Harms, C.A. (2016). The effect of exercise training with an additional inspiratory load on inspiratory muscle fatigue and time-trial performance. *Respiratory physiology & neurobiology, 230*, 54–59. https://doi.org/10.1016/j.resp.2016.05.001

Päivinen, M., Keskinen, K., Putus, T., Kujala, U.M., Kalliokoski, P. & Tikkanen, H.O. (2021). Asthma, allergies and respiratory symptoms in different activity groups of swimmers exercising in swimming halls. *BMC sports science, medicine & rehabilitation, 13*(1), 119. https://doi.org/10.1186/s13102-021-00349-2

Randolph, C. (2009). An update on exercise-induced bronchoconstriction with and without asthma. *Current allergy and asthma reports, 9*(6), 433–438. https://doi.org/10.1007/s11882-009-0064-8

Wylegala, J.A., Pendergast, D.R., Gosselin, L.E., Warkander, D.E. & Lundgren, C.E. (2007). Respiratory muscle training improves swimming endurance in divers. *European journal of applied physiology, 99*(4), 393–404. https://doi.org/10.1007/s00421-006-0359-6

# 11 Sturzprophylaxe im Alter

Immobilität mit Sturzneigung ist mit an erster Stelle der geriatrischen Syndrome zu nennen. Wegen der bedeutenden Implikation wurde „Sturzprophylaxe im Alter“ unter den Krankheitsbildern aufgenommen, auch wenn sie im eigentlichen Sinn keine Krankheitsentität ist. Aus der Sicht älterer Menschen ist der Einbezug eines präventiven Sturztrainings wegen der häufigen Sturzereignisse eine sinnvolle Erweiterung des sportmotorischen Handlungsfeldes. Der Beratungsstelle für Unfallverhütung Schweiz zufolge ereignen sich in der Schweiz pro Jahr 280 000 registrierte Stürze mit Verletzungsfolgen. Davon entfallen 83 000 (29,6 %) auf über 65-Jährige (Pro Senectute Schweiz, 2016). Beruhend auf Selbstangaben in einer Stichprobe des Robert-Koch-Instituts (RKI, 2024) in Deutschland im Jahr 2022, stürzten 23.8 % der über 65-jährigen mindestens einmal. Im Ländervergleich mit den USA ist die Verletzungsquote bei den über 65-Jährigen mit 32,2 % geringfügig größer (Datenerfassung mit CDC's Web-based Injury Statistics Query and Reporting System). Es zeichnet sich aufgrund des demographischen Wandels eine jährliche Zunahme fataler Stürze um 5.4 % ab (Houry et al., 2016).

Die statistischen Zahlenmaterialien zeigen weiterhin: 95 % der Stürze mit tödlichen Folgen im Haushalt betrifft die ältere Generation und 30 % davon stürzen einmal im Jahr, wobei leichte Verletzungen zu 40 % und ernsthafte bis zu 10 % auftreten (Lehtola et al., 2006). Als sturzbegünstigend werden Defizite des Gleichgewichts beim Gehen und beim Lagewechsel, Sehbeeinträchtigungen und eine abnehmende Muskelmasse angenommen (Watson et al., 2012).

Das Gleichgewichts- oder Vestibularorgan nimmt zur Erhaltung des Gleichgewichts eine zentrale Rolle ein. Es informiert im Hirnstamm über die Stellung und Bewegung des Kopfes und des Körpers und die Bogengänge im Innenohr erfassen Drehbeschleunigungen des Kopfes. Zudem fließen visuelle und propriozeptive Sinnesinformationen von Rezeptoren in Gelenken, Muskelspindeln und Golgi-Sehnenorgane zu den Vestibualariskernen. Es ist die primäre Aufgabe der Nervenkerne im Hirnstamm, den Körperschwerpunkt über der Unterstützungsfläche zu halten. Die sich daraus ergebende Bewegungsstrategie dient der Erhaltung des posturalen Gleichgewichts (posturale Kontrolle) (**Abbildung 11-1**). Kurz gefasst wird das somatosensorische System bei posturalen Schwankungen ausgelöst und das vestibuläre System spricht auf Drehbewegungen, Richtungswechsel und Tempovariationen an (Horak et al., 2006).

Die Abbildung zeigt die sensomotorisch gesteuerten Abläufe bei äußerer Störung des Gleichgewichts. Das Gleichgewichtsorgan (Neuronenkerne im Hirnstamm) erhält propriozeptive Sinnesinformationen vom somatosensorischen System (Muskelspindeln und Golgiorganen) und dem vestibulären System, das auf Drehbewegungen und Richtungswechsel reagiert.

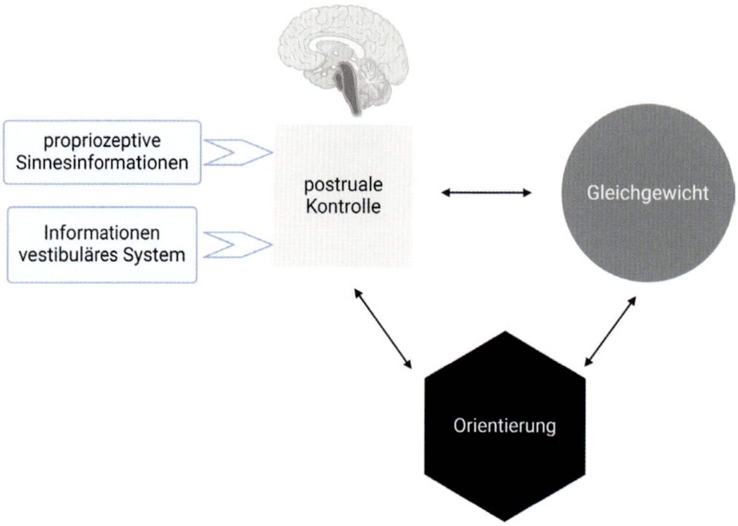


**Abbildung 11-1:** Posturales Gleichgewicht (modifiziert nach Horak et al., 2006)

## 11.1 Wirkweise aktivierender Therapien

Martínez-Carbonell Guillamón et al. (2019) analysierten in einem narrativen Review den Einfluss von sturzpräventiven Übungen im Wasser auf die Gleichgewichtsfunktion und verglichen die Ergebnisse mit landbasierter Trainingstherapie und mit einem unbehandelten Kontrolldesign. Insgesamt wurden 12 RCT-Studien und zwei Studien mit quasiexperimentellem Design in die Übersichtsarbeit eingeschlossen. Durchschnittlich trainierten die Teilnehmenden der aktiven Wasser- und Landgruppen zwei- bis dreimal pro Woche jeweils 60 min während acht bis 12 Wochen. Zur Prüfung der dynamischen Gleichgewichtsfähigkeit wurden verschiedene Messinstrumente verwendet: Berg Balance Scale und Standardtests „Timed Up-and-Go“, „8 feet up and go“ und „Walking in circle“. Die Standsicherheit bzw. Schwank- und Fallneigung wurden mit dem Sharpened Rombergtest mit offenen und geschlossenen Augen auf einer dreidimensionalen Messdruckplatte geprüft. Die Teilnehmenden in beiden Trainingsgruppen verbesserten sich signifikant in den Variablen Flexibilität (sechs Studien), Balance (sechs Studien) und Kraft (neun Studien) gegenüber den nichttrainierenden Kontrollgruppen. Die Auswertung der dynamischen Gleichgewichtstests und die quantifizierbare Messung der statischen Balance mit dem Rhombergtest zeigte allerdings keine Überlegenheit der AE-Interventionen gegenüber den landbasierten. Die analysierten Studien weisen methodologische Mängel auf: das methodisch-didaktische Konzept wurde teilweise nicht ausreichend dargelegt, es fehlen Angaben zur Planung und zum Aufbau der Trainingseinheiten. Ferner fehlen Angaben zur Distanzauslenkung zum Gravitätszentrum von instabilen Ebenen, zur Gesichtsfeldeinschränkung, zur Wassertiefe und zu Wasserturbulenzen (Martínez-Carbonell Guillamón et al., 2019). Die Befunde sprechen zusammenfassend dennoch für einen kausalen Effekt von AE auf die Gleichgewichtsfähigkeit, jedoch kann keine Überlegenheit von AE einem landbasierten Training gegenüber ausgesprochen werden. Auch ein etwas älterer Review (Colado et al., 2012) mit 12 selektierten RCT-Studien zeigte vergleichbare Ergebnisse von AE und ET. In der Übersichtsarbeit analysierten die Autor*innen auch die Wirksamkeit von AE auf Kraftfähigkeiten (neun Studien), Balance (neun Studien) und ganz allgemein auf

Fitnesskomponenten (vier Studien) wie Agilität, Ausdauer, Flexibilität und Schnelligkeit. Die Verlaufsstudien zeigten eine signifikante Zunahme des Muskelquerschnitts und eine verbesserte neuromuskuläre Aktivierung als entscheidender Faktor für die Kraftentwicklung. Besonders wichtig ist nach Ansicht der Autor*innen eine Kräftigung der Hüftabduktoren, sowie Flexibilitäts- und Elastizitätsübungen der gesamten Rumpfachse implizit des Nackenbereiches. Nach Meinung der Autor*innen schwächt AE den physiologischen Alterseffekt explizit der Sarkopenie ab, die ein prädisponierender Faktor für das Sturzrisiko ist.

Für die Ableitung von Trainingsempfehlungen fällt auf, dass als interventionelle Methode in den meisten Studien ein breites konditionelles wie auch koordinatives Fähigkeitsspektrum innerhalb des bewährten Handlungsrahmens von AE abgedeckt wurde. In einigen wenigen Studien hingegen war das Forschungsdesign „unspezifisch" aufgestellt, was zu überraschenden Ergebnissen führte. In der Studie von Kaneda et al. (2008) wurden zwei parallele Behandlungsgruppen über 12 Wochen entweder mit Deep water running (Laufformen ohne Bodenkontkakt), oder Shallow water running (Gehen in verschiedenen Raumebenen, Knieheben, Twist dance steps, Unterschenkel-Kicks mit Bodenkontakt) geführt. Am Ende der Interventionen reagierten die DWR- und SWR-Teilnehmenden gleich schnell und angemessen auf die Auslenkungen einer instabil pendelnden Plattform mit einer posturographischen Feedback- und Messmoduleinrichtung. Erklärungsbedürftig ist, dass sich eine bessere neuromuskuläre Stabilisierungsfähigkeit der Rumpfachse bei Teilnehmenden im DWR-Programm fanden. Dieses Behandlungsergebnis ist insofern erstaunlich, da DWR als ein unspezifisches Balancetraining angesehen wird und die SWR-Gruppe mit balanceintentionalen Inhalten geführt wurde. Ähnliche Therapieerfolge mit einer DWR-Aufstellung, die gegen Kraft- und Balancetraining geprüft wurde, sind auch in anderen Studien mitgeteilt worden (Sanders et al., 2013; Takeshima et al., 2002). Die Beobachtung ist als ein Hinweis zu werten, dass Laufübungen im tiefen Wasser aus sturzpräventiver Sicht effektiv sind. Andererseits haben wenig praxisrelevante Übungen zu falsch-positiven Wirksamkeitsresultaten geführt (geringer Grad der Übereinstimmung zwischen Übung und Anwendung). So ist der Streit um den Berg-Balance-Test entbrannt, der für die Auswahl als Prüfparameter angezweifelt wird. Wegen der Heterogenität der Studien empfehlen U.S. Centres for Disease Control and Prevention den Timed Up-and-Go zu verwenden (Lima et al., 2018). Die Kontroverse, die um valide und reliabe Assessments geführt wird, erschwert die Datenbetrachtung und zu identifizierende Effekte. Allzu voreilig wird aus vorliegenden Ergebnissen von Einzelstudien, wie z.B. bei Simmons und Hansen (1996) oder Douris et al. (1994), die auch die Berg-Balance-Skalen als primären Endpunkt wählten, die Empfehlung abgeleitet, dass Balanceübungen im Wasser das neuromuskuläre System auf die Bedingungen an Land optimal vorbereitet. Der Diskurs, ob die im Wasser trainierten sensomotorischen Fähigkeiten mit der neuromuskulären Steuerung auch auf die Sicherheit in Sturzsituationen im Alltag übertragen werden können, wurde von Hale et al. (2012) geführt. Sie geben zu bedenken, dass Sturzsituationen ein komplexes Zusammenspiel von verschiedenen koordinativen Fertigkeitsniveaus verlangen. Womöglich werden im Wasser nur Einzelfaktoren aus dem Gesamtspektrum an bedeutsamen Fähigkeiten übungstechnisch simuliert (Katsura et al., 2010). Grabiner et al. (2014) betonen daher die Notwendigkeit, sturzpräventive Übungen im Wasser an relevante Alltagssituationen spezifisch anzupassen. Sanders et al. (2013) zufolge wirken sich neuromotorische Trainingseinflüsse und Lerneffekte in der Wasserumgebung positiv auf Alltagsfunktionen aus. Sie empfehlen einen zunächst risikoarmen Einstieg für ein Kraft- und sensomotorisches Training im Wasser, das später dann landbasiert weiterzuführen ist.

Wenn auch derzeit die Beweisführung und Umsetzung von Übungen im Wasser für die Sturzprävention noch in den Anfängen steckt, erscheint die Förderung der sensomotorischen Kompetenz im Wasser dennoch sinnvoll zu sein. Der entscheidende Vorteil ist das Schutzkonzept in der Wasserumgebung, die ein angstfreies Training für Ältere erst ermöglicht (Roth et al., 2006). Das Risiko, sich im Wasser zu überlasten oder zu verletzen, ist gering. Dadurch entfallen die Hemmmechanismen aus Angst vor Stürzen. Es ist von daher naheliegend, dass gute Ergebnisse erzielt werden können, wenn nicht die Angst vor Stürzen die natürliche Bewegungsvielfalt einschränkt, so wie das bei Älteren im Alltag zu beobachten ist. Folgende differenzierte Begründungen sind plausibel und sprechen für ein sturzpräventives Training im Wasser:

- Ausloten der Grenzen durch eine vielfältige Bewegungsauswahl
- Turbulenzen erfordern ständige Balance und die Notwendigkeit, die Körpermassen zu stabilisieren
- Keine Angst vor Stürzen
- Hoher frontaler Widerstand und laminäre Strömung stimulieren die Muskulatur.

## 11.2 Therapieleitlinien und Bewegungsempfehlungen

Ein sturzpräventives Training sollte von der Auswahl der Handlungsabläufe vielseitige Anforderungen an sensorische Inputs stellen und gleichzeitig alle, das Gleichgewicht erhaltende Systeme in den Übungsprozess einbeziehen. In einer Metaanalyse zeigten 18 von 22 eingeschlossenen Studien, dass das Gleichgewicht besonders gut unter geteilten posturalen und kognitiven Aufgaben, sogenannte Mehrfachaufgaben (z. B. Gehen und Rechenaufgaben lösen) trainiert wird (Agmon et al., 2014). Daneben haben sich das reaktive Gleichgewichtstraining und das Krafttraining auf instabilen Unterlagen bewährt (Granacher et al., 2013; siehe inhaltliche Gestaltung des Übungsportfolios).

In der therapeutischen Praxis stehen leicht umsetzbar Assessments zur Verfügung, die zugleich auch als sturzpräventive Trainingsaufgaben Verwendung finden. Die standardisierten Testbatterien wie der Short physical performance-test (Freiberger et al., 2012), oder der Mini-BES-Test (Horak et al., 2009) bilden die Fallneigung bzw. Sturzgefährdung gut ab und eignen sich zudem als Übungsrepertoire. Die Items umfassen antizipatorisch-proaktive Fähigkeiten (vom Sitz zum Stand, Zehenstand, Einbeinstand) und reaktive posturale Kontrollfähigkeiten (Kompensationsschritt), sensorische Orientierung (Stehen mit geschlossenen Augen auf schräger Ebene oder weicher Unterlage) und Gehen (Geschwindigkeitswechsel mit Kopfdrehung, schneller Kehrtwendung, über Hindernisse gehen und Dual Task). Die Kurzversion aus vier Subskalen und 14 Testübungen des Mini-BES-Tests deckt die verschiedenen Funktionen und Systeme des Gleichgewichtssinns ebenfalls gut ab. Sie beschreiben ein effektives Training in unterschiedlichsten Situationen. Daraus ableitend verknüpft ein spezifisches Gleichgewichts-/Balancetraining idealerweise die visuelle und propriozeptive Eigenwahrnehmungen mit der vestibulären Wahrnehmung. Beispielsweise werden Blickfixationsübungen und Augenfolgebewegungen mit Drehbewegungen und plötzlichen Richtungswechseln kombiniert. Die Geschwindigkeit der Bewegungsausführung ist zu variieren und in die motorischen Aufgaben sind auch kognitive Prozesse zu integrieren (Dual-/Multitasking, motorisch-kognitive Mehrfachtätigkeitsaufgaben). Als ergänzende inhaltliche Maßnahme wird ein Flexibilitätstraining von der American College of Sports Medicine ausdrücklich empfohlen (Chodzko-Zajko et al., 2009). Ein steifes Achsenorgan schränkt die Flexibilität und Elastizität im Nackenbereich und des Rumpfes erheblich ein. Eine Rigidität im Bereich der Beckenmuskulatur führt zu Gangabweichungen und gehäuft auch zu Stürzen. Besonders wichtig in diesem Zusammenhang sind die Mobilität der einzelnen Wirbelsäulenabschnitte und die Beweglichkeit im Hüftbereich (Martínez-Carbonell Guillamón et al., 2019). Das sturzpräventive Training wird sinnvollerweise durch Übungen mit proximaler Rumpfstabilität und Kräftigung der Hüftabduktoren ergänzt. Der sturzpräventive Nutzen von kräftigenden Übungen als alleinige Maßnahme wird aber kritisch hinterfragt (Melzer et al., 2008). Die vorgebrachte Kritik stützt sich auf eine ältere Übersichtsarbeit aus der Cochrane Database of Systematic Reviews mit 3674 Teilnehmenden in 62 randomisierten kontrollierten Studien (Latham et al., 2003). Ein Zusammenhang eines reinen Krafttrainings mit der Balancefunktion konnte in der Übersichtsarbeit nicht hergestellt werden. Kräftigungsübungen sollten von daher an Balanceaufgaben gebunden sein und Elemente posturaler Kontrolle enthalten, wie z.B. der Chair rise-Test (Riley et al., 1997). Im Rahmen einer interventionellen Untersuchungsplanung für das posturale Balancetraining haben Melzer et al. (2008) fünf übungsrelevante, methodisch aufeinander aufbauende Schwierigkeitslevel umgesetzt:

**Level 1: Wassergewöhnung und Selbstvertrauen. Förderung der kinästhetischen Wahrnehmung**

- Zweibeinstand am Beckenrand: Körpergewichtsverlagerungen und Rumpfrotationen ohne und mit Grifffassung
- Stabiler Einbeinstand: spielbeinseitig dreidimensionale Bewegungsmuster mit geöffneten und geschlossenen Augen
- Kopf unter Wasser tauchen und Atemanhalten.

**Level 2: Weiterführung der Level 1 - Gleichgewichtsübungen. Medio-laterale Stabilität im Stand**

- Einbeinstand ohne Festhalten: kleine Bewegungsausschläge, langsame Bewegungsausführung
- Turbulenzen ausgleichen auf stabilen oder instabilen Ebenen (Balancekontrolle), stehenbleiben.

**Level 3: Dual-task mit Widerstandserhöhung der Level 2 - Übungen.** Gleichgewichtsreaktionen verlangen fokussierte Aufmerksamkeit und das rasche Umschalten kognitiver Prozesse (Woollacotta & Shumway-Cook, 2002).

- Einbeinstand: spielbeinseitig dreidimensionale Bewegungsmuster ohne und mit Auftriebskörper, ohne und mit kognitiven Aufgaben
- Zweibeinstand hüftbreit/geschlossene Beinstellung: Auftriebskörper mit beiden Armen unter Wasser drücken
- Auf der Poolnoodle Schweben (im Sitzen und Stehen), während ein Auftriebskörper mit beiden Armen unter Wasser getaucht wird.

**Level 4: Lokomotion mit Dual-task.** Mehrschritte bzw. Trippelschritte vermeiden, schneller und langer Ausgleichsschritt (Schutzschritt)

- Auf einer Noodle oder Ringen gehen, ohne und mit kognitiven Aufgaben
- Cross-over-Schritte ohne Verhaken von Schwung- und Standbein
- Über Hindernisse gegen anströmendes Wasser gehen.

**Level 5: Reaktives und proaktives Agieren.** Beim Gehen neigen ältere Personen seitwärts zur Schwungbeinseite zu stürzen (Maki & McIlroy, 1997). Schulung schneller seitlicher Kompensationsschritte (plyometrische Fähigkeiten)

- Übungen wie bei Level 3 und 4 tiefer eingetaucht
- Zweibeinstand auf einer Noodle: Wasserturbulenzen erzeugen
- Schnelles Reagieren nach leichtem Anstoßen in eine bestimmte Richtung durch einen Partner, mit offenen und geschlossenen Augen, ohne und mit kognitiven Aufgaben.

Es bleibt noch bezüglich der Trainingsmodalität hinzuzufügen, dass dreimal pro Woche 30 bis 45 min während 12 Wochen (36 bis 40 Trainingseinheiten gesamthaft) trainiert werden sollte, um optimale Effekte zu erzielen (Lesinski et al., 2015).

Balanceübungen im Wasser sind idealerweise mit der visuellen und propriozeptiven Eigenwahrnehmung und der vestibulären Wahrnehmung zu verknüpfen. Teilweise kann bei der Übungsauswahl auf standardisierte und bewährte Tests, wie sie an Land durchgeführt werden, zurückgegriffen werden. Geübt wird für den sturzpräventiven Nutzen im hüfthohen Wasser, um das neuromuskuläre System für die Bedingungen an Land optimal vorzubereiten. Die Übungselemente verbinden Anforderungen der posturalen Kontrolle mit Flexibilität im Rumpfbereich. Therapieerfolge wurden auch von unspezifischen Maßnahmen wie dem DWR (Tiefwasserlaufen) mitgeteilt.

## Literatur


Agmon, M., Belza, B., Nguyen, H.Q., Logsdon, R.G. & Kelly, V.E. (2014). A systematic review of interventions conducted in clinical or community settings to improve dual-task postural control in older adults. *Clinical interventions in aging, 9*, 477–492. https://doi.org/10.2147/CIA.S54978

Chodzko-Zajko, W., Schwingel, A. & Park, C.H. (2009). Successful aging: the role of physical activity. *American journal lifestyle medicine, 3*(1), 20–28. https://doi.org/10.1177/1559827608325456

Colado, J.C., Garcia-Masso, X., Rogers, M.E., Tella, V., Benavent, J. & Dantas, E.H. (2012). Effects of aquatic and dry land resistance training devices on body composition and physical capacity in postmenopausal women. *Journal of human kinetics, 32*, 185–195. https://doi.org/10.2478/v10078-012-0035-3

Douris, P., Southard, V., Varga, C., Schauss, W., Gennaro, C. & Reiss, A. (1994). The effect of land and aquatic exercise on balance scores in older adults. *Journal geriatric physical therapy, 42*, 937–946.

Freiberger, E., de Vreede, P., Schoene, D., Rydwik, E., Mueller, V., Frändin, K. & Hopman-Rock, M. (2012). Performance-based physical function in older community-dwelling persons: a systematic review of instruments. *Age and ageing, 41*(6), 712–721. https://doi.org/10.1093/ageing/afs099

Grabiner, M.D., Crenshaw, J.R., Hurt, C.P., Rosenblatt, N.J. & Troy, K.L. (2014). Exercise-based fall prevention: can you be a bit more specific? *Exercise and sport sciences reviews, 42*(4), 161–168. https://doi.org/10.1249/JES.0000000000000023

Granacher, U., Muehlbauer, T., Gschwind, Y.J., Pfenninger, B. & Kressig, R.W. (2013). Diagnostik und Training von Kraft und Gleichgewicht zur Sturzprävention im Alter. *Zeitschrift Gerontologie Geriatrie*, 1–13.

Hale, L.A., Waters, D. & Herbison, P. (2012). A randomized controlled trial to investigate the effects of water-based exercise to improve falls risk and physical function in older adults with lower-extremity osteoarthritis. *Archives of physical medicine and rehabilitation, 93*(1), 27–34. https://doi.org/10.1016/j.apmr.2011.08.004

Horak, F.B. (2006). Postural orientation and equilibrium: what do we need to know about neural control of balance to prevent falls? *Age and ageing, 35*(2), ii7–ii11. https://doi.org/10.1093/ageing/afl077

Horak, F.B., Wrisley, D.M. & Frank, J. (2009). The Balance Evaluation Systems Test (BESTest) to differentiate balance deficits. *Physical therapy, 89*(5), 484–498. https://doi.org/10.2522/ptj.20080071

Houry, D., Florence, C., Baldwin, G., Stevens, J. & McClure, R. (2016). The CDC Injury Center's response to the growing public health problem of falls among older adults. *American journal of lifestyle medicine, 10*(1), 74–77. https://doi.org/10.1177/1559827615600137

Kaneda, K., Sato, D., Wakabayashi, H., Hanai, A. & Nomura, T. (2008). A comparison of the effects of different water exercise programs on balance ability in elderly people. *Journal of aging and physical activity, 16*(4), 381–392. https://doi.org/10.1123/japa.16.4.381

Katsura, Y., Yoshikawa, T., Ueda, S.Y., Usui, T., Sotobayashi, D., Nakao, H., Sakamoto, H., Okumoto, T. & Fujimoto, S. (2010). Effects of aquatic exercise training using water-resistance equipment in elderly. *European journal of applied physiology, 108*(5), 957–964. https://doi.org/10.1007/s00421-009-1306-0

Latham, N., Anderson, C., Bennett, D. & Stretton, C. (2003). Progressive resistance strength training for physical disability in older people. *The Cochra-*

*ne database of systematic reviews, 2*, CD002759. https://doi.org/10.1002/14651858.CD002759

Lehtola, S., Koistinen, P. & Luukinen, H. (2006). Falls and injurious falls late in home-dwelling life. *Archives of gerontology and geriatrics, 42*(2), 217–224. https://doi.org/10.1016/j.archger.2005.07.002

Lesinski, M., Hortobágyi, T., Muehlbauer, T., Gollhofer, A. & Granacher, U. (2015). Effects of balance training on balance performance in healthy older adults: a systematic review and meta-analysis. *Sports medicine, 45*(12), 1721–1738. https://doi.org/10.1007/s40279-015-0375-y

Lima, C.A., Ricci, N.A., Nogueira, E.C. & Perracini, M.R. (2018). The Berg Balance Scale as a clinical screening tool to predict fall risk in older adults: a systematic review. *Physiotherapy, 104*(4), 383–394. https://doi.org/10.1016/j.physio.2018.02.002

Martínez-Carbonell Guillamón, E., Burgess, L., Immins, T., Martínez-Almagro Andreo, A. & Wainwright, T.W. (2019). Does aquatic exercise improve commonly reported predisposing risk factors to falls within the elderly? A systematic review. *BMC geriatrics, 19*(1), 52. https://doi.org/10.1186/s12877-019-1065-7

Maki, B.E. & McIlroy, W.E. (1997). The role of limb movements in maintaining upright stance: the „change-in-support“ strategy. *Physical therapy, 77*(5), 488–507. https://doi.org/10.1093/ptj/77.5.488

Melzer, I., Elbar, O., Tsedek, I. & Oddsson, L. (2008). A water-based training program that include perturbation exercises to improve stepping responses in older adults: study protocol for a randomized controlled cross-over trial. *BMC geriatrics, 8*, 19. https://doi.org/10.1186/1471-2318-8-19

Pro Senectute Schweiz. (2016). *Gesundheitsförderung und Prävention im Alter*. Zürich.

Riley, P.O., Krebs, D.E. & Popat, R.A. (1997). Biomechanical analysis of failed sit-to-stand. IEEE transactions on rehabilitation engineering. *IEEE Engineering in medicine and biology society, 5*(4), 353–359. https://doi.org/10.1109/86.650289

Robert Koch-Institut (RKI). (2024). *Stürze (ab 65 Jahre). Gesundheitsberichterstattung des Bundes*. https://www.gbe.rki.de

Roth, A.E., Miller, M.G., Richard, M., Ritenour, D. & Chapman, B.L. (2006). Comparison of static and dynamic balance following training in aquatic and land environments. *Journal sport rehabilitation, 15*, 299–311. https://doi.org/10.1123/jsr.15.4.299

Sanders, M.E., Takeshima, N., Rogers, M.E., Colado, J.C. & Borreani, S. (2013). Impact of the s.w.e.a.T.™ water-exercise method on activities of daily living for older women. *Journal of sports science & medicine, 12*(4), 707–715.

Simmons, V. & Hansen, P.D. (1996). Effectiveness of water exercise on postural mobility in the well elderly: an experimental study on balance enhancement. The journals of gerontology. *Series A, Biological sciences and medical sciences, 51*(5), M233–M238. https://doi.org/10.1093/gerona/51A.5.M233

Takeshima, N., Rogers, M.E., Watanabe, E., Brechue, W.F., Okada, A., Yamada, T., Islam, M.M. & Hayano, J. (2002). Water-based exercise improves health-related aspects of fitness in older women. *Medicine and science in sports and exercise, 34*(3), 544–551. https://doi.org/10.1097/00005768-200203000-00024

Watson, J.D. (2012). Sarcopenia in older adults. *Current opinion rheumatology, 24*(6), 623. https://doi.org/10.1097/BOR.0b013e328358d59b

Woollacott, M. & Shumway-Cook, A. (2002). Attention and the control of posture and gait: a review of an emerging area of research. *Gait & posture, 16*(1), 1–14. https://doi.org/10.1016/S0966-6362(01)00156-4

## Weiterführende Literatur

American Geriatrics Society, British Geriatrics Society, and American Academy of Orthopaedic Surgeons Panel on Falls Prevention. (2001). Guideline for the prevention of falls in older persons. *Journal of the American Geriatrics Society, 49*(5), 664–672. https://doi.org/10.1046/j.1532-5415.2001.49115.x

Bastone, A.deC. & Jacob Filho, W. (2004). Effect of an exercise program on functional performance of institutionalized elderly. *Journal of rehabilitation research and development, 41*(5), 659–668. https://doi.org/10.1682/JRRD.2003.01.0014

National Center for Injury Prevention and Control. (2016). *Web-based injury statistics query and reporting system (WISQARS) Atlanta (GA)*. https://www.cdc.gov/injury/wisqars

# 12 Neurologische Erkrankungen

Die Fachdisziplin Neurologie beschäftigt sich mit Erkrankungen, die im Gehirn und Nervensystem begründet liegen. Sie werden z. T. nach Körperstrukturen oder aufgrund gemeinsamer Merkmale unterschieden, die zur Ausprägung kommen. Innerhalb der Krankheitsbilder der Neurologie sind neurodegenerative Erkrankungen abzugrenzen, die den Kriterien nach vom Absterben von Nervenzellen geprägt sind. Unter den mannigfaltigen Arten werden als bedeutende Vertreter Multiple Sklerose und Morbus Parkinson genannt.

Einhergehend mit dem gestiegenen therapeutischen Stellenwert von ET, soll hier über den gesicherten Wissensfortschritt bei neurodegenerativen Erkrankungen berichtet werden. Insbesondere ist AE in den letzten Jahren in den Behandlungsfokus gerückt. Dies gilt umso mehr für den Schlaganfall, der im Hinblick auf regulatorische Prozesse einer positiven Beeinflussung durch Ausdauertraining zugänglich ist. Es werden im letzten Abschnitt diese Kapitels AE-Befunde für die Therapie des Schlaganfalls als Grundlage der Bewegungstherapie vorgestellt.

## 12.1 Neurodegenerative Erkrankungen

Intensive Körperbelastungen in Form aerober dynamischer Ausdauerarbeit wirkt antientzündlich und protektiv bei chronisch-inflammatorischen Prozessen wie der Multiple Sklerose, Parkinson- und Alzheimer-Krankheit (Foster et al., 2011). Die verschiedenen Krankheitsbilder haben als gemeinsames Merkmal das Vorhandensein der Botenstoffe und Entzündungsmarker IL-1 und IL-6 sowie TNF-Alpha. Mit der Aufnahme von körperlichem Training werden immunologische Botenstoffe, sogenannte Myokine, vermehrt von der arbeitenden Skelettmuskulatur ausgeschüttet. In der Nachbelastungsphase steigt beispielsweise das entzündungsfördernde IL-6 markant an. Die akute Entzündungsreaktion wird durch IL-10 gegenregulatorisch gedämpft. Auf das Alarmierungssystem beruhigend wirkt sich auch das Koaktivatorprotein PGC1-Alpha aus. Der Botenstoff kontrolliert als ein wichtiger Regulator die Muskelleistung und besitzt antientzündliche Eigenschaften (Furrer & Handschin, 2015). Eine künstliche Reduktion der PGC1-Alpha-Blutseren in Mäusen ist mit einer Abnahme des Entzündungsgeschehens verbunden.

Relativ neu ist auch die Erkenntnis, dass Bewegung wichtig ist für die Zusammensetzung und Diversität der Mikroorganismen im Darm. Der Darm nämlich beeinflusst als endokrines Organ das Immun- und Nervensystem über die Darm-Hirnachse und ist darüber mit neurologischen Autoimmunerkrankungen assoziiert (Monda et al., 2017). Der bidirektionale Informationsaustausch zwischen Darm und Hirn läuft über den weit verzweigten Vagusnerv, der auf von Darmbakterien gebildete Neurotransmitter reagiert (Gamma-Aminobuttersäure bzw. Serotonin) und mit Immunzellen in Verbindung steht. Die Neurotransmitter tragen auch indirekt dazu bei, dass Eiweiße synthetisiert werden, die für die körpereigene Abwehr von Bedeutung sind.

Was den neuroprotektiven Einfluss von AE angeht, sind die Aussagen in der Art der evidenzbasierten Medizin weniger eindeutig. Während in bestimmten Teildisziplinen der Medizin aussagekräftige Wassertrainingsstudien zahlreich vorhanden sind, sind qualifizierte Arbeiten in der Neurologie unterrepräsentiert. Geytenbeek (2002, 2008) selektierte 69 Arbeiten muskuloskelettalen Ursprungs, hingegen erfüllten lediglich 19 qualitative neurologische Artikel von 192 abrufbaren Publikationen die Inklusionskriterien der Leitlinien von Cochrane. Und selbst diese tragen teilweise ein Bias-Risiko. Ad dato hat sich an der Evidenzlage nicht viel geändert, die momentan verfügbaren Einzelstudien zu neurologischen Therapie- und Trainingsinterventionen sind verhältnismäßig zu anderen Medizingebieten rar. Dennoch sprechen die relevanten und erwähnenswerten Studien für die Einbeziehung von AE als eine sinnvolle Behandlungsform und Therapiemöglichkeit bei neurologischen Erkrankungen. Plecash und Leavitt (2014) betonen aus neurologischer Sicht das Rehabilitationspotenzial von AE zu nutzen.

In einer narrativen Synthese inkludierten Marinho-Buzelli et al. (2015) 20 qualitative Arbeiten zu Trainings- und Therapiezwecken im Wasser. Die einbezogenen Studien berücksichtigen zentrale und periphere neurologische Krankheitsbilder, hauptsächlich Schlaganfall, Multiple Sklerose und Parkinson im chronischen Stadium und je nur eine Studie zu inkompletter Querschnittslähmung und hereditärer spastischer Parese. Für die Analyse stand eine große Datenmenge für die Zusammenführung zur Verfügung. Die Einzelstudien präsentierten vielfältige Outcome-Funktionsvariablen (primäre und sekundäre Endpunkte). 6- bzw. 10-min-Gehtest, Center of pressure, Funktionaler Selbständigkeitsindex (der Functional independence measure misst funktionelle Einschränkungen anhand von 18 Merkmalen), Functional reach, Five times sit-to-stand und Timed Up-and-Go. Die Reviewer bewerteten den Impact auf die dynamische Balance und die Gangperformance als „fair“. Trotz der begrenzten Evidenz empfehlen sie AE als nutzbares Instrument für die Behandlung neurologischer Krankheitsbilder beizubehalten. Als einen möglichen Wirkmechanismus identifizierten sie die fluide Viskosität. Der anströmende Wasserwiderstand verlängert die Reaktionszeit bei Teilbewegungen und verlangsamt den Transfer des Körperschwerpunkts. Die Methodenkritik beziehen die Autor*innen auf die Fallzahlen, die Langzeitverfolgung und das Fehlen von funktionsspezifischen Settings im Trockenen zu Vergleichszwecken. Wegen der unterschiedlichen Erfassungsmethoden und insgesamt wenig hochwertiger Studien stehen die Forschenden vor der großen Herausforderung, konkrete Handlungsempfehlungen auszusprechen. Für zukünftige Studien wäre eine einheitliche Vorgehensweise im Sinne methodischer Belege wünschenswert.

## 12.2 Multiple Skerose

Jährlich erkranken in Deutschland acht Personen pro 100 000 Einwohner an MS vorwiegend im Alter zwischen 20 und 40 Jahren, Frauen sind doppelt so häufig betroffen. Die Prävalenzraten werden über ganz Europa mit 140 Fällen je 100 000 Einwohner*innen angegeben (Atlas of MS, 2013). Die Autoimmunerkrankung MS betrifft das Gehirn, den Sehnerven und das Rückenmark und gehört zu den demyelinisierenden Erkrankungen, wodurch die Nervenzellen ihren Axonzylinder verlieren. Die Demyelinisierung erschwert die saltatorische Erregungsleitung des Aktionspotenzials und ruft vielgestaltige neurologische Defizite von MS hervor. Man nimmt an, dass proentzündliche Lymphozyten, Zytokin-sezernierende T-Helferzellen, die an der zellulären und humoralen Immunantwort beteiligt sind, dysreguliert werden (Heesen et al., 2003). Zu Beginn der MS-Erkrankung zeigt sich ein isoliertes klinisches Syndrom, das von autoreaktiven T-Zellen in die Gänge gebracht wird. Zu einem späteren Zeitpunkt kann die MS unter Beteiligung von Monozyten in eine remittierende bzw. eine sekundär progrediente Form übergehen. Alternativ ist eine weitere mögliche Verlaufsform, die primär progressive Form, bekannt, die schneller voranschreitet und zu frühen Funktionseinschränkungen beim Gehen führt (Weiner, 2009).

Neuere Studien, die sich mit der Pathogenese von Mikroorganismen im Darm beschäftigen, legen nahe, dass T-Helfer-Zellen bei MS eine entzündliche Signalkaskade im ZNS auslösen. Die Autoimmunantwort geht von einem Antigen-präsentierenden Enzym aus, das von Darmbakterien gebildet wird. T-Zellen werden daraufhin im Darm aktiviert und infiltireren in das Gehirn. Dort greifen sie in der Art von Kreuzreaktionen aufgrund ähnlicher Allergene Myelinpeptide an und beeinträchtigen die neuronale Reizleitung (Planas et al., 2018). Andere Vorstellungen gehen davon aus, dass eine gut funktionierende Darmbarriere die Wanderbewegung von pathogenen Keimen verhindert (Vieira et al., 2018). Die daraus abgeleitete Annahme ist, dass Tight junctions, die Verbindung der Membranproteine der Darmwand, zu stärken sind. Estaki et al. (2016) und Yang et al. (2017) fanden im Darm beherbergte nützliche Mikroorganismen, die besonders zahlreich sind, wenn die Produktionsrate von Butyrat ansteigt. Sportliche Aktivität, Gewichtsabnahme sowie der Abbau pflanzlicher Ballaststoffe regen die Ketonkörperproduktion an (Acetoacetat, Aceton, Beta-Hydroxybutyrat) und fördern butyratproduzierende Bakterienarten (Allen et al., 2018).

### 12.2.1 Wirkweise aktivierender Therapien

Eine Cochrane Metaanalyse bestätigte mit hohem Evidenzgrad die Bedeutung von körperlichem Training bei MS zur Verbesserung der Ausdauerfähigkeiten, Mobilität und der allgemeinen Belastbarkeit (Rietberg et al., 2005). Zahlreiche neuere Studien konnten darüber hinaus einen positiven Einfluss auf die Immunkompetenz, Motorik, die Kognition und das psychische Wohlbefinden zeigen (Bansi, Bloch, Gamper, Riedel et al., 2013; Fakhoury, 2015; Motl et al., 2017, Zimmer et al., 2018). Von körperlichem Training geht ein verlaufsmodifizierender Effekt auf die Krankheit selbst aus (Dalgas et al., 2019). Diesbezüglich wurden Zusammenhänge mit dem Immunsystem aufgedeckt: Training wirkt sich auf die entzündliche Aktivität aus, indem sie das bei MS dysregulierte Gleichgewicht von Typ-1 zu Typ-2-T-Helferzellen verschiebt. Typ-2-T-Zellen zeichnen sich durch die Sekretion antiinflammatorischer Zytokine aus (Waschbisch et al., 2009). Und was wichtig ist aus der Sicht des/der Patienten/Patientin: Wie bereits veröffentlichte Metadaten darlegen, führt körperliches Training zu eindeutigen Evidenzen in den Lebensbereichen Aktivität und Partizipation. Eine weitere Domäne körperlichen Trainings umfasst den Symptomenkreis Fatigue (Khan & Amatya, 2017). Bester Prädiktor für das Outcome Fatigue ist eine Kombination aus Ausdauer- mit Krafttraining (Torres-Costoso et al., 2022) bzw. sind beide Interventionsformen als gleichwertig zu beurteilen (Taul-Madsen et al., 2021). Für den Symptomenkomplex aus Müdigkeit, Erschöpfung und Abgeschlagenheit setzten Chen et al. (2021) AE in Relation zu Krafttraining, Yoga und Ausdauertraining und hoben AE im Ranking an die erste Stelle. Für AE als erstplatzierte Maßnahme machen die Autor*innen den Einbezug des autonomen Nervensystems, das Wasserclearance regulierende Hormonsystem und das dopaminerge System geltend. Beim systematischen Suchen und Bewerten der besten Belege ist auf die Wasser-/Land-Studie von Bansi, Bloch, Gamper und Kesselring (2013) zu verweisen, die in der Metaanalyse nicht aufgenommen wurde. Unter den Outcome-Parameter konnte in der Studie nur der neurotrophe Faktor BDNF den Zusammenhang mit Fatigue zeigen; die humorale Immunantwort der Zytokine und Neutrophine lieferte keine Indizien.

### 12.2.2 Behandlungsrichtlinien und Therapieempfehlungen

Für das Training des aeroben Energiestoffwechsels stellt sich häufig das Problem der eingeschränkten Energieumsetzung, also der Arbeitsbeträge pro Zeit. Die Beine ermüden oftmals vorzeitig, so dass eine adäquate Trainingsintensität zur aeroben Leistungssteigerung nicht aufrechterhalten werden kann. Die Umsetzung von Trainingsmaßnahmen gestaltet sich v.a. bei höhergradiger MS (EDSS > 5.5) mit gesteigerten Eigen- und Fremdreflexen auf Fahrradergometern schwierig. Motorassistierte Beindrehkurbel-Gerätschaften überwinden zwar die Bewegungshemmnisse wie Rigidität und Spastizität, tragen aber wenig dazu bei, die kardiopulmonalen Funktionsreserven auszuschöpfen. Als vielversprechende Belastungsform hat sich das hochintensive Intervalltraining (HIIT) mit seriellen Belastungsintervallen zwischen einer und zwei Minuten erwiesen. Statistisch bedeutsame Effekte zeigte HIIT auf die VO2max (Zimmer et al., 2018), die Fatigue (Wonneberger & Schmidt, 2019) und immunologische Faktoren (Joisten et al., 2021). Die geforderten Herz-Kreislauf-Funktionsgrößen werden auch unter Einbezug einer großen Muskelmasse auf einem geeigneten Arm-/Beindrehkurbelergometer besser ausgeschöpft (Pedersen & Saltin, 2015). Für die Anwendung im Wasser sind bisweilen nur im wissenschaftlichen Experimentierumfeld geeignete Trainingsgeräte vorhanden (Fenzl et al., 2012). Schwimmen bietet sich ausweichend als Bewegungsalternative für all diejenigen an, die eine schwimmerische Grundkompetenz erlangt haben.

Ein weiteres Problem bei MS ist die thermische Labilität (Uhthoff-Phänomen). Der mit der Muskelarbeit einhergehende Temperaturanstieg schränkt die Belastungsdauer oftmals ein. Kühle Umgebungsbedingungen, wie sie im Wasser anzutreffen sind, begünstigen den Wärmeabstrom und ermöglichen dadurch länger dauernde Arbeitsbelastungen. Neben den kühlenden Eigenschaften des Wassers wirkt sich der Auftrieb wegen der Entlastungsfunktion positiv auf die Belastungsdauer aus. Eher selten ist die Feststellung der körperlichen Leistungsfähigkeit mit der daraus abgeleiteten Belastungssteuerung im klinischen Setting enthalten. Howe und Gompets (2006), Bansi, Bloch, Gamper und Kesselring (2013) und Pedersen et al. (2015) verweisen auf die Bedeutung einer vorgängigen Leistungsdiagnostik zur Abstimmung von auf den Leistungsstand bezogenen adäquaten Trainingsmaßnahmen.

Wie viele Studien zeigen, sind die Vorzüge zielgerichteter Bewegungsinterventionen mit einer besseren Lebensqualität verknüpft, v.a. was den Symptomenkreis Fatigue betrifft. Die Resultate legen nahe, dass körperliches Training sich auch immunmodulierend auswirkt. AE oder ET werden heute mehr denn je als gleichberechtigte Säulen verschiedener Behandlungsoptionen bei MS gesehen. Ein entscheidender Vorteil von AE ist der kühlende Effekt von Wasser bei thermolabilen Patient*innen. Unter dem Aspekt des muskulären Energieumsatzes und der Arbeitsintensität bietet Schwimmen eine therapieeffiziente Maßnahme, besonders bei teilweiser Lähmung der Beine. Zur Bewältigung der Krankheit tragen soziodynamische Prozesse in sportlichen Handlungsfeldern bei. Sie bieten Raum für eine positive Krankheitsbewältigung durch soziale Interaktion und Integration.

## 12.3 Morbus Parkinson (Parkinsons Disease, PD)

Die neurodegenerative Parkinsonkrankheit führt aus bisher unbekannten Gründen zu einem Absterben von dopaminergen Neuronen in den Basalganglien. Es wird angenommen, dass eine Dysbalance der Botenstoffe Dopamin, Acetylcholin und Glutamat die Impulsfortleitung bei der Steuerung von Körperbewegungen beeinträchtigt. Typische Gangcharakteristika sind die Kleinschrittigkeit mit nach vorne gebeugter Haltung, Freezing of gait – Blockaden bei der Ganginitialisierung (Dys-/Akinesien) – sowie der unvermittelt einsetzende einseitige Tremor (Ceballos-Baumann & Fietzek, 2013). Der Symptomentrias aus den Kardinalsymptomen Tremor, Rigor und Bradykinese wird als stark bewegungseinschränkend erlebt (Jankovic, 2008) und führt dazu, dass bei 60 % der Betroffenen einmal jährlich ein Sturzereignis auftritt und zwei Drittel der Betroffenen häufig stürzen (Canning et al., 2015).

Die Rate von Morbus Parkinson (PD)-Erkrankten steigt mit der veränderten Altersverteilung in industrialisierten Ländern stark an. PD ist die zweithäufigste neurodegenerative Erkrankung. Mitverursachend soll neben hereditären Faktoren eine Veränderung der Umwelt- und Lebensstilfaktoren sein (Höglinger & Trenkwalder, 2023). In der aktualisierten Fassung von 2016 wird in den Leitlinien der DGN die Prävalenz von PD mit 108 bis 257 von 100 000 Einwohnenden angegeben, mit Tendenz zur Verdoppelung bis im Jahr 2030.

### 12.3.1 Wirkweise aktivierender Therapien

In der im Jahr 2016 verfassten Level-A-Behandlungsleitlinie der Deutschen Gesellschaft Neurologie sind als evidenzbasierte Maßnahmen pharmakologische Therapien, subthalamische Nukleusstimulation und aktivierende Therapien aufgenommen. Das Fortschreiten des Nervenzellenverlusts in bestimmten Teilen des Gehirns lässt sich durch eine frühzeitige Erkennung und Einleitung der Behandlung verlangsamen, jedoch zeigen gerade die pharmakologischen Therapien bei der Mehrzahl der Patient*innen ein schlechtes Abschneiden (Ceballos-Baumann et al., 2018). Das Spektrum der aktivierenden Therapien gehört zu den „Core elements“ eines Therapiesettings (Canning et al., 2015) und umfasst Physiotherapie als Haupttherapieform, Ergotherapie und Logopädie. Mehrere Reviews und Metaanalysen belegen die Evidenz aktiver Therapien (Goodwin et al., 2008; Kwakkel et al., 2007), v. a. werden das Mobilitätstraining und die Strategien der Alltagskompetenz empfohlen (Ceballos-Baumann et al., 2018). Trotz der vielversprechenden Therapieoptionen stellt das heterogene Spektrum an Therapieangeboten große Herausforderungen an Ärzt*innen und Therapeut*innen, eine nachweislich geeignete Auswahl an unterstützenden Therapien zu finden.

Ahlskog (2011) untermauert im Review die positive Wirkung von Bewegung auf die Kognition, die mit Neuroplastizität und neurotrophen Faktoren (Serumspiegel BDNF) verknüpft ist. Obwohl bislang noch keine Studie den Einfluss von körperlichem Training auf das Demenzrisiko bei PD zum Gegenstand hatte, leitet der Autor aus einer prospektiven Studie an Senior*innen einen protektiven Effekt auch für PD ab. Senior*innen wiesen in einer einschlägigen Studie nach sechs bis 12 Monaten Training eine größere kortikale graue Substanz auf. Das Hippocampusvolumen war in der referenzierten Studie in der Trainingsgruppe gegenüber einer nichttrainierenden Kontrollgruppe angestiegen. Für die Aufnahme eines körperlichen Trainings sprechen MRI-volumetrische Messungen, die bei Alzheimer-Demenz einen Zusammenhang von Hirnatrophien im Temporallappen in Abhängigkeit mit der VO2peak feststellten (Ahlskog, 2011). Die neuroprotektive Wirkung von regelmäßiger Bewegung belegen auch Marker für die Integrität dopaminerger Endpunkte und auch die Neuronenaktivität.

Weitere Belege für die schützende Wirkung von körperlichem Training finden sich in aktuellen Beobachtungs- und Experimentalstudien: In einer seit 2012 nachverfolgten japanischen Kohortenstudie, der „Parkinson’s Progression Markers Initiative-Studie“, wurde die Verlaufsentwicklung motorischer und kognitiver Funktionen in Abhängigkeit von regelmäßigem körperlichem Training bei 237 Teilnehmenden im Frühstadium von PD nachverfolgt (Tsukita et al., 2022). Moderate bis intensive Bewegung im Umfang von mehr als vier Stunden pro Woche bewirkte einen merklichen Bremseffekt auf das

Fortschreiten der Krankheit in Bezug auf Haltung, Gang und Kognition. Bei einem Aktivitätslevel von mehr als 15.5 Stunden pro Woche war die Bremswirkung auf die Krankheitsprogression am stärksten ausgeprägt. Argumentativ in dieselbe Richtung geht eine doppelblind-randomisierte und kontrollierte Studie an 130 PD-Patient*innen, die entweder auf dem Hometrainier auf Ausdauer trainierten oder Stretching erhielten. Nur mit Ergometertraining im Interventionsprogramm verbesserte sich die kognitive Kontrolle. In einem Subset der Trainierenden konnte im MRI auch eine verbesserte funktionale Konnektivität im frontoparietalen Neuronennetzwerk festgestellt werden, auch konnte die generelle Hirnatrophie gebremst werden (Johansson et al., 2022).

Mittlerweile gibt es auch gut begründete Therapieansätze im Wasser, die wissenschaftlich fundiert sind. Eine diesbezügliche, umfassende systematische Übersichtsarbeit baut auf vorgängige Reviews zu wasserbezogener therapeutischer Aktivierung bei PD auf (Ayán Pérez & Cancela, 2014). Von den 12 im Reviewprozess akzeptierten Studien sind nur wenige experimentell angelegt und drei als RCT-Studien zu klassifizieren. Hinsichtlich der Outcome-Parameter stellten die Autor*innen potenzielle Verbesserungen bezüglich motorischer Funktionen (n = 4 Studien), funktioneller Mobilität (n = 4), Balance (n = 4), Beweglichkeit (n = 3) und kardiorespiratorischer Ausdauer (n = 2) fest. Für die Bewertungskriterien ADL, Lebensqualität, Kognition, Gehgeschwindigkeit und Schrittamplitude fand sich unter den Durchführungsbedingungen von AE entgegen der plausiblen Annahme kein Wirksamkeitsbeleg. Es liegen auch Ergebnisse von Kontrollgruppen vor, die landbasiert trainierten. Es war keine Überlegenheit der ein oder anderen Therapieform festzustellen (Ayán Pérez & Cancela, 2014). Auch in einer aktuellen Metaanalyse zu PD (Terrens et al., 2018) konnten die verfügbaren Ergebnisse nach dem Evidenzgrad nicht hochgestuft werden, die vorhandenen Einzelstudien sollen aber nicht unerwähnt bleiben. Sie beinhalten nämlich wichtige Einzelaussagen. In einer nachfolgenden Einzelstudie (Volpe et al., 2014) wurde wenig überraschend eine überlegene Ergebnisqualität in der Gruppe der Wassertrainierenden beobachtet, dokumentiert durch die Berg Balance Scale, motorischer Outcome-Parameter und Questionnaires.

Methajarunon et al. (2016) suchten methodische Belege für die Nutzung von Gleichgewichtsleistungen im Wasser, um die therapeutische Praxis nach dem aktuellen Erkenntnisstand auszurichten. Ihre Studienauswahl beruht auf lediglich zwei Arbeiten unter Einschluss von PD-Erkrankten der Stadien 1 bis 2 und 2 bis 3. Die Studien zeigen einen statistisch signifikanten Anstieg der Scorewerte der Berg Balance Scale und eine Verbesserung im Functional reach (aus dem Stand mit gestrecktem Arm nach vorne beugen), unabhängig davon, ob im wasser- oder landbasiert geübt wurde. Ähnliche Befunde zeigten sich auch bei MS und Hemiplegie und die Autor*innen folgern daraus, dass AE das Potenzial zur Verbesserung von dynamischen Gleichgewichtsfähigkeiten hat.

In einer aktuellen, zweiarmigen randomisierten Trainingsstudie, die besonderer Erwähnung bedarf, führten Palamara et al. (2017) 50 PD-Patient*innen der (i) polyvalenten Gruppe (AE plus landbasiertes Training ET), oder der (ii) ET-Gruppe zu (nur landbasiert trainierende Kontrollgruppe). Als primären Outcome-Parameter wählten sie das Testverfahren Berg Balance Score für das Gleichgewichtsverhalten und ließen als zweitrangige Endpunkte UPDRS-Rating Scale und den Timed Up-and-Go (TUG) in die Bewertung einfließen. Die Trainingsinhalte bestanden landbasiert aus extensivem Ausdauertraining, Exergaming zur Therapie des Gleichgewichts, Laufband kombiniert mit virtueller Realität und mit visuellen und auditiven Cues (veränderte Umweltfaktoren werden auf die Laufbandfläche projiziert), funktionelle Übungen mit großen Bewegungsamplituden und Training von Schutzschritten. AE beinhaltete Gehen mit Richtungswechsel und gegen Frontalwiderstände, mit geschlossenen Augen und verschiedenen Auftriebskörpern, Rumpfmobilitätstraining stehend und in sitzender Position (Auftriebskörper), statische und dynamische Übungen und Balancetraining. Die Daten auf der PD-Beurteilungsskala UPDRS, wie auch die Scorewerte von BBS und TUG zeigten keine signifikanten Unterschiede unter den Gruppen. Hinsichtlich des langzeitlichen Nutzens (Follow-up: sechs Monate) zeichnete sich anhand der BBS-Skalenwerte ab, dass ein polyvalentes Training (wasser- und landbasierte Trainingsformen, AE + ET) der Trainingsform ET überlegen war. Die Autor*innen schreiben den Zusatznutzen von AE den hydrostatischen und wasserdynamischen Eigenschaften zu. Die zähen Fluidbedingungen verlangsamen die Verlagerung des Körperschwerpunktes und nehmen so die Angst vor Stürzen. Die auftretenden Wasserturbulenzen stimulieren die an der posturalen Stabilität beteiligten Systeme. Schließlich wirkt sich auch die Hautsensorik auf die Balancefunktion im Sinne eines peripheren Inputs auf die Aktivierungsmuster der Basalganglien aus (Palamara et al., 2017).

Die Ergebnisse der Einzelstudie werden durch eine aktuelle Metaanalyse mit acht RCTs, drei nicht randomisierte und kontrollierte Studien und acht Pre-post-Studien gestützt (Pinto et al., 2019). In der Metaanalyse wird die Evidenz der Studien als moderat gewertet. Die Studien kommen einem überlegenen Effekt von AE auf die Balancefähigkeit und funktionelle Mobilität ziemlich nahe. Verglichen wurde AE mit einer Kombinationsbehandlung aus AE und ET, der Monotherapie ET oder keiner Intervention. Einschränkend haben die QOL-Befunde bzw. Ergebnisse des motorischen Status keine Evidenz erwiesen. In einer weiteren Metaanalyse bezogen Carroll et al. (2020) von 14 vorhandenen Studien nur sieben hochwertige Studien in den Analyseprozess ein. Sie fanden keine deutlichen Unterschiede in der Effektivität beim Vergleich von AE mit ET in Bezug auf Balance, motorische Funktionen oder Lebensqualität. Nur im TUG-Test war AE überlegen. Sie kritisieren, dass die Trials unterdosiert waren und die Therapiedauer nur zwischen drei und elf Wochen angesetzt war.

### 12.3.2 Behandlungsrichtlinien und Therapieempfehlungen

Die teils inkonsistenten und auch enttäuschenden wasser- wie auch landbasierten Ergebnisse der PD-Trainingsinterventionen werden kontrovers diskutiert. Ridgel et al. (2009) machen darauf aufmerksam, dass die meist subjektive, nach dem Anstrengungsempfinden dosierte, körperlichen Leistung in vielen Studien von der objektiven kardiozirkulatorischen Trainingsbelastung abweicht. PD-Studienteilnehmende, die in der Pilotstudie aufgefordert wurden, die Pedalumdrehungsgeschwindigkeit RPM auf einem Powerergometer um ca. 30 % auf 80 bis 90 RPM zu erhöhen, erreichten nach der Karvonen-Formel Trainingsintensitäten mit 80 % der Herzfrequenzreserve. Diejenigen, die ihre Anstrengung subjektiv willkürlich einschätzten, erzielten nur 60 %. Gestützt auf die einheitliche UPDRS-Parkinson-Rating-Scale veränderten sich die Scorewerte in der nach subjektivem Empfinden trainierenden nur marginal, während die intensiv trainierenden Studienteilnehmende (ET int) ihre zentralmotorischen Fähigkeiten zum Trainingsende nach vier Wochen signifikant um 35 % verbesserten (**Abbildung 12-1**). Allerdings näherten sich die Werte im Follow-up nach acht Wochen Detraining wieder den Ausgangswerten an (11 % Verbesserung der ET int – Gruppe gegenüber dem Ausgangswert).

Die Abbildung zeigt die durchschnittliche Änderung (Mittelwerte) der Parkinson-Rating-Scorewerte (UPDRS-Skalenwerte) in den Trainingsgruppen ET-int (intensives Training) und ET-sub (Training gemäß Selbsteinschätzung). Verlaufswerte t0 (Baseline), t1 (Ende der vierwöchigen Trainingsperiode) und t2 (Follow-up nach acht Wochen). Zwischen t1 und t2 kein Training.

Die extrinsisch animierten PD-Patient*innen der ET-int-Gruppe pedalierten mit einer Tretkadenz von 83.2 ± 1.7 RPM und erreichten

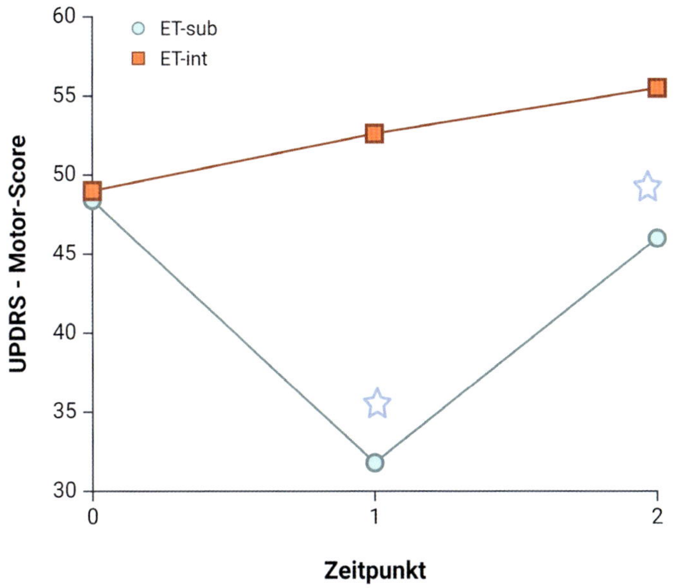


**Abbildung 12-1:** Bedeutung von intensivem Training bei PD (nachgezeichnet nach Ridgel et al., 2009) (* signifikante Unterschiede ET-int vs ET-sub.)

durchschnittliche Trainingspulse von 128.8 ± 5.3 S/min. Die so erzielte Leistung war drei Mal so hoch als diejenige, die auf subjektive Einschätzung beruhte.

Andere Befunde stützten die Annahme, dass neben dem intensiven Ausdauertraining mit Betonung auf Dosis-Wirkungsbeziehung (Ahlskog, 2011) auch mehrwöchige Belastungsumfänge notwendig sind, um eindeutige Effekte hervorzubringen. Während einer 16-wöchigen Studienintervention zeigten sich in einer Pilotstudie Verbesserungen in der Gehgeschwindigkeit und bezüglich kinematischer Merkmale (Ayán Pérez et al., 2014). Bei der kürzeren 6-wöchigen Behandlungsdauer in der Untersuchung von Carroll et al. (2017) konnten hingegen keine Unterschiede in der Gangvariabilität von Schrittlänge-/frequenz und Bodenkontaktzeit (Einbein- und Doppelstützphase) beobachtet werden. Für das aktivierende Gehtraining zur Verbesserung von Freezing weisen Ceballos-Baumann und Fietzek (2013) darauf hin, dass mit Hilfe von sensorischen Stimuli (taktil, optisch, akustisch) bei Freezing-Patient*innen der Schrittrhythmus mit rhythmischen Cues getriggert werden sollte, indem beim landbasierten Gehtraining die Cues 10 % langsamer einzustellen sind, um die Schrittlänge zu steigern. Inwiefern die sensorischen Hinweisreize auch für das Gehtraining im Wasser geeignet sind, ist nicht bekannt.

Im Rahmen aktivierender Therapien beobachteten Dibble et al. (2006) eine intensitäts- und umfangsmäßig positive Beziehung der körperlichen Trainingsmaßnahmen zu Aufmerksamkeits- und Arbeitsgedächtnisleistungen. Sie untersuchten den Einfluss von intensivem Langzeitkrafttraining bei PD-Patient*innen.

Die Studien im Resümee legen einen bedeutsamen Effekt von AE bzw. ET auf die funktionelle Mobilität unter Einschluss aller motorischen Fähigkeiten, insbesondere der Balancefähigkeit, bei der Parkinsonkrankheit nahe. AE und ET unterscheiden sich nur marginal in ihren Effekten, gemischten Anteilen von AE und ET ist – Stand der Literatur – der Vorzug zu geben. Essenzieller Bestandteil der Trainingsprogramme ist eine adäquate Trainingsdosierung, die über eine längere Zeit durch Festlegung der Belastungsnormative durchgehalten wird. Bei höheren Schweregraden der Bewegungsstörungen wie das Freezing unterstützen apparativ geführte Ergometer den zyklischen Bewegungsfluss (siehe Gerätetraining im Wasser).

## 12.4 Apoplexie

Der ischämische Hirnschlag zählt zu den häufigsten Todesursachen und ist der häufigste Grund für eine bleibende Behinderung (Schubert & Lalouschek, 2006). Die weltweite Prävalenz liegt bei 500 bis 1000/100 000 Einwohnende im Jahr und es ist davon auszugehen, dass sich wegen der Bevölkerungszunahme und den demographischen Veränderungen – in dreißig Jahren werden 35 % der Gesamtbevölkerung älter als 65 Jahre sein – die Zahl alle zehn Jahre verdoppeln wird (Truelsen et al., 2006). 75 % der Hirninsulte sind ischämisch bedingt und 25 % hämorrhagischer Ursache (Heuschmann et al., 2010). Eine Einschränkung des zerebralen Blutflusses aufgrund einer zerebralen Durchblutungsstörung im arteriellen Stromgebiet wird zu 40 % einer Thrombose zugeschrieben und in 35 % der Fälle von einem Embolus ausgelöst. Je nach betroffenem arteriellen Versorgungsgebiet manifestieren sich die Ausfallserscheinungen als kontralaterale Extremitätenparese/-plegie, Gesichtsfeldausfälle, Sehstörungen, Schwindel, Verlust des Gleichgewichts und auch neuropsychologische Symptome (Aphasien, Kognition) treten häufig auf. Trotz der teilweise beachtlichen Erfolge in der Schlaganfallbehandlung bleibt die Funktionserholung in der späten Phase oftmals unvollständig und ist mit pflegerisch großem Aufwand verbunden bzw. sind Betroffene auf fremde Hilfe angewiesen. 22.5 % von 734 Schlaganfallpatient*innen gaben in einer Nachbefragung einer explorativen Studie in Nordwestdeutschland an, Pflegeleistungen beantragt zu haben. Und als Langzeitfolgen haben 39 % von 424 befragten hemiplegischen Personen Schwierigkeiten bei der Ausübung grundlegender ADL-Funktionen (Mayo et al., 2002). Die selbstständige Gehfähigkeit erreichen langfristig 85 % der Patient*innen (Kwakkel et al., 2007), dennoch ist die große Zahl verbliebener Defizite beträchtlich: 22 % der Befragten haben Mühe, 50 m zu gehen und 24 % geben Einschränkungen beim Treppensteigen an (Mayo et al., 2002). Die motorischen Funktionsbehinderungen zeigen sich hauptsächlich in einer Abschwächung der rumpfnahen Muskulatur und einzelner Extremitätenmuskeln. Zusätzlich treten Sensibilitätsstörungen auf. Die Ausprägung der spastischen Symptome mit gesteigerten Eigenreflexen bzw. schlaffer Lähmung ist abhängig von den geschädigten zentralen motorischen Bahnen (extrapyramidales System oder im Bereich der Pyramide) und der Läsionshöhe. Schädigungen neuronaler Netzwerke oberhalb der Pyramidenkreuzung sind hemisphärisch kontralateral zur Lähmungsseite lokalisiert.

Normalerweise werden stereotype komplexe Bewegungsabläufe von sensomotorischen Funktions- und Schaltkreisen unwillkürlich gesteuert. Dies geschieht in der Weise, dass neuronal verschaltete Muskelketten selektiv zusammenarbeiten, um Bewegungsabläufe sinnvoll zu koordinieren. Mit dem Verlust von sensomotorischen Funktionen (z. B. bei einer Läsion des Tractus corticospinalis) ist die supraspinale Hemmung des ZNS aufgehoben und führt zu unkontrollierten Massensynergien. Am Beispiel des plegischen Gangbildes zeigt sich, wie Teilbewegungen nicht mehr funktionsbezogen eingesetzt bzw. wechselseitig sinnvoll aufeinander abgestimmt werden können. So z. B. wird das Loslassen von Hüfte und Knie in der Toe-off-Phase von hyperaktiven Streckmuskeln des plegischen Beines verhindert, während das kontralaterale Bein die Stützfunktion in der Einbeinstandphase übernimmt. Oder es kann beobachtet werden, dass sich beide Knie beim Schwungbeineinsatz beugen (Davies, 2002). Uni- und bilaterale Defizitprofile charakterisieren das hemiparetische Gangbild (Haus, 2005):

- Kniehyperextension in der Einbeinstandphase
- Reduzierte Hüftextension in der zweiten Zweibeinstandphase

- Reduzierte Knieflexion und Dorsalflexion im Sprunggelenk in der Schwungphase
- Verkürzung der Einbeinstandphase des paretischen Beines
- Plegische Armhaltung: der Arm wird im rechten Winkel an den Körper gehalten.

### 12.4.1 Wirkweisen aktivierender Therapien

Der Beitrag von AE auf die Gehgeschwindigkeit, Balance und Kraftfähigkeiten gegenüber Placebobehandlung oder keiner Behandlung bleibt fraglich. Es gibt nur Daten von zwei Studien mit kleinen Fallzahlen und einem PEDro-Score von 5 Punkten (die maximale Punktzahl ist 10), die zudem widersprüchlich sind (Nascimento et al., 2020).

Hingegen gibt es belastbare Studien für den wasser- und landbasierten Vergleich, die eine Metaanalyse rechtfertigen. In einem systematischen Cochrane Review zu randomisierten kontrollierten Studien analysierten Mehrholz et al. (2011) die Wirksamkeit von AE nach Schlaganfall und verglichen die ADL-Funktionen nach der Behandlung mit landbasierten Therapien (ET). Dazu analysierten sie vier RCT-Studien hinsichtlich standardisierter neuromuskulärer Funktionstests. Mit AE verbesserten die Patient*innen basierend auf einer einzelnen Studie ihre Kraftfähigkeiten und die ADL-Funktionen signifikant gegenüber den Kontrollgruppen. Eine schlüssige Aussage für eine Überlegenheit von AE bezüglich Balance, Gehen und kardiovaskuläre Fitness war aufgrund der Einzelstudie aber nicht möglich.

Iatridou et al. (2018) bewerteten die empirischen Ergebnisse aus 11 verfügbaren Pre-post-Interventionsstudien (Gesamtteilnehmendenzahl n = 305) und fanden statistisch vorteilhafte Ergebnisse für das Balancetraining im Wasser gegenüber landbasierten Therapieansätzen. Es fehlen aber Angaben zur Fallzahlkalkulation und Power, insofern lassen die Befunde keine Aussage zur klinischen Relevanz zu.

Aufbauend auf dem Forschungsstand fügten Iliescu et al. (2020) in einem revidierten Review weitere valide Studiendaten aus zwei RCTs hinzu und bewerteten die Outcomevariablen (BBS-Skala, Functional reach/FRT-Test, Timed Up-and-Go/TUG-Test) für Balance, Funktion und Mobilität. Sie fanden im Vergleich mit ET einen statistisch signifikanten Balance- und Mobilitätsbefund zugunsten von AE. Für die Funktions-/Mobilisationsdaten lagen gemischte Ergebnisse mit jeweils besseren oder schlechteren Funktionsleistungen der Vergleichsgruppen vor. Eine klinisch bedeutsame Überlegenheit der beiden Maßnahmen konnten sie daraus nicht ableiten.

Nach Ansicht von Iatridou et al. (2018) sind die Ergebnisse aus ihrer Recherche ausreichend belastbar, um daraus eine Überlegenheit von AE abzuleiten. Hingegen sind für Iliescu et al. (2020) die AE-Effekte klinisch nicht bedeutsam. Der Meinung der Autor*innen nach, wird kein besseres Ergebnis mit AE erzielt als mit ET. Den diskursiven Prozess setzten Chae et al. (2020) fort, indem sie die Studiendaten neu aufnahmen und kontrollierten. Sie protokollierten die Trainingshäufigkeit und Interventionsdauer (zwei- bis fünfmal pro Woche während 30 bis 60 min, Dauer zwei bis acht Wochen), und fügten Elemente der Therapieanwendungen hinzu (n = Anzahl Studien):

- Halliwick-Anwendungen mit Fokus auf posturale Stabilität und kontrollierte Mobiliät (n = 3)
- Ai Chi mit Deep breathing (n = 1)
- Wasserlaufband (n = 2)
- PNF (n = 2)
- Gemischtes Training (n = 3).

Die insgesamt elf RCTs (∑ 325 Teilnehmende) ließen sie in eine sequenzielle Subgruppenanalyse mit vier subakuten (weniger als sechs Monate) und sieben chronischen (mehr als sechs Monate) stratifizierten Subgruppen einfließen und definierten die Endpunkte (primäre: posturale Stabilität; sekundäre: BBS, FRT, TUG und Oberschenkel-Strecker-/beugerkraft). Wegen der Heterogenität der sekundären Outcome-Variablen in den Subgruppen, kumulierten sie die Stichproben und werteten sie gemeinsam aus. Während die Balanceergebnisse in der chronischen AE-Subgruppe den ET-Maßnahmen überlegen waren, konnte dieser Therapieeffekt für die subakute Phase nicht nachgewiesen werden. Hinsichtlich der gepoolten sekundären Outcome-Variablen wurden die wesentlichen Endpunkte in den AE-Experimentalgruppen erreicht und schlussfolgernd besteht an dem signifikant günstigeren Balanceergebnis und der insgesamt vorteilhaften Wirkung von AE wenig Zweifel. Die signifikanten Effekte gelten aber nur für die chronische Phase in der Schlaganfallbehandlung.

Den Ergebnissen schließen sich Nascimento et al. (2020) an. Sie selektierten sieben Trials mit integrierten Geschwindigkeitsmessungen, sechs Trials mit Gehtests und ein Trial mit Stabilometriemessung (elektronisches Baropodometer). Zehn Trails eruierten die Balance (Berg Balance Score, Tinetti Balance Assessment Tool, Sway velocities) und in vier Trials wurden die Kraftfähigkeiten dynamometrisch bestimmt. Alle publizierten Daten (n = 13 Trials, ∑ 464 Teilnehmende) deuten darauf hin, dass ein moderat überlegener Effekt von AE hinsichtlich Gehgeschwindigkeit und Balance vergleichsweise zu ET besteht. Dies trifft für die Kraftfähigkeiten aber nicht zu.

Die Erkenntnisse von Chae et al. (2020) widerlegen die landläufige Meinung, dass die kortikalen Funktionsanpassungen an die subakute Phase nach Schlaganfall gebunden sind und langfristig gesehen die anfänglich raschen Fortschritte stagnieren. Die Funktionserholung ist mit der Frührehabilitation offensichtlich nicht abgeschlossen (Page et al., 2004), vielmehr kann die neuronale Plastizität auch in der späten Phase ausgenutzt werden (Remple et al., 2001). Wesentliche Fortschritte werden dann erzielt, wenn die therapeutischen Ansätze aufgabenspezifisch und die Rehabilitationskonzepte am individuellen Funktionsfortschritt orientiert sind. Chae et al. (2020) verweisen auf die vorteilhafte Gestaltung von Lern- und Übungsprozessen im Wasser. Explizit erwähnen sie die Gewichtsübernahme des plegischen Beines beim aufrechten Stand und beim Gehen unter den Entlastungsbedingungen des Auftriebs, die muskuläre Ansteuerung beim Balancetraining aufgrund der Wasserturbulenzen, die Bremseigenschaften bedingt durch viskösen Wassereigenschaften, sowie das sichere Umfeld in Anbetracht der Sturzexposition.

Bewegung im Allgemeinen hilft auch, den Botenstoff Dopamin zu bilden. Die hohen Dopamin-Level, die während akuten Laufbelastungen im Hypothalamus, Mittelhirn und präfrontalen Kortex, Hippocampus und Striatum festgestellt wurden (Meeusen et al., 2001), verbessern die Aktivität der dopaminergen Neurone in diesen Hirnarealen. Die neuronal regenerierenden Effekte von körperlicher Aktivität gehen auch von der Knüpfung von Nervenverbindungen durch Wachstumsfaktoren wie BDNF aus. In Mausexperimenten konnte die zielgerichtete Anregung der Oligodendrogenese nachgewiesen werden (Alvarez-Saavedra et al., 2016). Die Myelinisierung von Axonen durch Oligodendrozyten erleichtern die Impulsausbreitung und unterstützen die Axone trophisch (Nave, 2010). Körperliche Belastung verbessert noch weiterreichend die Sauerstoffversorgung im präfrontalen Kortex. Eine gesteigerte Durchblutung in Gefäßarealen des Gehirns konnte in den Untersuchungen von Pugh et al. (2015) bestätigt werden. Bei moderater Arbeitsintensität (60 % VO2max, 20 min) stieg bei normotensiven Probanden der mittlere und posteriore zerebrale Blutfluss und damit die zerebrale Sauerstoffverfügbarkeit und die neuronale Nährstoffversorgung des Gehirns um 10–20 % im Wasser stärker an als unter gleichen landbasierten Arbeitsbedingungen. Die mit dem intrakraniellen Blutfluss zusammenhängende Änderung des Vasomotorentonus zeigten sich in einem Anstieg des zerebralen neuronalen Stoffwechsels, der mit einem Anstieg von CO2 Hand in Hand geht. Unter dem ansteigenden CO2-Partialdruck dilatieren die zerebralen Arteriolen und entsprechend nimmt die regionale Gehirndurchblutung sowie die Produktion von Energie zu, umgekehrt drosselt Hypokapnie die Perfusion, die Gefäße ziehen sich zusammen.

### 12.4.2 Behandlungsrichtlinien und Therapieempfehlungen

Teilweise verlorengegangene Teilfunktionen wie die neuromuskuläre Kontrolle der Gleichgewichtsfähigkeit müssen in der Schlaganfallbehandlung aufgabenspezifisch wiedererlernt werden. Trotz der Problematik wenig kohärenter Outcome-Studien wird beruhend auf empirischen Erfahrungen das sensomotorische Training in den Therapieprozess eingegliedert. Es zielt darauf ab, das Zusammenspiel von sensorischem und motorischem System zu fördern. Beim sensomotorischen Training treffen verschiedene Sinnesinformationen im Bereich der primären sensorischen Hirnareale ein. Nach der Integration sensorischer Afferenzen im Assoziationskortex und Umschaltung im motorischen Kortex werden Bewegungen handlungsbezogen umgesetzt. Der Prozess des motorischen Lernens geht anfänglich mit Kompensationsbewegungen der eingeschränkt funktionsfähigen Muskulatur einher. Mit der Zeit werden die einfachen Reflex- und Kompensationsmuster differenzierter und von eigengesteuerten Bewegungsmustern abgelöst. Die neurophysiologische Basis adaptiver Organisationsprozesse im Zentralnervensystem beruht auf neuroplastischen Eigenschaften. Die adaptive Plastizität ist mit einer Reorganisation der kortikalen Repräsentationsareale verbunden (Remple et al., 2001), sie zeigt sich peripher am Motoneuron und zentralnervös am Dendritenwachstum bzw. der Synapsenbildung (Hollmann & Strüder, 2000). Die möglichen Reparationsmechanismen hat Hummelsheim (2013) zusammengefasst:

- Benachbarte Kortexareale ersetzen lädierte Gebiete der Hirnrinde.
- Inaktive neuronale Verschaltungen werden modifziert und werden synaptisch neu verbunden.
- Neuronensets formieren sich neu und werden langfristig aktiviert.
- Kontaktstellen bilden sich neu durch Aussprossung intakter Axone.
- Der Funktionsausfall zugehöriger Neuronenkreise, die mit dem eigentlich beschädigten Bereich verbunden sind, wird kompensiert.

Die Empfehlung konventionelle Physiotherapie mit AE zu ergänzen, entspricht den praktischen Erfahrungen und wurde in einem kürzlich erschienenen systematischen Review bestätigt. In ihren Empfehlungen stützen sich Saquetto et al. (2019) auf 15 klinische Einzelstudien mit deutlichen Unterschieden in der Effektivität. Es stellte sich gegenüber der Monotherapie heraus, dass ein gemischtes Training von Vorteil für Schlaganfallpatient*innen ist, also wenn AE mit ET gekoppelt wird. Dieser Zusammenhang konnte an der Parkinsonkrankheit aber nicht gezeigt werden (Moritz et al., 2020).

Als eine weitere Empfehlung zur Unterstützung der Reparations- und Erholungsvorgänge des Nervensystems sollen Sinnesinformationen mit zielgerichteten Bewegungsaufgaben und Handlungsstrategien verknüpft werden (Remple et al., 2001). Erfolgsversprechend ist besonders das sensomotorische Handlungstraining in der Aquatherapie. Der Patient/die Patientin wird Umwelt- und Bewegungsreizen wie Lageveränderungen und Positionswechsel ausgesetzt. Die im Wasser interozeptive und vestibuläre Wahrnehmung liefert Informationen zu Körperlage, Bewegungsrichtung und -empfinden, wobei die Hydrostase und Hydrodynamik die propriozeptive Wahrnehmung verstärken. Mit den sensorischen Sinnesinformationen und der daraus folgenden Ansteuerung der Zielmuskulatur werden im Wasser besonders Reaktions- und Orientierungsfähigkeiten und der Gleichgewichtssinn angesprochen. Die Handlungsabläufe können der Situation angepasst, erleichtert, oder im sicheren Umgebungsumfeld des Wassers bis an der Leistungsgrenze erschwert werden. Behandlungsmethoden, die propriozeptive Informationen in ihre Techniken integrieren, weisen erfahrungsbasiert wirksame Elemente zum Erlernen komplexer Bewegungsabläufe auf. Zu den sogenannten „Neurodevelopment treatments“ (Iliescu et al., 2020) zählen das sensorische Organisationstraining nach der Halliwickmethode (Kokaridas & Lambeck, 2015) und die propriozeptiven neuromuskulären Fazilitationstechniken der Bad Ragazer Ringmethode (Gamper & Lambeck, 2011). Die Techniken beruhen auf der Auslösung neurophysiologischer Reflexbögen durch Reizdarbietung und -verarbeitung. Kesiktas et al. (2004) dokumentierten einen Zugewinn an Reflexivität und besserer Auslösbarkeit gehemmter Muskeln sowie eine Verminderung der Spasmen. Nach Berger et al. (2006) und Pérez-de la Cruz (2021) verbessern die wasserspezifischen Techniken auch die neuronalen Mechanismen für die posturale Kontrolle und Balance.

Einige empirische Forschungsarbeiten haben die Halliwickmethode in ihre Studiendesigns aufgenommen, um die Evidenz argumentativ zu führen. Sie richteten dabei den Fokus auf Cerebralparese, Meningomyozele, Alzheimer, Parkinson, Schädel-Hirn-Trauma, um den facettenreichen neurologischen Krankheitsbildern gerecht zu werden. Mit angepassten Übungen erreichten sie signifikante Behandlungserfolge mit moderatem Effekt gegenüber einer Kontrollgruppe, nachgewiesen am Berg-Balance-Score und an FAC-Tests (Functional Ambulation Categories) (Kokaridas & Lambeck, 2015). Die bisweilen vorhandenen Studien reichen für einen gesicherten Beleg nicht aus.

Häufig wird vor dem Hintergrund des Forschungsbedarfs argumentiert, dabei darf nicht außer Acht gelassen werden, dass die aktive Therapieassistenz bei Plegien ganzer Gliedmaßen mit vollständigem Funktionsausfall großer Muskelgruppen eines unter den wenig nutzbaren Instrumenten ist. Mit dem Aufkommen der komplexen, hoch interaktiven Robotics könnte sich das aber zukünftig ändern. Ihre Stärke liegt in den förderlichen Rahmenbedingungen mit hohen Übungsintensitäten und Repetitionen für das Gehtraining (Langhorne et al., 2009). Als grundlegendes Prinzip für den Behandlungserfolg trägt die Anzahl Schritte maßgeblich zur Restitution bei, weshalb immer mehr Gangroboter oder landbasierte Laufbänder mit Aufhängevorrichtung zum Einsatz kommen. Auch mit Wasserlaufbändern oder Laufen im Wasser mit weniger aufwändiger Technik werden unter den Entlastungsbedingungen durch den Auftrieb signifikante Verbesserungen kardiorespiratorischer und motorischer Funktionsleistungen erzielt.

Aktuelle Untersuchungen bestätigen das Wasserlaufband als ein geeignetes repetitives Therapieverfahren in der Schlaganfallbehandlung (Chu et al., 2004; Lee et al., 2017; Mehrholz et al., 2017; Zhu et al., 2016). Der Vorteil gegenüber landgestützten Therapieansätzen ist, dass der Patient nicht gurtgesichert oder geführt werden muss, und gleichzeitig Selbstständigkeit und Sicherheit gewährleistet sind. Durch die Schwerkraftentlastung werden motorische Steuerungsprozesse vereinfacht. Beispiele hierfür sind die erleichterte Dorsalflexion des Fußes oder die Abnahme des Extensorenhypertonus des paretischen Beines in der Schwungphase. Die Zirkumduktion und die Abduktion des Beines wird durch das erleichterte Flexionsmuster weniger stark ausgelöst.

In einem aufgabenzentrierten Untersuchungsdesign überprüften Pereira et al. (2019) wie Wasser per se das Gehen unterstützt, wenn Hilfsmittel zum Einsatz kommen, die auf die Bedingungen des Gehens zugeschnittenen sind. Hierzu beschwerten sie das paretische Bein mit Gewichtsmanschetten als stabilisierendes Element und stellten fest, dass sich die Dauer der initialen Standbeinphase im Einbeinstütz sowie die gesamte Einbeinstandphase verlängerte. Bei der Verwendung von Auftriebskörpern des paretischen Beines war die Dauer der Schwungphase verlängert und gleichzeitig nahm die Schrittlänge zu. Der Auftrieb fazilitierte schwungbeinseitig die Kniebeugung, ohne dass dabei die gleichseitige Hüfte angehoben wurde.

Bisher veröffentlichte Studiendaten zu rhythmisch-akustischer Stimulation weisen darauf hin, dass der Rhythmus der Musik die Gehfähigkeit besser unterstützen kann (mäßige Evidenz) als die Taktvorgabe durch ein Metronom. In einer systematischen Zusammenfassung veröffentlichte das Wissenschaftsnetzwerk Cochrane vorhandene Arbeiten zur musischen Nutzung der Rhythmizität beim Gehen. In 29 Trials wurde die Bedeutung des Musiksignals für neuronale Aktivitätsmuster im Gehirn, insbesondere die Antwortbereitschaft im musischen Kontext für das Gehen untersucht. In den Experimentalgruppen, wo eine musisch unterstützte Taktgebung der Bewegung zugeordnet wurde, verbesserte sich die Schrittlänge um 0.12 m und die Schrittkadenz um 10.8 Schritte/min gegenüber den Kontrollgruppen ohne musische Vorgabe der zeitlichen Dynamik. Die vorwiegend hemiplegischen Teilnehmenden (n = 698) legten durchschnittlich 11.34 m mehr zurück als die Teilnehmenden, die ohne musische Zeitstruktur trainierten. Anfänglich konnten die rhythmisch unterstützten Gruppenteilnehmenden durchschnittlich 20 bis 30 m am Stück gehen. Unklar ist aber, ob die Musiktherapie auch für die Gedächtnisfunktion und Aufmerksamkeit hilfreich ist (Magee et al., 2017).

Bezugnehmend auf Sturzereignisse als häufigsten Sturzhergang setzten Jung et al. (2014) neue Materialien und innovative Gerätschaften zur Verbesserung des Gleichgewichts in einer kontrollierten, längsschnittlichen Trainingsstudie ein. Land- oder wasserbasiert – je nach Gruppenzuteilung – mussten die Teilnehmenden eine Strecke mit arrangierten Hindernissen (Hürden 20 cm, flache Stolpersteine, Steps 14 cm und Treppenstufen 19 cm in einer Pooltiefe von 1.1 m) mehrmals begehen. Vor Beginn und 12 Wochen nach der Trainingsintervention wurde das statische Gleichgewicht der hemiplegischen Patient*innen auf einer Druckmessplattform geprüft (Registrierung der Geschwindigkeit der mediolateralen und anteroposterioren Auslenkungen mit offenen und geschlossenen Augen). Die Wassergruppe verbesserte ihre statischen Gleichgewichtsfähigkeiten der landbasierten gegenüber signifikant. Den statistisch bedeutsamen Balanceeffekt stellen Jung et al. (2014) in einen Zusammenhang mit der fluiden Wassereigenschaften. Bewegungen sind mit wenig Kraftaufwand sanft und geschmeidig umzusetzen, bzw. erhöht sich der Viskositätswiderstand beim schnellen Bewegen erheblich. Der wasserbasierte Effekt beruht nach Ansicht der Autor*innen auf den sicheren Bedingungen für sturzpräventives Üben an der individuellen Leistungsgrenze. Nicht zuletzt soll auf die Visualisierung von individuellen Gangabweichungen in der wissenschaftlichen Anwendung, wie auch in der Praxisroutine hingewiesen werden. Immer mehr Verfahren und Methoden zur Messung von Geschwindigkeit, Gelenkwinkel und Bodenreaktionskräften werden dank des technischen Fortschritts eingesetzt. Hierfür stehen Gangmatten oder instrumentierte Laufbänder mit Fußdruckaufzeichnung und zeitsynchroner Videoaufzeichnung zur Verfügung (Kramers-de Quervain et al., 2008). Die Erfassung von kinematischen und kinetischen Funktionsparametern dient der Befunderhebung und der Verlaufsdokumentation. Die Schrittlänge und die Gehgeschwindigkeit sind dabei ein gutes Maß für die Ausprägung der Behinderung. Mit den zur Verfügung stehenden Methoden werden individuelle Behandlungsergebnisse oder auch der Übungsfortschritt in Outcome-Studien quantifiziert. Die Erfassung kinematischer Merkmale beim Gehen sollten in zukünftigen Verlaufsstudien für einen Beleg der Wirksamkeit von AE bei Hemiplegie vermehrt zum Einsatz kommen.

Im Resümee sprechen systematische Evidenz-Recherchen sprechen für die Anwendung von wasserspezifischen Therapien in der chronischen Phase nach Schlaganfall. Den Empfehlungen zugrundeliegend werden Verbesserungen der Reaktions- und Orientierungsfähigkeit wie auch der Gleichgewichtsfähigkeit erreicht.

Bewährt haben sich neurophysiologische Behandlungstechniken unter Ausnutzung von sinnesphysiologischen Reizen der Wasserumgebung. Die Auslösung von Reflexen wird dabei mit zielgerichteten Bewegungsaufgaben und Handlungsstrategien verknüpft. Bei genügend mobilen Patient*innen ist das Gehen im Wasser eine essenzielle Grundlage für den Behandlungsfortschritt und sollte rhythmisch-akustisch stimuliert werden. Zum Einsatz kommen auch Hilfsmittel im Wasser, die auf das hemiplegische Bein zugeschnitten sind. Der wasserbasierte Effekt ist neben dem aufgabenzentrierten Üben auch den sicheren Bedingungen für sturzpräventives Üben zuzuschreiben. Die Balance-Grenzen können im Wasser besser ausgelotet werden. Als ein weiteres nutzbares Instrument ist neben dem funktionsorientierten Training auch an die sekundärpräventive Wirkung von Ausdauertraining im Wasser zu denken. In der Gesamtbreite vieler körperlicher Wirkungen zeichnet sich Ausdauertraining auch dadurch aus, dass der zerebrale Blutfluss und der neuronale Stoffwechsel stärker als an Land ansteigen. Insofern profitieren Patient*innen von Schwimmen oder Aquajogging in der Schlaganfallbehandlung.

## Literatur


Alvarez-Saavedra, M., De Repentigny, Y., Yang, D., O'Meara, R.W., Yan, K., Hashem, L.E., Racacho, L., Ioshikhes, I., Bulman, D.E., Parks, R.J., Kothary, R. & Picketts, D.J. (2016). Voluntary running triggers VGF-mediated oligodendrogenesis to prolong the lifespan of Snf2h-Null ataxic mice. *Cell reports, 17*(3), 862–875.

Ahlskog, J.E. (2011). Does vigorous exercise have a neuroprotective effect in Parkinson disease? *Neurology, 77*(3), 288–294. https://doi.org/10.1212/WNL.0b013e318225ab66

Allen, J.M., Mailing, L.J., Niemiro, G.M., Moore, R., Cook, M.D., White, B.A., Holscher, H.D. & Woods, J.A. (2018). Exercise alters gut microbiota composition and function in lean and obese humans. *Medicine and science in sports and exercise, 50*(4), 747–757. https://doi.org/10.1249/MSS.0000000000001495

Atlas of MS. (2013). *Number of people with MS*. Verfügbar unter https//www.atlasofms.org/map/global/epidemiology/number-of-people-with-ms

Ayán Pérez, C. & Cancela, J.M. (2014). Effectiveness of water-based exercise in people living with Parkinson's disease: a systematic review. *European Review of Aging and Physical Activity, 11*, 107–118. https://doi.org/10.1007/s11556-013-0135-7

Ayán, C., Cancela, J.M., Gutiérrez-Santiago, A. & Prieto, I. (2014). Effects of two different exercise programs on gait parameters in individuals with Parkinson's disease: a pilot study. *Gait & posture, 39*(1), 648–651. https://doi.org/10.1016/j.gaitpost.2013.08.019

Bansi, J., Bloch, W., Gamper, U. & Kesselring, J. (2013). Training in MS: influence of two different endurance training protocols (aquatic versus overland) on cytokine and neurotrophin concentrations during three week randomized controlled trial. *Multiple sclerosis, 19*(5), 613–621. https://doi.org/10.1177/1352458512458605

Berger, L., Martinie, P., Livain, T., Bergeau, J. & Rougier, P. (2006). Immediate effects of physiotherapy session of lower limb by balneotherapy on postural control. *Annales de readaptation et de medecine physique: revue scientifique de la Societe francaise de reeducation fonctionnelle de readaptation et de medecine physique, 49*(1), 37–43.

Canning, C.G., Sherrington, C., Lord, S.R., Close, J.C., Heritier, S., Heller, G.Z., Howard, K., Allen, N.E., Latt, M.D., Murray, S.M., O'Rourke, S.D., Paul, S.S., Song, J. & Fung, V.S. (2015). Exercise for falls prevention in Parkinson disease: a randomized controlled trial. *Neurology, 84*(3), 304–312. https://doi.org/10.1212/WNL.0000000000001155

Carroll, L.M., Volpe, D., Morris, M.E., Saunders, J. & Clifford, A.M. (2017). Aquatic exercise therapy for people with Parkinson disease: a randomized controlled trial. *Archives of physical medicine and rehabilitation, 98*(4), 631–638. https://doi.org/10.1016/j.apmr.2016.12.006

Carroll, L.M., Morris, M.E., O'Connor, W.T. & Clifford, A.M. (2020). Is aquatic therapy optimally prescribed for Parkinson's disease? a systematic review and meta-analysis. *Journal of Parkinson's disease, 10*(1), 59–76. https://doi.org/10.3233/JPD-191784

Ceballos-Baumann, A. & Fietzek, U. (2013). Parkinson-Syndrome: Gangstörungen und Freezing. *Psychiatrie und Neurologie, 3*, 29–31.

Ceballos-Baumann, A. O., Schroeteler, F. E., Fietzek, U. M. & Ziegler, K. (2018). Aktivierende Therapien bei Parkinson-Syndromen. *Nervenheilkunde, 4*, 264–271.

Chae, C. S., Jun, J. H., Im, S., Jang, Y. & Park, G. Y. (2020). Effectiveness of hydrotherapy on balance and paretic knee strength in patients with stroke: a systematic review and meta-analysis of randomized controlled trials. *American journal of physical medicine & rehabilitation, 99*(5), 409–419. https://doi.org/10.1097/PHM.0000000000001357

Chen, Y., Xu, S., Shen, J., Yang, H., Xu, W., Shao, M. & Pan, F. (2021). Effect of exercise on fatigue in multiple sclerosis patients: a network meta-analysis. *International journal of sports medicine, 42*(14), 1250–1259. https://doi.org/10.1055/a-1524-1935

Chu, K. S., Eng, J. J., Dawson, A. S., Harris, J. E., Ozkaplan, A. & Gylfadóttir, S. (2004). Water-based exercise for cardiovascular fitness in people with chronic stroke: a randomized controlled trial. *Archives of physical medicine and rehabilitation, 85*(6), 870–874. https://doi.org/10.1016/j.apmr.2003.11.001

Dalgas, U., Langeskov-Christensen, M., Stenager, E., Riemenschneider, M. & Hvid, L. G. (2019). Exercise as medicine in multiple sclerosis-time for a paradigm shift: preventive, symptomatic, and disease-modifying aspects and perspectives. *Current neurology and neuroscience reports, 19*(11), 88. https://doi.org/10.1007/s11910-019-1002-3

Davies, P. M. (2002). *Hemiplegie: Ein umfassendes Behandlungskonzept für Patienten nach Schlaganfall und anderen Hirnschädigungen*. Springer.

Dibble, L. E., Hale, T. F., Marcus, R. L., Droge, J., Gerber, J. P. & LaStayo, P. C. (2006). High-intensity resistance training amplifies muscle hypertrophy and functional gains in persons with Parkinson's disease. *Movement disorders: official journal of the Movement Disorder Society, 21*(9), 1444–1452. https://doi.org/10.1002/mds.20997

Estaki, M., Pither, J., Baumeister, P., Little, J. P., Gill, S. K., Ghosh, S., Ahmadi-Vand, Z., Marsden, K. R. & Gibson, D. L. (2016). Cardiorespiratory fitness as a predictor of intestinal microbial diversity and distinct metagenomic functions. *Microbiome, 4*(1), 42. https://doi.org/10.1186/s40168-016-0189-7

Fakhoury, M. (2015). Role of immunity and inflammation in the pathophysiology of neurodegenerative diseases. *Neuro-degenerative diseases, 15*(2), 63–69. https://doi.org/10.1159/000369933

Fenzl, M., Krebs, J., Villiger, B., Zaugg, T., Gredig, J., Walter, B. & Aelbi, N. (2012). Leistungsmessungen im Wasser mit einem neuen Kraftmess-Kurbelsystem. *Physikalische Medizin Rehabilitation Kurortmedizin, 22*, 183–188. https://doi.org/10.1055/s-0032-1314863

Foster, P. P., Rosenblatt, K. P. & Kuljiš, R. O. (2011). Exercise-induced cognitive plasticity, implications for mild cognitive impairment and Alzheimer's disease. *Frontiers in neurology, 2*, 28. https://doi.org/10.3389/fneur.2011.00028

Furrer, R. & Handschin, C. (2015). Exercise and PGC-1α in Inflammation and chronic disease. *Deutsche Zeitschrift Sportmedizin, 66*, 317–320.

Gamper, U. & Lambeck, J. (2011). The Bad Ragaz Ring Method. In B. E. Becker & A. J. Cole (Eds.). *Comprehensive aquatic therapy* (3rd ed.) (pp. 1–28). Washington State University Press.

Geytenbeek, J. (2002). Evidence for effective hydrotherapy. *Physiotherapy, 88*(9), 514–529. https://doi.org/10.1016/S0031-9406(05)60134-4

Geytenbeek, J. (2008). *Aquatic physiotherapy evidence-based practice guide*. Australian Physiotherapy Association.

Goodwin, V. A., Richards, S. H., Taylor, R. S., Taylor, A. H. & Campbell, J. L. (2008). The effectiveness of exercise interventions for people with Parkinson's disease: a systematic review and meta-analysis. *Movement disorders: official journal of the Movement Disorder Society, 23*(5), 631–640. https://doi.org/10.1002/mds.21922

Haus, K. M. (2005). *Neurophysiologische Behandlung bei Erwachsenen: Grundlagen der Neurologie, Behandlungskonzepte, Hemiplegie verstehen*. Springer.

Heesen, C., Gold, S. M., Hartmann, S., Mladek, M., Reer, R., Braumann, K. M., Wiedemann, K. & Schulz, K. H. (2003). Endocrine and cytokine responses to standardized physical stress in multiple sclerosis. *Brain, behavior, and immunity, 17*(6), 473–481. https://doi.org/10.1016/S0889-1591(03)00077-1

Heuschmann, P. U., Busse, O., Wagner, M., Endres, M., Villringer, A., Roether, J., Kolominsky-Rabas, P. L. & Berger, K. (2010). Schlaganfallhäufigkeit und Versorgung von Schlaganfallpatienten in Deutschland. *Aktuelle Neurologie, 37*(7), 333–340. https://doi.org/10.1055/s-0030-1248611

Höglinger, G. & Trenkwalder, C. (2023). Parkinson-Krankheit, S2k-Leitlinie. In Deutsche Gesellschaft für Neurologie (Hrsg.), *Leitlinien für Diagnostik und Therapie in der Neurologie*. https://dgn.org/leitlinie/parkinson-krankheit

Hollmann, W. & Strüder, H.K. (2000). Gehirn, Psyche und körperliche Aktivität. *Orthopädie, 29*, 948–956. https://doi.org/10.1007/s001320050547

Howe, J.A. & Gompets, M. (2006). Aerobic testing and training for persons with multiple sclerosis. A review with clinical recommendations. *Physiotherapy Canada, 58*(4), 129–270.

Hummelsheim, H. (2013). *Neurologische Rehabilitation: Neurologische Grundlagen—Motorische Störungen—Behandlungsstrategien—Sozialmedizin*. Springer-Verlag.

Iatridou, G., Pelidou, H.S., Varvarousis, D., Stergiou, A., Beris, A., Givissis, P. & Ploumis, A. (2018). The effectiveness of hydrokinesiotherapy on postural balance of hemiplegic patients after stroke: a systematic review and meta-analysis. *Clinical rehabilitation, 32*(5), 583–593. https://doi.org/10.1177/0269215517748454

Iliescu, A.M., McIntyre, A., Wiener, J., Iruthayarajah, J., Lee, A., Caughlin, S. & Teasell, R. (2020). Evaluating the effectiveness of aquatic therapy on mobility, balance, and level of functional independence in stroke rehabilitation: a systematic review and meta-analysis. *Clinical rehabilitation, 34*(1), 56–68. https://doi.org/10.1177/0269215519880955

Jankovic, J. (2008). Parkinson's disease: clinical features and diagnosis. *Journal of neurology, neurosurgery, and psychiatry, 79*(4), 368–376. https://doi.org/10.1136/jnnp.2007.131045

Johansson, M.E., Cameron, I.G.M., Van der Kolk, N.M., de Vries, N.M., Klimars, E., Toni, I., Bloem, B.R. & Helmich, R.C. (2022). Aerobic exercise alters brain function and structure in Parkinson's disease: a randomized controlled trial. *Annals of neurology, 91*(2), 203–216. https://doi.org/10.1002/ana.26291

Joisten, N., Proschinger, S., Rademacher, A., Schenk, A., Bloch, W., Warnke, C., Gonzenbach, R., Kool, J., Bansi, J. & Zimmer, P. (2021). High-intensity interval training reduces neutrophil-to-lymphocyte ratio in persons with multiple sclerosis during inpatient rehabilitation. *Multiple sclerosis, 27*(7), 1136–1139. https://doi.org/10.1177/1352458520951382

Jung, J., Lee, J., Chung, E. & Kim, K. (2014). The effect of obstacle training in water on static balance of chronic stroke patients. *Journal of physical therapy science, 26*(3), 437–440. https://doi.org/10.1589/jpts.26.437

Kesiktas, N., Paker, N., Erdogan, N., Gülsen, G., Biçki, D. & Yilmaz, H. (2004). The use of hydrotherapy for the management of spasticity. *Neurorehabilitation and neural repair, 18*(4), 268–273. https://doi.org/10.1177/1545968304270002

Khan, F. & Amatya, B. (2017). Rehabilitation in multiple sclerosis: a systematic review of systematic reviews. *Archives of physical medicine and rehabilitation, 98*(2), 353–367. https://doi.org/10.1016/j.apmr.2016.04.016

Kokaridas, D. & Lambeck, J. (2015). The Halliwick Concept: toward a collaborative aquatic approach. *Inquiries in sport physical education, 13*(2), 65–76.

Kramers-de Quervain, I.A., Stussi, E. & Stacoff, A. (2008). Ganganalyse beim Gehen und Laufen. *Schweizerische Zeitschrift Sportmedizin, 56*(2), 35–42.

Kwakkel, G., de Goede, C.J. & van Wegen, E.E. (2007). Impact of physical therapy for Parkinson's disease: a critical review of the literature. *Parkinsonism & related disorders, 13*(Suppl 3), S478–S487. https://doi.org/10.1016/S1353-8020(08)70053-1

Langhorne, P., Coupar, F. & Pollock, A. (2009). Motor recovery after stroke: a systematic review. The Lancet. *Neurology, 8*(8), 741–754. https://doi.org/10.1016/S1474-4422(09)70150-4

Lee, Y.K., Kim, B.R. & Han, E.Y. (2017). Peak cardiorespiratory responses of patients with subacute stroke during land and aquatic treadmill exercise. *American journal of physical medicine & rehabilitation, 96*(5), 289–293. https://doi.org/10.1097/PHM.0000000000000603

Magee, W.L., Clark, I., Tamplin, J. & Bradt, J. (2017). Music interventions for acquired brain injury. *The Cochrane database of systematic reviews, 1*(1), CD006787. https://doi.org/10.1002/14651858.CD006787.pub3

Marinho-Buzelli, A.R., Bonnyman, A.M. & Verrier, M.C. (2015). The effects of aquatic therapy on mobility of individuals with neurological diseases: a systematic review. *Clinical rehabilitation, 29*(8), 741–751. https://doi.org/10.1177/0269215514556297

Mayo, N.E., Wood-Dauphinee, S., Côté, R., Durcan, L. & Carlton, J. (2002). Activity, participation, and quality of life 6 months poststroke. *Archives of physical medicine and rehabilitation, 83*(8), 1035–1042. https://doi.org/10.1053/apmr.2002.33984

Meeusen, R., Piacentini, M.F., Kempenaers, F., Busschaert, B., De Schutter, G., Buyse, L. & De Meirleir, K. (2001). Neurotransmitter im Gehirn während körperlicher Belastung. *Deutsche Zeitschrift Sportmedizin, 52*(12), 361–368.

Mehrholz, J., Kugler, J. & Pohl, M. (2011). Water-based exercises for improving activities of daily living after stroke. *The Cochrane database of systematic reviews, 1*, CD008186. https://doi.org/10.1002/14651858.CD008186.pub2

Mehrholz, J., Thomas, S. & Elsner, B. (2017). Treadmill training and body weight support for walking after stroke. *The Cochrane database of systematic reviews, 8*(8), CD002840. https://doi.org/10.1002/14651858.CD002840.pub4

Methajarunon, P., Eitivipart, C., Diver, C.J. & Foongchomcheay, A. (2016). Systematic review of published studies on aquatic exercise for balance in patients with multiple sclerosis, Parkinson's disease, and hemiplegia. *Hong Kong physiotherapy journal, 35*, 12–20. https://doi.org/10.1016/j.hkpj.2016.03.002

Monda, V., Villano, I., Messina, A., Valenzano, A., Esposito, T., Moscatelli, F., Viggiano, A., Cibelli, G., Chieffi, S., Monda, M. & Messina, G. (2017). Exercise modifies the gut microbiota with positive health effects. *Oxidative medicine and cellular longevity*, 3831972. https://doi.org/10.1155/2017/3831972

Moritz, T.A., Snowdon, D.A. & Peiris, C.L. (2020). Combining aquatic physiotherapy with usual care physiotherapy for people with neurological conditions: A systematic review. *Physiotherapy research international: the journal for researchers and clinicians in physical therapy, 25*(1), E1813. https://doi.org/10.1002/pri.1813

Motl, R.W., Sandroff, B.M., Kwakkel, G., Dalgas, U., Feinstein, A., Heesen, C., Feys, P. & Thompson, A.J. (2017). Exercise in patients with multiple sclerosis. The Lancet. *Neurology, 16*(10), 848–856. https://doi.org/10.1016/S1474-4422(17)30281-8

Nascimento, L.R., Flores, L.C., de Menezes, K.K.P. & Teixeira-Salmela, L.F. (2020). Water-based exercises for improving walking speed, balance, and strength after stroke: a systematic review with meta-analyses of randomized trials. *Physiotherapy, 107*, 100–110. https://doi.org/10.1016/j.physio.2019.10.002

Nave, K.A. (2010). Myelination and the trophic support of long axons. Nature reviews. *Neuroscience, 11*(4), 275–283. https://doi.org/10.1038/nrn2797

Palamara, G., Gotti, F., Maestri, R., Bera, R., Gargantini, R., Bossio, F., Zivi, I., Volpe, D., Ferrazzoli, D. & Frazzitta, G. (2017). Land plus aquatic therapy versus land-based rehabilitation alone for the treatment of balance dysfunction in Parkinson's disease: A randomized, controlled study with 6-month follow-up. *Archives of physical medicine and rehabilitation, 98*(6), 1077–1085. https://doi.org/10.1016/j.apmr.2017.01.025

Page, S.J., Gater, D.R. & Bach-Y-Rita, P. (2004). Reconsidering the motor recovery plateau in stroke rehabilitation. *Archives of physical medicine and rehabilitation, 85*(8), 1377–1381. https://doi.org/10.1016/j.apmr.2003.12.031

Pedersen, B.K. & Saltin, B. (2015). Exercise as medicine – evidence for prescribing exercise as therapy in 26 different chronic diseases. *Scandinavian journal of medicine & science in sports, 25*(Suppl 3), 1–72. https://doi.org/10.1111/sms.12581

Pereira, J.A., de Souza, K.K., Pereira, S.M., Ruschel, C., Hubert, M. & Michaelsen, S.M. (2019). The kinematics of paretic lower limb in aquatic gait with equipment in people with post-stroke hemiparesis. *Clinical biomechanics, 70*, 16–22. https://doi.org/10.1016/j.clinbiomech.2019.07.024

Pérez-de la Cruz, S. (2021). Comparison between three therapeutic options for the treatment of balance and gait in stroke: a randomized controlled trial. *International journal of environmental research and public health, 18*(2), 426. https://doi.org/10.3390/ijerph18020426

Pinto, C., Salazar, A.P., Marchese, R.R., Stein, C. & Pagnussat, A.S. (2019). The effects of hydrotherapy on balance, functional mobility, motor status, and quality of life in patients with parkinson disease: a systematic review and meta-analysis. *PM & R: the journal of injury, function, and rehabilitation, 11*(3), 278–291. https://doi.org/10.1016/j.pmrj.2018.09.031

Planas, R., Santos, R., Tomas-Ojer, P., Cruciani, C., Lutterotti, A., Faigle, W., Schaeren-Wiemers, N., Espejo, C., Eixarch, H., Pinilla, C., Martin, R. & Sospedra, M. (2018). GDP-l-fucose synthase is a CD4+ T cell-specific autoantigen in DRB3*02:02 patients with multiple sclerosis. *Science translational medicine, 10*(462), eaat4301.

Plecash, A.R. & Leavitt, B.R. (2014). Aquatherapy for neurodegenerative disorders. *Journal of Huntington's disease, 3*(1), 5–11. https://doi.org/10.3233/JHD-140010

Pugh, C.J., Sprung, V.S., Ono, K., Spence, A.L., Thijssen, D.H., Carter, H.H. & Green, D.J. (2015). The effect of water immersion during exercise on cerebral blood flow. *Medicine and science in sports and exercise, 47*(2), 299–306. https://doi.org/10.1249/MSS.0000000000000422

Remple, M.S., Bruneau, R.M., VandenBerg, P.M., Goertzen, C. & Kleim, J.A. (2001). Sensitivity of cortical movement representations to motor experience: evidence that skill learning but not strength training induces cortical reorganization. *Behavioural brain research, 123*(2), 133–141. https://doi.org/10.1016/S0166-4328(01)00199-1

Ridgel, A.L., Vitek, J.L. & Alberts, J.L. (2009). Forced, not voluntary, exercise improves motor function in Parkinson's disease patients. *Neurorehabilitation and neural repair, 23*(6), 600–608. https://doi.org/10.1177/1545968308328726

Rietberg, M.B., Brooks, D., Uitdehaag, B.M. & Kwakkel, G. (2005). Exercise therapy for multiple sclerosis. *The Cochrane database of systematic reviews, 1*, CD003980. https://doi.org/10.1002/14651858.CD003980.pub2

Saquetto, M.B., da Silva, C.M., Martinez, B.P., Sena, C.D.C., Pontes, S.S., da Paixão, M.T.C. & Gomes Neto, M. (2019). Water-based exercise on functioning and quality of life in poststroke persons: a systematic review and meta-analysis. *Journal of stroke and cerebrovascular diseases: the official journal of National Stroke Association, 28*(11), 104341. https://doi.org/10.1016/j.jstrokecerebrovasdis.2019.104341

Schubert, F. & Lalouschek, W. (2006). Schlaganfall. In J. Lehner, G. Pusswald & E. Fertl (Hrsg.), *Klinische Neuropsychologie. Grundlagen – Diagnostik – Rehabilitation* (S. 345–356). Springer. https://doi.org/10.1007/3-211-32303-1_23

Taul-Madsen, L., Connolly, L., Dennett, R., Freeman, J., Dalgas, U. & Hvid, L.G. (2021). Is aerobic or resistance training the most effective exercise modality for improving lower extremity physical function and perceived fatigue in people with multiple sclerosis? A systematic review and meta-analysis. *Archives of physical medicine and rehabilitation, 102*(10), 2032–2048. https://doi.org/10.1016/j.apmr.2021.03.026

Terrens, A.F., Soh, S.E. & Morgan, P.E. (2018). The efficacy and feasibility of aquatic physiotherapy for people with Parkinson's disease: a systematic review. *Disability and rehabilitation, 40*(24), 2847–2856. https://doi.org/10.1080/09638288.2017.1362710

Torres-Costoso, A., Martínez-Vizcaíno, V., Reina-Gutiérrez, S., Álvarez-Bueno, C., Guzmán-Pavón, M.J., Pozuelo-Carrascosa, D.P., Fernández-Rodríguez, R., Sanchez-López, M. & Cavero-Redondo, I. (2022). Effect of exercise on fatigue in multiple sclerosis: a network meta-analysis comparing different types of exercise. *Archives of physical medicine and rehabilitation, 103*(5), 970–987.e18.

Tsukita, K., Sakamaki-Tsukita, H. & Takahashi, R. (2022). Long-term effect of regular physical activity and exercise habits in patients with early parkinson disease. *Neurology, 98*(8), e859–e871. https://doi.org/10.1212/WNL.0000000000201128

Truelsen, T., Piechowski-Jóźwiak, B., Bonita, R., Mathers, C., Bogousslavsky, J. & Boysen, G. (2006). Stroke incidence and prevalence in Europe: a review of available data. *European journal of neurology, 13*(6), 581–598. https://doi.org/10.1111/j.1468-1331.2006.01138.x

Vieira, S., Hiltensperger, M., Kumar, V., Zegarra-Ruiz, D., Dehner, C., Khan, N., Costa, F.R.C., Tiniakou, E., Greiling, T., Ruff, W., Barbieri, A., Kriegel, C., Mehta, S.S., Knight, J.R., Jain, D., Goodman, A.L. & Kriegel, M.A. (2018). Translocation of a gut pathobiont drives autoimmunity in mice and humans. *Science, 359*(6380), 1156–1161.

Volpe, D., Giantin, M.G., Maestri, R. & Frazzitta, G. (2014). Comparing the effects of hydrotherapy and land-based therapy on balance in patients with Parkinson's disease: a randomized controlled pilot study. *Clinical rehabilitation, 28*(12), 1210–1217. https://doi.org/10.1177/0269215514536060

Waschbisch, A., Tallner, A., Pfeifer, K. & Mäurer, M. (2009). Multiple Sklerose und Sport: Auswirkungen körperlicher Aktivität auf das Immunsystem. *Der Nervenarzt, 80*(6), 688–692. https://doi.org/10.1007/s00115-008-2639-3

Weiner, H.L. (2009). The challenge of multiple sclerosis: how do we cure a chronic heterogeneous disease? *Annals of neurology, 65*(3), 239–248. https://doi.org/10.1002/ana.21640

Wonneberger, M. & Schmidt, S. (2019). High-intensity interval ergometer training improves aerobic capacity and fatigue in patients with multiple sclerosis. *Sport science health, 15*, 559–567. https://doi.org/10.1007/s11332-019-00545-1

Yang, Y., Shi, Y., Wiklund, P., Tan, X., Wu, N., Zhang, X., Tikkanen, O., Zhang, C., Munukka, E. & Cheng, S. (2017). The association between cardiorespiratory fitness and gut microbiota composition in premenopausal women. *Nutrients, 9*(8), 792. https://doi.org/10.3390/nu9080792

Zhu, Z., Cui, L., Yin, M., Yu, Y., Zhou, X., Wang, H. & Yan, H. (2016). Hydrotherapy vs. conventional land-based exercise for improving walking and balance after stroke: a randomized controlled trial. *Clinical rehabilitation, 30*(6), 587–593.

Zimmer, P., Bloch, W., Schenk, A., Oberste, M., Riedel, S., Kool, J., Langdon, D., Dalgas, U., Kesselring, J. & Bansi, J. (2018). High-intensity interval exercise improves cognitive performance and reduces matrix metalloproteinases-2 serum levels in persons with multiple sclerosis: A randomized controlled trial. *Multiple sclerosis, 24*(12), 1635–1644. https://doi.org/10.1177/1352458517728342

## Weiterführende Literatur

Kompetenznetz Schlaganfall. (2010). Schlaganfallhäufigkeit und Versorgung von Schlaganfallpatienten in Deutschland. *Aktuelle Neurologie, 37*, 333–340. https://doi.org/10.1055/s-0030-1248611

# 13 Stressbedingte Erkrankungen

Befragungen an 8152 Personen zur psychischen Gesundheit innerhalb der DEGS1-Studie haben ergeben, dass unter den 18- bis 79-Jährigen, Frauen mit 13,9 % häufiger als Männer (8.2 %) an chronischem Stress leiden (Hapke et al., 2013). Auf dem Boden von zivilisationsbedingten Belastungen wie zu wenig Schlaf, Überernährung, körperlicher Passivität, wie auch bei jeder Art von psychischem Stress, entstehen stressbedingte Erkrankungen. Langandauernder und starker Stress steht mit dem endokrinologischen System und dem Nervensystem in Verbindung und wirkt sich auf das Immunsystem aus (Chrousos, 2009; Segerstrom & Miller, 2004). Wie die Erfahrungen zeigen, gehen psychische Belastungen mit entzündlichen Erkrankungen und Infektanfälligkeit einher. Als Antwort auf psychosoziale Stressoren werden proinflammatorische Zytokine ausgeschüttet. Die proentzündlichen Signalstoffe sind die Wegbereiter von kardiovaskulären Erkrankungen, Diabetes und Autoimmunerkrankungen. Die Forschung legt nahe, dass den Krankheitsbildern Depression und Diabetes mellitus gemeinsame biomechanische Entzündungsmarker zugrunde liegen. Auch ist der Link zwischen Depression und chronischen Krankheiten mit der Bildung reaktiver Sauerstoffspezies (ROS) und Zellschädigung plausibel (Palta et al., 2014). Die stressbedingten, immunologischen Prozesse sind gut untersucht.

Stress wird hauptsächlich über das Hormonsystem und das zentrale Nervensystem (Sympathikus) auf die Zielorgane übertragen. An übergeordneter Stelle der „Stressreaktionskette" stehen die miteinander vernetzten endokrinen Schaltzentren Hypothalamus und Nucleus coeruleus. Deren Informationen werden über Releasing/Inhibiting Hormone (CRH) und Noradrenalin an nachgeordnete Regulationszentren übertragen (Bieger, 2009) (**Abbildung 13-1**). Dazu zählen:

- *HPA-Stressachse (Hypothalamus-, Hypophyse-, Nebennierenrindenachse):* Mit dem Ansprechen des Adrenokortikotropen Hormons (ACTH) aus dem Hypophysenvorderlappen wird Cortisol, ein Stereoidhormon, aus der Nebennierenrinde ausgeschüttet.
- *Autonomes Nervensystem (ANS):* An der Übertragung der Stressantwort ist ferner das zentrale autonome Nervensystem (ANS) als Kontrollorgan beteiligt. Das ANS steuert den peripheren Abschnitt des autonomen Nervensystems mit den beiden Teilsystemen Sympathikus und Parasympathikus.
- *ZNS-Kerne*: Via exzitatorischer (Glutamat) bzw. inhibitorischer Synapsen (Gamma-Aminobuttersäure) und weiterer Neurotransmitter (Acetylcholin, Dopamin und Serotonin) werden Gehirnareale aktiviert, die für die Verhaltenssteuerung und Gemütszustände zuständig sind. Die alarmierten Gehirnareale bereiten den Körper auf psychische und physische Belastungen vor.
- *Immunsystem*: An der Formierung der Stressantwort ist auch das Immunsystem beteiligt. Durch die Synthese und Ausschüttung von proinflammatorischen Zytokinen wie TNF-Alpha, Interleukin-1ß, Interleukin-6 oder Interferon-Gamma aus Gliazellen wirken die proinflammatorischen Botenstoffe im ZNS synergistisch mit der HPA-Stressachse, in-

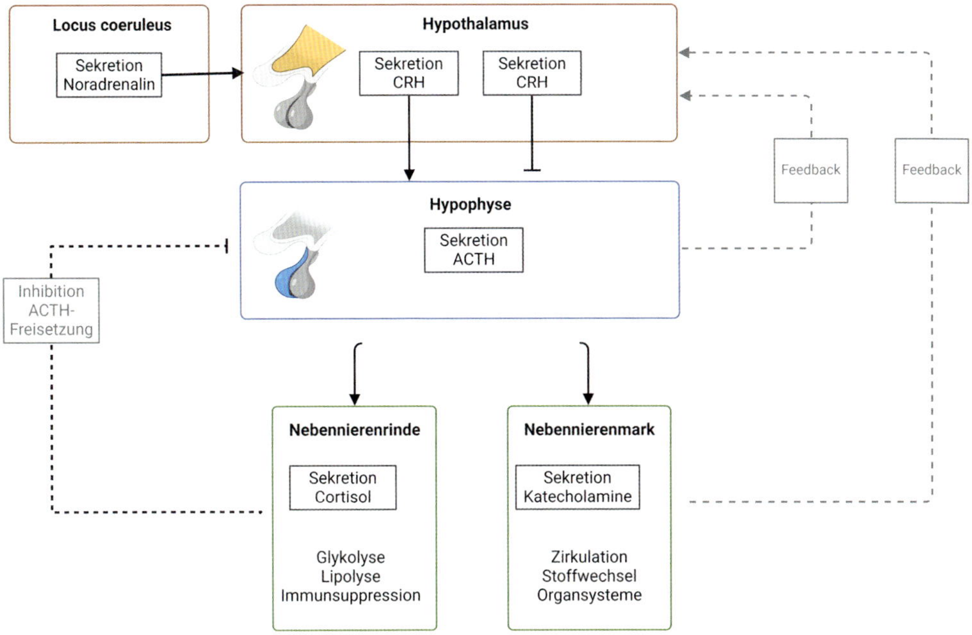


**Abbildung 13-1:** Übertragung von Stress über das Hormonsystem und das sympathische Nervensystem (modifizierte Nachzeichnung nach Martin et al., 2019)

dem sie die Sekretion von CRH und ACTH weiter anfeuern. Auch wirken sie sich erregend auf die Ausschüttung von Neurotransmittern aus. Die chronische Freisetzung von Zytokinen „hemmt die Synthese neuronaler Wachstumsfaktoren und fördert die Apoptose von Neuronen" (Bieger, 2009).

Die Abbildung 13-1 gibt gut zu erkennen, dass innerhalb der Stressantwort mehrere Akteure teilnehmen: Jede Art von Stress wird über den Hypothalamus auf die Hypophyse neuroendokrin (Releasing Hormone, CRH) übertragen. Der Hypophysenvorderlappen interagiert über glandotrope Hormone (ACTH, FSH, TSH, LH, Prolaktin und Wachstumshormone) wiederum mit der Nebennierenrinde und dem Nebennierenmark, die durch Sekretion von Cortisol und Adrenalin für die notwendige Energiebereitstellung sorgt und den Körper durch positive und negative Feedbackschleifen in eine angemessene Erregung versetzt (Wittling & Wittling, 2012).

Im Locus corelueus (LC) finden sich noradrenerge Neuronen, die wie die HPA-Achse den Sympathikus übertragen. Der Transmitter Noradrenalin (NA) vermittelt den Sympathikus und ist mit anderen Hirnregionen verschaltet. Der LC projiziert und lenkt die mentale Aufmerksamkeit auf den Neocortex; er verstärkt die Stresssymptome.

Cortisol besitzt darüber hinaus auch eine immunregulatorische und entzündungshemmende Funktion bei der Regulation der Zytokinsekretion (Interaktion zwischen HPA-Achse und Immunsystem). Die Vermittlung über die Hormonkaskade kann durch ein Feedback von Cortisol selbst nach dem Reafferenzprinzip fein abgestimmt werden, indem ein hoher Cortisolspiegel hemmend auf den Hypothalamus (CRH- und ACTH-Freisetzung) und die proentzündliche Zyotokinausschüttung wirkt.

An der Cortisol-Stressantwort ist der Glukokortikoidrezeptor GR beteiligt, an den Cortisol bindet. GR leitet das Cortisol-Signal in einer

Rückkopplungsschleife nach Überwindung der Blut-Hirnschranke liquorgebunden an Amygdala, Hippocampus und Hypothalamus und die Hypophyse weiter, um ein Aufschaukeln und Überschießen der Reaktionssysteme zu verhindern (Cacioppo et al., 2007; Desmet et al., 2017).

Nach Aufnahme des Cortisolsignals stimuliert GR die Transkription von Genen zur Synthese von Enzymen der Glukoneogenese und der Adrenozeptoren. Somit ist GR in die bedarfsorientierte Energiebereitstellung eingebunden (Neusynthese von Glukose, Förderung der Lipolyse). Das Wirkungsspektrum von GR umfasst auch antiinflammatorische und immunsuppressive Eigenschaften, indem es die Heranreifung von Abwehrzellen formiert (Segerstrom & Miller, 2004).

Durch Dauerstress und Krankheitsgeschehen verursachte Entzündungsreaktionen stehen mit einer Änderung der Aktivität des Glukokortikoidrezeptors (GR) im Hypothalamus in Verbindung. Eine veränderte GR-Aktivität dysreguliert die neuroendokrine Stressantwort über die HPA-Achse (hypothalamic-pituitary-adrenal axis) (De Nicola et al., 2020). Entzündliche Erkrankungen wie der rheumatische Formenkreis werden in Verbindung mit einer hypoaktiven hormonellen Stress-Achse (bei erhöhter GR-Sensitivität) bei gleichzeitig übermäßiger Aktivierung des Immunsystems in Verbindung gebracht, während chronischer Stress durch inflammatorische und neuroendokrine Faktoren die Immunfunktion durch eine überaktive HPA-Achse mit hochgeregelter Cortisolproduktion abschwächt (Gold et al., 2011). Bei der typischen Maya-Depression und bei Burnout mit „ausgebrannter" Cortisolachse wird hingegen die GR-Aktivität heruntergeregelt, und die Cortisolausschüttung supprimiert (de Vente et al., 2015) (**Abbildung 13-2**).

## 13.1 Stellenwert der thermoneutralen Immersion

Es sollen hier in der Publikation keine weitreichenden Aussagen zur Ruheimmersion gemacht werden. Gleichwohl soll auf das subjektive Erleben beim ruhenden Wasseraufenthalt eingegangen werden, um die entspannungsfördernde Ruheimmersion für therapeutische Effekte auszunutzen.

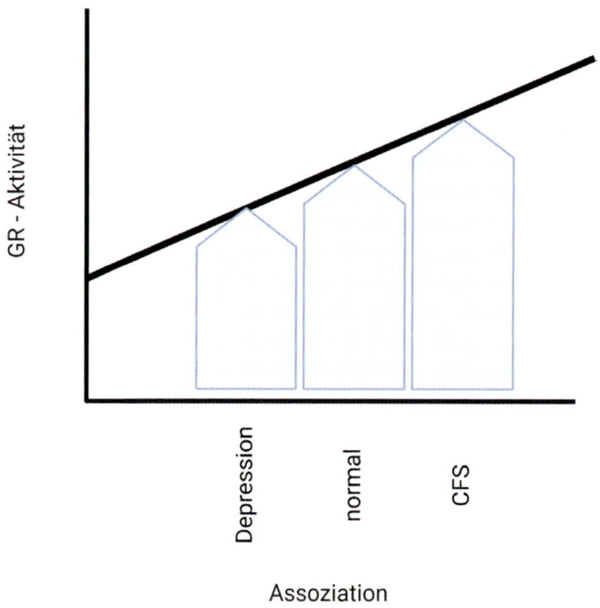


**Abbildung 13-2:** GR-Aktivität bei Depression bzw. Chronic Fatigue Syndrom (CFS) (nachgezeichnet: IMD-Labor Berlin, 2021).

In unserer schnelllebigen Zeit mit den beruflich einseitigen Anforderungen ist den Bedürfnissen nach Ausgleichsmaßnahmen Rechnung zu tragen. An dieser Stelle setzen die Bäder mit ihrem gesundheitsförderlichen Nutzen an. Die heutigen Bäderwelten werden als psychisch befreiend vom Stress des Alltags erlebt. Vielfach wird von wohltuenden und entspannenden Eigenschaften der Wannenbäder berichtet. Darin kommt das Komfort- bzw. Behaglichkeitsgefühl zum Ausdruck. Die angenehme Wahrnehmung von Wärme wird über einfach strukturierte Regelkreise auf Hirnstammebene verarbeitet. Das hat zum Zweck, den Köper an spezifische Reize anzupassen. Ein Austausch der Wahrnehmungen und Empfindungen findet auch mit anderen Gehirnarealen statt: über neuronal kortikale Zuflüsse aus dem Hirnstamm werden Informationen an das limbische System und den Neocortex weitergegeben, welche regulierend auf die Psyche einwirken (Amelung & Hildebrandt, 1985).

Bereits in älteren Studien wurden die angstlösenden Reaktionen im warmen Wasserbad beschrieben (Robiner, 1990). In einer Dissertation zur Auswirkung eines thermoneutralen Immersionstrainings bei 50 Patient*innen mit Depression und Angststörungen konnte gezeigt werden, dass im Wasserbad die „Erregtheit, die Empfindlichkeit, der Ärger, die Ängstlichkeit und die Deprimiertheit" signifikant abnahmen (Spyropoulos & Tapkiran, 2012, S. 86). In einem referenzierten Review stellen die Autor*innen modellhaft den Zusammenhang zwischen peripherer Temperaturerhöhung, exzitatorischer Antwort serotonerger Neuronen und Stimmungsaufhellung her. Zur Aufklärung des entspannenden Mediums Wasser hat auch eine balneotherapeutische Arbeit beigetragen. In der randomisierten Multicenterstudie an vier SPA-Resorts mit insgesamt 237 Teilnehmenden wurde in einem Testvergleich das Wasserbad (einschließlich einer Unterwassermassage) mit dem Antidepressivum Paroxetin verglichen. Das Wasserbad reüssierte bei generalisierter Angststörung, der überlegene Effekt wurde mit der Hamilton Rating Scale for Anxiety nachgewiesen (Dubois et al., 2010).

Neuere Arbeiten beziehen zur Aufklärung der antistressorischen Wirkung vegetative und neurohumerale Hintergrundreaktionen mit ein. Im strömenden Wasserbad werden die Berührungsreize als angenehm wahrgenommen. Als Antwort auf die taktilen Reize (sensorische Afferenzen) wird vermehrt die Bildung von Oxytocin angeregt (Mizuno et al., 2010). Das Neuropeptid Oxytocin wird von Neuronen in Kerngebieten des Hypothalamus gebildet und nach dem Transport über Axone von der Neurohypophyse (Hypophysenhinterlappen) in die Blutbahn abgegeben, um so die Zielorgane zu erreichen (Wittling & Wittling, 2012). Oxytocin ist ein Botenstoff mit großer Band- und Wirkungsbreite. Nach Ausschüttung supprimiert es die HPA-Stressachse (Detillion et al., 2004). Über Oxytocin lässt sich auch der Bogen zu vagalen Afferenzen spannen. Ebenso vagusinspirierend ist auch die diaphragmale Atmung, die beim Atmen gegen den Wasserwiderstand durch tiefes Luftholen stimuliert wird und dazu beiträgt, Stress zu reduzieren (Porges, 2011). Durch die Umstellung des vegetativen Nervensystems sinkt der Blutdruck und es wird weniger Cortisol gebildet.

Auch für ein weiteres Neuropeptid, Vasopressin oder ADH, finden sich Bezüge zur Stressaktivität. Vasopressin reguliert in physiologischen Konzentrationen die Osmolalität des Blutes durch Wasserrückresorption in der Niere. Im thermoneutralen Wasserbad wird die Ausschüttung von ADH zur Regulation des Blutvolumens und Salz-Wasserhaushalts supprimiert. Gleichzeitig wird auch das RAA-System gedämpft, so dass die Gefäßmuskulatur relaxiert und die Entspannung im Wasser gefördert wird. Darüber hinaus ist Vasopressin über die Freisetzung von ACTH aus dem Hypophysenvorderlappen an der Stressantwort (Cortisol-Freisetzung) beteiligt. Es sind auch vasopressinhaltige Neuronenverbindungen vom Hypothalamus zum Locus coeruleus und limbischen Regionen bekannt, die bei Stress Vasopressin freisetzen und die Emotionen beeinflussen. Zu den Zielregionen von Vasopressin gehört auch der Nucleus suprachiasmaticus, der die Schlafarchitektur steuert. Einem Anstieg der Cortisolproduktion bei anhaltenden Stresssituationen können warme Wasserbäder entgegenwirken. Ein Rückgang der cortisolinduzierten Stressaktivität im warmen Wasserbad fanden Toda et al. (2006) und Matzer (2014). Sie verwendeten als ein etabliertes Diagnoseverfahren zur Feststellung der Synthese und Sekretion von Cortisol, das leicht gewinnbare Speichelcortisol. Nach einem Testbad waren die Cortisolwerte gegenüber der Atmosphäre signifikant reduziert. In der Untersuchung von Matzer (2014) war das Bademedium der progressiven Muskelrelaxation überlegen.

Auch experimentelle Befunde der Herzratenvariabilität (HRV) sprechen für die entspannende Wirkung im Wasserbad (Perini et al., 1998). Der respiratorische Mehraufwand im Wasser aktiviert den Vagus. Der Shift der vagalen Dominanz drückt sich in einem Anstieg der HF-Power (um das Dreifache gegenüber Land) sowie der gesamten Kraft aller Frequenzbereiche der HRV aus.

Die Beispiele sollen deutlich machen, wie das Bademedium für den Stressabbau genutzt werden kann. Im nächsten Abschnitt wird das Therapierepertoire bei Stresserkrankungen wie Depression und Burnout besprochen werden.

## 13.2 Wirkweise aktivierender Therapien

Regelmäßiges körperliches Training wirkt sich auf die mentale Gesundheit bei depressiven Symptomen und Angststörungen positiv aus (Kazeminia et al., 2020; Schuch et al., 2016), zudem fördert sie die soziale Interaktion und die Lebensqualität (Stan, 2013). Aufbauend auf relevanten Forschungsergebnissen werden mit AE gleichermaßen wie mit ET Anpassungen herbeigeführt (Silva et al., 2019; Watanabe et al., 2000). In einer longitudinalen Interventionsstudie untersuchten Silva et al. (2019) die Auswirkungen von AE auf die mentale Gesundheit, funktionale Mobilität und auf oxidative Stressparameter bei 16 älteren depressiven Menschen mit Major-Depression. In der longitudinalen Studie wurde 12 Wochen lang 2 × 45 min pro Woche mit 50 % bis 60 % der Maximalherzfrequenz trainiert. Es verbesserten sich die untersuchten Parameter zugunsten der depressiven Gruppe, während bei den Gesunden erwartungsgemäß kein Effekt nachweisbar war. Die Autor*innen erklären die Linderung von Angstzuständen und die antidepressive Wirkung mit Betaendorphinen[34], serotonergen Adaptationen, antioxidativen Eigenschaften sowie kortikaler Aktivität und Strukturprozessen.

## 13.3 Behandlungsrichtlinien und Trainingsempfehlungen

Laktatanhäufende Wiederholungsbelastungen gehören seit jeher zu den Gestaltungsinhalten im Spitzensport. Neu ist, dass auch die glykolytische Energiebelieferung durch intensive Belastungen bei Stresserkrankungen an Bedeutung gewinnen. Der gesundheitliche Nutzen des glykolytischen Energiegewinns bei intensiven Belastungen ist für nahezu alle Anwendergruppen unbestritten (Trapp et al., 2007). Neuere Studien auf dem Gebiet der Neurophysiologie, insbesondere beim depressiven Formenkreis zeigen, dass eine protektive Wirkung auf Nervenzellen an eine verstärkte Tätigkeit des arbeitenden Skelettmuskels gebunden ist. Bei laktatbildenden körperlichen Belastungen wurde eine höhere Bildungsrate der Serumkonzentration des Nervenwachstumsfaktors BDNF (Brain-derived neurotrophic factor) nachgewiesen (Zimmer et al., 2015). Tierexperimentellen Studien zufolge regt BDNF in einem antientzündlichen Milieu die Neubildung und das Wachstum von Nervenzellen im Hippocam-

34 körpereigenes Opioidpeptid

pus[35] an. BDNF-Spiegel sind aber bei Depression und Schlafstörung im Serum erniedrigt. Aus der Major-Depression mit schwerem phasenhaften Verlauf ist bekannt, dass die Serum-Level an BDNF verringert sind und sich durch Ausdauerbelastung normalisieren (Dwivedi et al., 2013). Der protektive Effekt von Ausdauertraining auf die Neuronen ist vermutlich auf die höhere „Verwertungskapazität" von BDNF zurückzuführen (Zimmer et al., 2015). Die Bildungsrate von BDNF zeigt sich intensitätsabhängig von der Ausdauerbelastung. Intensives Training erhöht das Substrat Laktat, das in der Muskulatur gebildet wird. Es passiert die Blut-Hirn-Schranke und dient als Brennstoff und metabolisches Signal für das Nervengewebe im Gehirn. Bei guter Substratversorgung ist eine verbesserte kognitive Funktion nachgewiesen worden. Hohe Blutlaktatkonzentrationen wirken sich auf die Konzentrationsleistung und Langzeitgedächtnisfähigkeit positiv aus (Zimmer et al., 2015). Insofern ist der Belastungscharakter und damit die Verwertung von BDNF von großer klinischer Bedeutung.

AE wirkt sich positiv auf die mentale Gesundheit und auf körperlicher Ebene auf die funktionale Mobilität aus (konditionelle Fähigkeiten und koordinative Fertigkeiten). Der neurotrophe Faktor BDNF wird in größeren Mengen bei Ausdauerbelastungen im Wasser freigesetzt. Höhere Spiegel im Serum fördern die neuroplastischen Eigenschaften und das Volumen des Hippocampus (Sitz des Langzeitgedächtnisses). Auch ist ein Ansprechen auf kognitive Prozesse über die Bildung körpereigener Opioidpeptide und Serotonin als Neurotransmitter nachgewiesen worden. Neben AE ist im Rahmen der Stressprophylaxe der relaxierende Charakter thermoneutraler Bäder zu nutzen. Handlungsempfehlungen zum Sporttreiben im Wasser wie auch zur psychophysischen Regeneration müssen überzeugend besprochen und angeleitet werden.

35 Gehirnareal, das für die Abstraktion beim Denken und Gedächtnisinhalte verantwortlich ist.

## Literatur


Amelung, W. & Hildebrandt, G. (1985). *Balneologie und medizinische Klimatologie (Band 1), Therapeutische Physiologie Grundlagen der Kurortbehandlung*. Springer.

Bieger, P. (2009). Stress und Entzündung. Zytokine als essenzieller Bestandteil der Stressbewältigung. *Orthomolekulare Ernährung und Medizin, 127*, F36–42.

Cacioppo, J., Tassinary, L. & Berntson, G. (Hrsg.). (2007). *Handbook of psychopysiology* (3rd ed.). Cambridge University Press.

Chrousos, G.P. (2009). Stress and disorders of the stress system. Nature reviews. *Endocrinology, 5*(7), 374–381. https://doi.org/10.1038/nrendo.2009.106

Desmet, S.J., Bougarne, N., Van Moortel, L., De Cauwer, L., Thommis, J., Vuylsteke, M., Ratman, D., Houtman, R., Tavernier, J. & De Bosscher, K. (2017). Compound a influences gene regulation of the dexamethasone-activated glucocorticoid receptor by alternative cofactor recruitment. *Scientific reports, 7*(1), 8063. https://doi.org/10.1038/s41598-017-07941-y

De Nicola, A.F., Meyer, M., Guennoun, R., Schumacher, M., Hunt, H., Belanoff, J., de Kloet, E.R. & Gonzalez Deniselle, M.C. (2020). Insights into the therapeutic Potential of glucocorticoid receptor modulators for neurodegenerative diseases. *International journal of molecular sciences, 21*(6), 2137. https://doi.org/10.3390/ijms21062137

De Vente, W., van Amsterdam, J.G., Olff, M., Kamphuis, J.H. & Emmelkamp, P.M. (2015). Burnout is associated with reduced parasympathetic activity and reduced HPA axis responsiveness, predominantly in males. *BioMed research international*, 431725. https://doi.org/10.1155/2015/431725

Detillion, C.E., Craft, T.K., Glasper, E.R., Prendergast, B.J. & DeVries, A.C. (2004). Social facilitation of wound healing. *Psychoneuroendocrinology, 29*(8), 1004–1011. https://doi.org/10.1016/j.psyneuen.2003.10.003

Dubois, O., Salamon, R., Germain, C., Poirier, M.F., Vaugeois, C., Banwarth, B., Mouaffak, F., Galinowski, A. & Olié, J.P. (2010). Balneotherapy versus paroxetine in the treatment of generalized anxiety disorder. *Complementary therapies in medicine, 18*(1), 1–7. https://doi.org/10.1016/j.ctim.2009.11.003

Dwivedi, Y. (2013). Involvement of brain-derived neurotrophic factor in late-life depression. *The American journal of geriatric psychiatry, 21*(5), 433–449. https://doi.org/10.1016/j.jagp.2012.10.026

Gold, S.M., Krüger, S., Ziegler, K.J., Krieger, T., Schulz, K.H., Otte, C. & Heesen, C. (2011). Endocrine and immune substrates of depressive symptoms and fatigue in multiple sclerosis patients with comorbid major depression. *Journal of neurology, neurosurgery, and psychiatry, 82*(7), 814–818. https://doi.org/10.1136/jnnp.2010.230029

Hapke, U., Maske, U.E., Scheidt-Nave, C., Bode, L., Schlack, R. & Busch, M.A. (2013). Chronischer Stress bei Erwachsenen in Deutschland. *Bundesgesundheitsblatt, 56*, 749–754. https://doi.org/10.1007/s00103-013-1690-9

IMD-Labor Berlin. (2021). Die Aktivität des Glukokortikoid-Rezeptors (GR-Aktivität) – Differenzierung von Depression, Chronic Fatigue und Burnout? *Diagnostikinformation, 277*. https://www.imd-berlin.de/fileadmin/user_upload/Diag_Info/277_GR_Aktivitaet.pdf

Kazeminia, M., Salari, N., Vaisi-Raygani, A., Jalali, R., Abdi, A., Mohammadi, M., Daneshkhah, A., Hosseinian-Far, M. & Shohaimi, S. (2020). The effect of exercise on anxiety in the elderly worldwide: a systematic review and meta-analysis. *Health and quality of life outcomes, 18*(1), 363. https://doi.org/10.1186/s12955-020-01609-4

Martin, M., Biegel, T. & Sudowe, S. (2019). *Cortisol und Glukokortikoid-Sensitivität zur Abklärung neuroendokriner Stresserkrankungen*. Fachinformation, FIN0073 Ganzimmundiagnostics AG.

Matzer, F. (2014). Stress relieving effects of short-term balneotherapy – a randomized controlled pilot study in healthy adults. *Forschende Komplementmedizin, 21*, 105–110. https://doi.org/10.1159/000360966

Mizuno, K., Tanaka, M., Tajima, K., Okada, N., Rokushima, K. & Watanabe, Y. (2010). Effects of mild-stream bathing on recovery from mental fatigue. *Medical science monitor: international medical journal of experimental and clinical research, 16*(1), CR8–CR14.

Palta, P., Samuel, L.J., Miller, E.R. & Szanton, S.L. (2014). Depression and oxidative stress: results from a meta-analysis of observational studies. *Psychosomatic medicine, 76*(1), 12–19. https://doi.org/10.1097/PSY.0000000000000009

Perini, R., Milesi, S., Biancardi, L., Pendergast, D.R. & Veicsteinas, A. (1998). Heart rate variability in exercising humans: effect of water immersion. *European journal of applied physiology and occupational physiology, 77*(4), 326–332. https://doi.org/10.1007/s004210050341

Porges, S.W. (2011). *The polyvagal theory: neurophysiological foundations of emotions, attachment, communication, and self-regulation*. WW Norton & Company.

Robiner, W.N. (1990). Psychological and physical reactions to whirlpool baths. *Journal of behavioral medicine, 13*(2), 157–173. https://doi.org/10.1007/BF00844996

Schuch, F.B., Vancampfort, D., Rosenbaum, S., Richards, J., Ward, P.B., Veronese, N., Solmi, M., Cadore, E.L. & Stubbs, B. (2016). Exercise for depression in older adults: a meta-analysis of randomized controlled trials adjusting for publication bias. *Revista brasileira de psiquiatria, 38*(3), 247–254. https://doi.org/10.1590/1516-4446-2016-1915

Segerstrom, S.C. & Miller, G.E. (2004). Psychological stress and the human immune system: a meta-analytic study of 30 years of inquiry. *Psychological bulletin, 130*(4), 601–630. https://doi.org/10.1037/0033-2909.130.4.601

Silva, L.A.D., Tortelli, L., Motta, J., Menguer, L., Mariano, S., Tasca, G., Silveira, G.B., Pinho, R.A. & Silveira, P.C.L. (2019). Effects of aquatic exercise on mental health, functional autonomy and oxidative stress in depressed elderly individuals: A randomized clinical trial. *Clinics, 74*, E322.

Spyropoulos, A. & Tapkiran, O. (2012). *Auswirkungen thermoneutraler Ganzkörper-Immersion auf die Befindlichkeit von Patienten mit Depressionen und, oder Angststörungen* (Unveröffentlichte Dissertation). Medizinische Hochschule, Hannover.

Stan, A.E. (2013). Psychological effects of aquatic activity in hydrotherapy programs. *Marathon, 5*, 205–209.

Toda, M., Morimoto, K., Nagasawa, S. & Kitamura, K. (2006). Change in salivary physiological stress markers by spa bathing. *Biomedical research, 27*(1), 11–14. https://doi.org/10.2220/biomedres.27.11

Trapp, E.G., Chisholm, D.J. & Boutcher, S.H. (2007). Metabolic response of trained and untrained women during high-intensity intermittent cycle exercise. American journal of physiology. *Regulatory, integrative and comparative physiology, 293*(6), R2370–R2375. https://doi.org/10.1152/ajpregu.00780.2006

Watanabe, E., Takeshima, N., Okada, A. & Inomata, K. (2000). Comparison of water- and land-based exercise in the reduction of state anxiety among older adults. *Perceptual and motor skills, 91*(1), 97–104. https://doi.org/10.2466/pms.2000.91.1.97

Wittling, W. & Wittling, R.A. (2012). *Herzschlagvariabilität: Frühwarnsystem, Stress- und Fitnessindikator*. Eichsfeld.

Zimmer, P., Oberste, M. & Bloch, W. (2015). Influence of exercise on the central nervous system – molecular and cellular mechanisms. *Deutsche Zeitschrift Sportmedizin, 66*, 42–49. https://doi.org/10.5960/dzsm.2015.164

# 14 Schwangerschaft

In Übersichtsarbeiten wird empfohlen, die körperliche Aktivität (KA) bis in späte Schwangerschaftswochen beizubehalten (Lochmuller & Friese, 2004). Die gesundheitlichen Vorteile werden von drei aktuellen systematischen Reviews untermauert (Cilar Budler & Budler, 2022; Cancela-Carral et al., 2022; Nascimento et al., 2012). Regelmäßige KA in der Schwangerschaft schützt vor problematischer Gewichtszunahme (MD -1.66 kg, 95 % CI -2.67 bis -0.66), Übergewichtsrisiko (MD -89.13 g, 95 % CI -143.18 bis 35.08), Schwangerschaftsdiabetes, Urininkontinzenz, maternale oder postpartale Depression und Entwicklungsauffälligkeiten bei Feten und Neugeborenen. KA trägt auch zum Erhalt der kardiorespiratorischen Fitness und Körperzufriedenheit der Schwangeren bei. Es gibt aber keine ausreichenden Daten für differenzierte Aussagen zu methodischen Details der Bewegungsausübung, dafür ist die Datenlage zu heterogen.

AE wird neben ET in den allgemeinen Empfehlungen explizit genannt. Im Wasser sind muskuloskelettal entlastende Bedingungen und günstige thermischen Bedingungen anzutreffen (28-32°C Wassertemperatur). Entgegen häufig geäußerter Befürchtungen besteht keine erhöhte Infektionsgefährdung durch eine bakterielle Vaginose. In einer Untersuchung zur Produkteffektivität von intravaginalen Tampons war die Rate an Harnwegs- und Vaginalinfektionen nicht erhöht (Katz, 2003).

Yoshihara et al. (2020) untersuchten die Aktivität des Renin-Angiotensin-Systems bei schwangeren Frauen. Sie fanden ihre Hypothese bestätigt, wonach die Plasma-Renin-Konzentration sowie Serum-Aldosteron-Konzentration in der Wasserimmersion stärker supprimiert wird. Mit der Reninsuppression einhergehend ist eine höhere Urinproduktion und Kreatinclearance bekannt. Die gebremste Reninsekretion liegt in der Aktivität der Barorezeptoren in den juxtaglomerulären Zellen der afferenten Ateriolen begründet, die auf die Erhöhung des Perfusionsdrucks in der Wasserimmersion reagieren.

Ausgehend von der Zentralisation des Blutvolumens und der damit verbundenen Suppression des RAA-Systems kann hypothetisch ein erwünschter Effekt auf eine hypertensive Erkrankung in Verbindung mit der als Spätgestose oder Schwangerschaftsintoxikation bezeichneten Präeklampsie abgeleitet werden. Die Präeklampsie geht mit Vasokonstriktion aller Organsysteme und einer erhöhten Sympathikusaktivität einher. In den Versuchen von Elvan-Taspinar et al. (2006) an schwangeren Frauen, bei denen sich eine Präeklampsie entwickelt hatte, konnte der erwünschte Effekt einer endothelialen Vasodilatation nicht beobachtet werden. Insofern bleibt der Beitrag von AE bei einer manifesten Präeklampsie fragwürdig.

Der Wasseraufenthalt wirkt vorbeugend gegen eine mögliche Ödembildung in der Schwangerschaft, die mit dem veränderten venösen Rückstrom aus den Beinen und einem erniedrigten Albuminspiegel in Verbindung gebracht wird (Coad & Dunstad, 2007). Für das Wassertraining spricht auch die Preloaderhöhung. Die kardiale Preload ist in der Atmosphäre wegen der Schwerkraft folgenden Uterusabsenkung verringert. Durch die Kompression der großen Abdominalvenen und der Vena cava inferior wird die Vorlast in der Wasserimmersion erhöht und schafft dadurch gute hämodynamische Voraussetzungen für die Durchführung von AE (Yoshihara et al., 2020).

Allgemeine **Empfehlungen für gesundheitsförderliche Bewegung** legen Wert auf moderate Intensität, Low-impact-Sportarten, Krafttraining mit geringen Gewichten und mindestens 3-mal wöchentlichem Ausdauertraining mit zunehmendem Energieumsatz (Nascimento et al., 2012). Die Dosis-Kriterien der Immersions-Interventionen sind in den Empfehlungen fragmentarisch und beziehen sich nur auf subjektive Kriterien, die das Wohlbefinden in den Vordergrund stellen. Die ideale Arbeitsintensität wird pauschal beim Schwimmen mit 60 % bis 70 % VO2max angegeben. Bei einer Orientierung am Trainingspuls wird in der Schwimmpraxis pauschal 5 S/min wegen der geringeren Herzfrequenzreserve im Wasser abgezogen. Für ein adäquates Belastungsmaß wird als Richtlinie auch empfohlen, eine verbale Kommunikation gerade noch führen zu können. Nach dem Schwimmtraining ist auf eine ausreichende Hydration zu achten.

In Übersichtsarbeiten wird AE in den allgemeinen Empfehlungen zur Fortführung der körperlichen Aktivität während der Schwangerschaft explizit genannt. Im Wasser werden muskuloskelettal entlastende Bedingungen und günstige thermischen Bedingungen angetroffen. Es besteht keine erhöhte Infektionsgefährdung. Die Suppression des RAA-Systems beim Wasseraufenthalt dient dem Schutz der Präklampsie (veränderte Blutgefäße der Plazenta mit Wassereinlagerung). Der Wasserdruck beugt auch einer Ödembildung vor. Die Gesellschaften für Gynäkologie empfehlen für die Trainingsabstimmung, sich an den allgemein gesundheitsrelevanten Belastungsnormativen zu orientieren.

## Literatur


Cancela-Carral, J.M., Blanco, B. & López-Rodríguez, A. (2022). Therapeutic Aquatic exercise in pregnancy: a systematic review and meta-analysis. *Journal of clinical medicine, 11*(3), 501. https://doi.org/10.3390/jcm11030501

Cilar Budler, L. & Budler, M. (2022). Physical activity during pregnancy: a systematic review for the assessment of current evidence with future recommendations. *BMC sports science, medicine & rehabilitation, 14*(1), 133. https://doi.org/10.1186/s13102-022-00524-z

Coad, J. & Dunstal, l. M. (2007). *Anatomie und Physiologie für die Geburtshilfe*. Elsevier.

Elvan-Taşpinar, A., Franx, A., Delprat, C.C., Bruinse, H.W. & Koomans, H.A. (2006). Water immersion in preeclampsia. *American journal of obstetrics and gynecology, 195*(6), 1590–1595. https://doi.org/10.1016/j.ajog.2006.05.007

Katz, V.L. (2003). Exercise in water during pregnancy. *Clinical obstetrics and gynecology, 46*(2), 432–441. https://doi.org/10.1097/00003081-200306000-00022

Lochmüller, E.M. & Friese, K. (2004). Schwangerschaft und Sport. *Der Gynäkologe, 37*(5), 459–466. https://doi.org/10.1007/s00129-004-1519-6

Nascimento, S.L., Surita, F.G. & Cecatti, J.G. (2012). Physical exercise during pregnancy: a systematic review. *Current opinion in obstetrics & gynecology, 24*(6), 387–394. https://doi.org/10.1097/GCO.0b013e328359f131

Yoshihara, T., Zaitsu, M., Kubota, S., Arima, H. & Saguri, T. (2020). Pool walking may improve renal function by suppressing the renin-angiotensin-aldosterone system in healthy pregnant women. *Scientific reports, 10*(1), 2891. https://doi.org/10.1038/s41598-020-59598-9

# 15 Gesundheitssport

Über die letzten Jahrzehnte haben sich zahlreiche Forschungsarbeiten mit der Schutzwirkung von körperlicher Aktivität und körperlichem Training auf die Gesundheit befasst. Eine zentrale Aussage dabei ist die Notwendigkeit einer guten Ausdauerleistungsfähigkeit als Basis für die Gesundheit im Allgemeinen. Ein Kriterium für die Bewertung der Ausdauerleistungsfähigkeit ist die maximal umgesetzte Sauerstoffaufnahme unter Ausbelastungsbedingungen, die VO2max (Gries & Trappe, 2022). Wissenschaftliche Daten einer Metaanalyse von 33 Einzelstudien mit einer Gesamtzahl von 102980 Teilnehmenden haben gezeigt, dass die VO2max auch ein bedeutender Einflussfaktor und „vitaler Indikator" zur Vorhersage der Gesamtsterblichkeit ist (Harber et al., 2017). Bei einer Erhöhung der VO2max um 1 MET (3.5 ml*kg-1*min-1) nimmt das relative Sterberisiko um 13 % ab (gepooltes Quotenverhältnis/Odds ratio: 0.87; 95 % CI, 0.84–0.90) (Kodama et al., 2009). Insofern sind günstige Effekte von einem systematischen körperlichen Training auf ein langes Leben zu erwarten. Es sind zahlreiche epidemiologischen Studie erschienen, die die Dosiswirkungsbeziehung näher beschreiben.

Schnohr et al. (2015) analysierten die verfügbaren Daten der Copenhagen City-Studie. Die Autor*innen fanden heraus, dass zweieinhalb bis vier Stunden moderates Ausdauertraining pro Woche das Risiko eines frühen Todes um 35 % senkt. Bereits wenig hilft viel: In einer prospektiven Kohortenstudie mit 416175 Teilnehmenden wurde nach acht Jahren das Sterberisiko verifiziert. 92 Minuten wöchentliches Training oder 15 Minuten tägliches Training senkte das Sterblichkeitsrisiko um 14 % und verlängerte die Lebensspanne um drei Jahre (Wen et al., 2011). Ferner ist bekannt, dass eine Steigerung des Trainingsumfangs von 1 Stunde auf 1.5 Stunden pro Woche die Mortalitätsrisiko um 20 % senkt (US-Department of Health and Human Services, 2008). Sieben Stunden Training pro Woche senken das Risiko sogar um 40 %.

Die gesicherte Möglichkeit zur Senkung der Mortalitätsquote belegen auch die Zahlen einer gepoolten Metaanalyse, die an 661127 Teilnehmenden erhoben wurde (Berrington de Gonzalez et al., 2015; Pedersen, 2019). Das Gesamtmortalitätsrisiko nimmt um a) 20 %, b) 31 %, c) 37 %, d) 39 % ab, wenn a) weniger, b) das Einbis Zweifache, c) das Dreifache, d) das Drei- bis Fünffache der WHO-Mindestempfehlung (150 min pro Woche moderate Aktivität bzw. 75 min pro Woche intensives Training) erreicht wird. Die im Anfangsteil steil abnehmende und im Verlauf abflachende Kurve nimmt beim Zehnfachen der Basisempfehlung eine J-förmige Gestalt an (**Abbildung 15-1**). Daraus ableitend liegt der bestmögliche Longevity-Benefit beim Drei- bis Fünffachen der Basisempfehlung. Wird mehr als das Zehnfache der Mindestempfehlung erfüllt, nimmt die Gesamtmortalität wieder zu. Die dann steigende Inzidenzrate wird mit Veränderungen im Myokard in Zusammenhang gebracht (Müssigbrodt et al., 2010). Diskutiert werden nach derzeitiger Studienlage eine Größenzunahme des Myokards und eine myokardiale Fibrose. Der Zusammenhang ist hypothetisch und prospektiv nicht abgesichert. Auch genetische Einflüsse dürften bei der pa-

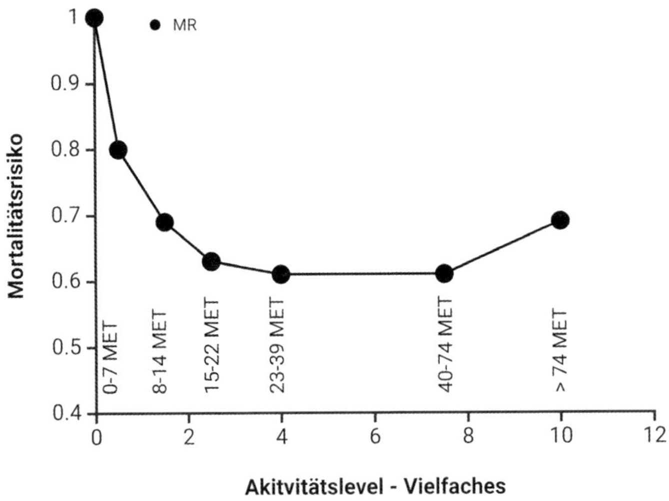


**Abbildung 15-1:** Zusammenhang zwischen Bewegungsumfang und Mortalitätsrisiko (nachgezeichnet nach Pedersen, 2019)

thogenen Myokardentwicklung eine Rolle spielen (Niederseer & Schmied, 2016).

Die Abbildung zeigt die Angaben des Trainingsumfangs in MET-Stunden pro Woche[36] und ein Vielfaches des empfohlenen Aktivitätsziels.

In einer weiteren groß angelegten koreanischen Kohortenstudie (Lee et al., 2018) lässt auch hier die Verteilungsfunktion des Sterberisikos erkennen, dass die Mortalitätsrate am geringsten ist, wenn das Zwei- bis Dreifache des Aktivitätsminimums erreicht wird. Resümee: Die Inzidenzzahlen aus zahlreichen longitudinalen Interventionsstudien und systematischen Reviews widerspiegeln die signifikante Reduktion der Sterblichkeit. Von dem Trend abgeleitet wurden Leitlinien erarbeitet, die einen wirksamen Mortalitäts- und Gesundheitsschutz aufweisen (Bull et al., 2020). Aber werden die Basisempfehlungen auch erreicht? Prävalenzdaten zur körperlichen Inaktivität sind in einer Metaanalyse unter Einschluss von 358 Surveys weltweit aus über 168 Ländern (Anzahl untersuchter Personen: 1.9 Millionen) im Erhebungszeitraum 2001 bis 2016 verfügbar. Demnach wurden Inaktivitätslevel bei Frauen von 28.6 %, und bei Männern von 23.4 % festgestellt, und in Ländern mit hohen Einkommen liegt der Durchschnitt sogar bei 36.8 %, Tendenz steigend (Guthold et al., 2018). 31 % der Menschen über 15 Jahre sind weltweit inaktiv (USA 41 %, Europa 35 %), bei den Jugendlichen erreichen aktuellen Schätzungen zufolge sogar 81 % nicht die von der WHO empfohlenen Aktivitätsumsätze.

Die Auseinandersetzung um die Schutzwirkung von körperlichem Training kann nicht ohne Krafttraining als eigenständige Trainingsform geführt werden, wenngleich anzuerkennen ist, dass Krafttraining in Kombination mit Ausdauertraining die höchste wissenschaftliche Anerkennung findet (Grøntved et al., 2012; Kamada et al., 2017; Kamiya et al., 2015). Wie aus Ausdauer- und Krafttrainingsbefunden mit erhöhter Muskelmasse hervorgeht, schüttet eine intensiv beanspruchte Muskulatur Myokine aus. Myokine ist ein Sammelbegriff für entzündungshemmende Botenstoffe, die vor chronischen niederschwelligen Entzündungen schützen (Mathur & Pedersen, 2008), ferner dienen die Signalvorgänge der besseren Energieversorgung des arbeitenden Skelettmuskels (Pedersen, 2019). Das Konzept der Myokine wird ständig um neue Substanzen erweitert, und vielfältige molekulare Anpassungsvorgänge sind nachgewiesen (Zunner et al., 2022).

36 MET: Metabolisches Äquivalent/Intensitätslevel

## 15.1 Wirkungsweise aktivierender Therapien

Die mit körperlicher Aktivität verbundenen Anpassungsreaktionen sind vielfältig und betreffen nahezu alle Organsysteme. An den körpereigenen Schutzmechanismen sind Sensormoleküle beteiligt, die auf diverse Belastungsreize reagieren. Basierend auf deren Signalübermittlung prägen sie auf Zellebene die Dynamik der Proteinsynthese bzw. Genexpression. Andererseits werden Transkriptionsfaktoren bei körperlicher Inaktivität inaktiviert und regeln so über genspezifische Mechanismen den Abbau von Zellen, wenn sie nicht mehr benötigt werden (Übersicht in **Tabelle 15-1**). Die mit den Molekülen verbundene Bedeutung soll kurz angesprochen werden.

- PGC-1α, Transkriptionsfaktor, bewirkt Expression nukleärer und mitochondrialer DNA.
- SIRT3 ist ein NAD-abhängiges Protein, das mitochondriale Proteine reguliert, den zellulären antioxidativen Status aufrechterhält und dadurch oxidativen Stress verhindert.
- PI3K aktiviert oder inhibiert durch Bindung an Serin/Threonin-Kinase (Akt) viele Substrate und greift somit viele Abläufe der Zellen ein
- β-HAD, β-Hydroxyacyl CoA Dehydrogenase, reflektiert die Oxidationskapazität der Zellen im Rahmen der β-Oxidation freier Fettsäuren.
- Citrat-Synthase katalysiert den ersten Schritt bei der Energiegewinnung im Atmungszyklus.
- Glykogenphosphorylase spaltet Glukosemoleküle innerhalb der Glykogenolyse.
- Threonin-17-Residuen fazilitieren Fibroblast-Wachstumsfaktor 2, der das Herz gegen Ischämie schützt.
- FOXO3a, Forkhead Box-Protein O3, setzt nach Stimulation von Proteinkinasen (JNK und p38) die Apoptose in Gang.
- Myostatin schaltet das zuständige Gen ab und bremst das Muskelwachstum.
- MHC ist Hauptbestandteil der dicken Muskelfilamente. Die Expression der Muskelfaser entscheidet über die Muskelfasertypzugehörigkeit.
- AGE-Ablagerungen unter hyperglykämischen Bedingungen (Glykierung der extrazellulären Matrix rufen entzündlichen Stress proinflammatorischer Mediatoren, Zytokine und Adhäsionsmolekülen hervor.
- SERCA2a relaxiert Kardiomyozyten durch die Wiederaufnahme von Calciumionen in das sarkoplasmatische Retikulum im Zytoplasma zur Aufrechterhaltung der Zellhomöostase.
- eNOS-Entkoppelung unter Bildung von Superoxid und oxidativen Stress im Endothel.
- p53, Tumorsuppressor, kontrolliert die Expression von Genen, die ungehemmtes Zellwachstum bzw. DNA-Reparatur einleiten. Verhindert den Verlust der Cytochrom-C-Oxidase-2-Synthese und damit des aeroben Stoffwechsels. Ein überaktives p53-Verhalten führt hingegen zur schnelleren Alterung.
- Nitrotyrosin, Bildung durch die Aminosäure Tyrosin unter Einwirkung hochreaktiver Stickstoffspezies. Der Biomarker ist im Blutserum bei Atherosklerose erhöht.
- SOD, Superoxid Dismutase Antioxidans, Zink-, Kupfer- oder Mangan enthaltendes Enzym, gehört zur Gruppe der Metalloproteasen.

**Tabelle 15-1:** Signalwege der Proteinbiosynthese in Verbindung mit körperlicher Aktivität (modifiziert nach Lavie et al., 2019)

| | Körperliche Inaktivität | Körperliche Aktivität |
|---|---|---|
| **Mitochondrium** | Mutationen der mitochondrialen DNA: mitochondriale Proteinsynthese gesenkt, Atmungskettenfunktion gesenkt<br>Segregation/Fission von Mitochondrien erhöht<br>Bildung mitochondrialer Enzyme gesenkt | Aufbau neuer Proteinstrukturen erhöht<br>Expression PGC-1α erhöht<br>mitochondriale Biogenese erhöht<br>SIRT3 erhöht |
| **Skelettmuskulatur** | Interleukin 6 und C-reaktives Protein erhöht<br>intrazelluläre Proteolyse<br>Inaktivierung des PI3K/Akt-Signalwegs<br>Muskelmasse gesenkt<br>Expression von Myosin heavy chain -Filamenten vom MHC – 2X-Typ in Skelettmuskelfasern gesenkt | Enzymprofil erhöht: Zitratsynthase erhöht, ß-HAD erhöht, Glykogenphosphorylase erhöht<br>Katabole mRNA Expression: FOXO3a gesenkt, Myostatin gesenkt<br>Kapillardichte erhöht<br>Insulinsensitivität erhöht |
| **Herzmuskel** | AGE-Akkumulation führt zu Crosslinking[37] bzw. Myokardsteifigkeit erhöht<br>ß-adrenerge Stimulation gesenkt: Inotropie gesenkt, Chronotropie gesenkt<br>SERCA2a: Repolarisationsvorgänge gesenkt | Myo-, Epi- und Perikardvergrößerung<br>SERCA2a-mRNA und Protein-Expression stimuliert den Ca2+ Pumpmechanismus<br>Aktivierung der Kinasen Threonin-17-Residuen<br>Kontraktionskraft und Relaxationsgeschwindigkeit erhöht<br>Linksventrikuläre Steifigkeit gesenkt |
| **Leitungsarterien** | Baroreflex-Sensitivität gesenkt, sympathische Aktivierung erhöht<br>Entkopplung eNOS: NO-Verfügbarkeit gesenkt, oxidativer Stress erhöht<br>Gewebeumbau (Elastin-Degradation) durch Dysregulation der Expression von Metalloproteinasen<br>Endotheliale Dysfunktion | p53-Regulation: Tumorsuppressor erhöht, vorzeitige Alterung gesenkt<br>Am Zellzyklus involvierte Biomarker der zellulären Seneszenz gesenkt: SA-βgal, p16 and p21<br>Nitrotyrosin-Spiegel gesenkt<br>SOD-Expression erhöht |

37 Bildung von Kollagen unter Quervernetzung

### Auswirkungen auf die kardiovaskuläre Sterblichkeit

Den gesundheitspräventiven Effekt von aerobem Ausdauertraining auf kardiovaskuläre Erkrankungen weisen eine Vielzahl häufig zitierter Querschnittsstudien und Längsschnitterhebungen nach. In der bekannten Harvard Alumni Study zog ein wöchentlicher Kalorienverbrauch von 1500 kcl bis 2000 kcal eine Senkung der kardiovaskulären Mortalität von 44 % nach sich. Und in einer finnischen Zwillingsstudie war zu beobachten, dass das Risiko für Herzkreislaufereignisse bei mehr als sechs Trainingseinheiten pro Woche um 43 % gesenkt werden konnte. Wurde weniger häufig trainiert (mehr als sechs Trainingseinheiten pro Woche), lag die Quote noch bei 29 % (Kaprio et al., 2000). Mit den Daten einer weiteren großen Populationsstudie ließ sich eine inverse Beziehung von VO2max und der Wahrscheinlichkeit des Auftretens einer koronaren Herzerkrankung zeigen (Artero et al., 2014). Die VO2max ist in dieser Hinsicht ein guter Prädiktor für die kardiovaskuläre Sterblichkeit (Kaminsky et al., 2013). Es besteht auch eine starke inverse Beziehung zwischen der Ausdauerleistungsfähigkeit und der Gefäßsteifigkeit[38] (Müller et al., 2015, Nürnberger et al., 2007). Fukuie et al. (2019) konnten zeigen, dass in der Subpopulation gesunder und älterer Teilnehmende die am Arm gemessene Pulswellengeschwindigkeit als Index für die Gefäßsteifigkeit nach einer einmal wöchentlich, über 14 Wochen durchgeführten Trainingsphase im Wasser signifikant abnahm. Aus empirischer Forschung geht hervor, dass von körperlichem Training eine kardiovaskuläre Schutzwirkung ausgeht. Ein detailliertes Verständnis liefert die Gefäßmedizin, die eine entgleiste Endothelfunktion als Störung in der „NO-mediierten Vasodilatation“ auffasst (Tripolt & Sourij, 2010). In der kardiovaskulären Prävention gelten ausdauerorientierte Aktivitäten wie Gehen, Laufen, Radfahren und Schwimmen als ideale Sportarten, ergänzt durch Krafttraining. Chase et al. (2008) analysierten in einem Review die durch einen aktiven Lebensstil beeinflussbaren Risikofaktoren für kardiovaskuläre Erkrankungen. Die methodischen Details erschließen sich aus der längsschnittlichen Populationsstudie „Aerobics Center Longitudinal Study (ACLS)“. Über einen 35-jährigen Zeitraum hinweg wurde das gesundheitsrelevante Potenzial von verschiedenen Ausdauersportarten an 10 518 Frauen und 35 185 Männer im Alter zwischen 20 und 88 Jahren ermittelt. Als die beste Wahl, um kardiovaskulären Risikofaktoren vorzubeugen, gilt demnach Laufen, gefolgt von Schwimmen und erst an dritter Stelle reiht sich Gehen ein. Die Metaanalyse unterstreicht die präventivmedizinische Bedeutung von Schwimmen. Unabhängig von der Ausprägung der kardiovaskulären Fitness, trägt auch Krafttraining zur Senkung der metabolischen und kardiovaskulären Mortalitäts- und Morbiditätsrisiken bei (Ruiz et al., 2008; Roberts et al., 2015).

38 Die Gefäßsteifigkeit ist prädiktiv für eine subklinische Atherosklerose und damit für kardiovaskuläre Erkrankungen.

### Auswirkungen auf Stoffwechselerkrankungen

Die Bedeutung eines aktiven Lebensstils als Schutzfaktor für die Gesundheit illustriert allein schon die Zahl Übergewichtiger mit Stoffwechsel- und Krebserkrankungen (Farell et al., 2011) und kann im Umkehrschluss anhand des nachgewiesenen Rückgangs von körperlicher Aktivität abgeleitet werden. Wie stark der Anteil der Menschen mit Übergewicht (BMI höher als 25) länderbezogen zugenommen hat, kann an der Kartographie des Institute for Health Metrics and Evaluation (IHME) entnommen werden.

### Auswirkungen auf die Prävalenz von bestimmten Krebsarten

Wie aus den Auswertungen von Überlebenszeitdaten einer großen prospektiven Kohorten-Populationsstudie über einen Beobachtungszeitraum von 4.8 Jahre hervorgeht, reduziert eine Aufstockung des Bewegungsumfangs von

13.2 auf 56.2 MET-Stunden pro Woche das Risiko für kolorektalen Krebs um 25 % (Hazard Ratio 0.75; 95 % CI 0.61 bis 0.91). Ergebnisse eines weiteren systematischen Reviews mit 123 574 Teilnehmenden aus 22 prospektiven Kohortstudien (Nachverfolgungszeit der Studien zwischen 4.3 bis 12.7 Jahre) belegen die inverse Beziehung zwischen KA und Brustkrebsmortalität. Insgesamt wurden 5462 Brustkrebsfälle registriert. Das Krebsrisiko verringerte sich bei einem Aktivitätslevel von mehr als 8 MET-Stunden pro Woche („high lifetime recreational physical activity levels") gegenüber Inaktiven um 27 % (Hazard Ratio 0.73, 95 % CI 0.54 bis 0.98, $p < 0.05$) (Lahart et al., 2015). Einer aktuellen Analyse von neun großen Kohortenstudien mit insgesamt 755 459 Teilnehmenden nach, sind die Zahlen nach unten zu korrigieren. Der wissenschaftlichen Datenlage aus einem Jahrzehnt zufolge verringerte sich für einen Aktivitätslevel von 7.5 bis 15 MET-Stunden pro Woche das Prävalenzrisiko für die beiden häufigsten Krebsentitäten, das Kolonkarzinom um 8 % bis 14 %, retrospektive Brustkrebs um 6 % bis 10 % (Matthews et al., 2020; Walter et al., 2017). Andere Krebsarten betreffend werden Prävalenzdaten für das Endometriumkarzinom (10 % bis 18 % niedrigeres Risiko), Nierenkrebs (11 % bis 17 %), Multiples Myelom (14 % bis 19 %), Leberkrebs (18 % bis 27 %) und Hodgkinlymphom (11 % bis 18 %) genannt.

Für die an erster Stelle liegende Krebsart der Sterbestatistik bei Männern, das Prostatakarzinom, gefolgt von Lungen- und Kolonkarzinom, zeigte sich in einer Übersichtsarbeit (Einbezug von Kohorten- und Fall-Kontrollstudien) ein nur „offener Zusammenhang". Ermutigend ist, dass 40 % der Arbeiten zu einem positiven Ergebnis kommen (Heitkamp & Jelas, 2012). Die Vermeidung von Übergewicht und Hyperinsulinämie ist für die Krebsvorbeugung an erster Stelle hervorzuheben. Einerseits ist Fettgewebe reich an Insulinrezeptoren, andererseits haben Insulin und IGF1 wachstumsstimulierende Wirkung auf bereits vorhandene Krebszellen. Weitere gute Gründe regelmäßig körperlich aktiv zu sein sind die vermehrte Bildung immunkompetenter Zellen (Heitkamp & Jelas, 2012).

### Auswirkungen auf den Alterungsvorgang

Nicht nur was die Lebenserwartung anbelangt ist körperliches Training hervorzuheben; es bremst auch die Alterungsvorgänge. Der Alterstheorie nach wirkt Ausdauertraining der Telomerverkürzung infolge der begrenzten Zellteilungsvorgänge entgegen, indem sie bestimmte Proteine schützt (Marques et al., 2020; Werner et al., 2019). Hollmann (2008) verweist in einem Essay zur Zukunft der Sportmedizin auf die Bedeutung von lebenslangen Sporttreiben als die einzige gesicherte Verhaltensweise, sich funktionell jünger zu erhalten und alterungsphysiologischen Vorgängen vorzubeugen. Körperliches Training verhindert durch die Ausbalancierung freier Radikale (ROS) oxidativen Zellstress, so Hollmann (2008).

### Auswirkungen auf neurodegenerative Erkrankungen

Es entspricht dem heutigen Wissensstand, dass körperliches Training das Risiko für neurodegenerative Erkrankungen senkt. Der neurodegenerativ wirksame Effekt von körperlichem Training wird mit der Ausschüttung von Wachstumsfaktoren, Dopamin, Laktat und antiinflammatorischen Botenstoffen auf verschiedene Weise in Zusammenhang gebracht (Zimmer et al., 2015). Laktat fällt als neuroprotektive Substanz als Zwischenprodukt bei intensiven Leistungen im Sport an. Mit der Eigenschaft, die Blut-Hirn-Schranke passieren zu können, wird Laktat als Brennstoff für Gehirnnervenzellen und Oligodendrozyten genutzt. Die Energiebereitstellung durch Laktat und Ketonkörper fördert neurogenetische Prozesse (Synapsenbildung, Dendriten- und Neuritenwachstum, Gefäßneubildung) und wird auch für den Axonerhalt als wichtig erachtet (Magistretti & Pellerin, 1999).

Die vermehrte Ausschüttung von Dopamin nach Sport durch Neuronen der Substantia nigra beeinflusst frontale Kortexfunktionen und geht mit einer Leistungsverbesserung motorischer Fähigkeiten einher. Ein Verlust der Funktionen wird mit den Defiziten der Parkinsonkrankheit in Verbindung gebracht (Zimmer et al., 2015).

Es sind eine Reihe weiterer Wachstumsfaktoren bekannt: BDNF, VGED und IGF1. BDNF (brain derived neurotrophic factor) stimuliert die Expression von Plastizitätsgenen im Hippocampus. Entsprechend durch Training induzierende Anstiege konnten in den Blutserumspiegeln bei Schwangeren und in der Entwicklungsphase aktiver Jugendlicher nachgewiesen werden (Pareja-Galeano et al., 2013; Vega et al., 2011). Des Weiteren ist an der Neurogenese VEGD (vascular endothelial growth factor) und IGF1 (insulin-like growth factor 1) beteiligt (Grote & Hannan, 2007; Hollmann, 2008). Anstiege in den Blutspiegeln verbessern die Gedächtnisleistung und das Hirnvolumen.

Den neuroprotektiven Charakter von körperlichem Training unterstreichen auch Beobachtungsstudien. In einer Nachverfolgungsstudie gingen Hörder et al. (2018) bei schwedischen Frauen, die lebenslang mindestens dreimal pro Woche 30 min trainierten, der Prävalenz von Demenz nach. Sie stellten fest, dass das Erkrankungsrisiko trainierter Frauen im Alter von 40 bis 60 Jahren gegenüber den Nichttrainierenden um 88 % niedrigerer war. Geht man davon aus, dass kardiovaskuläre Prozesse in der Lebensmitte das Risiko einer Demenz später im Leben erhöhen, dann erscheint es plausibel, dass regelmäßige Bewegung mit einem niedrigeren Demenzrisiko im Alter einhergeht.

Die Schutzwirkung von lebenslangem Sport wurde auch gegenüber der Parkinsonkrankheit gefunden. Einer längsschnittlichen, über 13 Jahre verfolgten Kohortenstudie an 43 000 Schweden ist zu entnehmen, dass mit einem Gesamtumfang von sechs Stunden pro Woche das Parkinson-Erkrankungsrisiko um 45 % sank (Yang et al., 2015). Die Beobachtungen zeigen, dass sich die Gesamtaktivität im täglichen Leben bezahlt macht. Die Feststellung ist nicht nur auf die Prävalenz neurodegenerativer Erkrankungen zu beziehen, neuere Erkenntnisse sprechen für die Aufnahme von körperlichem Training bei bereits bestehenden chronischen und neurodegenerativen Erkrankungen. Regelmäßige Bewegung kann offenbar das Fortschreiten neurobiologischer Defizite durch die Aktivierung neurotrophischer Signalwege zum Schutz der Axone von Nervenzellen abschwächen (Zigmond et al., 2012).

Mit **Trainingskonzepten im Wasser** können gleichermaßen wie beim landbasierten Training (ET) verschiedene Anspruchsgruppen eine hohe kardiovaskulare Fitness aufbauen und einen entscheidenden Beitrag zur Gesundheit leisten. Verfügbare wissenschaftliche Daten basieren auf AE-/ET-Trainingsprogrammen bei jüngeren Männern (Avellini et al., 1983), untrainierten Älteren (Haynes et al.; 2020; Takeshima et al., 2002) und untrainierten Übergewichtigen (Greene et al., 2009; Nagle et al., 2007). Es ist zur Kenntnis zu nehmen, dass sich über alle Trainingsstudien hinweggesehen, keine signifikanten Wasser-Land-VO2max-Unterschiede im Follow-up ergeben haben.

In den Studien von Takeshima et al. (2002) und Greene et al. (2009) beispielsweise verbesserten die Teilnehmenden mit AE in der Programmdurchführung ihre VO2peak-Werte um 12 %, retrospektive 11 %. Die landbasierten Werte in den Vergleichsgruppen erreichten vergleichbare Werte. Einzelheiten zu den Trainingsmodalitäten und -ergebnissen mit korrespondierenden ET-Vergleichswerten sind in der **Tabelle 15-2** gelistet. Aus den Belastungsvorgaben lässt sich entnehmen, dass sich höhere Intensitäten – unabhängig davon, ob im Wasser oder an Land trainiert wurde – vorteilhaft auf die Trainingseffekte auswirken und bessere Endresultate hervorbringen.

Die Feststellung der Abhängigkeit von der Intensität der Programmdurchführung unterstreichen auch Trainingsinterventionen mit intensivem Charakter. Bromann et al. (2006) und Martin et al. (1987) erzielten mit extensiven Intervalltrainingsformen (Deep water running zweimal pro Woche; acht Wochen; Inten-

**Tabelle 15-2:** Belastungsnormative – Trainingsanpassungen. Studiencharakteristika und Verlaufsevaluation (VO2max – Pre-post-Vergleich) nach erfolgter landbasierter (ET) und wasserbasierter (AE) Trainingsintervention (ET: Exercise Training; AE: Aqua Exercise. HRR: Herzfrequenzreserve; Hfmax: maximale Herzfrequenz)

| Studie | Periode | Umfang/W | Intensitätsvorgaben | Trainingshäufigkeit/W | Pre-post-Design VO2max AE | Pre-post-Design VO2max ET |
|---|---|---|---|---|---|---|
| Avellini et al. (1983) N = 15 | 4 W | 300 min | 75 % VO2max | 5 x/W | 15 % | 16 % |
| Takeshima et al. (2002) N = 30 | 12 W | 210 min | 67–78 % Hfmax | 3 x/W | 12 % | 10 % |
| Haynes et al. (2020) N = 58 | 24 W | 150 min | 55–65 % HRR | 3 x/W | 3.7 % | 4.7 % |
| Nagle et al. (2007) N = 44 | 16 W | 200–300 min | 60–70 % Hfmax | 3 x/W | 3.3 % | 5.6 % |
| Greene et al. (2009) N = 57 | 12 W | 250–500 kcal/TE | 60–85 % VO2max | 3 x/W | 11.2.% | 12.5.% |

sität 75 % Hfmax) wie auch mit polarisierter Intensitätsverteilung (Schwimmen dreimal pro Woche; 12 Wochen) 10 %ige VO2max-Verbesserungsraten.

Für Aussagen zu gesundheitlichen Präventiveffekten von AE kann auch die VO2max zur Abschätzung der Inanspruchnahme der Organleistung herangezogen werden. Der Funktionswert liefert Informationen über eine geeignete Aktivierung der eingesetzten Muskelmasse und eignet sich als Schätzwert für den Stoffwechselumsatz, der bei Ausdauerleistungen erzielt wird. Es ist festzustellen, dass einschlägige Studien keine auffälligen VO2max-Unterschiede für die Belastungsarten Laufen und Radfahren im Wasser im Vergleich zu bewegungsspezifischen landbasierten Referenztechniken aufweisen (Fenzl et al., 2005). Damit gehören Laufen und Radfahren zu den wirksamen Belastungsarten im Wasser, um Kondition aufzubauen und zur Gesundheitsprävention beizutragen.

## 15.2 Behandlungsrichtlinien und Trainingsempfehlungen

Die WHO haben auf Veranlassen der World Health Assembly neue angepasste globale Aktivitätsempfehlungen veröffentlicht. Sie ersetzen die „Recommendations on Physical Activity for Health“ aus dem Jahr 2010. In ihren Leitlinien – beruhend auf einem systematischen Reviewprozess und unter Angabe von Evidenzprofilen – beziehen Bull et al. (2020) sich gesondert auf allgemeine Aktivitätsziele über den gesamten Lebenszyklus. Demnach sollen bislang inaktiv Gebliebene ihren Umfang und die Intensität für körperliche Aktivität allmählich steigern, wobei ungeachtet der Dauer auch multiple Bewegungseinheiten empfehlenswert sind. Eine vorgängig medizinische Abklärung ist nicht notwendig. Personen, die bereits einer regelmäßigen moderaten KA nachgehen, wird empfohlen, ihren Intensitätslevel weiter anzuheben. Umfangsmäßig sind bei moderater Belastung 150 bis 300 Aktivitätsminuten an mindestens fünf Tagen pro Woche zu erzielen. Gesamtbelastungsumfänge von 75 bis 150 min an mindestens drei Tagen pro Woche genügen, wenn die Belastungen intensiv gewählt werden. Bemerkenswert dabei ist die Aufstockung der wöchentlichen Bruttobelastung von 150 min auf 300 min, entsprechend 600 MET-Minuten pro Woche mit moderater Intensität (60 % bis 75 % der maximalen Herzfrequenzrate (1 MET entspricht der Sauerstoffaufnahme von 3.5 ml*kg-1*min-1 zur Abschätzung der Belastungsintensität und Dauer; 3 bis 6 MET entsprechen einer aeroben Aktivität mit mittlerer Intensität, 6 bis 9 MET jener einer hohen). Begründet wird der höhere Gesamtumfang mit der kardiovaskulären Risikosenkung sowie mit Zahlen zur Gesamtmortalität und der Inzidenz von Krebserkrankungen und Diabetes. Der empfohlene Trainingsumfang deckt das präventiv wirksame Spektrum für körperliches Training weitgehend ab, wenngleich auch mit höheren Trainingsumfängen (> 300 min moderate Aktivität mit 3 bis 6 MET, bzw. > 150 min mit hoher Intensität > 6 MET) die Mortalitätsrate geringfügig weiter gesenkt werden kann. Möglicherweise setzt bei exzessiver Steigerung ein dosisabhängiger Umkehreffekt ein. Für einen weiterreichenden Nutzen sollten ergänzend auch muskelkräftigende Übungen mit mittlerer und höherer Intensität zwei Mal pro Woche im Gesamtprogramm enthalten sein. Voraussetzung ist eine genügende Proteinzufuhr (1.5 g/kgKG). Zudem liegt bei der Formulierung von Zielen für alle älteren und mobilitätseingeschränkten Menschen die Betonung auf spezifisch unterstützende Gleichgewichtsübungen und funktionelle Übungen an mindestens drei Tagen pro Woche als Sturz- und Osteoporose-Prophylaxe (Bull et al., 2020). Behinderte sollten sich zur Art und Dosierung der Belastungen beraten lassen.

In einschlägigen Reviews wird zur Erreichung der präventiven Ziele eine regelmäßige körperliche Aktivität unter Angabe von differenzierten Dosiskriterien empfohlen. Sofern die Belastungsvorgaben umgesetzt werden, ist AE für den Aufbau einer hohen kardiovaskulären Fitness genauso gut geeignet wie ET. AE leistet somit einen entscheidenden Beitrag zur Gesundheit.

## Literatur

Artero, E. G., Jackson, A. S., Sui, X., Lee, D. C., O'Connor, D. P., Lavie, C. J., Church, T. S. & Blair, S. N. (2014). Longitudinal algorithms to estimate cardiorespiratory fitness: associations with nonfatal cardiovascular disease and disease-specific mortality. *Journal of the American College of Cardiology, 63*(21), 2289–2296. https://doi.org/10.1016/j.jacc.2014.03.008

Avellini, B. A., Shapiro, Y. & Pandolf, K. B. (1983). Cardio-respiratory physical training in water and on land. *European journal of applied physiology and occupational physiology, 50*(2), 255–263. https://doi.org/10.1007/BF00422164

Berrington de Gonzalez, A., Visvanathan, K., Campbell, P. T., Freedman, M., Weiderpass, E., Adami, H. O., Linet, M. S., Lee, I. M. & Matthews, C. E. (2015). Leisure time physical activity and mortality: a detailed pooled analysis of the dose-response relationship. *JAMA internal medicine, 175*(6), 959–967.

Broman, G., Quintana, M., Lindberg, T., Jansson, E. & Kaijser, L. (2006). High intensity deep water training can improve aerobic power in elderly women. *European journal of applied physiology, 98*(2), 117–123. https://doi.org/10.1007/s00421-006-0237-2

Bull, F. C., Al-Ansari, S. S., Biddle, S., Borodulin, K., Buman, M. P., Cardon, G., Carty, C., Chaput, J. P., Chastin, S., Chou, R., Dempsey, P. C., DiPietro, L., Ekelund, U., Firth, J., Friedenreich, C. M., Garcia, L., Gichu, M., Jago, R., Katzmarzyk, P. T., Lambert, E., ... Willumsen, J. F. (2020). World Health Organization 2020 guidelines on physical activity and sedentary behaviour. *British journal of sports medicine, 54*(24), 1451–1462.

Chase, N.L., Sui, X. & Blair, S.N. (2008). Comparison of the health aspects of swimming with other types of physical activity and sedentary lifestyle habits. *International journal aquatic research education, 2*(2), 151–161. https://doi.org/10.25035/ijare.02.02.07

Fenzl, M., Schnizer, W., Hartmann, B., Villiger, B. & Knüsel, O. (2005). Unterschiede in der maximalen Sauerstoffaufnahme bei körperlichen Belastungen im Wasser oder an Land. *Schweizerische Zeitschrift für Sportmedizin, 53*, 172–179.

Fukuie, M., Yamabe, T., Nomura, Y., Hashitomi, T., Maeda, S. & Sugawara, J. (2019). The effect of head-out aquatic exercise on arterial stiffness in middle-aged and elderly people. *Pulse, 7*, 51–59. https://doi.org/10.1159/000498853

Greene, N.P., Lambert, B.S., Greene, E.S., Carbuhn, A.F., Green, J.S. & Crouse, S.F. (2009). Comparative efficacy of water and land treadmill training for overweight or obese adults. *Medicine and science in sports and exercise, 41*(9), 1808–1815. https://doi.org/10.1249/MSS.0b013e3181a23f7f

Gries, K.J. & Trappe, S.W. (2022). The aging athlete: paradigm of healthy aging. *International journal of sports medicine, 43*(8), 661–678. https://doi.org/10.1055/a-1761-8481

Grøntved, A., Rimm, E.B., Willett, W.C., Andersen, L.B. & Hu, F.B. (2012). A prospective study of weight training and risk of type 2 diabetes mellitus in men. *Archives of internal medicine, 172*(17), 1306–1312. https://doi.org/10.1001/archinternmed.2012.3138

Grote, H.E. & Hannan, A.J. (2007). Regulators of adult neurogenesis in the healthy and diseased brain. *Clinical and experimental pharmacology & physiology, 34*(5–6), 533–545. https://doi.org/10.1111/j.1440-1681.2007.04610.x

Guthold, R., Stevens, G.A., Riley, L.M. & Bull, F.C. (2018). Worldwide trends in insufficient physical activity from 2001 to 2016: a pooled analysis of 358 population-based surveys with 19 million participants. The Lancet. *Global health, 6*(10), e1077–e1086.

Harber, M.P., Kaminsky, L.A., Arena, R., Blair, S.N., Franklin, B.A., Myers, J. & Ross, R. (2017). Impact of cardiorespiratory fitness on all-cause and disease-specific mortality: advances since 2009. *Progress in cardiovascular diseases, 60*(1), 11–20. https://doi.org/10.1016/j.pcad.2017.03.001

Hollmann, W. (2008). Die Zukunft der Sportmedizin. *Sport Orthopädie Traumatologie, 24*, 221–226. https://doi.org/10.1016/j.orthtr.2008.09.010

Haynes, A., Naylor, L.H., Carter, H.H., Spence, A.L., Robey, E., Cox, K.L., Maslen, B.A., Lautenschlager, N.T., Ridgers, N.D. & Green, D.J. (2020). Land-walking vs. water-walking interventions in older adults: Effects on aerobic fitness. *Journal of sport and health science, 9*(3), 274–282.

Heitkamp, H.C. &, Jelas, I. (2012). Epidemiologische Evidenz zur Prävention des Prostatakarzinoms durch körperliche Aktivität. *Wiener Medizinische Wochenschrift, 162*, 533–540. https://doi.org/10.1007/s10354-012-0121-0

Hörder, H., Johansson, L., Guo, X., Grimby, G., Kern, S., Östling, S. & Skoog, I. (2018). Midlife cardiovascular fitness and dementia: A 44-year longitudinal population study in women. *Neurology, 90*(15), e1298–e1305. https://doi.org/10.1212/WNL.0000000000005290

Kamada, M., Shiroma, E.J., Buring, J.E., Miyachi, M. & Lee, I.M. (2017). Strength training and all-cause, cardiovascular disease, and cancer mortality in older women: a cohort study: a cohort study. *Journal of the American Heart Association, 6*(11), E007677. https://doi.org/10.1161/JAHA.117.007677

Kamiya, K., Masuda, T., Tanaka, S., Hamazaki, N., Matsue, Y., Mezzani, A., Matsuzawa, R., Nozaki, K., Maekawa, E., Noda, C., Yamaoka-Tojo, M., Arai, Y., Matsunaga, A., Izumi, T. & Ako, J. (2015). Quadriceps strength as a predictor of mortality in coronary artery disease. *The American journal of medicine, 128*(11), 1212–1219. https://doi.org/10.1016/j.amjmed.2015.06.035

Kaminsky, L.A., Arena, R., Beckie, T.M., Brubaker, P.H., Church, T.S., Forman, D.E., Franklin, B.A., Gulati, M., Lavie, C.J., Myers, J., Patel, M.J., Piña, I.L., Weintraub, W.S., Williams, M.A. & American Heart Association Advocacy Coordinating Committee, Council on Clinical Cardiology, and Council on Nutrition, Physical Activity and Metabolism (2013). The importance of cardiorespiratory fitness in the United States: the need for a national registry: a policy statement from the American Heart Association. *Circulation, 127*(5), 652–662.

Kaprio, J., Kujala, U.M., Koskenvuo, M. & Sarna, S. (2000). Physical activity and other risk factors in male twin-pairs discordant for coronary heart disease. *Atherosclerosis, 150*(1), 193–200. https://doi.org/10.1016/S0021-9150(99)00368-8

Kodama, S., Saito, K., Tanaka, S., Maki, M., Yachi, Y., Asumi, M., Sugawara, A., Totsuka, K., Shimano, H., Ohashi, Y., Yamada, N. & Sone, H. (2009). Cardiorespiratory fitness as a quantitative predictor of all-cause mortality and cardiovascular events in healthy men and women: a meta-analysis. *JAMA, 301*(19), 2024–2035.

Lahart, I.M., Metsios, G.S., Nevill, A.M. & Carmichael, A.R. (2015). Physical activity, risk of death and recurrence in breast cancer survivors: A systematic review and meta-analysis of epidemiological studies. *Acta oncologica, 54*(5), 635–654. https://doi.org/10.3109/0284186X.2014.998275

Lavie, C.J., Ozemek, C., Carbone, S., Katzmarzyk, P.T. & Blair, S.N. (2019). Sedentary behavior, exercise, and cardiovascular health. *Circulation research, 124*(5), 799–815. https://doi.org/10.1161/CIRCRESAHA.118.312669

Lee, D.A.Y., Rhee, E.J., Cho, J.H., Kwon, H., Park, S.E.E., Kim, Y.H., Han, K., Park, Y.K., Yoo, S.J. & Lee, W.Y. (2018). Appropriate amount of regular exercise is associated with a reduced mortality risk. *Medicine and science in sports and exercise, 50*(12), 2451–2458. https://doi.org/10.1249/MSS.0000000000001734

Magistretti, P.J. & Pellerin, L. (1999). Cellular mechanisms of brain energy metabolism and their relevance to functional brain imaging. Philosophical transactions of the Royal Society of London. Series B. *Biological sciences, 354*(1387), 1155–1163.

Martin, W.H., Montgomery, J., Snell, P.G., Corbett, J.R., Sokolov, J.J., Buckey, J.C., Maloney, D.A. & Blomqvist, C.G. (1987). Cardiovascular adaptations to intense swim training in sedentary middle-aged men and women. *Circulation, 75*(2), 323–330. https://doi.org/10.1161/01.CIR.75.2.323

Marques, A., Gouveira, É.R., Peralta, M., Martins, J., Venturini, J., Henriques-Neto, D. & Sarmento, H. (2020). Cardiorespiratory fitness and telomere length: a systematic review. *Journal of sports sciences, 38*(14), 1690–1697. https://doi.org/10.1080/02640414.2020.1754739

Mathur, N. & Pedersen, B.K. (2008). Exercise as a mean to control low-grade systemic inflammation. *Mediators of inflammation, 2008,* 109502. https://doi.org/10.1155/2008/109502

Matthews, C.E., Moore, S.C., Arem, H., Cook, M.B., Trabert, B., Håkansson, N., Larsson, S.C., Wolk, A., Gapstur, S.M., Lynch, B.M., Milne, R.L., Freedman, N.D., Huang, W.Y., Berrington de Gonzalez, A., Kitahara, C.M., Linet, M.S., Shiroma, E.J., Sandin, S., Patel, A.V. & Lee, I.M. (2020). Amount and intensity of leisure-time physical activity and lower cancer risk. *Journal of clinical oncology, 38*(7), 686–697.

Müller, J., Wilms, M. & Oberhoffer, R. (2015). Acute effects of submaximal endurance training on arterial stiffness in healthy middle- and long-distance runners. *Journal of clinical hypertension, 17*(5), 371–374. https://doi.org/10.1111/jch.12530

Müssigbrodt, A., Richter, S., Hindricks, G. & Bollmann, A. (2010). Vorhofflimmern bei Ausdauersportlern. *Deutsche Zeitschrift Spotmedizin, 61*(9), 190–200.

Nagle, E.F., Robertson, R.J., Jakicic, J.J., Otto, A.D., Ranalli, J.R. & Chiapetta, L.B. (2007). Effects of aquatic exercise and walking in sedentary obese women undergoing a behavioral weight-loss intervention. *International journals aquatic research education, 1,* 43–56. https://doi.org/10.25035/ijare.01.01.05

Niederseer, D. & Schmied, C.M. (2016). Wieviel ist Zuviel? Sportinduziertes Vorhofflimmern. *Fortbildung Medizin Forum*, 35–38.

Nürnberger, J., Kribben, A., Philipp, T. & Erbel, R. (2007). Die arterielle Compliance (Gefäßsteifigkeit) zur Aufdeckung einer subklinischen Atherosklerose. *Herz, 32*, 379–386. https://doi.org/10.1007/s00059-007-3030-z

Pedersen, B.K. (2019). Which type of exercise keeps you young? *Current opinion in clinical nutrition and metabolic care, 22*(2), 167–173. https://doi.org/10.1097/MCO.0000000000000546

Pareja-Galeano, H., Brioche, T., Sanchis-Gomar, F., Montal, A., Jovaní, C., Martínez-Costa, C., Gomez-Cabrera, M.C. & Viña, J. (2013). Impact of exercise training on neuroplasticity-related growth factors in adolescents. *Journal of musculoskeletal & neuronal interactions, 13*(3), 368–371.

Roberts, C.K., Lee, M.M., Katiraie, M., Krell, S.L., Angadi, S.S., Chronley, M.K., Oh, C.S., Ribas, V., Harris, R.A., Hevener, A.L. & Croymans, D.M. (2015). Strength fitness and body weight status on markers of cardiometabolic health. *Medicine and science in sports and exercise, 47*(6), 1211–1218. https://doi.org/10.1249/MSS.0000000000000526

Ruiz, J.R., Sui, X., Lobelo, F., Morrow, J.R., Jackson, A.W., Sjöström, M. & Blair, S.N. (2008). Association between muscular strength and mortality in men: prospective cohort study. *BMJ (Clinical research ed.), 337*(7661), a439. https://doi.org/10.1136/bmj.a439

Schnohr, P., O'Keefe, J.H., Marott, J.L., Lange, P. & Jensen, G.B. (2015). Dose of jogging and long-term mortality: the Copenhagen City Heart Study. *Journal of the American College of Cardiology, 65*(5), 411–419. https://doi.org/10.1016/j.jacc.2014.11.023

Tripolt, N. & Sourij, H. (2010). Diabetes mellitus und endotheliale Dysfunktion. *Journal of clinical endocrinology and metabolism, 3*(2), 20–24.

Takeshima, N., Rogers, M.E., Watanabe, E., Brechue, W.F., Okada, A., Yamada, T., Islam, M.M. & Hayano, J. (2002). Water-based exercise improves health-related aspects of fitness in older women. *Medicine and science in sports and exercise, 34*(3), 544–551. https://doi.org/10.1097/00005768-200203000-00024

US-Department of Health and Human Services. (2008). *Physical activity guidelines for americans.* www.health.gov/paguidelines.

Vega, S.R., Kleinert, J., Sulprizio, M., Hollmann, W., Bloch, W. & Strüder, H.K. (2011). Responses of serum neurotrophic factors to exercise in pregnant and postpartum women. *Psychoneuroendocrinology, 36*(2), 220–227. https://doi.org/10.1016/j.psyneuen.2010.07.012

Walter, V., Jansen, L., Knebel, P., Chang-Claude, J., Hoffmeister, M. & Brenner, H. (2017). Physical activity and survival of colorectal cancer patients: Population-based study from Germany. *International journal of cancer, 140*(9), 1985–1997. https://doi.org/10.1002/ijc.30619

Wen, C.P., Wai, J.P., Tsai, M.K., Yang, Y.C., Cheng, T.Y., Lee, M.C., Chan, H.T., Tsao, C.K., Tsai, S.P. & Wu, X. (2011). Minimum amount of physical activity for reduced mortality and extended life expectancy: a prospective cohort study. *Lancet, 378*(9798), 1244–1253. https://doi.org/10.1016/S0140-6736(11)60749-6

Werner, C.M., Hecksteden, A., Morsch, A., Zundler, J., Wegmann, M., Kratzsch, J., Thiery, J., Hohl, M., Bittenbring, J.T., Neumann, F., Böhm, M., Meyer, T. & Laufs, U. (2019). Differential effects of endurance, interval, and resistance training on telomerase activity and telomere length in a randomized, controlled study. *European heart journal, 40*(1), 34–46.

Yang, F., Trolle Lagerros, Y., Bellocco, R., Adami, H.O., Fang, F., Pedersen, N.L. & Wirdefeldt, K. (2015). Physical activity and risk of Parkinson's disease in the swedish national march cohort. *Brain: a journal of neurology, 138*(Pt 2), 269–275. https://doi.org/10.1093/brain/awu323

Zigmond, M.J., Cameron, J.L., Hoffer, B.J. & Smeyne, R.J. (2012). Neurorestoration by physical exercise: moving forward. *Parkinsonism & related disorders, 18*(1), S147–S150. https://doi.org/10.1016/S1353-8020(11)70046-3

Zimmer, P., Oberste, M. & Bloch, W. (2015). Einfluss von Sport auf das zentrale Nervensystem – Molekulare und zelluläre Wirkmechanismen. *Deutsche Zeitschrift Sportmedizin, 66,* 42–46. https://doi.org/10.5960/dzsm.2015.164

Zunner, B.E. M., Wachsmuth, N.B., Eckstein, M.L., Scherl, L., Schierbauer, J.R., Haupt, S., Stumpf, C., Reusch, L. & Moser, O. (2022). Myokines and resistance training: a narrative review. *International journal of molecular sciences, 23*(7), 3501. https://doi.org/10.3390/ijms23073501

## Weiterführende Literatur

Farrell, S.W., Finley, C.E., McAuley, P.A. & Frierson, G.M. (2011). Cardiorespiratory fitness, different measures of adiposity, and total cancer mortality in women. *Obesity, 19*(11), 2261–2267. https://doi.org/10.1038/oby.2010.345

Hallal, P.C., Reichert, F.F., Ekelund, U., Dumith, S.C., Menezes, A.M., Victora, C.G. & Wells, J. (2012). Bidirectional cross-sectional and prospective associations between physical activity and body composition in adolescence: birth cohort study. *Journal of sports sciences, 30*(2), 183–190. https://doi.org/10.1080/02640414.2011.631570

# Teil 3: Erscheinungsformen von Aqua Exercise, biologische Grundlagen, Trainingsmethoden und Regeneration

Der Hype des Fitness-Lifestyle hat dazu geführt, dass über Videoportale effiziente Workouts im Wasser massenhafte Verbreitung finden. Der Fitnessboom im Wasser hat lange vor der Vernetzung im Internet über digitale Medien eingesetzt; zahlreiche Printmedien illustrieren ein großes motorisches Potenzial an wasserspezifischen Übungen. Einige Informationsquellen nehmen Bezug zu Hilfsmitteln wie die Aquanoodle (DeToia, 2010), andere sind modulartig nach motorischen Fähigkeiten und Fertigkeiten aufgebaut (Reischle, 1997). „Hippe" Wortneuschöpfungen wie Aquaaerobic und Aquapower kennzeichnen dabei den jeweiligen inhaltlichen Schwerpunkt der Aufbauprogramme.

Das aus dem Englischen eingeflossene Aquafit bedeutet so viel wie umfassendes Konditionstraining für den ganzen Körper. Aquafit wird auch mit Laufen im tiefen Wasser verbunden (Wilke & Fessler, 1999). Wo sich Anglizismen und kreative Wortneuschöpfungen noch nicht durchgesetzt haben, werden emotionale Werte betont: „Spiel mit Schwung und Handgeräten", „Wasser erleben" oder „sanfte Übungen für die Beweglichkeit". Auch darf „Yoga" im Angebotsspektrum in jedweder Angebotsform nicht fehlen.

Das Angebots-Repertoire umfasst eigens entwickelte Gerätschaften für Aqua-Kickboxing, Aqua-Nordic, Aqua-Crossing, Aqua-Golf: Die Aufzählung ist nicht abschließend. Die Verwendung von Hilfsmitteln stehen für zweckgerichtete, strukturiert motorische Bewegungshandlungen (Barbosa et al., 2009). Das Aufkommen sportlicher Techniken und Gerätschaften im Wasser deutet ein ständig sich entwickelndes und erweiterndes System an Bewegungen im Wasser an und schier unüberschaubar ist die Anzahl motorischer Handlungsfelder. Es würde den Rahmen sprengen, all die Angebote hinsichtlich ihrer konditionellen Faktoren aufzuschlüsseln. Von daher sollen nur gut untersuchte und etablierte Trainingsmodalitäten und -gerätschaften Eingang finden.

## Literatur


Barbosa, T.M., Marinho, D.A., Reis, V.M., Silva, A.J. & Bragada, J.A. (2009). Physiological assessment of head-out aquatic exercises in healthy subjects: a qualitative review. *Journal of sports science & medicine, 8*(2), 179–189.

DeToia, M. (2010). *Das Aqua-Nudel Workout-Buch*. DEHAG.

Reischle, K. (1997). *Aquafit*. Verlag für Medien, Kommunikation und Gesundheit.

Wilke, K. & Fessler, J. (1999). *Aquajogging*. Limpert.

# 16 Treadmill-Walking/Running

Mit dem Aufkommen von Gerätschaften im Wasser nutzten Astronauten eigens entwickelte Wasserlaufbänder zu Test- und Trainingszwecken. Sie fanden auf den Laufbändern ideale Bedingungen für die Vorbereitung von Weltraummissionen, wo die Schwerkraft nur einen Teil der Erde beträgt oder die Astronaut*innen gewichtslos sind.

Teilweise passten die Wissenschaftler*innen in ihren Versuchen die Gegebenheiten im Wasser (Antigravität) den Verhältnissen außerhalb des Schwerefelds der Erde auf dem Mars und dem Mond durch Anhängen von Teilgewichten an (Simulation von 0.6 G bzw. 0.8 G der Erdgravitation – Schwerkraft beträgt 1/6 bzw. 1/8 der Erde). Sie stellten in Gehversuchen unter Mond- oder Marsgravität fest, dass die Bodenkontaktzeit in der Wasserimmersion nahezu identisch ist (Newman & Alexander, 1993). Für ein zügiges Vorwärtskommen beobachteten sie schnellere und kleinere Schritte als an Land und bei rascher Fortbewegungsweise mit einer ähnlichen Gravitation wie auf dem Mond ging der Gang in eine Art Flugphase über. Es überrascht nicht, dass die ersten übertragenen Bilder von Neil Armstrongs „Mondspaziergang" der Gangart in der Wassersimulation ähnelten. Der erste Mondausflug führte einem millionenfachen Fernsehpublikum ein Gangmuster in der Art einer schwingenden Laufparabel vor Augen, wie wir es auch im Wasser erleben können. Es wird mehr gehopst, als dass normale Schritte gemacht werden.

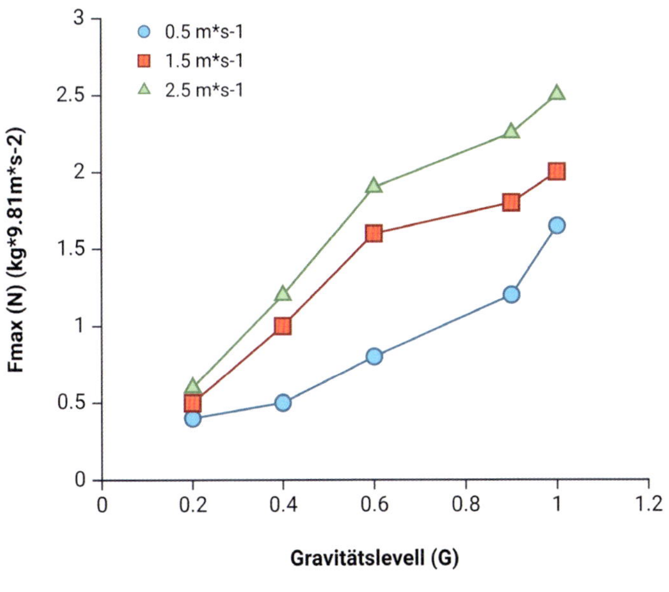


**Abbildung 16-1:** Bodenreaktionskräfte beim Gehen unter Teil- und Vollbelastung (Gravitätslevel) (nachgezeichnet nach Newman & Alexander, 1993)

Besonderes Interesse der Wissenschaftler*innen fand die Stützphase und die dabei auftretenden Bodenreaktionskräfte. Sie orientierten sich zunächst an den Trägheits- und Gravitätskräften, wie sie bei der Raumfahrt auftreten und stellten situationsbezogen verschiedene Entlastungsbedingungen her. Der Gravitätslevel 0.2 in der **Abbildung 16-1** ist gleichbedeutend mit der Head-Out-Water-Immersion. Level 0.6 simuliert das Schwerefeld auf dem Mond (Wassertiefe auf Höhe des Xiphoids) und Level 0.8 das Schwerefeld auf dem Mars (Symphyse). Level 1.0 entspricht der Erdanziehungskraft.

Die Abbildung zeigt die Beziehung zwischen Bodenreaktionskraft/Peak Force fmax, (N) (kg*9.8 m*s-2) und Gravitätslevel (G) Mond (0.6 G), Mars (0.8 G) und Erde (1.0 G) beim Gehen im Wasser.

Die Abbildung 16-1 lässt erkennen, dass bei Gehgeschwindigkeiten ab 1.5 m/s und einem Gravitätslevel von 0.4 G die Bodenreaktionskräfte im Wasser stark ansteigen. Diese frühen Resultate wurden durch neuere aufwändige Messmethoden der instrumentierten Ganganalyse bestätigt (siehe Kapitel 17.1).

Unter simulierter Mond-Schwerkraft im Wasser zeigte sich auch, dass bei 1.5 m/s der Übergang vom Gehen zum Laufen stattfindet und dadurch die Bodenreaktionskräfte stark zunehmen. Die Forschenden stellten auch fest, dass erst bei höheren Geschwindigkeiten als vermutet, gelaufen wird. Sie führten ihre Beobachtungen darauf zurück, dass die Pendelbewegungen der Arme unter simulierten Mondverhältnissen im Wasser den menschlichen Körper noch lange am Boden halten, bevor die doppelt gestützte Phase beim Gehen in eine Flugphase übergeht (De Witt et al., 2014). Der Effekt ist unter den Bedingungen des Schwerfeldes der Erde nur abgeschwächt vorhanden.

Newman und Alexander (1993) widmeten sich einem weiteren Aspekt des Auftriebs. Sie betrachteten die Energiebereitstellung beim Gehen (Gehgeschwindigkeit von 0.5 m*s-1) unter den Bedingungen verschiedener Gravitätslevel im Wasser. Wie sie feststellten, war die Sauerstoffaufnahme, ein Maß für die umgesetzte Energie, bei Marsgravität (0.8 G) höher als bei Mondsimulation (0.6 G).

Die frühen Ergebnisse wurden durch Befunde an konventionellen Laufbändern mit Voll-

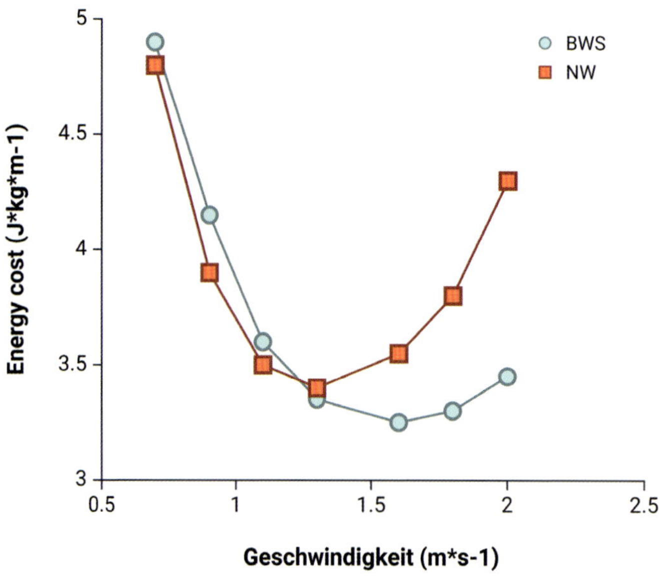


**Abbildung 16-2:** Energieaufwand und Gehgeschwindigkeit (nachgezeichnet nach Abe et al., 2021)

und Teilbelastung untermauert. Nach einem initialen Abfall steigt der energetische Aufwand bei einer Gehgeschwindigkeit von 1.5 m*s-1 wieder an. Der Wiederanstieg verzögert sich unter Teilbelastung, der gewichtsentlastende Effekt kommt erst mit zügigem Gehen zum Tragen (**Abbildung 16-2**) (Abe et al., 2021). Die gewichtsentlastende Aufhängevorrichtung ist ein Modell, an dem die Wasserimmersion simuliert werden kann und an welchem die Unterschiede von Voll- und Teilbelastung hervortreten.

Die Abbildung 16-2 bringt zum Ausdruck, dass zwischen dem Energieverbrauch und der Gehgeschwindigkeit ein U-förmiger quadratischer Zusammenhang besteht. Der Wiederanstieg des Energiebedarfs ist unter Teilbelastung (BWS: Teilbelastung/Bodyweight Support - 30 % Körpergewichtsentlastung) nach rechts verschoben. Vollbelastung/Normal Weight (NW).

Für die Praxis im Wasser ist hervorzuheben, dass beim Laufen und Springen selbst bei einer Eintauchtiefe auf Höhe des Xiphoids hohe Kräfte übertragen werden. Die Bodenreaktionskräfte und der energetische Aufwand nehmen ab einer Fortbewegungsgeschwindigkeit von 1.5 m*s markant zu. Die Loading Response kann ein Mehrfaches des Körpergewichts ausmachen. Der Impakt auf die Rumpf- und Beinachse lässt sich in der Head-Out-Water-Position (Eintauchtiefe suprasternale Notch) reduzieren.

## Literatur

Abe, D., Sakata, S., Motoyama, K., Toyota, N., Nishizono, H. & Horiuchi, M. (2021). Economical and preferred walking speed using body weight support apparatus with a spring-like characteristics. *BMC sports science, medicine & rehabilitation, 13*(1), 107. https://doi.org/10.1186/s13102-021-00336-7

De Witt, J. K., Edwards, W. B., Scott-Pandorf, M. M., Norcross, J. R. & Gernhardt, M. L. (2014). The preferred walk to run transition speed in actual lunar gravity. *The Journal of experimental biology, 217*(Pt 18), 3200–3203. https://doi.org/10.1242/jeb.105684

Newman, D. J. & Alexander, H. L. (1993). Human locomotion and workload for simulated lunar and Martian environments. *Acta astronautica, 29*(8), 613–620. https://doi.org/10.1016/0094-5765(93)90078-B

# 17 Shallow water running (SWR) und Deep water running (DWR)

Das Laufen gehört zu der in der Praxis etablierten Bewegungsform im Wasser. Laufen im Wasser erscheint vordergründig weniger anspruchsvoll als Schwimmen zu sein. Die Bewegungsausführung lässt sich gut im Wasser umsetzen und entwickeln. Wie auch bei anderen Disziplinen ist die Qualität motorischer Muster aber unterschiedlich ausgeprägt. Die Ausführung leichtathletischer Laufstile und -formen im Wasser setzt eine koordinierte Handlungsabfolge voraus (**Abbildung 17-1, Abbildung 17-2**).

## 17.1 Charakteristika

In der Literatur werden zwei Wasserlaufformen unterschieden, das DWR und SWR: Das Tiefwasserlaufen, auch „Suspended deep water running" (DWR), weist dem Namen nach auf eine schwebende Ausführungsweise hin. Das Laufen findet ohne Bodenkontakt unter Abnahme des Eigengewichts statt. Ein Auftriebsgürtel oder eine Wet-vest unterstützt dabei die aufrechte Körperposition. Zuspruch findet das DWR besonders auf Animationsebene in Gruppenan-

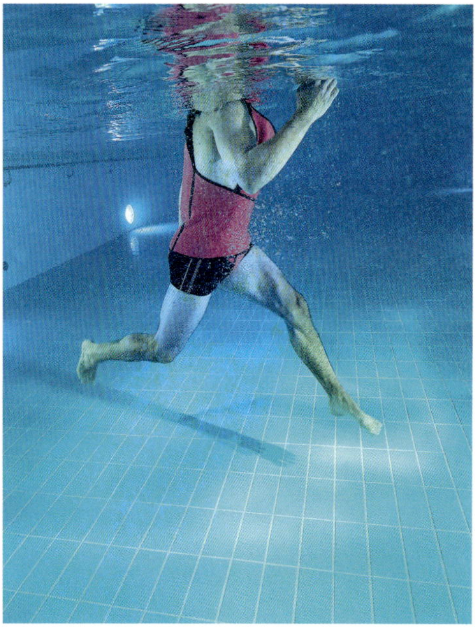

**Abbildung 17-1:** Lauftechnik im Wasser: DWR als motorische Basiskompetenz

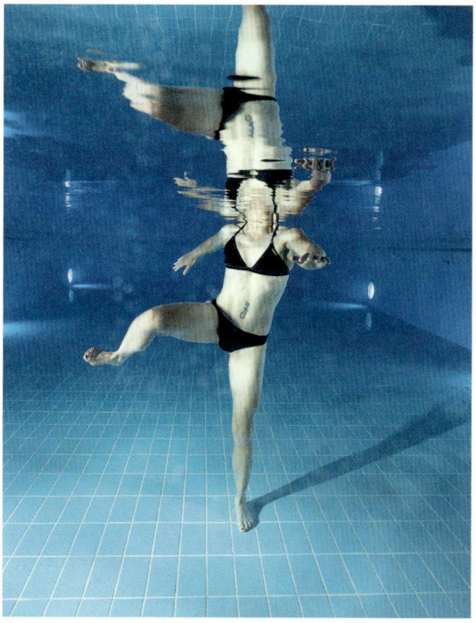

**Abbildung 17-2:** Lauftechnik im Wasser: SWR in Form von Hürdentechnik als komplexmotorische Handlung

geboten. Es stößt eine Vielfalt motorischer Potenziale an, insofern hat es einen festen Platz im Angebotsspektrum wasserspezifischer Therapien. Langstreckenläufer*innen oder auch Mannschaftssportler*innen nutzen DWR zur Umfangssteigerung bei gleichzeitiger Gelenkentlastung (Reilly et al., 2003). DWR hat sich in der Läuferszene auch als eine Trainingsform zur Überbrückung von verletzungsbedingten Trainingspausen etabliert. Es ermöglicht eine Weiterbelastung und garantiert die Aufrechterhaltung der Kondition (Thein & Brody, 1998). Auch Gelenkkranke und Übergewichtige laufen zum Schutz der Gelenke mit Vorteil unter partieller Schwerelosigkeit oder schwerelos (Nagle et al., 2007).

Das Laufen im Flachwasser, im Englischen „Shallow water running" (SWR) ist unter biomechanischen Gesichtspunkten landähnlicher als DWR. Im Unterschied zum DWR werden schwerkraftbedingt höhere Kraftmomente auf den Körper übertragen. Bezogen auf die Dauer der Phasenstruktur, sind sich das wasser- und landbasierte Laufen ähnlich. Beim Gehen im Wasser mit selbst gewählter Geschwindigkeit treten in der zweibeinigen Stützphase bzw. Schwungbeinphase im Wasser keine relevanten Phasenunterschiede im Vergleich zur landbasieren Form auf (Heywood et al., 2016). Jung et al. (2019) fanden bei selbst gewählter Gehgeschwindigkeit (durchschnittlich 0.46 m/s) eine Abnahme der Schrittlänge in Abhängigkeit der Eintauchtiefe bis zu 9 % in der HOWI-Position (Head-Out-Water-Immersion), die Schrittkadenz nahm dabei um 8 % zu. Die Standbein- und Schwungbeinphase war tendenziell verlängert. Die instrumentierte Ganganalyse verifizierte in der sagittalen Ebene eine vermehrte Vorfußbelastung. Das Sprunggelenk wies eine Plantarflexion von 45° bei halstiefer und 32° bei brusttiefer Immersion aus. Die Kniekinematik blieb aber unverändert (Jung et al., 2019).

Eine Analyse der neuromuskulären Aktivierungsmuster des M. rectus femoris, M. semitendinosus und M. biceps femoris ergab bei niedrigen Schrittfrequenzen eine geringere muskuläre Aktivität im Wasser als an Land, während bei hohen Schrittfrequenzen die neuromuskulären Potenzialunterschiede ausgeglichen waren (Alberton et al., 2015).

Im Hinblick auf die Entlastungswirkung des Bewegungsapparates beim SWR ist die Eintauchtiefe von Bedeutung. Bei einer Eintauchtiefe stehend auf Höhe Symphysis pubis verringert die Auftriebswirkung das Gesamtkörpergewicht um 30 % bis 40 %. Eine Entlastungswirkung von 60 % wird auf Referenzhöhe Xiphoid erreicht. Die Auftriebswirkung kompensiert die Gewichtskraft fast vollständig (zu 90 %), wenn der Körper bis auf Kinnhöhe (suprasternale Notch) eingetaucht ist (Alberton et al., 2011; Harrison et al., 1992).

Beim Gehen und Laufen im Wasser ist neben der Erhöhung der eigenen Gewichtskraft mit zusätzlichen Brems- und Beschleunigungskräften zu rechnen. In der doppelt gestützten Phase beim Gehen übertragen die vertikal wirkenden Bodenreaktionskräfte 25 % bzw. 50 % des eigenen Körpergewichts (Eintauchtiefe Xiphoid bzw. Ilium) auf den Körper (Haupenthal et al., 2010; Haupenthal et al., 2013). In der einbeinigen Stützphase beim Laufen – im Unterschied zu Gehen – treten erwartungsgemäß höhere brems- und vortriebswirksame Stoßbelastungen beim Aufsetzen des Fußes und beim Fußabdruck auf (**Abbildung 17-3**).

Die Abbildung zeigt die Bodenreaktionskräfte im zeitlichen Verlauf mit Bremswirkung im vorderen Stütz bei der Landung (negativer Kraftstoß in Laufrichtung) und Beschleunigung im hinteren Stütz beim Absprung (positiver Kraftstoß in Laufrichtung).

Mit zunehmender Eintauchtiefe verringern sich erwartungsgemäß auch die vertikal und horizontal gerichteten Stoßkräfte (Heywood et al., 2016). Verschiedene Forscherteams ermittelten die auftretenden Bodenreaktionskräfte mit einer Kraftmessplatte beim SWR in Abhängigkeit der Eintauchtiefe und der Fortbewegungsgeschwindigkeit (Haupenthal et al., 2013). Bei horizontalen Laufbelastungen dämpft die Auftriebswirkung den vertikalen Aufprall bei der

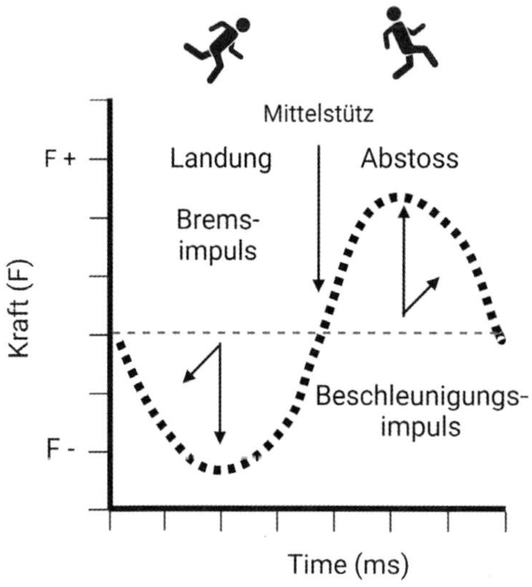


**Abbildung 17-3:** Bodenreaktionskräfte bei der Landung

Landung um 63 % bis 65 % in hüfttiefem Wasser (Frauen, respektive Männer), respektive 66 % bis 71 % in brusttiefem Wasser im Vergleich zu einer landbasierten Referenzbelastung von 3.5 m/s (Haupenthal et al., 2013). Kraftmomente, die sich in horizontaler Richtung auswirken, liegen beim SWR größenmäßig zwischen den Stoßkräften beim Gehen und Laufen an Land. Die in der Stützphase auftretenden Gelenkmomente werden realistischer mit der Loading rate (LR) bemessen. LR gibt die Bodenreaktionskräfte FZ (N/kg) über die Zeit wieder, also diejenigen Kräfte, die über die gesamte Bodenkontaktphase einwirken (**Abbildung 17-4**).

Die Grafik ist eine schematische Darstellung der Loading rate (LR): Vertikale Bodenreaktionskräfte (Vielfaches des Körpergewichts), die über die Zeit einwirken.

Die LR-Kraftmomente sind beim SWR um 75 % bis 77 % in hüfttiefem Wasser (Ileum) bzw. 78 % bis 84 % in brusttiefem Wasser (Xiphoid) reduziert (Haupenthal et al., 2013). Beim Skipping verringern sich die vertikalen Aufprallkräfte bei einer Kadenz von 90 bzw. 130 Steps/min in hüfttiefem Wasser um 38 % bis 33 % respektive um 47 % bis 44 % in brusttiefem Wasser (De Brito Fontana et al., 2012) (**Abbildung 17-5**).

Die Abbildung zeigt die Loading rate (Körpergewicht über die Zeit (kgKG/s) beim Laufen an Land mit 3.5m/s (Referenz), Shallow water running (SWR) und Skipping (Steps) in Abhängigkeit der Geschwindigkeit (m/s bzw. Steps/min) und der Eintauchtiefe (Xiphoid bzw. Ileum). Die Auftriebswirkung verringert auch die initialen Kraftmaxima bei Strecksprüngen in Abhängigkeit der Eintauchtiefe zwischen 45 % und 60 % (Colado et al., 2010; Donoghue et al.,

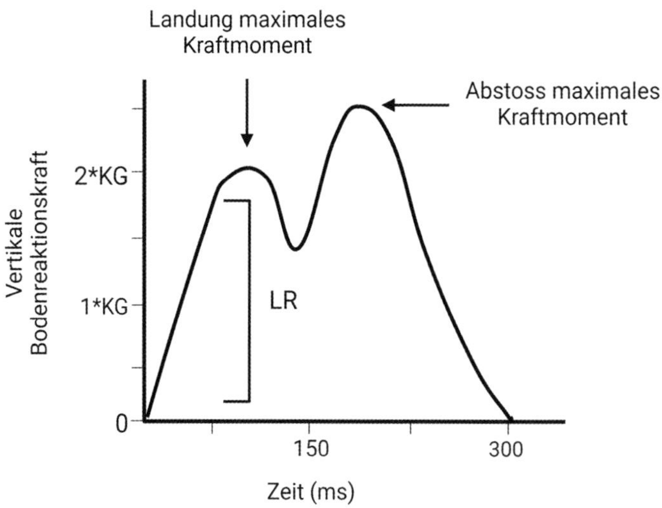


**Abbildung 17-4:** Loading rate – Gelenkmomente

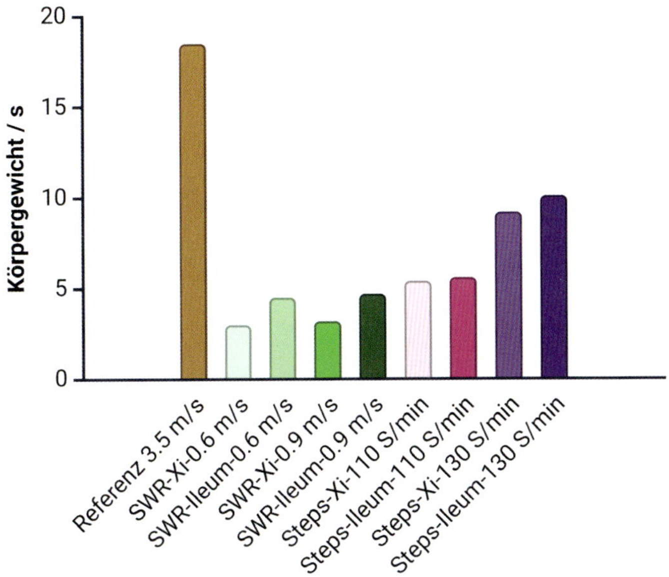


**Abbildung 17-5:** Loading rate beim Flachwasserlaufen (SWR) und Skipping (Steps) (modifiziert nach de Brito Fontana et al., 2012; Haupenthal et al., 2013).

2011). Die bei Einfach- und Mehrfachsprüngen auf das Körpergewicht normierten Stoßkräfte bei der Landung sind der **Abbildung 17-6** zu entnehmen.

Die Abbildung zeigt auf das Körpergewicht normalisierte, wasser- und landbasierte Bodenreaktionskräfte (Impact Force/BW) bei verschiedenen Sprungformen: AH (Ankle hops), TJ (Tuck jumps), CMJ (Counter movement jumps), SLVJ (Single leg vertical jumps), DJ (Drop jumps).

Colado et al. (2010) analysierten bei konzentrischen Zweibeinsprüngen das Kraft-Geschwindigkeits-Verhalten, das den Zusammenhang zwischen Kraftentwicklung und Geschwindigkeitsänderung charakterisiert. Sie fanden eine höhere Kraftentfaltung bzw. Schnellkraftleistung im Wasser. Als Begründung für die sich schneller kontrahierenden Muskelfasern führen sie eine bessere distale neuromuskuläre Kontrolle an. Auch Louder et al. (2016) erfassten Kenngrößen der Sprungkraft und Schnellkraft auf der Grundlage von dynamometrischen und kinematischen Messungen im Wasser. Sie beobachteten geschwindigkeitsabhängig höhere Abdruckkräfte bei plyometrischen Sprungformen im Wasser. Mit zunehmender Sprungweite verhalten sich die Kräfte nicht mehr konstant, sie steigen mit der Flugphasenweite quadratisch an.

Andere Untersuchende wiederum fanden bei der Ausführung von Mehrfachsprüngen unabhängig von der Eintauchtiefe keine relevanten Unterschiede in der mechanischen Muskelleistung und in der Sprunghöhe (Martel et al., 2005; Robinson et al., 2004; Stemm & Jacobson, 2007). Zieht man die Arbeiten von Masumoto et al. (2009) heran – sie leiteten elektrische Muskelpotenziale mit dem EMG ab – finden sich bislang keine schlüssigen Argumente, die für eine höhere Explosivkraftentfaltung im Wasser sprechen. Die myoelektrischen Signale des M. tibialis anterior und des M. gastrocnemius fielen bei Laufbelastungen im Wasser auf Basis des subjektiven Anstrengungsempfindens sogar geringer aus als an Land. Demzufolge entladen sich an Land die schnell arbeitenden Fasern mit höherer Kraftentfaltung. Wenngleich der Diskurs über die Muskelaktivierung und Unterschiede im Kraft-Anstiegsverhalten nicht schlüssig zu beantworten ist, spricht auf Fakten beruhend die gelenkentlastende Wirkung dafür, das Lauf- und Sprungtraining nach

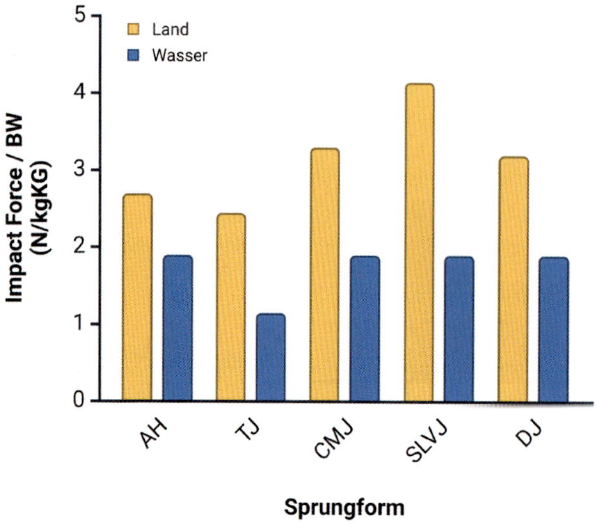


**Abbildung 17-6:** Bodenreaktionskräfte (N/kgKG) bei verschiedenen Sprungformen (nachgezeichnet nach Donoghue et al., 2011)

Verletzungsfolgen im Wasser zu absolvieren, und mit zunehmender Belastungstoleranz allmählich die Kraftmomente an ein plyometrisches Training im hüfthohen Wasser heranzuführen.

## 17.2 Trainingswirksamkeit

Neben den Aspekten der Bewegungsstruktur, der Trainingsmittel und -methoden verlangt die physiologische Forschung Studien, die die Trainingswirksamkeit von DWR und SWR belegen. Schwimmstudien können als Vergleichsgrundlage nicht herangezogen werden, da sie die Hydrostase (HOWI-Situation) zu wenig berücksichtigen und eine Vergleichbarkeit durch die Besonderheit der Atmung beim Schwimmen nicht gegeben ist. In zahlreichen DWR-/SWR-Trainingsstudien lag daher der Untersuchungsschwerpunkt auf der Feststellung der VO2max in Maximalbelastungen vor und am Ende von Trainingsperioden. VO2 ist ein Bezugsgröße für die verstoffwechselte Sauerstoffmenge zur Energiegewinnung und wird zur Abschätzung des Energieumsatzes herangezogen (Scharhag-Rosenberger & Schommer, 2013).

Ritchie und Hopkins (1991) ermittelten beim Austesten der Herz-Kreislaufgrößen beim DWR relative Sauerstoffwerte von 49 ml/min/kgKG und verwiesen auf eine hohe kardiopulmonale Beanspruchung. In weiteren experimentellen Arbeiten lag das Interesse der Forscher*innen auf Trainingsanpassungen bei geübten Läufer*innen. In einer prospektiven Längsschnittstudie ermittelten Bushman et al. (1997) die VO2max vor und nach einem vierwöchigen DWR-Training. Die Testläufe fanden an Land über eine Distanz von fünf Kilometer statt. Mit DWR im Programm konnte die Laufleistung auf dem Ausgangsniveau gehalten werden. Auch in einer anderen Trainingsstudie erwies sich ein intensives Laufprogramm im Wasser als ein ebenbürtiger Ersatz (Wilber et al., 1996).

In einer umfassenderen Studie an 18 Untrainierten diente die VO2max als Kontrollparameter für den Trainingsfortschritt. Es wurde sechs Wochen mit DWR oder Unterwasserlaufband im Programm trainiert (Reilly et al., 2002). Die höchsten VO2-Zuwächse wurden beim Austesten im Wasser mit dem Unterwasserlaufband erzielt. Probanden der DWR-Trainingsgruppe erreichten die höchsten VO2max-Werte. Die

Versuchsanordnung weist zu einem auf die Spezifität der Belastungsform hin, zum anderen festigt sie die anfängliche Beobachtung, DWR eine allgemein gute Trainingswirkung im Wasser zu attestieren.

Dennoch treten Unterschiede zutage. Im Wasser liegen die erreichten VO2max-Werte signifikant tiefer. Einige Studien haben den Nachweis erbracht, dass durch andersartig belastete Muskelgruppen beim DWR das Leistungspotenzial nicht in dem Maße wie beim Laufen an Land ausgeschöpft wird. Bei der Auswertung von 20 Aquajogging-Studien ergab sich im Wasser-/Landvergleich eine signifikante Abnahme der maximalen Sauerstoffaufnahmefähigkeit (VO2max) in der DWR-Wasserbelastung um durchschnittlich 16.5 % (Fenzl et al., 2005). Es wird vermutet, dass durch den Wegfall der gewichtstragenden Komponenten die Muskulatur in etwas geringerem Umfang aktiviert wird.

SWR hingegen wird zu Unrecht von manchen als subsidiäre Laufstilvariante abgewertet. Vielmehr werden die Funktionen des kardiorespiratorischen Systems und des Energiestoffwechsels gegenüber DWR sogar verstärkt. In den Untersuchungen von Dowzer et al. (1999) und Town und Bradley (1991) fielen die SWR-Wasser-/Landdifferenzen sogar geringer aus als beim DWR-Wasser-Landvergleich. „Hier dürfte die für SWR dem Land ähnlichere Laufform zum Ausdruck kommen, als das beim DWR der Fall ist“ (Fenzl et al., 2005, S. 177). Inwieweit die Eintauchtiefe eine Rolle spielt, kann dem Literaturstand nicht entnommen werden. Die kardialen Funktionen und der aerobe Stimulus sprechen dafür, das Flachwasserlaufen (SWR) zu favorisieren.

## 17.3 Trainingsempfehlungen

Beim DWR oder SWR bestimmen die Schrittlänge und die Schrittfrequenz den Belastungsgrad. Großräumige Bewegungen werden durch den Wasserwiderstand stark abgebremst. Die hydrodynamischen Kräfte, die sich den bewegten Körperteilen entgegensetzen, verlangen einen hohen Kraftaufwand über einen längeren Zeitraum. Die ungewohnte Widerstandsarbeit führt häufig zu einer vorzeitigen Aktivitätsabnahme. Dies dürfte auch der Grund dafür sein, dass die selbst gewählte Laufintensität im Wasser geringer ausfällt (20 % bis 40 % VO2max) als an Land (40 & bis 60 % VO2max) (Alberton et al., 2011; Reilly et al., 2003). Meredith-Jones et al. (2011) und Barbosa et al. (2010) empfehlen zur Nutzung der aeroben und anaeroben Leistungskapazitäten Laufbewegungen mit hohen Bewegungsfrequenzen auszuführen und über den Takt der Musik oder ein Metronom vorzugeben. Für höhere Krafteinsätze eigenen sich intermittierende und progressiv ansteigende Belastungsprotokolle, die über musische Rhythmen getaktet sind. Beginnend mit einer Taktfrequenz von 90 Schlägen/min ist alle 6 min um 15 s/min bis auf maximal 195 s/min zu steigern. Für die Entwicklung anaerober Kapazitäten und der an der Energiegewinnung beteiligten Funktionssysteme sind Kadenzen um 130 bis 150 s/min erforderlich, z. B. in Form von Skippings mit hoher Kniestellung und angewinkeltem Unterschenkel (Barbosa et al., 2010). Sie tragen zur Optimierung des anaeroben Energiestoffwechsels bei.

Mit der Übung steigt auch der Übungsgrad der Lauftechnik, der wiederum zu einer stärkeren Nutzung der Leistungsreserven beiträgt. Eine hohe Präzision in der Ablaufgenauigkeit der zyklischen Phasenstruktur verstärkt die Gesamtleistung und darüber den Arbeitsumsatz. Frangolias et al. (2000) und Michaud et al. (1995) konnten zeigen, dass Läufer*innen mit Aquajogging im Trainingsprogramm ihr Leistungspotenzial gegenüber ungeübten Läufer*innen besser ausschöpfen konnten.

Eine andere Methode im Wasser intensiv zu trainieren sind Sprungläufe im brusttiefen Wasser mit intermittierenden Belastungseinsätzen. Bei einer Belastungsvorgabe über die Fortbewegungsgeschwindigkeit kommt die Kraftkomponente mit zunehmender Geschwindigkeit

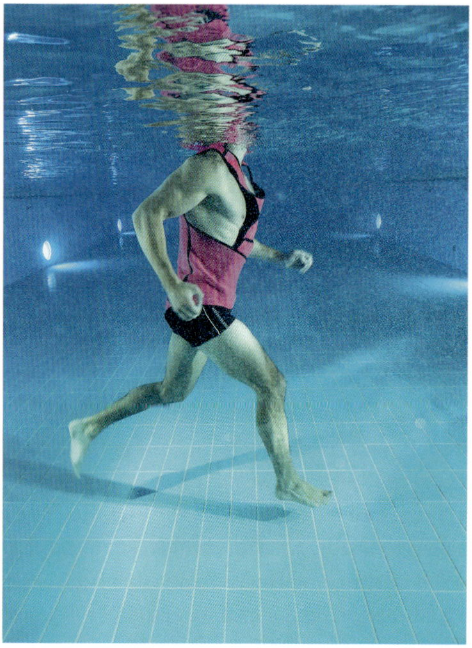

**Abbildung 17-7:** Im Wasser gibt es beim DWR keinen Bodenkontakt

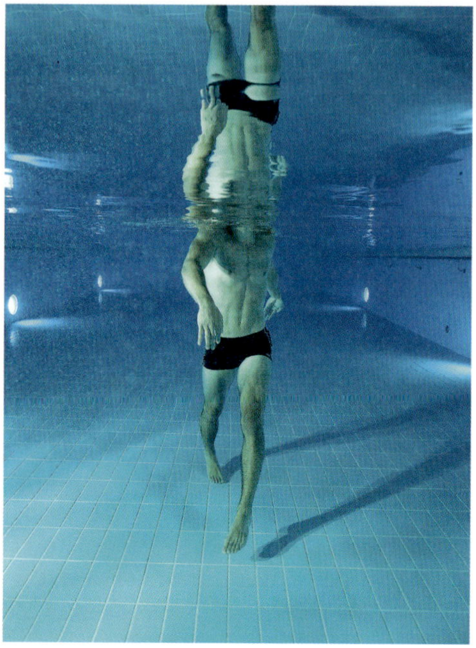

**Abbildung 17-9:** Gegensinnige Rotationsbewegungen der Becken- und Schulterachse aktivieren die autochthone Rückenmuskulatur.

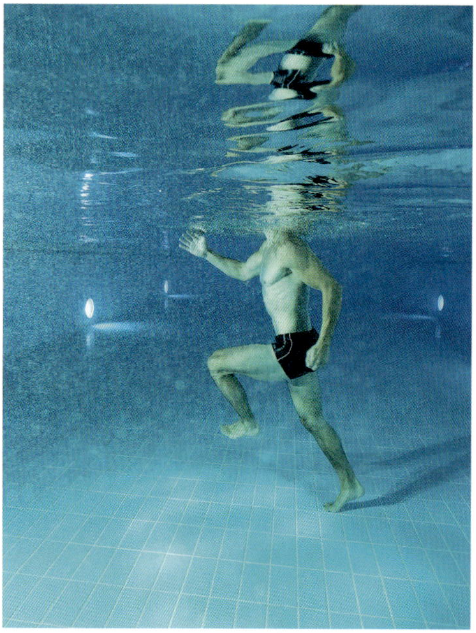

**Abbildung 17-8:** Beim SWR wie auch an Land erzeugt die Stützphase Bodenimpulse.

stärker zum Tragen. In einer der wenigen Publikationen mit der Belastungsvorgabe über die Laufgeschwindigkeit erhöhte sich der Sauerstoffverbrauch kurvenlinear (Gleim & Nicholas, 1989). Die zu bewältigenden Kraftimpulse können nochmals gesteigert werden, wenn die Läufe mit Horizontalbeschleunigung und mit betont vertikalem Fussabdruck ausgeführt werden (**Abbildung 17-7, Abbildung 17-8, Abbildung 17-9**).

Eine andere Möglichkeit, die Belastungsbedingungen intensiv zu gestalten, ist über die Wahl der Eintauchtiefe gegeben. Im Flachwasser nehmen die Gravitätskräfte zu – die Ausführungsbedingungen werden landähnlicher und gravitätsbelastete Effekte treten hervor. Beim Eintauchen bis auf Schulterhöhe werden hingegen mehr Anforderungen an die Gleichgewichtsfähigkeiten (dynamisches Gleichgewicht) gestellt. Vielseitig variierte Laufwege sowie das Laufen mit Übergangen vom Flachwasser ins Tiefwasser bringen nicht nur Abwechslung in das Bewegungsprogramm, sie erhöhen auch den Aktivitätslevel durch die geforderten Umstellungsfähigkeiten in den Bewegungsabläufen. Auch kleine Unterschiede in der arm-/beingekoppelten Laufbewegung verändern die Übungscharakteristik: Arme und Beine leisten in synchroner/asynchroner Abstimmung Widerstandsarbeit über längere Dauer, so dass bei einseitiger Ermüdung beanspruchter Muskelgruppen Anpassungen leicht möglich sind und hohe Bewegungsumfänge unter Beanspruchung der Coremuskulatur realisiert werden können.

## Literatur

Alberton, C.L., Pinto, S.S., da Silva Azenha, N.A., Cadore, E.L., Tartaruga, M.P., Brasil, B. & Kruel, L.F. (2015). Kinesiological analysis of stationary running performed in aquatic and dry land environments. *Journal of human kinetics, 49*, 5–14. https://doi.org/10.1515/hukin-2015-0103

Alberton, C.L., Cadore, E.L., Pinto, S.S., Tartaruga, M.P., da Silva, E.M. & Kruel, L.F. (2011). Cardiorespiratory, neuromuscular and kinematic responses to stationary running performed in water and on dry land. *European journal of applied physiology, 111*(6), 1157–1166. https://doi.org/10.1007/s00421-010-1747-5

Barbosa, T.M., Sousa, V.F., Silva, A.J., Reis, V.M., Marinho, D.A. & Bragada, J.A. (2010). Effects of musical cadence in the acute physiologic adaptations to head-out aquatic exercises. *Journal of strength and conditioning research, 24*(1), 244–250. https://doi.org/10.1519/JSC.0b013e3181b296fd

Bushman, B.A., Flynn, M.G., Andres, F.F., Lambert, C.P., Taylor, M.S. & Braun, W.A. (1997). Effect of 4 wk of deep water run training on running performance. *Medicine and science in sports and exercise, 29*(5), 694–699. https://doi.org/10.1097/00005768-199705000-00017

Colado, J.C., Garcia-Masso, X., González, L.M., Triplett, N.T., Mayo, C. & Merce, J. (2010). Two-leg squat jumps in water: an effective alternative to dry land jumps. *International journal of sports medicine, 31*(2), 118–122. https://doi.org/10.1055/s-0029-1242814

De Brito Fontana, H., Haupenthal, A., Ruschel, C., Hubert, M., Ridehalgh, C. & Roesler, H. (2012). Effect of gender, cadence, and water immersion on ground reaction forces during stationary running. *The Journal of orthopaedic and sports physical therapy, 42*(5), 437–443. https://doi.org/10.2519/jospt.2012.3572

Donoghue, O.A., Shimojo, H. & Takagi, H. (2011). Impact forces of plyometric exercises performed on land and in water. *Sports health, 3*(3), 303–309. https://doi.org/10.1177/1941738111403872

Dowzer, C.N., Reilly, T., Cable, N.T. & Nevill, A. (1999). Maximal physiological responses to deep and shallow water running. *Ergonomics, 42*(2), 275–281. https://doi.org/10.1080/001401399185649

Fenzl, M., Schnizer, W., Hartmann, B., Villiger, B. & Knüsel, O. (2005). Unterschiede in der maximalen Sauerstoffaufnahme bei körperlichen Belastungen im Wasser-/Landvergleich. Review. *Schweizerische Zeitschrift Sportmedizin, 53*(4), 172–178.

Frangolias, D.D., Rhodes, E.C., Taunton, J.E., Belcastro, A.N. & Coutts, K.D. (2000). Metabolic responses to prolonged work during treadmill and water immersion running. *Journal of science and medicine in sport, 3*(4), 476–492. https://doi.org/10.1016/S1440-2440(00)80012-2

Gleim, G.W. & Nicholas, J.A. (1989). Metabolic costs and heart rate responses to treadmill walking in water at different depths and temperatures. *The American journal of sports medicine, 17*(2), 248–252. https://doi.org/10.1177/036354658901700216

Harrison, R., Hilma, M. & Bulstrode, S. (1992). Loading of the lower limb when walking partially immersed: implications for clinical practice. *Physiotherapy, 78*(3), 164–166. https://doi.org/10.1016/S0031-9406(10)61377-6

Haupenthal, A., Ruschel, C., Hubert, M., de Brito Fontana, H. & Roesler, H. (2010). Loading forces in shallow water running in two levels of immersion. *Journal of rehabilitation medicine, 42*(7), 664–669. https://doi.org/10.2340/16501977-0587

Haupenthal, A., Fontana, H. de B., Ruschel, C., dos Santos, D.P. & Roesler, H. (2013). Ground reaction forces in shallow water running are affected by immersion level, running speed and gender. *Journal of science and medicine in sport, 16*(4), 348–352. https://doi.org/10.1016/j.jsams.2012.08.006

Heywood, S., McClelland, J., Geigle, P., Rahmann, A. & Clark, R. (2016). Spatiotemporal, kinematic, force and muscle activation outcomes during gait and functional exercise in water compared to on land: a systematic review. *Gait & posture, 48*, 120–130. https://doi.org/10.1016/j.gaitpost.2016.04.033

Jung, T., Kim, Y., Lim, H. & Vrongistinos, K. (2019). The influence of water depth on kinematic and spatiotemporal gait parameters during aquatic treadmill walking. *Sports biomechanics, 18*(3), 297–307. https://doi.org/10.1080/14763141.2017.1409255

Louder, T.J., Searle, C.J. & Bressel, E. (2016). Mechanical parameters and flight phase characteristics in aquatic plyometric jumping. *Sports biomechanics, 15*(3), 342–356. https://doi.org/10.1080/14763141.2016.1162840

Martel, G.F., Harmer, M.L., Logan, J.M. & Parker, C.B. (2005). Aquatic plyometric training increases vertical jump in female volleyball players. *Medicine and science in sports and exercise, 37*(10), 1814–1819. https://doi.org/10.1249/01.mss.0000184289.87574.60

Masumoto, K., Delion, D. & Mercer, J.A. (2009). Insight into muscle activity during deep water running. *Medicine and science in sports and exercise, 41*(10), 1958–1964. https://doi.org/10.1249/MSS.0b013e3181a615ad

Meredith-Jones, K., Waters, D., Legge, M. & Jones, L. (2011). Upright water-based exercise to improve cardiovascular and metabolic health: a qualitative review. *Complementary therapies in medicine, 19*(2), 93–103. https://doi.org/10.1016/j.ctim.2011.02.002

Michaud, T.J., Brennan, D.K., Wilder, R.P. & Sherman, N.W. (1995). Aquarunning and gains in cardiorespiratory fitness. *Journal strength condition research, 9*, 78–84.

Nagle, E.F., Robertson, R.J., Jakicic, J.J., Otto, A.D., Ranalli, J.R. & Chiapetta, L.B. (2007). Effects of aquatic exercise and walking in sedentary obese women undergoing a behavioral weight-loss intervention. *International journal aquatic research education, 1*, 43–56. https://doi.org/10.25035/ijare.01.01.05

Reilly, T., Dowzer, C.N. & Cable, N.T. (2003). The physiology of deep-water running. *Journal sports science, 21*, 959–972. https://doi.org/10.1080/0264041031000164136 8

Reilly, T., Cable, N.T. & Dowzer, C.N. (2002). The effect of a 6-week land- and water-running training program on aerobic, anaerobic and muscle strength measures. *Journal sports science, 21*, 333–334.

Ritchie, S.E. & Hopkins, W.G. (1991). The intensity of exercise in deep-water running. *International journal of sports medicine, 12*(1), 27–29. https://doi.org/10.1055/s-2007-1024650

Robinson, L.E., Devor, S.T., Merrick, M.A. & Buckworth, J. (2004). The effects of land vs. aquatic plyometrics on power, torque, velocity, and muscle soreness in women. *Journal of strength and conditioning research, 18*(1), 84–91.

Scharhag-Rosenberger, F. & Schommer, K. (2013). Die Spiroergometrie in der Sportmedizin. *Deutsche Zeitschrift Sportmedizin, 64*(12), 362–366. https://doi.org/10.5960/dzsm.2013.105

Stemm, J.D. & Jacobson, B.H. (2007). Comparison of land- and aquatic-based plyometric training on vertical jump performance. *Journal of strength and conditioning research, 21*(2), 568–571.

Thein, J.M. & Brody, L.T. (1998). Aquatic-based rehabilitation and training for the elite athlete. *The Journal of orthopaedic and sports physical therapy, 27*(1), 32–41.

Town, G.P. & Bradley, S.S. (1991). Maximal metabolic responses of deep and shallow water running in trained runners. *Medicine and science in sports and exercise, 23*(2), 238–241. https://doi.org/10.1249/00005768-199102000-00015

Wilber, R.L., Moffatt, R.J., Scott, B.E., Lee, D.T. & Cucuzzo, N.A. (1996). Influence of water run training on the maintenance of aerobic performance. *Medicine and science in sports and exercise, 28*(8), 1056–1062. https://doi.org/10.1097/00005768-199608000-00017

# 18 Schwimmen

Schwimmen erfreut sich allgemein großer Beliebtheit. Online-Umfragen zufolge ist Schwimmen nach Wandern und Radfahren eine der meistverbreiteten Sportarten in Europa, Deutschland und auch in der Schweiz (Scheerder et al., 2011). Zur Popularität gibt es vielfältige Erklärungsansätze (Deutscher Olympischer Sportbund e. V.: Sport in verschiedenen Kulturkreisen). Vorlieben entwickeln sich durch traditionelle Vorbilder und gesellschaftliche Wertschätzung, und mehr noch bringen Massenmedien den Schwimmsport mit der Austragung von 4 Stilarten an den olympischen Sommerspielen zum Tragen.

## 18.1 Gesundheitlicher Stellenwert

Gesundheitliche Zielsetzungen im Schwimmsport sind ein eher neuzeitliches Phänomen und es klafft eine Lücke in der gesundheitlichen Aufklärung. Das kann daran abgelesen werden, dass die Mehrzahl der verfügbaren Publikationen auf leistungssportliche Aspekte abzielen. Aufkommende Fragen zum Gesundheitspotenzial werden ansatzweise in einer Übersichtsarbeit beantwortet (Lahart & Metsios, 2018). In dem Review werden Daten aus neun vorhandenen Schwimmstudien (208 Teilnehmer*innen: gesunde Erwachsene, Hypertoniker und Kinder mit Asthma) mit VO2max-Charakteristika analysiert. Die Auswertung der Studien zeigte nach mehrwöchigen Schwimmtraining eine deutliche VO2max-Verbesserung (MD 6.32 ml*kg-1*min-1). Der signifikante Effekt blieb auch nach Auswertung in Subgruppen robust. Aus der gepoolten Analyse ließen sich ferner positive Effekte auf die Körperfettzusammensetzung, auf den Hüftumfang und die fettfreie Masse bei gemischten Gruppen erschließen. Auch sprechen die Befunde für einen kausalen Effekt bei obstruktiver Lungenerkrankung. Begrenzte Evidenz liegt hingegen zu kardiovaskulären Risikomarkern vor, der präventive Nutzen muss offenbleiben. Als wesentlich erscheint der Befund, dass Schwimmtraining zu gleich großen VO2max-Anstiegen führte wie landbasierte Ausdauerbelastungen. Lahart und Metsios (2018) weisen darauf hin, dass die Einzelstudien teilweise inkonsistent und daher nicht ausreichend belastbar sind. In der Studie von Tanaka et al. (1997) veränderte sich das Druck-Frequenz-Produkt zwar erfolgreich, führte aber keine Änderung in der Gefäßfunktion herbei. In einer später erschienenen Studie konnte anhand funktioneller Zielparameter (karotidale Arteriencompliance, blutflussmediierte Vasodilatation, kardiovagale Baroreflexsensitivität) der vaskuläre Zusammenhang mit dem Schwimmtraining hergestellt werden (Nualnim et al., 2012). Die Autor*innen folgern aus ihren Ergebnissen, dass Schwimmen hilfreich bei arterieller Gefäßsteifigkeit und bei bereits bestehenden Schäden am Gefäßendothel ist. Wissenschaftliche Evidenz für die Wirksamkeit von Schwimmtraining auf die Gefäßfunktion findet sich auch in einer Experimentalstudie an Osteoarthritispatient*innen (Alkatan et al., 2016). Mit der karotid-femoralen Pulswellengeschwindigkeitsmessung wiesen die Autor*innen eine verbesserte endothelabhängige Gefäßdilatation an der Brachialarterie durch NO-Freisetzung nach. Die gefäßprotektive Wirkung von Schwimmtraining wird auch von Lazar et al. (2013) gestützt: Schwimmer haben im Vergleich zu Gewichthebern und Untrainierten niedrigere Noradrenalin-Ruhe-Blutplasmawerte wie auch bei submaximalen Belastungen gleicher Intensität. Abgesehen von der Katecholamin- Konzentration haben Schwimmende auch eine höhere Adrenozeptordichte und Bindungsaffinität (Strobel, 2002). Die Kopplung von β-Adrenzeptoren[39] mit stimulierenden G-Proteinen führt über die Rezeptoraktivierung zu einer gesteigerten Wirksamkeit der Gefäßdilatation (gefäßprotektive Wirkung). Schwimmende sprechen auch sensitiver auf α1-Adrenozeptoren an, die die Wirkung von Noradrenalin und ein schnelles Ansprechen in der Gefäß- und Skelettmuskulatur vermitteln. Insgesamt wirkt sich die Reaktivität von Katecholaminen auf die verschiedenen Adrenozeptoren in energetischer Hinsicht günstig auf die Muskelarbeit und auf die Pumpleistung des Herzens aus (Lazar et al., 2013).

Ein weiteres übungstechnisches Detail für eine sinnvolle Therapiemöglichkeit erschießt sich aus der Gewichtsentlastung. Übergewichtige, Senior*innen und Personen mit schmerzhaften Gelenkerkrankungen profitieren durch die Ausübung von Schwimmen von kardiovaskulären Effekten (Tanaka, 2009). In einer aktuellen quasiexperimentellen Schwimmstudie (Omar et al., 2021) konnte ausreichend statistisch belegt werden, dass Personen mit Diabetes mellitus Typ II und Hypertonie von bedeutsamen Stoffwechselanpassungen profitieren. Ein 16-wöchiges Schwimmprogramm zeigte einen bedeutsamen Effekt auf das abdominale Fettgewebe, das Lipidprofil, auf Hyperglykämien und den systemarteriellen Blutdruck.

Für das wettkampfsportliche Schwimmen ist wie auch für andere Sportarten die **muskuläre Energieumwandlung** in mechanische Arbeit, der sogenannte Wirkungsgrad, entscheidend (**Abbildung 18-1**). Zur Abschätzung des Wirkungsgrades wird das Verhältnis von Energieumsatz zu Geschwindigkeit herangezogen (Böning et al., 2017). Die durch den Stoffwechsel freigesetzte Energie wird unter den Stilarten am effizientesten beim Brustcrawl umgewandelt, gefolgt von Rückencrawl, Delphinschwimmen und Brustgleichschlag (Holmér, 1992).

Das Foto zeigt die ideale Körperposition und effiziente Bewegungsausführung beim Flossenschwimmen. Der Bewegungsimpuls für die Beine wird in der Hüfte initiiert. Beim Ristschlag wird das Knie leicht gebeugt und dann gegen den Wasserwiderstand zur Streckung gebracht. Der locker gehaltene Fuß bleibt während der gesamten Bewegung plantarflektiert, so dass die Angriffsfläche des Fußrückens wirksam eingesetzt wird. Für eine größtmögliche Flächennutzung beim Sohlenschlag wird das Bein gestreckt über die Fußsohle nach unten geführt.

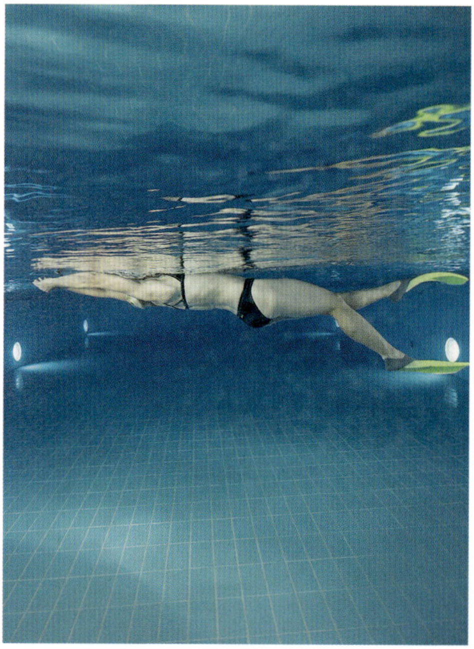

**Abbildung 18-1:** Energieverbrauch – Stilart und Technik

39 Gominierend ist der $\beta_2$-Subtyp – nach Aktivierung entspannt er die glatte Gefäßmuskulatur.

Der unterschiedliche Wirkungsgrad der Stilarten lässt sich auch bei wettkampfmäßigen Intensivbelastungen erkennen. An den olympischen Sommerspielen 1976 lagen die gemessenen Schwimmgeschwindigkeiten über die Distanz von 100 m in den vier Disziplinen Brustcrawl, Rückencrawl, Delphin und Brustschwimmen bei 1.92, 1.70, 1.78 respektive 1.48 m*s-1 (Pendergast et al., 2015). Die zurückgelegte Schwimmstrecke wird in der Schwimmsportpraxis auch für die Wirkungsgradabschätzung und Koordinationsoptimierung eines Swim-stroke herangezogen. Die bei einem Swim-stroke zurückgelegte Distanz ist ein leistungsbestimmendes Maß für die Antriebseffizienz, zugleich ist sie auch eine Bezugsgröße zur Ermittlung der optimalen Bewegungsfrequenz (Pendergast et al., 2015). Dies ist insofern bedeutsam, da mit der Erhöhung der Bewegungsfrequenz der metabolische Energieverbrauch ansteigt. Von daher ist es ratsam, die koordinative Fertigkeit eines Swim-stroke zunächst auszuschöpfen, um Energie zu sparen.

Mit einer Antriebswirkung von 5.0 % bis 9.5 % (Lazar et al., 2013) kann der Schwimmer weniger als 10 % seines metabolischen Energieumsatzes in Leistung umwandeln (Pendergast et al., 2015). Der Energieverbrauch ist dabei für eine gegebene Strecke viermal so hoch wie beim Laufen. Und bis zu durchschnittlich 20 % bis 30 % mehr Energie müssen Ungeübte bei gleicher Schwimmgeschwindigkeit aufwenden (Holmer, 1992), was die technischen Fähigkeiten unterstreicht. Frauen sind wegen ihres höheren Körperfettanteils im Vorteil, ihr Energieaufwand verringert sich wegen der besseren Auftriebswirkung um 10 % bis 30 % gegenüber den Männern (Lazar et al., 2013; Pendergast et al., 2015). Auch ist der Aufwand für das aus dem Beinschlag resultierende Drehmoment bei Männern höher als bei Frauen, was auch erklärt, dass der Energieverbrauch bei Frauen für eine stromliniengünstige Körperlage geringer und ihr Wirkungsgrad höher ist (Di Prampero et al., 1974).

Was die Bezugsgröße VO2max beim Schwimmen angeht, ist zunächst angesichts der veränderten Arbeitsbedingungen im Wasser von einer **sehr hohen Beanspruchung des kardiorespiratorischen Systems auszugehen** und entsprechend hoch ist der Ventilationsbedarf (Roels et al., 2005). Inwieweit und in welchem Ausmaß der Sauerstoffbedarf für die arbeitende Muskulatur gedeckt werden kann und welche Faktoren sich begrenzend auswirken, ist Gegenstand der nachfolgenden Erörterung. Ferner soll geklärt werden, ob Schwimmen hinsichtlich der intensitätsmäßigen Aktivierung eine vergleichbar hohe VO2max wie Laufen aufweist.

Eine grundsätzliche Frage ist die maximal mögliche Ausschöpfung der Sauerstoffaufnahme (maximale Sauerstoffaufnahmekapazität) beim Schwimmen, und welche physiologischen Komponenten die Leistung begrenzen (**Abbildung 18-2**).

Sauerstoffaufnehmende, -transportierende und -verwertende Systeme wirken sich begrenzend auf die muskuläre Leistungsfähigkeit aus. Durch Trainingsmaßnahmen verbessert sich das Zusammenspiel. Die Annahme ist weitverbreitet, dass die systemischen Sauerstoff-Transportkapazitäten die VO2max limitieren (Bassett & Howley, 2000). Beobachtungen in Experimentalstudien deuten darauf hin, dass eher das Atemsystem begrenzend ist (Dempsey et al., 2008; Hopkins, 2002). In einer explorativ angelegten Laufbanduntersuchung entwickelten 76 % junger leistungsfähiger Sportlerinnen eine geringgradige belastungsabhängige arterielle Hypoxämie (Harms et al., 1998). Bereits bei submaximalen Belastungsintensitäten lagen die PaO2-Werte (arterieller Sauerstoffpartialdruck) nicht in belastungsadäquaten Normbereichen. Zu den Auffälligkeiten haben im Rahmen der Blutgasanalyse eine erhöhte alveolär-arterielle Sauerstoffdifferenz (AaDO2 > 30–50 mmHg) und eine abnehmende Hämoglobinaufsättigung beigetragen. Die Messungen erlauben Rückschlüsse auf die Fähigkeit, Sauerstoff über die Alveolen mit ihrer diffusi-

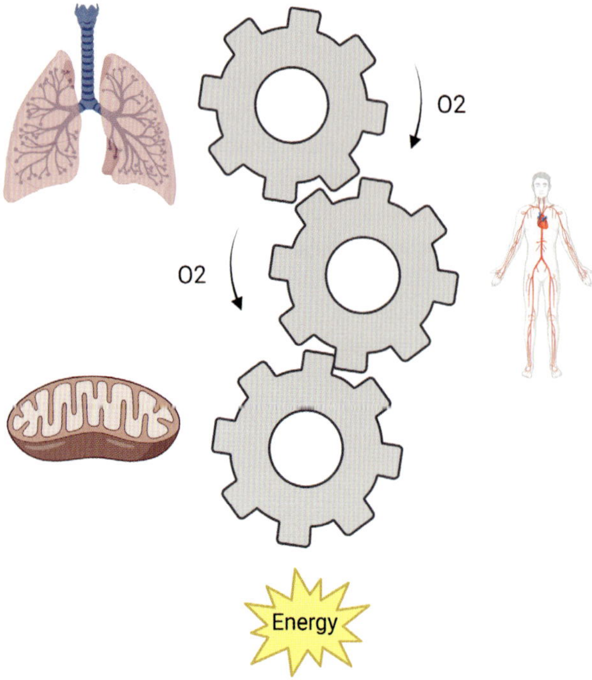


**Abbildung 18-2:**
Aufnahme, Transport und Verwertung von Sauerstoff

onswirksamen alveokapillären Oberfläche ins Blut aufzunehmen. Die Untersuchungsfaktoren AaDO2 und Hb-Wert sprechen für einen ineffektiven Gasaustausch aufgrund einer Verteilungsstörung (Ventilations-/Perfusionsungleichgewicht), die in Zusammenhang mit einem kleinem Lungenvolumen und einer funktionell inhomogenen Lunge stehen (Hopkins, 2002). Die Untersuchungen legen nahe, dass Athleten mit kleinen Lungen eher eine ventilatorische Begrenzung in ihrer Leistung aufweisen. Bei einer alveolär minderbelüfteten Lunge ist der intrapulmonale Shuntanteil durch eine venöse Beimischung aus schlecht belüfteten Lungensegmenten erhöht (**Abbildung 18-3**). Dies führt zu einem ineffektiven Herzzeitvolumen (Hopkins, 2002).

Die Grafik zeigt die venöse Beimischung aus alveolärer Minderbelüftung bzw. zugrundeliegende Abweichung der alveolären Ventilation bei einer Verteilungs- und Diffusionsstörung der Lunge. Der Mismatch von Ventilation und Perfusion – dadurch alveoläre Totraumventilation – behindert die Gasmenge, die in das Lungenkapillarblut diffundiert.

Als wahrscheinlichste Ursache für die beobachtete Hypoventilation wird neben einer möglichen Atemmuskelermüdung eine „Begrenzung der in-/exspiratorischen Strömung" bei gleichzeitiger Ausschöpfung des maximalen Inspirationsvolumens angenommen (Hopkins, 2002). Als eine weitere Ursache für eine Verringerung des O2-Gehalts im Blut wird eine begrenzte Sauerstoffdiffusion durch die alveokapilläre Membran (O2-Transfer) vermutet (Hopkins, 2002). Die pulmonalkapilläre Transitzeit verkürzt sich, so dass der Sauerstoffübertritt von der Gas- auf die Blutphase eingeschränkt ist. Die genaueren Ursachen der Diffusionsbegrenzung sind aber unbekannt.

Als Beweis für eine pulmonale Limitierung führen Richardson et al. (2000) an, dass bei einer O2-Erhöhung der Einatemluft (26 % Sauerstoffanteil) höhere VO2max-Werte erreicht werden, was auch als Indiz gewertet wird, dass der O2-Bedarf des Muskels bei maximaler An-

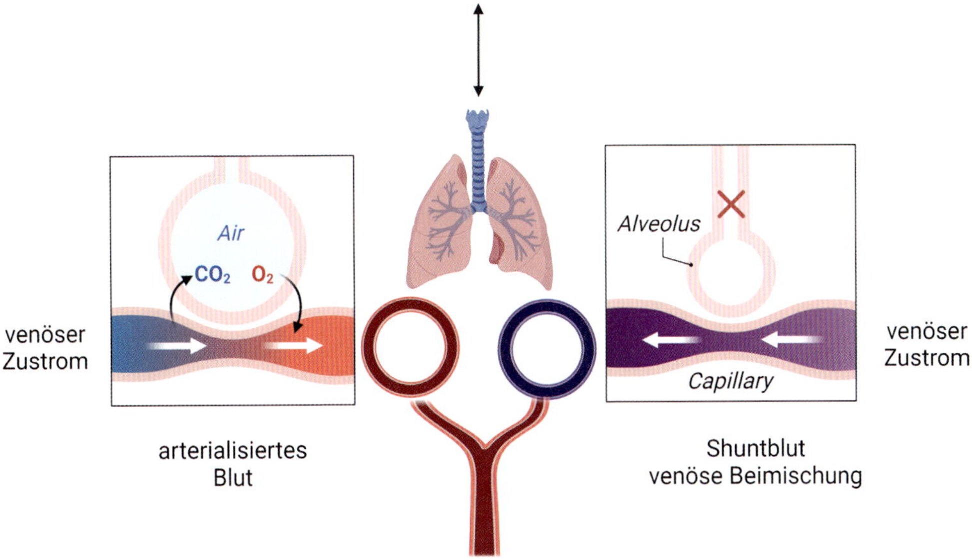


**Abbildung 18-3:** Ventilations-Perfusions-Verhältnisse (nachgezeichnet nach Mürtz, 1969)

strengung nicht gedeckt werden kann. Das vorhandene Blutangebot vermag die konvektive Diffusion im Muskelgewebe nicht auszuschöpfen. Demzufolge ist von einer metabolischen, nicht angetasteten Reserve des mitochondrialen Stoffwechsels auszugehen, gleichzeitig ist anzunehmen, dass die Grenze der Arbeitshyperämie erreicht ist und ein O2-Mangel in der Muskulatur die VO2max limitiert (Hypoxämie in der Muskelkapillare). Die Aussagen sprechen dafür, dass die Alveolarventilation bzw. die Transferzeit die kritische Schnittstelle für das Sauerstoffangebot an das aktive Gewebe ist und weniger die Begrenzung der Diffusion auf Muskelzellebene.

## 18.2 Pulmonaler Status beim Schwimmen

Beim Schwimmen ist durch die **Kopplung von Atmung und Armarbeit** die alveoläre Ventilation erschwert. Über 200 m bzw. 400 m Distanzschwimmen wird beim Brustcrawl bevorzugt im 3-er-Zug (Verhältnis von 1 Atem- zu 3 Armzügen) bzw. im 5-er-Zug geschwommen, um durch weniger Körper- und Kopfrotationen eine höhere Vortriebsgeschwindigkeit zu erreichen. Im Vergleich zu anderen Ausdauerdisziplinen mit Spontanatmung atmen Schwimmer*innen weniger häufig. Die Ventilationssteigerung geschieht primär über eine Ausschöpfung der Atemtiefe, um den Sauerstoffbedarf zu decken (Rodríguez, 2000). Dabei nutzen geübte Schwimmer*innen das endinspiratorische Reservevolumen aus und nähern die inspiratorischen Flüsse an die maximal mögliche Luftströmung an, um die Inspirationsphase möglichst kurz zu halten. Die Vertiefung der Atmung in den inspiratorischen Reserveraum wirkt sich vorteilhaft auf die Auftriebslage aus. Der Preis für die bessere Auftriebswirkung durch die stärker mit Luft gefüllten Lungen zahlt der/die Schwimmer*in bei der Einatmung. Die elastischen Rückstellkräfte der Lunge ziehen am Schluss der Inspiration bei einer Ausnutzung der totalen Lungenkapazität stärker nach innen, so dass der inspiratorische Kraftaufwand gegen die höheren Strömungswiderstände zunimmt. Weitere erschwerende Faktoren, die die Atemmechanik der Lunge beeinträchtigen, sind das zentrale Gefäßpooling und der anliegende Wasserdruck -89 kPa in 20 cm Wassertiefe (Päivinen et al., 2021). Die Blutverschiebung aus dem peripheren Venenbereich in die zentrale Region durch die Hydrostase verschafft der Lunge aufgrund der Dehnbarkeit der Pulmonalgefäße ein größeres Blutvolumen. Die thorakale Blutvermehrung schränkt aber die Lufträume der Lunge ein und verringert die Compliance der Lunge (Johnson et al., 1993).

So weist u.a. der Lungenrauminhalt in der Wasserimmersion nach dem Ausatmen (= endexspiratorisches Lungenvolumens, EELV) eine Verringerung um 58 % auf. Die Atemruhelage verlagert sich infolge in Richtung Inspiration und verkleinert das zur Verfügung stehende Ventilationsvolumen. Für eine bedarfsangepasste Belüftung der Lungen muss der/die Schwimmer*in das intrathorakale Volumen voll ausschöpfen. Beim Atmen an der totalen Lungenkapazität steigen aber die elastischen Widerstände und der aufzubringende Strömungsdruck. Die zu leistende Arbeit des Zwerchfells kann sich begrenzend auswirken (Taylor & Morrison, 1991).

Die Zunahme von EELV verändert auch das Längen-Spannungsverhältnis des Diaphragmas – die Atemmuskulatur arbeitet nicht im optimalen Bereich – was zu der mechanischen Erschwernis beitragen dürfte (Braun et al., 1982; Pendergast et al., 2015). Trotz der vollen Ausschöpfung der Strömungsreserven gehen die maximalen Atemminutenvolumina im Vergleich zu anderen körperlichen Aktivitäten viel stärker zurück und dürften die Leistungsreserven limitieren (Lomax, 2016).

Bis in die 1970-er Jahre wurde in älteren Arbeiten die respiratorische Leistungskomponente als nicht limitierend auf die Schwimmleistung angesehen. Holmér et al. (1974) bestimmten den Sauerstoffgehalt im Blut nach maximalen Schwimmbelastungen und nahmen an, dass selbst bei Maximalbelastungen eine adäquate Oxigenierung des Blutes erhalten blieb. Nach Ansicht der Autor*innen wirkt sich der pulmonale Gasaustausch und das kardiale Transportsystem nicht limitierend auf die Umsetzung von Sauerstoff in der Arbeitsmuskulatur aus. Bereits wenige Jahre später konnte in vergleichbaren Untersuchungsansätzen gezeigt werden, dass die alveoläre Ventilation in Abhängigkeit des Atem-/Armzugverhältnisses nicht für eine arterielle Blutaufsättigung ausreicht (Dicker et al., 1980). In ihren Experimenten wählten die Untersucher Atem-/Armzug-Kombinationen von 1:2, 1:3, 1:4 und 1:5 bei konstant 30 Armzyklen pro Minute. Beim 4er- bzw. 5er-Zug war die Alveolarventilation von einer Abnahme des alveolären Sauerstoffpartialdrucks begleitet, gleichzeitig erhöhte sich der alveoläre Kohlendioxidpartialdruck (Hyperkapnie).

In einer aktuellen Befragung an 412 Wettkampfschwimmer*innen zu den Immersionsauswirkungen auf die Lungenfunktion, beklagten 46 % respiratorische Symptome wie Husten, pfeifende Atmung, vermehrte Schleimproduktion und Kurzatmigkeit. Eine Asthmadiagnose wurde bei 20 % der Befragten gestellt, eine allergische Genese bei 35 % (genetische Disposition durch Einbezug des familiären Umfelds). Sie unterstreicht das bei Schwimmer*innen gehäufte Vorkommen von Asthma (Päivinen et al., 2021). Es wurden in derselben Untersuchung bei 14 Eliteschwimmer*innen Fluss-Volumenkurven im Wasser liegend aufgezeichnet. Im Vergleich zu atmosphärischen Bedingungen waren die spirografischen Kennwerte um 1 % bis 8 % erniedrigt (FEV1, FVC; FEV1/FVC: 5.3 % respektive 2.2 %). Ein 4 % niedriger Tiffenau-Quotient war in einer referenzierten Studie mit einer respiratorischen Symptomatik assoziiert.

Unter den multifaktoriellen Mechanismen einer Hypoxämie ist eine Zunahme der Sauerstoffpartialdruckdifferenz zwischen Alveole und Arterie plausibel (Hopkins, 2002). Sie ist Folge einer Ventilations-/Perfusionsinhomogenität bei einem hohen kardialen Output und hoher pulmonaler Durchflussgeschwindigkeit des Blutes mit verkürzter Einatmungszeit. Wie bereits beschrieben, reichen selbst bei landbasierten Aktivitäten oftmals die respiratorischen Kapazitäten nicht aus. Umso mehr ist davon auszugehen, dass beim Schwimmen der Ventilationsbedarf nicht gedeckt werden kann (Pendergast et al., 2015).

Neben der V-/P-Inhomogenität ist auch eine Ermüdung des Zwerchfells in Betracht zu ziehen. Volianitis et al. (2001) beschäftigten sich mit erschöpfender Rudererergometerarbeit in Zusammenhang mit der Ruderleistung und stellten eine inspiratorische Atmungsmuskelermüdung während maximaler Arbeitsbelastung fest. Die bereits nach sechs Minuten ermüdete Atemmuskulatur wirkte sich leistungsmindernd aus. Sie bestätigten damit bereits frühere Beobachtungen, dass die diaphragmale Atmung (75 % der inspiratorischen Leistung entfällt auf das Zwerchfell) nahe an der Belastungsgrenze die Leistung beeinträchtigt (Johnson et al., 1993). Unter hypoxischen Bedingungen (inspiratorische Sauerstoff-Fraktion 0.15) nahm in derselben Arbeitsgruppe bei einer Arbeitsintensität von 85 % der VO2max der transdiaphragmale Druck (Differenz der Drucke aus dem Magen und dem Ösophagus zur Messung der Zwerchfellfunktion) um 24.8 % gegenüber 18.8 % unter normobaren Bedingungen ab und die Arbeitsleistung konnte unter Hypoxie weniger lange durchgehalten werden (15.8 +/-0.8 min unter Hypoxie bzw. 24.9 +/-0.7 min unter Normoxie) (Babcock et al., 1995).

Dominelli et al. (2013) beobachteten an gesunden Frauen einen Abfall der Sauerstoffspannung und eine arterielle Oxyhämoglobin-Desaturation (Reduktion der Saurstoffsättigung) in submaximalen und maximalen Belastungsuntersuchungen auf dem Laufband. Bei Anwendung von Helium-O2-Gemischen verbesserte sich die alveoläre Ventilation und wirkte dem Abfall des Sauerstoffpartialdrucks entgegen.

Die Befunde legen nahe, dass auch bei Schwimmbelastungen die Atemmuskeln vorschnell ermüden. Schwimmer*innen atmen zudem in einem atemmechanisch ungünstigen Bereich am oberen Teil der Druck-Volumenkurve. Die Vermutung bestätigte sich: Bereits bei 200 m Brustkraul im Wettkampftempo (2.7 min) beobachteten Lomax et al. (2016) bei Druckmessungen während eines maximalen Einatmungsmanövers jeweils vor und nach den Schwimmbelastungen, dass selbst bestens trainierte Schwimmer*innen an ihre Atmungsleistungsgrenze stoßen. Bei sieben Eliteschwimmer*innen nahm die Leistung der globalen inspiratorischen Atmungsmuskulatur um 29 % ab. Wenn die erforderliche Ventilation wegen der ermüdeten Atemmuskulatur nicht mehr aufrechterhalten werden kann, nimmt auch die Blutversorgung in der arbeitenden Muskulatur ab. Reflexauslösende Metabolite (Anhäufung von Laktat durch den Metaboreflex) und Sympathikusaktivierung begrenzen die Leistung (Dempsey et al., 2008; Spengler, 2011). Zur Förderung der Atemfunktion beim Schwimmen ist ein zusätzliches inspiratorisches Atemtraining notwendig (Romer et al., 2002) und erfolgreich (Wylegala et al., 2007). Einschlägige Atemtrainingsstudien zeigen auch für andere Sportarten mehrheitlich eine signifikante Verbesserung der Ausdauerleistung durch Atemtraining (Nicks et al., 2009, Spengler, 2011). In der Schwimmpraxis ist die Nutzung der Kombination aus hyperkapnischen und hypoxischen Effekten für Trainingszwecke bekannt. Aus Befunden von Hypoxiestudien ergeben sich Hinweise, dass durch Atemmangeltraining die Säuretoleranz und Pufferkapazität bei Schwimmer*innen verbessert werden kann. Indem sie weniger sensitiv auf Hyperkapnie reagieren, können sie ihre Leistungsreserven besser ausschöpfen (Holfelder & Becker, 2018).

Für das Schwimmen ist die Stoffwechselbelastung – Grundlage ist die Messung der Sauerstoffaufnahme – bereits in den 1970-er Jahren eingehend beschrieben und dem Laufen gegenübergestellt worden (Dixon & Faulkner, 1971; Holmér & Bergh, 1974; McArdle et al., 1971). In Schwimmkanälen und am Zugseil wurden die Sauerstoffverbrauchswerte bis in den Maximalbereich hinein ausgetestet und mit der Referenzbelastung Laufen verglichen. Danach ist von leicht erniedrigten Bedarfswerten für den Energieumsatz und einer vergleichbaren Herz-

Kreislaufleistung auszugehen. Die erreichten Funktionsgrößen sind mit dem Laufen nur eingeschränkt interpretierbar, da kinematische Gesichtspunkte der verschiedenen Bewegungsformen in ihrer jeweiligen Umgebung nicht berücksichtigt werden können.

Schwimmen ist eine dynamische Arbeitsform und verlangt die Beteiligung großer Muskelgruppen, insofern es überrascht, dass die VO2max bei Leistungssportlern leicht unter Laufbandbelastungen liegt. Diese Befunde wurden übereinstimmend von Dixon und Faulkner (1971) sowie Holmér und Bergh (1974) mitgeteilt. Die beim Schwimmen erreichten VO2max-Werte fielen im Vergleich zu den landbasierten Funktionswerten um 13.5 % geringer aus (Fenzl et al., 2005). Die Ergebnisse bei Leistungsschwimmer*innen werden so interpretiert, dass der Vortrieb mit den Armen den sympathischen Antrieb mit frühzeitiger anaerober Aktivitätssteigerung erhöht. V.a. kann bei untrainierten Armen der Sauerstoffbedarf in den Armmuskeln nicht ausreichend gedeckt werden, was auch erklärt, dass technisch weniger geübte Probanden in der Untersuchung von Dixon und Faulkner (1971) VO2max-Differenzen von 25 % zur Laufbandbelastung aufwiesen. Ausschlaggebend für die tendenziell geringere VO2max-Werte dürfte die geringere Aktivierung der Antigravitätsmuskulatur und der umfangsmäßig kleinere Muskelanteil sein.

Der **thermische Faktor** wirkt sich auf die Schwimmperformance aus, wie Studien mit Bezugnahme auf die VO2max in verschieden temperiertem Wasser (35 °C, 20 °C und 16 °C) fanden. In kaltem Wasser nimmt die VO2max durchschnittlich um 7.8 % (Pirnay et al., 1977) bzw. 7.6 % ab (Moore et al., 1970). In den Schwimmstudien von Holmér und Bergh (1974) waren die Unterschiede in der VO2max zwischen 34 °C und 18 °C nur noch 3.3 % und in den Schwimmversuchen von Dressendorfer et al. (1976) zwischen 35 °C und 25 °C gering ausgeprägt. Die negativen Auswirkungen von kaltem Wasser auf die VO2max dürften sich für maximale Ausbelastungsversuche bis 12 min in Grenzen halten, und unter den angegebenen Werten liegen. Hingegen ist bei längerer Aufenthaltsdauer von deutlichen Änderungen der Kern- und Muskeltemperatur auszugehen. Die Bedingungen für den Energiestoffwechsel, die Muskelkontraktion und Gefäßspannung dürften sich darunter verschlechtern. Kaltes Wasser steigert den peripheren Gefäßtonus und es liegt auch ein höherer Aortendruck vor. Das Herz muss folglich einen höheren enddiastolischen Pulmonalis- bzw. Aortendruck (Vor-/Nachlasterhöhung) überwinden (Srámek et al., 2000).

Schwimmtraining führt mittel- bis langfristig zu einer **Leistungszunahme der Respirationsfunktion.** Überdies weisen Schwimmer*innen hohe Inspirationsdrucke (Kraft des Zwerchfells) (Cordain & Stager, 1988), sowie eine hohe forcierte Vitalkapazität (FVC) und Einsekundenkapazität (FEV1) auf (Mahotra & Shrestha, 2013). Mickleborough et al. (2008) und Wells et al. (2005) konnten zeigen, dass sich infolge eines mehrwöchigen intensiven Schwimmtrainings die Vitalkapazität, die totale Lungenkapazität, das forcierte Exspirationsvolumen und die inspiratorische Kapazität signifikant verbesserte. In einer vergleichenden Gegenüberstellung von trainierten Schwimmer*innen und Langstreckenläufer*innen mit der Matched-Pairs-Technik, stellten Sable et al. (2012) signifikant höhere Funktionswerte von Atemzugvolumen, FVC, FEV1 und MVV (maximales Ventilationsvolumen) bei den Schwimmer*innen fest (**Abbildung 18-4**).

Die Grafik zeigt die Anpassung der Atemmuskulatur an ein Schwimmtraining (S) im Vergleich zu Lauftraining (L) (Sable et al., 2012). In den Studien von Cordain und Stager (1988), Doherty und Dimitriou (1997) und Mehrotra et al. (1997) zeigten sich auffallend hohe pulmonale Diffusionskapazitäten und große Lungenvolumina von Schwimmer*innen vergleichsweise zu Untrainierten und Trainierten aus anderen Sportarten. Eine weitere Studie beschäftigte sich mit der Plastizität und Elastizität der Lunge, wie sie zur Aufrechterhaltung hoher Schwimmgeschwindigkeiten notwendig

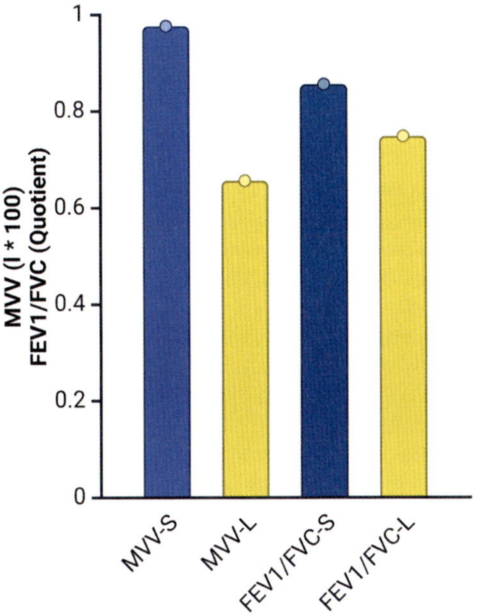


**Abbildung 18-4:** Schwimmtraining verbessert die Respirationsfunktion (MVV: maximales Ventilationsvolumen; FEV1/FVC: Tiffenau-Quotient)

ist (Shashi et al., 2013). Ein dreimonatiges Schwimmtraining junger und sportlicher Studienteilnehmenden verbesserte deutlich die Dehnbarkeit des Atemapparates in maximaler Inspirationsstellung. Infolge der verbesserten Compliance nahmen die Strömungswiderstände in den Bronchien im Vergleich zu einer normal trainierenden Kontrollgruppe signifikant ab. Auch in der Studie von Amarjeet et al. (2013) wirkte sich die forcierte Inspiration auf das Compliance-Potenzial, die elastischen Retraktionskräfte und die Diffusionskapazität leistungssteigernd aus.

## Literatur


Alkatan, M., Machin, D.R., Baker, J.R., Akkari, A.S., Park, W. & Tanaka, H. (2016). Effects of swimming and cycling exercise intervention on vascular function in patients with osteoarthritis. *The American journal of cardiology, 117*(1), 141–145. https://doi.org/10.1016/j.amjcard.2015.10.017

Amarjeet, S.C., Singh, C., Ameet, J. & Manjula, M. (2013). Study of anthropometric parameters and pulmonary function tests of swimmers of Indore city. *Journal of evolution of medical and dental sciences, 2*(14), 2353.

Babcock, M.A., Johnson, B.D., Pegelow, D.F., Suman, O.E., Griffin, D. & Dempsey, J.A. (1995). Hypoxic effects on exercise-induced diaphragmatic fatigue in normal healthy humans. *Journal of applied physiology, 78*(1), 82–92. https://doi.org/10.1152/jappl.1995.78.1.82

Bassett, D.R. & Howley, E.T. (2000). Limiting factors for maximum oxygen uptake and determinants of endurance performance. *Medicine and science in sports and exercise, 32*(1), 70–84. https://doi.org/10.1097/00005768-200001000-00012

Böning, D., Maassen, N. & Steinach, M. (2017). Der Wirkungsgrad von Muskelarbeit. *Deutsche Zeitschrift Sportmedizin, 68*(9), 203–214. https://doi.org/10.5960/dzsm.2017.295

Braun, N.M., Arora, N.S. & Rochester, D.F. (1982). Force-length relationship of the normal human diaphragm. *Journal of applied physiology: respiratory, environmental and exercise physiology, 53*(2), 405–412. https://doi.org/10.1152/jappl.1982.53.2.405

Cordain, L. & Stager, J. (1988). Pulmonary structure and function in swimmers. *Sports medicine, 6*(5), 271–278. https://doi.org/10.2165/00007256-198806050-00002

Dempsey, J.A., Amann, M., Romer, L.M. & Miller, J.D. (2008). Respiratory system determinants of peripheral fatigue and endurance performance. *Medicine and science in sports and exercise, 40*(3), 457–461. https://doi.org/10.1249/MSS.0b013e31815f8957

Dicker, S.G., Lofthus, G.K., Thornton, N.W. & Brooks, G.A. (1980). Respiratory and heart rate responses to tethered controlled frequency breathing swimming. *Medicine and science in sports and exercise, 12*(1), 20–23. https://doi.org/10.1249/00005768-198021000-00005

Di Prampero, P.E., Pendergast, D.R., Wilson, D.W. & Rennie, D.W. (1974). Energetics of swimming in man. *Journal of applied physiology, 37*(1), 1–5. https://doi.org/10.1152/jappl.1974.37.1.1

Dixon, R.W. & Faulkner, J.A. (1971). Cardiac outputs during maximum effort running and swimming. *Journal of applied physiology, 30*(5), 653–656. https://doi.org/10.1152/jappl.1971.30.5.653

Doherty, M. & Dimitriou, L. (1997). Comparison of lung volume in Greek swimmers, land based athletes, and sedentary controls using allometric scaling. *British journal of sports medicine, 31*(4), 337–341. https://doi.org/10.1136/bjsm.31.4.337

Dominelli, P.B., Foster, G.E., Dominelli, G.S., Henderson, W.R., Koehle, M.S., McKenzie, D.C. & Sheel, A.W. (2013). Exercise-induced arterial hypoxaemia and the mechanics of breathing in healthy young women. *The Journal of physiology, 591*(12), 3017–3034. https://doi.org/10.1113/jphysiol.2013.252767

Dressendorfer, R.H., Morlock, J.F., Baker, D.G. & Hong, S.K. (1976). Effects of head-out water immersion on cardiorespiratory responses to maximal cycling exercise. *Undersea biomedical research, 3*(3), 177–187.

Fenzl, M., Schnizer, W., Hartmann, B., Villiger, B. & Knüsel, O. (2005). Unterschiede in der maximalen Sauerstoffaufnahme bei körperlichen Belastungen im Wasser-/Landvergleich. Review. *Schweizerische Zeitschrift Sportmedizin, 53*(4) 172–178.

Harms, C.A., McClaran, S.R., Nickele, G.A., Pegelow, D.F., Nelson, W.B. & Dempsey, J.A. (1998). Exercise-induced arterial hypoxaemia in healthy young women. *The Journal of physiology, 507*(Pt 2), 619–628. https://doi.org/10.1111/j.1469-7793.1998.619bt.x

Holfelder, B. & Becker, F. (2018). Hypoventilation training: a systematic review. *Swiss sports & exercise medicine, 66*(3), 53–61.

Holmér, I. & Bergh, U. (1974). Metabolic and thermal response to swimming in water at varying temperatures. *Journal of applied physiology, 37*(5), 702–705. https://doi.org/10.1152/jappl.1974.37.5.702

Holmér, I., Lundin, A. & Eriksson, B.O. (1974). Maximum oxygen uptake during swimming and running by elite swimmers. *Journal of applied physiology, 36*(6), 711–714. https://doi.org/10.1152/jappl.1974.36.6.711

Holmér, I. (1992). Swimming physiology. *The Annals of physiological anthropology, 11*(3), 269–276. https://doi.org/10.2114/ahs1983.11.269

Hopkins, S.R. (2002). Nahe am Limit: Die Lunge bei maximaler körperlicher Belastung. *Deutsche Zeitschrift Sportmedizin, 53*(10), 277–284.

Johnson, B.D., Babcock, M.A., Suman, O.E. & Dempsey, J.A. (1993). Exercise-induced diaphragmatic fatigue in healthy humans. *The Journal of physiology, 460*, 385–405. https://doi.org/10.1113/jphysiol.1993.sp019477

Lahart, I.M. & Metsios, G.S. (2018). Chronic Physiological effects of swim training interventions in non-elite swimmers: a systematic review and meta-analysis. *Sports medicine, 48*(2), 337–359. https://doi.org/10.1007/s40279-017-0805-0

Lazar, J.M., Khanna, N., Chesler, R. & Salciccioli, L. (2013). Swimming and the heart. *International journal of cardiology, 168*(1), 19–26. https://doi.org/10.1016/j.ijcard.2013.03.063

Lomax, M. (2016). Airway dysfunction in elite swimmers: prevalence, impact, and challenges. *Open access journal of sports medicine, 7*, 55–63. https://doi.org/10.2147/OAJSM.S88339

Mahotra, N.B. & Shrestha, L. (2013). Effects of type sports on pulmonary function tests: a comparative study in Nepalese setting. *Journal of nobel medical college, 2*(1), 18–21. https://doi.org/10.3126/jonmc.v2i1.7667

McArdle, W.D., Glaser, R.M. & Magel, J.R. (1971). Metabolic and cardiorespiratory response during free swimming and treadmill walking. *Journal of applied physiology, 30*(5), 733–738. https://doi.org/10.1152/jappl.1971.30.5.733

Mehrotra, P.K., Verma, N., Yadav, R., Tewari, S. & Shukla, N. (1997). Study of pulmonary functions in swimmers of Lucknow city. *Indian journal of physiology and pharmacology, 41*(1), 83–86.

Mickleborough, T.D., Stager, J.M., Chatham, K., Lindley, M.R. & Ionescu, A.A. (2008). Pulmonary adaptations to swim and inspiratory muscle training. *European journal of applied physiology, 103*(6), 635–646. https://doi.org/10.1007/s00421-008-0759-x

Moore, T.O., Bernauer, E.M., Seto, G., Park, Y.S., Hong, S.K. & Hayashi, E.M. (1970). Effect of immersion at different water temperatures on graded exercise performance in man. *Aerospace medicine, 41*(12), 1404–1408.

Mürtz, R. (1969). Intrapulmonaler Rechts-Links-Shunt bei Lungen- und Herzerkrankungen. *Beitrag Klinische Tuberkulose, 141*, 71–82. https://doi.org/10.1007/BF02091286

Nicks, C.R., Morgan, D.W., Fuller, D.K. & Caputo, J.L. (2009). The influence of respiratory muscle training upon intermittent exercise performance. *International journal of sports medicine, 30*(1), 16–21. https://doi.org/10.1055/s-2008-1038794

Nualnim, N., Parkhurst, K., Dhindsa, M., Tarumi, T., Vavrek, J. & Tanaka, H. (2012). Effects of swimming training on blood pressure and vascular function in adults >50 years of age. *The American journal of cardiology, 109*(7), 1005–1010. https://doi.org/10.1016/j.amjcard.2011.11.029

Omar, J.S., Jaradat, N., Qadoumi, M. & Qadoumi, A.N. (2021). Regular swimming exercise improves metabolic syndrome risk factors: a quasi-experimental study. *BMC sports science, medicine & rehabilitation, 13*(1), 22. https://doi.org/10.1186/s13102-021-00254-8

Päivinen, M., Keskinen, K. & Tikkanen, H. (2021). Swimming-induced changes in pulmonary function: special observations for clinical testing. *BMC sports science, medicine & rehabilitation, 13*(1), 55. https://doi.org/10.1186/s13102-021-00277-1

Pendergast, D.R., Moon, R.E., Krasney, J.J., Held, H.E. & Zamparo, P. (2015). Human physiology in an aquatic environment. *Comprehensive Physiology, 5*(4), 1705–1750. https://doi.org/10.1002/cphy.c140018

Pirnay, F., Deroanne, R. & Petit, J.M. (1977). Influence of water temperature on thermal, circulatory and respiratory responses to muscular work. *European journal of applied physiology and occupational physiology, 37*(2), 129–136. https://doi.org/10.1007/BF00421699

Richardson, R.S., Harms, C.A., Grassi, B. & Hepple, R.T. (2000). Skeletal muscle: master or slave of the cardiovascular system? *Medicine and science in sports and exercise, 32*(1), 89–93. https://doi.org/10.1097/00005768-200001000-00014

Rodríguez, F.A. (2000). Maximal oxygen uptake and cardiorespiratory response to maximal 400-m free swimming, running and cycling tests in competitive swimmers. *The Journal of sports medicine and physical fitness, 40*(2), 87–95.

Roels, B., Schmitt, L., Libicz, S., Bentley, D., Richalet, J.P. & Millet, G. (2005). Specificity of VO2MAX and the ventilatory threshold in free swimming and cycle ergometry: comparison between triathletes and swimmers. *British journal of sports medicine, 39*(12), 965–968. https://doi.org/10.1136/bjsm.2005.020404

Romer, L.M., McConnell, A.K. & Jones, D.A. (2002). Inspiratory muscle fatigue in trained cyclists: effects of inspiratory muscle training. *Medicine and science in sports and exercise, 34*(5), 785–792. https://doi.org/10.1097/00005768-200205000-00010

Sable, M., Vaidya, S.M. & Sable, S.S. (2012). Comparative study of lung functions in swimmers and runners. *Indian journal of physiology and pharmacology, 56*(1), 100–104.

Shashi, M., Anterpreet, A. & Pankaj, G. (2013). The effect of swimming on the lung functions in healthy young male population of Amritsar. *International journal applied exercise physiology, 2*(2).

Scheerder, J., Vandermeerschen, H., Van Tuyckom, C., Hoekman, R., Breedveld, K. & Vos, S.B. (2011). Understanding the game: sport participation in Europe: facts, reflections and recommendations. *Sport policy & management reports,* 10.

Spengler, C.M. (2011). Atmungsmuskeltraining und Leistungsfähigkeit. *Schweizerische Zeitschrift für Sportmedizin und Sporttraumatologie, 59*(1), 34–39.

Srámek, P., Simecková, M., Janský, L., Savlíková, J. & Vybíral, S. (2000). Human physiological responses to immersion into water of different temperatures. *European journal of applied physiology, 81*(5), 436–442. https://doi.org/10.1007/s004210050065

Strobel, G. (2002). Wechselwirkungen zwischen Katecholaminen, β-Adrenozeptoren, akuter körperlicher Belastung und Training. *Deutsche Zeitschrift Sportmedizin, 53*(4), 102–106.

Taylor, N.A. & Morrison, J.B. (1991). Lung volume changes in response to altered breathing gas pressure during upright immersion. *European journal of applied physiology and occupational physiology, 62*(2), 122–129. https://doi.org/10.1007/BF00626767

Tanaka, H., Bassett, D.R., Howley, E.T., Thompson, D.L., Ashraf, M. & Rawson, F.L. (1997). Swimming training lowers the resting blood pressure in individuals with hypertension. *Journal of hypertension, 15*(6), 651–657. https://doi.org/10.1097/00004872-199715060-00012

Tanaka, H. (2009). Swimming exercise: impact of aquatic exercise on cardiovascular health. *Sports medicine, 39*(5), 377–387. https://doi.org/10.2165/00007256-200939050-00004

Volianitis, S., McConnell, A.K., Koutedakis, Y., McNaughton, L., Backx, K. & Jones, D.A. (2001). Inspiratory muscle training improves rowing performance. *Medicine and science in sports and exercise, 33*(5), 803–809. https://doi.org/10.1097/00005768-200105000-00020

Wells, G.D., Plyley, M., Thomas, S., Goodman, L. & Duffin, J. (2005). Effects of concurrent inspiratory and expiratory muscle training on respiratory and exercise performance in competitive swimmers. *European journal of applied physiology, 94*(5–6), 527–540. https://doi.org/10.1007/s00421-005-1375-7

Wylegala, J.A., Pendergast, D.R., Gosselin, L.E., Warkander, D.E. & Lundgren, C.E. (2007). Respiratory muscle training improves swimming endurance in divers. *European journal of applied physiology, 99*(4), 393–404. https://doi.org/10.1007/s00421-006-0359-6

# 19 Aquacycling

Anfang der 1960er-Jahre dienten Ergometer der Erforschung von Belastungsverhalten im Wasser, insbesondere lieferten sie wichtige Daten zu Herz-Kreislaufgrößen und Stoffwechsel. Der Einsatz der Wasserfahrräder für Forschungszwecke garantierte identische Arbeitsbedingungen. Sie stehen im Einklang mit dem mechanischen Wirkungsgrad der Drehkurbelarbeit an Land und ihre Bewegungsmuster sind vergleichbar. Verschiedene Arbeitsgruppen (Christie et al., 1990; Dressendorfer et al., 1976, Sheldahl et al., 1984) nutzten umgebaute Monark-Fahrräder für ihren Versuchsaufbau. Durch Verstellen des hydrodynamischen Widerstands konnten die Arbeitsgrößen genau vorgegeben werden. Aufgrund der guten Vergleichsmöglichkeit zu landbasierten Belastungsmustern konnten kardiopulmonale und hämodynamische Besonderheiten bereits vor Jahrzehnten beschrieben werden. Aussagen zur maximalen Sauerstoffaufnahme zeigten nur sehr geringe Unterschiede gegenüber der landbasierten Fahrradergometrie. Insofern dürften hämodynamische Unterschiede für „eventuelle VO2max-Differenzen zwischen körperlichen Belastungen im Wasser und an Land kaum eine Rolle spielen“ (Fenzl et al., 2005) (**Abbildung 19-1**).

Die Abbildung zeigt die VO2max von DWR, Aquacycling und Schwimmen mit Referenzbelastungen an Land (Laufen, Fahrrad). Jeder

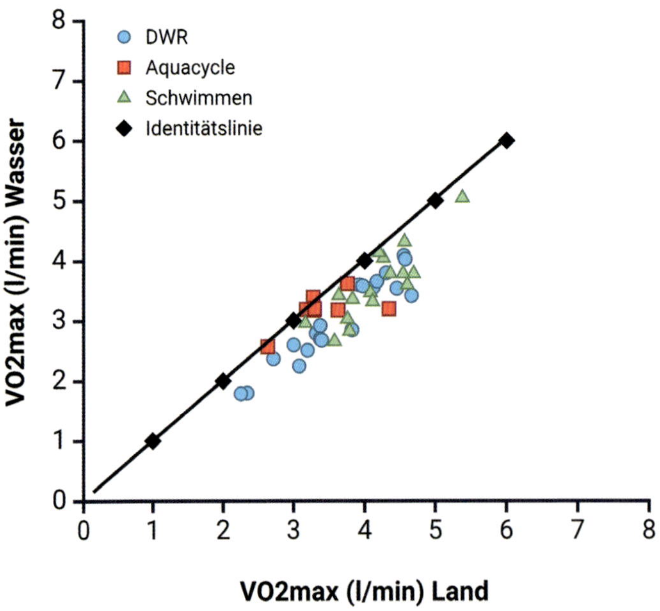


**Abbildung 19-1:** Sauerstoffaufnahmewerte beim Wasserfahrrad (nachgezeichnet nach Fenzl et al., 2005)

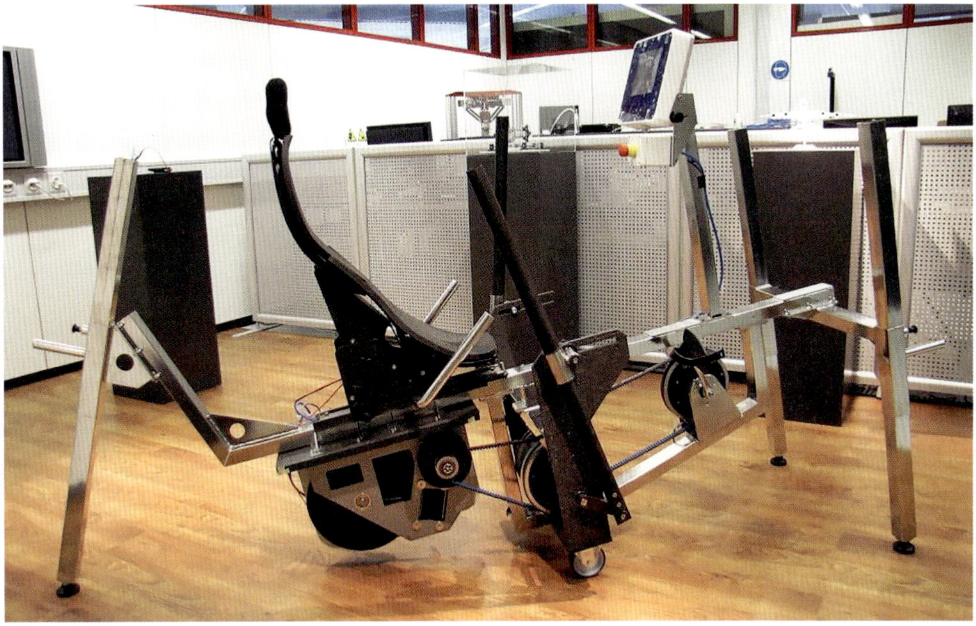

**Abbildung 19-2:** Reha-Aquabike

Punkt entspricht dem Mittelwert eines Probandenkollektivs. Es zeigen sich minimale VO2-max-Differenzen zwischen der wasser- und landbasierten Fahrradergometrie.

Wie einschlägige Untersuchungen zeigen, ist Radfahren im Wasser energetisch aufwändig. Bréchat et al. (1999) ermittelten den Energieverbrauch bei Teilkörperbewegungen im Wasser und an Land. Als Versuchsmodell wählten sie das Wasserfahrrad und belasteten die Probanden mit 60 % der VO2max. Zur Überwindung des Wasserwiderstandes beim Pedalieren erhöhte sich der Sauerstoffverbrauch um 25 % gegenüber der landbasierten Referenzbelastung.

Im eigenen Testlabor untersuchten auch wir das strömungsabhängige Belastungsverhalten bei Teilkörperbewegungen (Beindrehkubel „B" bzw. Arm-Beindrehkurbel „A + B") im Wasser und an Land (W bzw. L). Dazu bestimmten wir die Sauerstoffaufnahme VO2 in Abhängigkeit der Drehzahl (RPM) auf einem geeigneten Arm-Beinfahrradergometer mit elektromagnetisch zuverlässiger Lasteinstellung (**Abbildung 19-2**).

Die abgegebene fahrradergometrische Leistung an der Pedalkurbel ist abhängig von der eingestellten Bremsleistung (Drehmoment). Die physiologisch geleistete Arbeit setzt sich aus der Überwindung der ergometrischen Bremsleistung, der angeströmten Fläche der Pedal-Masseteile und der Arm-Bein-Körperflächen zusammen. Steigt RPM, erhöht sich auch die Widerstandskraft bzw. das Trägheitsmoment des viskösen Elements Wasser.

In allen Versuchsdurchführungen blieb die Grundleistung an der Pedalkurbel gleich eingestellt (Fenzl et al., 2012). Die Wasser-Befunde zeigen für W_B und W_A+B ein Anwachsen von VO2 im Quadrat mit linear ansteigender Drehzahl zur Überwindung des Wasserwiderstands. Unter Belastungsbedingungen an Land verhielt sich die Beziehung von VO2 und RPM linear (**Abbildung 19-3**).

Bei Beindrehkurbelergometrie (B) und Arm-/Beindrehkurbelergometrie (A+B) im

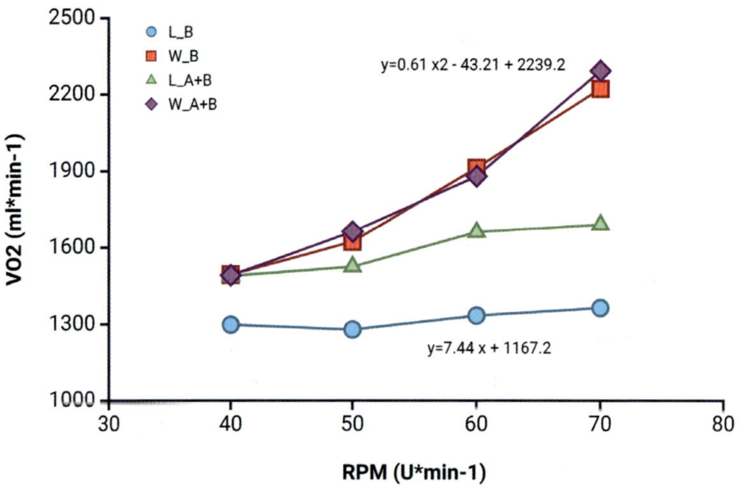


**Abbildung 19-3:** Beziehung zwischen der Sauerstoffaufnahme (VO2) und der Pedaldrehzahl (RPM)

Wasser (W) steigt VO2 im Quadrat mit linear wachsender Drehzahl (RPM) an. An Land (L) ist das Anstiegsverhalten von VO2 linear.

## Literatur


Bréchat, P.H., Wolf, J.P., Simon-Rigaud, M.L., Bréchat, N., Kantelip, J.P., Berthelay, S. & Regnard, J. (1999). Influence of immersion on respiratory requirements during 30-min cycling exercise. *The European respiratory journal, 13*(4), 860–866. https://doi.org/10.1034/j.1399-3003.1999.13d28.x

Christie, J.L., Sheldahl, L.M., Tristani, F.E., Wann, L.S., Sagar, K.B., Levandoski, S.G., Ptacin, M.J., Sobocinski, K.A. & Morris, R.D. (1990). Cardiovascular regulation during head-out water immersion exercise. *Journal of applied physiology, 69*(2), 657–664. https://doi.org/10.1152/jappl.1990.69.2.657

Dressendorfer, R.H., Morlock, J.F., Baker, D.G. & Hong, S.K. (1976). Effects of head-out water immersion on cardiorespiratory responses to maximal cycling exercise. *Undersea biomedical research, 3*(3), 177–187.

Fenzl, M., Krebs, J., Villiger, B., Zaugg, T., Gredig, J., Walter, B. & Aebli, N. (2012). Leistungsmessungen im Wasser mit einem neuen Kraftmess-Kurbelsystem. *Physikalische Medizin Rehabilitation Kurortmedizin, 22,* 183–188. https://doi.org/10.1055/s-0032-1314863

Fenzl, M., Schnizer, W., Hartmann, B., Villiger, B. & Knüsel, O. (2005). Unterschiede in der maximalen Sauerstoffaufnahme bei körperlichen Belastungen im Wasser-/Landvergleich. Review. *Schweizerische Zeitschrift Sportmedizin, 53*(4) 172–178.

Sheldahl, L.M., Wann, L.S., Clifford, P.S., Tristani, F.E., Wolf, L.G. & Kalbfleisch, J.H. (1984). Effect of central hypervolemia on cardiac performance during exercise. *Journal of applied physiology: respiratory, environmental and exercise physiology, 57*(6), 1662–1667. https://doi.org/10.1152/jappl.1984.57.6.1662

# 20 Crosstraining

Ein typisches Kennzeichen des Ausdauertrainings ist die dynamische Arbeitsform, bei der mehr als 1/6 der Gesamtskelettmuskulatur eingesetzt wird. Das trifft auch für die Tretkurbelarbeit im Sitzen auf einem Fahrradergometer zu. Wenn bei Arm-/Bein-Drehkurbelarbeit die Muskelmasse der Arme dazukommt, steigt bei gleicher Lasteinstellung auch der Energieverbrauch. Im Zuge der höheren Beanspruchung anteilsmäßig großer Muskelgruppen führt die verrichtete Arbeit zu einem VO2-Mehrverbrauch. Die Sauerstoffaufnahme erhöht sich experimentell gemessen zwischen 2.3 % und 15.9 % (Eston & Brodie, 1986; Gleser et al., 1974; Gutin et al., 1988; Hoffman et al., 1996; Mayo et al., 2001). Der VO2-Mehrverbrauch deckt den höheren Bedarf an oxygeniertem Blut zur Füllung des größeren Gefäßbettes bzw. zur Versorgung des aktiven Gewebes (Secher et al., 1974). Dabei wird die Blutflussregulation in den Beinen etwas nach unten geregelt, um das Angebot in den Armen zu erhöhen (Richardson et al., 2000).

Das Zusammenwirken verschiedener Muskelgruppen kommt Personen mit Muskelatrophien zum Erreichen einer hohen Arbeitsleistung zugute. Sie können bei Beanspruchung auf dynamische Ausdauer einen höheren Ausbelastungsgrad erreichen (Bergh et al., 1976; Hill et al., 2005; Ponichtera-Mulcare, 1993; Secher et al., 1974).

Auch im Wasser steigen die Stoffwechselbedürfnisse (VO2) des aktiven Gewebes bei Arm-Beinkurbelarbeit an. Fenzl (2015) bestimmten unter Vorgabe der Bremsleistung im Wasser und an Land die lastabhängige VO2. Der Sauerstoffbedarf war sowohl im Wasser wie auch an Land unter Einsatz von Armen und Beinen (A + B) höher, als wenn die betreffende Arbeit nur mit den Beinen durchgeführt wurde (B). Die Unterschiede der Sauerstoffaufnahme bei Arm-/Beinarbeit kommen gegenüber Beinarbeit im Wasser weniger stark zum Vorschein als an Land. Offenbar werden bei Armdrehkubelarbeit an Land die schnellen Muskelfasern mit dem anaerob-laktaziden Stoffwechselweg vorzeitig angesprochen. So gesehen, kommt der Entlastungseffekt auf die Beine nicht voll zum Tragen (Hollmann & Hettinger, 2000). Die intensivere Muskelarbeit der Arme bzw. das Ausmaß der glykolytischen Energiebereitstellung hat aber keine Auswirkung auf die anaerobe Schwelle (VT2). Die Stoffwechselumsatzraten pro Zeit sind im Bereich von VT2 für A + B und B vergleichbar groß (**Abbildung 20-1**).

Die Abbildung zeigt die Sauerstoffaufnahme bei wiederholten Testabläufen für Arm-/Beinarbeit (A + B) und Beinarbeit (B) im Wasser (W) und an Land (L) (n = 12). Die Unterschiedlichkeit der Bewegungsmuster (A + B versus B) zeigen sich in den Sauerstoffkurven, die für A + B in W und L auf einem höheren Level verläuft, um die Stoffwechselbedürfnisse des Gewebes zu decken. Die Sauerstoffaufnahmewerte auf Höhe der ventilatorischen Schwelle 2 (VT2) unterscheiden sich nicht signifikant.

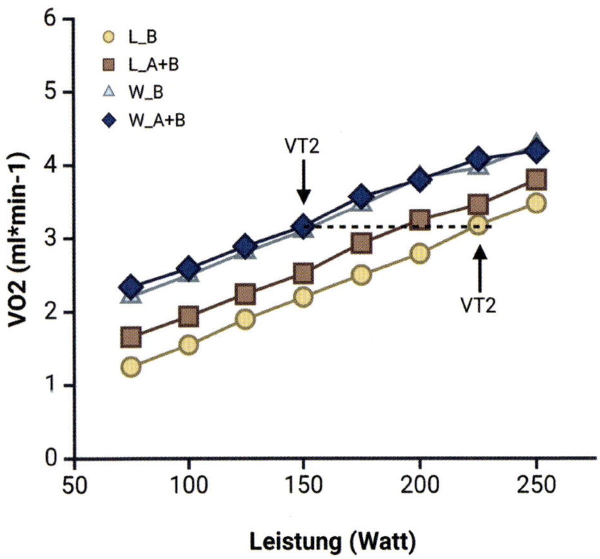


**Abbildung 20-1:**
Sauerstoffbedarf bei Arm-/Bein – Drehkurbel

## Literatur


Bergh, U., Kanstrup, I.L. & Ekblom, B. (1976). Maximal oxygen uptake during exercise with various combinations of arm and leg work. *Journal of applied physiology, 41*(2), 191–196. https://doi.org/10.1152/jappl.1976.41.2.191

Eston, R.G. & Brodie, D.A. (1986). Responses to arm and leg ergometry. *British journal of sports medicine, 20*(1), 4–6. https://doi.org/10.1136/bjsm.20.1.4

Fenzl, M. (2015). VO2 kinetics during different forms of cycling exercise on land and in water. *Sport exercise medicine open journal, 1*(2), 64–70. https://doi.org/10.17140/SEMOJ-1-110

Gleser, M.A., Horstman, D.H. & Mello, R.P. (1974). The effect on Vo2 max of adding arm work to maximal leg work. *Medicine and science in sports, 6*(2), 104–107.

Gutin, B., Ang, K.E. & Torrey, K. (1988). Cardiorespiratory and subjective responses to incremental and constant load ergometry with arms and legs. *Archives of physical medicine and rehabilitation, 69*(7), 510–513.

Hill, D.C., Ethans, K.D., MacLeod, D.A., Harrison, E.R. & Matheson, J.E. (2005). Exercise stress testing in subacute stroke patients using a combined upper- and lower-limb ergometer. *Archives of physical medicine and rehabilitation, 86*(9), 1860–1866. https://doi.org/10.1016/j.apmr.2005.03.002

Hoffman, M.D., Kassay, K.M., Zeni, A.I. & Clifford, P.S. (1996). Does the amount of exercising muscle alter the aerobic demand of dynamic exercise? *European journal of applied physiology and occupational physiology, 74*(6), 541–547. https://doi.org/10.1007/BF02376770

Hollmann, W. & Hettinger, T. (2000). *Sportmedizin.* Schattauer.

Mayo, J.J., Kravitz, L. & Wongsathikun, J. (2001). Detecting the onset of added cardiovascular strain during combined arm and leg exercise. *Journal of exercise physiologyonline, 4*(3), 53–60.

Ponichtera-Mulcare, J.A. (1993). Exercise and multiple sclerosis. *Medicine and science in sports and exercise, 25*(4), 451–465. https://doi.org/10.1249/00005768-199304000-00007

Richardson, R.S., Harms, C.A., Grassi, B. & Hepple, R.T. (2000). Skeletal muscle: master or slave of the cardiovascular system? *Medicine and science in sports and exercise, 32*(1), 89–93. https://doi.org/10.1097/00005768-200001000-00014

Secher, N.H., Ruberg-Larsen, N., Binkhorst, R.A. & Bonde-Petersen, F. (1974). Maximal oxygen uptake during arm cranking and combined arm plus leg exercise. *Journal of applied physiology, 36*(5), 515–518. https://doi.org/10.1152/jappl.1974.36.5.515

# 21 Gerätschaften im Wasser

Gerätschaften für den Schwimmsport werden für das Training wie auch für Methoden der Belastungsuntersuchung genutzt. Weit verbreitet ist der Einsatz von Jet-Streams in kleinen Wasserbecken. Ein quergespanntes Seil hilft dem/der Schwimmer*in bei der Orientierung, die stationäre Position zu halten. Es sind auch Messsysteme für die Schnellkraft auf dem Markt wie das Speedometer. Dabei ist der/die Schwimmer*in per Stahlseil mit einer Kraftmessdose verbunden. Die Kraft, mit der der/die Schwimmer*in am Seil zieht, wird in der Messdose über einen Messverstärker verarbeitet und die Analogsignale zeigen die erreichten Schwimmkräfte an. Nach ähnlichem Prinzip ist der Power Rack aufgebaut. Auch hier ist der/die Schwimmer*in an einem Seil festgemacht und hält den Seilauslauf mit geringer Auf- und Abwärtsbewegung der Gewichte konstant. Die Gewichtsbestückung bestimmt dabei die Schwimmleistung.

Verwendung finden im Schwimmsport auch akustische Signalgeber wie der Beeper, die den Schwimmer*innen helfen, ihren Rhythmus zu finden. Durch Vorgabe des Zielrhythmus durch den Aquapacer oder ein elektronisches Metronom kann die Schwimmgeschwindigkeit konstant gehalten werden. Technisch aufwändiger sind Pacer-Signale, die die Schwimmgeschwindigkeit über Lichtschrankensysteme bzw. akustische Taktgeber eichen. Am Beckenboden wird durch den Pacer und Strichmarkierungen die Geschwindigkeit vorgegeben. Der/die Trainer*in kann auch den/die Schwimmende angeleint durch das Wasser führen.

**Wassertaugliche Fahrradergometer** werden verbreitet zur Konditionierung verwendet und finden Anwendung im Fitness- wie auch Therapiebereich. In der motivierenden Form als Aqua-Spinning bezieht das Ganzkörper-Workout vielseitige variierte Tretfrequenzen bzw. -widerstände und veränderte Körperpositionen mit ein. Heute existieren unter den Wasserfahrrädern unterschiedliche Bremssysteme, davon sind alle bekannten praktisch mechanisch gebremst, da die elektronischen Bremsen der Land-Ergometer nur ansatzweise im Wasser einsetzbar sind. Bei den mechanischen, reibschlüssigen Bremssystemen wird ein einstellbarer Bremskörper mit einer definierten Kraft auf das rotierende Schwungrad gedrückt und unabhängig von der Tretfrequenz muss der voreingestellte Widerstand überwunden werden. Für das hydrodynamische Wasserbremssystem wird die Fläche von Propellern, die um eine Welle drehen, verwendet. Die Fläche des Widerstandskörpers und die Winkelgeschwindigkeit bestimmen die Arbeitsleistung (**Abbildung 21-1**).

Um 1970 wurde das physikalisch-medizinische Fahrradergometer „Monark", Schweden, zum Wasserfahrrad umgebaut, indem widerstandsgebende Fins (Paddel) an das Schwungrad angebracht wurden. Das umgebaute Monark-Bike war der Vorläufer von trendigen Hydrobikes, mit denen Spinning durchgeführt werden. Hydrodynamisch gebremste Wasserräder nutzen das Prinzip der flächengebenden Widerstandserhöhung.

Die zu erbringende Leistung setzt sich im Wesentlichen aus dem physikalischen Widerstand des Bremssystems und der oberflächenabhängigen Bremswirkung der bewegten

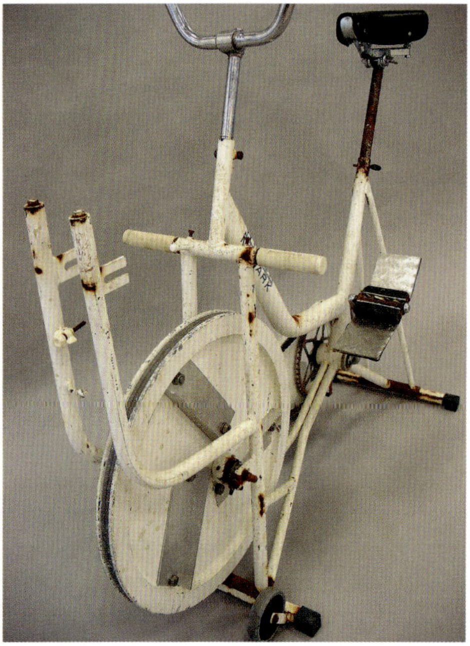

**Abbildung 21-1:** Monark-Wasserfahrrad

Körperteile beim Überwinden des Wasserwiderstands zusammen. Letztere kann an der Kurbel als Bremsleistung nicht gemessen werden, weshalb sie zu den energieverbrauchenden Verlustkräften zählt. Sie geht aber in die physiologische Energiebilanz ein. Folglich geht ein großer Teil der erzeugten Kräfte ins Wasser. Bei der Verlustrechnung spielt auch der Wirkungsgrad der Pedalbewegung eine Rolle. Kräfte, die während der Kurbelumdrehung nicht tangential übertragen werden, leisten ebenfalls keinen physikalisch messbaren Energiebeitrag (**Abbildung 21-2**).

Der Vorteil der Drehkurbelbewegung beim Aquacycling liegt auf der Hand: Ruckartige Bewegungen werden von der mechanischen Bremswirkung an der Kurbel und vom Wasserwiderstand abgebremst. Die Bewegung wird dadurch sicher geführt, die dabei auftretenden Pedalkräfte sind gering. Die schlüssige Kraftlinie der Beinachse beim Pedalieren ist bei postop. endoprothetischer Versorgung ideal, gleichzeitig kann das Medium Wasser entzündete Gelenke kühlen und Schwellungsreaktionen dämpfen.

Der beste Wirkungsgrad ergibt sich bei tangential zur Kurbel gerichteten Kräften. Ein aktiver Tretzyklus verlangt eine koordinierte neuromuskuläre Abstimmung, äußerlich sichtbar am runden Pedalieren. In der Schubphase zwischen 0° und 90° sind die Kniestrecker aktiv, zwischen 90° und 180° kommen die Hüftextensoren zum Einsatz. Im oberen und unteren toten Punkt (0° und 180°) verringern sich die Kräfte, gehen aber nicht ganz zurück. Die Hub- oder Zugphase ist aktiv gestaltet, das Bein wird aktiv nach oben gezogen (Petzke, 2006).

Seit langem werden Laufbänder in der Veterinärmedizin bei Pferden und Hunden bei

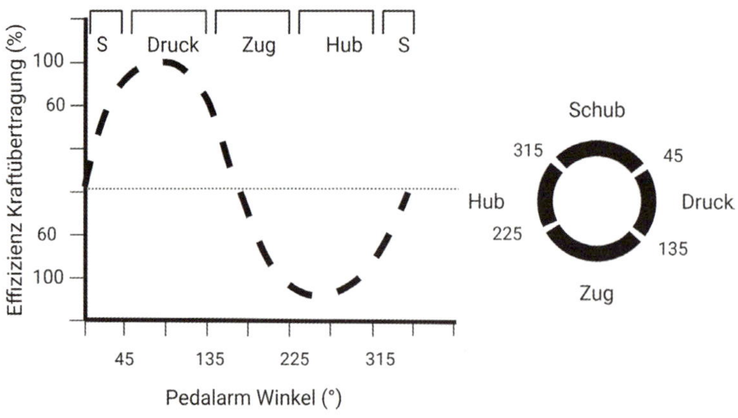


**Abbildung 21-2:** Phasen und Wirkungsgrad der Beindrehkurbel

diversen Verletzungsbildern wie Sehnen- und Bandverletzungen aus Entlastungsgründen durch den Auftrieb eingesetzt (Muñoz et al., 2019). Zunehmend sind Unterwasserlaufbänder in der Humanmedizin anzutreffen (Byrne et al., 1996). Sie werden zur Rekonditionierung, zur Körpergewichtsentlastung nach Verletzungsfolgen (Bressel et al., 2012; Gleim & Nicholas, 1989; Napoletan & Hicks, 1995), bei inkompletten Paresen (Stevens et al., 2015) und zahlreichen Facetten von Hirnverletzungen genutzt (Narasaki-Jara et al., 2020). Auf dem Unterwasserlaufband bestehen Unterschiede zum freien Gehen im Wasser. Die angeströmte Fläche und Bewegungsgeschwindigkeit von Armen und Beinen auf dem Laufband ändern die Belastungsbedingungen. Sie zeigen sich u. a. in der Abstimmung andersartig belasteter Muskelgruppen.

Zur Erhöhung des Wasserwiderstands und zum Muskelaufbau sind Kleingeräte auf dem Markt, die das Prinzip der Oberflächenvergrößerung verwenden. Die viskösen Wassereigenschaft verlangsamt die Bewegungsausführung, so dass die Muskulatur stark aktiviert werden kann. Mit Auftriebskörpern wie Styroporringe, Bretter und Aquanoodle kann Kraft gegen die Auftriebswirkung erzeugt werden. Für widerstandsbetonte Durchführungsformen können auch elastische Fitnessbänder genutzt werden.

## Literatur


Bressel, E., Smith, G., Miller, A. & Dolny, D. (2012). Aquatic-treadmill walking: quantifying drag force and energy expenditure. *Journal of sport rehabilitation, 21*(4), 10.1123/jsr.2012.TR5 https://doi.org/10.1123/jsr.2012.TR5

Byrne, H.K., Craig, J.N. & Wilmore, J.H. (1996). *A comparison of the effects of underwater treadmill walking to dry land treadmill walking on oxygen consumption, heart rate and cardiac output, Journal aquatic physical therapy, 4,* 73–80.

Gleim, G.W. & Nicholas, J.A. (1989). Metabolic costs and heart rate responses to treadmill walking in water at different depths and temperatures. *The American journal of sports medicine, 17*(2), 248–252. https://doi.org/10.1177/036354658901700216

Napoletan, J.C. & Hicks, R.W. (1995). The metabolic effects of underwater treadmill exercise at two depths. *Journal aquatic physical therapy, 3,* 14.

Narasaki-Jara, M., Wagatsuma, M., Holt, J.L., Acuña, S.M., Vrongistinos, K. & Jung, T. (2020). Aquatic treadmill walking at three depths of water in people with traumatic brain injury. *Physiotherapy research international: the journal for researchers and clinicians in physical therapy, 25*(2), E1817. https://doi.org/10.1002/pri.1817

Muñoz, A., Saitua, A., Becero, M., Riber, C., Satué, K., de Medina, A.S., Argüelles, D. & Castejón-Riber, C. (2019). The use of the water treadmill for the rehabilitation of musculoskeletal injuries in the sport horse. *Journal of veterinary research, 63*(3), 439–445. https://doi.org/10.2478/jvetres-2019-0050

Petzke, W. (2006). Muskelleistung und Wirkungsgrad beim Radfahren. *Leistungssport, 3,* 47–54.

Stevens, S.L., Caputo, J.L., Fuller, D.K. & Morgan, D.W. (2015). Effects of underwater treadmill training on leg strength, balance, and walking performance in adults with incomplete spinal cord injury. *The journal of spinal cord medicine, 38*(1), 91–101.https://doi.org/10.1179/2045772314Y.0000000217

# 22 Molekulare Anpassungsmechanismen

Für das Erreichen der Trainingsziele lieferte die Molekularbiologie in den letzten Jahren aufschlussreiche Details zu den Anpassungsvorgängen für zellbiologische Vorgänge, die der Leistungsverbesserung dienen. Die sich daraus ergebenden Erkenntnisse zur Gestaltung der intensitäts- und umfangsmäßigen Trainingsbelastungen und zur zeitlichen Abstimmung von Erholungsabläufen decken sich gut mit der empirischen Herangehensweise, trainingsspezifische Adaptationen zu nutzen.

Funktionelle Anpassungsleistungen im Ausdauertraining vollziehen sich nicht nur langfristig. Bereits während der Belastung, besteht die Notwendigkeit, die Substratversorgung durch „Anpassung in der Enzymkinetik" zu sichern (Mairbäurl, 2006). Hinter den kurz- und langfristigen Anpassungsvorgängen stehen Moleküle (Enzyme), die die Proteinsynthese unzähliger Proteine über eine Erhöhung der Transkriptionsrate regulieren. Die auf diversen Signalvorgängen beruhenden Syntheseleistungen der Muskelzellen dienen in erster Linie der Anpassung der kontraktilen und metabolen Plastizität des Skelettmuskels. Die Molekularbiologie konnte bei repetitiven Kontraktionen der Skelettmuskulatur einige Hauptstressoren ausfinden machen, die die Signalweiterleitung einleiten (**Tabelle 22-1**). Die extra- und intrazellulären Stimuli werden von Sensorsystemen wahrgenommen und durch Signaltransduktionsmoleküle (Transkriptionsfaktoren) in vernetzten Signalketten für die Neusynthese von Proteinen überführt. Die auch Anpassungsregulatoren genannten Moleküle sind die eigentlichen Schaltstellen für die mitochondriale Biosynthese (DNA-Expression, Transkription der DNA in RNA). Sie gelangen in den Zellkern und steigern nach Training die muskuläre Transkription kodierter Proteine (Flück, 2003). Für eine bessere Lesbarkeit sollen zunächst die Abkürzungen der Moleküle mit ihrer Bedeutung gelistet werden.

- ERK: extrazelluläre Signalkinase. Stimuliert Wachstumsfaktoren und Zytokine. Teil der MAPK-Achse (mitogen-aktivierte Proteinkinase)
- JNK: c-Jun-N-terminale Kinase, teil des MAP-Kinasewegs. Intrazelluläre Signalkinase
- p38: mitogenaktivierte MAP-Proteinkinase. Zelldifferenzierung und -wachstum
- HSP70: Hitzeschockprotein mit der Masse 70 kDa. Chaperon, Faltung und Aktivierung neuer Proteine
- AMPK: AMP-aktivierte Proteinkinase
- PPAR: Peroxisom Proliferator-aktivierter Rezeptor. Reguliert die Expression von Proteinen der intrazellulären Fettsäuresynthese und -transport
- GPR81: G-Protein-gekoppelter Rezeptor 81. Laktatrezeptor in Adipozyten
- PGC-1α: Peroxisom Proliferator-aktivierter Rezeptor Gamma-Koaktivator. Remodeling glykolytische in oxidative Fasertypen, Masterregulator der mitochondrialen Biogenese
- NRF 1/2: nukleärer Faktor. Exprimiert metabolische Gene bzw. genkodierte Proteine der mitochondrialen Elektronentransportkette
- Cyt C: Cytochrome C. Elektronencarrier bei der oxidativen Phosphorylierung

- TFAM: mitochondrialer Transkriptonsaktor A. Bindet an Promotorelemente für DNA-Transkription
- CAMK: Calcium/calmodulin-abhängige Proteinkinase. Calmodulinkinase, Serin-Threoninkinase wird bei Training mit dem Anstieg der Calciumspiegel vermehrt exprimiert.
- MEF 1/2: „myocyte enhancing factor". Prägt MHC I (myo heavy chain) bei langanhaltender elektrischer Stimulation aus bzw. MHC II bei hohen Erregungsfrequenzen
- NFAT: nukleärer Faktor aktivierter T-Zellen. Wird durch Calciumeinstrom reguliert und in den Zellkern transportiert. Die Expression ist an der Entwicklung von Skelettmuskeln und an der T-Zell-Aktivierung beteiligt.
- T3: Trijodthyronin. Setzt STH (Somatropin, Wachstumshormon) frei.
- Myo D: myogener Regulationsfaktor. Zellerneuerung Fibroblasten differenzieren zu Myoblasten.
- GH: „growth hormone" Somatropin. Freisetzung aus dem Hypophysenvorderlappen
- IGF-1R: Insulin-ähnlicher Wachstumsfaktor-1-Rezeptor. Multipel bindendes Protein wird durch Wachstumshormone aktiviert.
- MGF: mechanischer Wachstumsfaktor. Splice-Variante von IGF
- VGEF: vaskulärer endothelialer Wachstumsfaktor. Angiogener Wachstumsfaktor
- S6K: Ribosomales Protein S6 Kinase. Serin/Threonin Kinaseenzym, Bestandteil der S6K-TORC1-Achse (target of rapamycin complex 1). Transkription/Translation Proteinsynthese, Glukosehomöostase, Insulinsensitivität, Adipozytenmetabolismus, Energiebalance
- eNOS: endotheliale Nitritoxidase-Synthase. Bildet NO zur Durchblutungssteigerung
- HIF-1α: hypoxieinduzierender Faktor-1. Kotrolliert VEGF-Expression
- MHC I: Myosin slow-oxidative myosin heavy chain type I. Muskelfaserverteilung Phänotyp I
- MHC II: Myosin fast oxidative-glycolytic (intermediate) myosin heavy chain type II: schneller Switch-Typ II.

Folgende Störreize sind bekannt: (1) mechanische (Zugkräfte an der extrazellulären Matrix), (2) metabolische (Energieverfügbarkeit, Sauerstoffradikale, Laktat, Ischämie), (3) neuronale (De- und Repolarisation der Muskelzelle, intrazelluläre Ca2+-Konzentration) und (4) hormonale (Insulinfreisetzung) (Mang et al., 2022).

1) An den transkriptionellen Antworten sind Adhäsionsmoleküle, sogenannte Integrine, beteiligt. Auslöser dieser Vorgänge sind Zugkräfte an der extrazellulären Matrix. In Verbindung mit mechanischem Stress übermittelt MAPK (auch MAP-Kinase-Weg) Signale, indem sie nukleäre Transkriptionsfaktoren (c-jun und c-fos) aktiviert, deren Aufgabe es ist, Cytochrom C zu transkribieren und dadurch die Proteinsyntheserate zu erhöhen.
2) AMPK exprimiert PGC-1alpha, ein Gen-Transkriptor und zugleich Master-Regulator, der die mitochondriale Biogenese steuert, indem er Informationen auf den Zellkern überträgt. Als Reiz wirkt der Abfall des Glukose-Energiesubstrats, der mit einem Anstieg von AMP, dem Spaltprodukt von ATP, verbunden ist (Flück et al., 2003). In der Signalkette nachfolgend stehend ist der nukleärer Respirationsfaktor NRF-1. NRF induziert den mitochondrialen Transkriptionsfaktor A, der an Promotorelemente bindet und die Expression von Genen der mitochondrialen Enzymaktivität (Schlüsselenzyme Zitratsynthase, 3-Hydroxyacyl-CoA-Dehydrogenase, Cytochrom C Oxidase) initiiert. Von Bedeutung ist die Genaktivierung für den oxidativen Fett- und Glukosestoffwechsel. Neben den Energiesensoren werden weitere metabolische Störreize und Reaktionen von Sauerstoff verbrauchenden Prozessen, die mit einer Abnahme von pO2 und einem pH-Abfall unter Belastung verbunden sind, ausgelöst. Bei niedrigem pO2 wird der Transkriptionsfaktor HIF-1 Alpha exprimiert, welcher an DNA-Stellen bindet und scherstressinduziertes NO, angiogene Wachsumsfaktoren (VEGF) und Erythropoetin für eine bessere Sauerstoffversorgung heraufreguliert (Mair-

bäurl, 2006). Auch führen Lipidsensoren in denselben Anpassungsregulator, PGC-1, über. Lipidsensoren nehmen freigesetzte ungesättigte Fettsäuren auf und aktivieren aus der Familie der PPAR-Transkriptionsfaktoren (peroxisome proliferator activated receptors) die Genexpression.

3) Die mechanisch-neuronale Stimulierung der Gentranskription beruht auf einer zyklischen bzw. pulsatilen Stretchaktivierung von Ca-Ionenkanälen. Mit der Membrandehnung strömt aus dem Extrazellulärraum bei Kontraktionsvorgängen der Muskulatur Ca-Ionen über spannungsabhängige Ca-Kanäle in die Zellen ein. Für die Übertragung des Signals verbindet sich Ca mit Calmodulin und aktiviert Calmodulinkinase und Calcineurin, die mit genregulatorischen Molekülen (Transkriptionsfaktoren MEF bzw. NFAT) gekoppelt sind. Der aktivierte Anpassungsregulator NFAT wird im Zellkern wirksam und prägt letztlich als Anpassungsleistung langsam kontrahierende Muskelfasern vom Typ I aus. Interessant dabei ist, dass die neurale Frequenzierung von CaMK dekodiert werden kann und vermutlich die Fasertypisierung modifiziert (MHC I bzw. MHC II) (Mairbäurl, 2006). Calcineurin ist auch in den PGC-1-Übertragungsweg (proliferator-activated-receptor co-activator) eingebunden. Von PGC-1 ausgehend kodieren weitere Transkriptionsfaktoren (PPAR) und stimulieren über mTFA den mitochrondrialen Stoffwechsel.

4) Auf hormonaler Ebene ist die Freisetzung der Transkriptionsfaktoren IGF-1 bzw. MGF an Wachstumshormone gebunden und führt zu muskulärem Wachstum. S6K ist unter dem Einfluss von Testosteron ein Substrat für Proliferation, Differenzierung und Vermehrung von Muskelzellen.

**Tabelle 22-1:** Molekulare Anpassung an Ausdauertraining (modifiziert nach Flück, 2003; Hoppeler et al., 2011; Hoppeler, 2016).

| Eingangssignal, Reizkonfiguration | Mechanisch | Metabolisch | | | Neuronal | | Hormonal | | | Metabolisch | |
|---|---|---|---|---|---|---|---|---|---|---|---|
| Sensormoleküle | Zugkräfte an Zellmatrix | E-Mangel | Lipidsensor | Superoxide | De-/Repolarisation | | elektrische Stimulation | Insulinfreisetzung | | Hypoxie | Scherstress |
| | G-Protein-Rezeptor | AMP/ATP | FFA | Lc / ROS | $Ca^{2+}$ | CaM | | Rezeptoraktivierung | | $pO_2$ | Arterien |
| Signaltransduktion | MAPK | AMPK | PPAR | GPR81 | CAMK | Calcineurin | T3 / STH | GH | Testosteron | HIF-1 Alpha | eNOS |
| | führt zu: | führt zu: | | | führt zu: | | führt zu: | | | führt zu: | |
| Transkriptionsfaktoren | ERK / JNK / p38 | PGC-1α | | | MEF 1/2 | NFAT | Myo D | IGF-1 / MGF | S6K | VEGF / IGF-1 | |
| Koaktivatoren | c-jun / c-fos / HSP70 | NRF-1/2 / Cyt C / TFAM | | | | | MEF-2/p38 | IGF-1R | HSP27/70 | | |
| Gentranskription | Sarkomergenese | Mitochondriale Biogenese | | | Sarkomergenese | | Sarkomergenese | Protein Turnover | | Erythropoese | |
| Gentranslation | MHC I | Energiehomöostase | | | MHC I und MHC II | | MHC II | Proteinsynthese | | Angiogenese | |

## Literatur


Flück, M. (2003). Molekulare Mechanismen der muskulären Anpassung. *Therapeutische Umschau, 60*(7), 371–381. https://doi.org/10.1024/0040-5930.60.7.371

Hoppeler, H., Baum, O., Müller, M. & Lurman, G. (2011). Molekulare Mechanismen der Anpassungsfähigkeit der Skelettmuskulatur. *Schweizerische Zeitschrift Sportmedizin, 59*, 6–13.

Hoppeler, H. (2016). Molecular networks in skeletal muscle plasticity. *The journal of experimental biology, 219*(Pt 2), 205–213. https://doi.org/10.1242/jeb.128207

Mairbäurl, H. (2006). Regelung der Genexpression im Muskel bei Belastung. *Deutsche Zeitschrift Sportmedizin, 57*(3), 61–67.

Mang, Z. A., Ducharme, J. B., Mermier, C., Kravitz, L., de Castro Magalhaes, F. & Amorim, F. (2022). Aerobic adaptations to resistance training: the role of time under tension. *International journal of sports medicine, 43*(10), 829–839. https://doi.org/10.1055/a-1664-8701

# 23 Training der Ausdauerfähigkeiten

Das Ausdauertraining (AT) vollzieht sich hauptsächlich in zwei Zonenbereichen, im extensiven und intensiven Grundlagenausdauerbereich 1 (GA1) bzw. (GA2). Innerhalb dieser beiden Abstufungen wird der Energiestoffwechsel auf verschiedenen Stoffwechselwegen beansprucht. Im GA1-Bereich wird vorwiegend die aerobe Energiegewinnung beansprucht. Bei den sauerstoffverbrauchenden Stoffwechselprozessen wird die benötigte Energie durch Zufuhr von Kohlehydrat- und Fettsubstraten und über die Zellatmung in den Mitochondrien (aerobe Oxidation von Glykogen und Lipiden) nutzbar gemacht. Die Energiezufuhr und der oxidative Energieabbau können über lange Zeit bereitgestellt werden. Wenn bei hoher muskulärer Belastung die katalysierenden Enzyme der Zellatmung an ihre Grenzen stoßen, wird der anaerob-glykolytische Weg beschritten. Es steht dann zusätzlich gewinnbare Energie aus dem anaeroben Stoffwechsel zur Verfügung. Die sich unter Anaerobiose bildenden sauren Valenzen können nur in begrenztem Umfang neutralisiert werden, so dass stark anaerobe Bedingungen eine hohe Ausdauerbelastung zeitlich begrenzen. Die in der Ausdauermethodik verwendeten Zonenbereiche zur Intensitätssteuerung sind eng mit den beschriebenen Energiebereitstellungswegen verknüpft.

Der extensive **GA1-Bereich** bildet die Basis für Gesundheit im Allgemeinen und ist zugleich die Voraussetzung für eine solide Stoffwechselgrundlage für alle Ausdauerdisziplinen. Beim GA1-Training wird aus dem Kohlehydrat- und Fettabbau Energie gewonnen, wobei der Energiebedarf zu einem hohen Maß durch die Fettoxidation gedeckt werden kann (Hollmann & Hettinger, 2000).

Der **GA2-Bereich** oder auch Entwicklungsbereich ist gleichbedeutend mit intensiver Muskelarbeit. Die Glykogenfunktion wird zur bestimmenden Größe. Für eine gute Belastungsverträglichkeit im anaeroben Ausdauerbereich wird die Glukosebeförderung aufgebaut. Ein Training im GA2-Bereich erfordert einen Mischstoffwechsel in aeroben und anaeroben Anteilen, wenn eine beträchtliche Menge an glykolytischer Energie auch aus anaerobem Anteil verlangt ist (**Abbildung 23-1**).

Innerhalb der zyklischen Ausdaueraktivitäten verlangen Arbeitseinsätze gegen Widerstände eine große Kraftentfaltung über lange Zeit. Die Fähigkeit, erhöhte Widerstände über eine längere Zeitdauer zu bewältigen, wird der Terminologie nach der Kraftausdauer zugeordnet. Auch sie führt in die anaeroben Stoffwechselsituation.

- **Zone 2**: umfangsbetontes GA1-Training im extensiven Ausdauerbereich; Erhöhung der oxidativen Lipidrate, Abbau von Lipiddepots.
- **Zone 3/4**: mittlerer Belastungsbereich; Fettumsätze können nur bei Gutausdauertrainierten auf hohem Niveau gehalten werden; intensives Ausdauertraining, Tempotraining; Gewichtsreduktion, Mitochondrienfunktion, Steigerung des Gesamtenergieverbrauchs.
- **Zone 5**: Intensitätsbetontes Training im Entwicklungsbereich in Form von Intervallen oder intermittierenden Belastungen; Verbesserung der Mitochondrienfunktion, VO-2max-Steigerung.

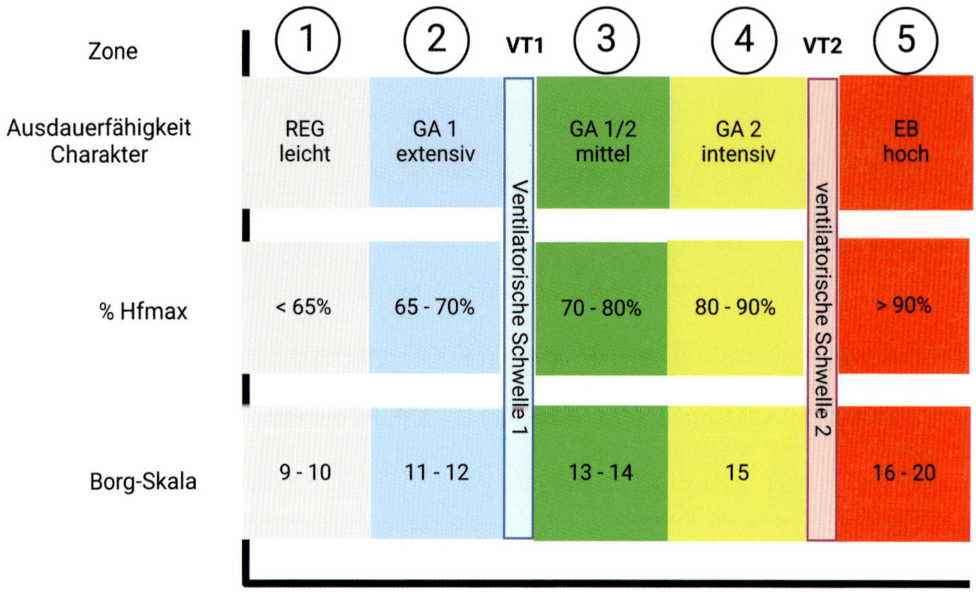


**Abbildung 23-1:** Trainingszonenbereiche: Training der Grundlagenausdauer 1 und 2 (GA1 bzw. GA2) (VT1: ventilatorische Schwelle 1; VT2: anaerobe Schwelle, ventilatorische Schwelle 2. Borg: subjektives Anstrengungsempfinden auf einer visuellen Analogskala (10- bzw. 20-stufig)

Für die Entwicklung der Ausdauerfähigkeiten empfiehlt sich ein Wechsel der Intensitäten. Es sollten Trainingseinheiten mit langer Dauer und niedriger Intensität und solche mit kurzer Dauer und hoher Intensität sich abwechseln. Als Faustregel folgen auf eine intensive Trainingseinheit zwei bis drei extensive Einheiten. In der gesundheitlich empfohlenen Basisvariante verlangt das AT eine Mindestbelastungsdauer von 20 min, idealerweise 60 min bis 90 min oder auch länger. Neben der kontinuierlichen Basisvariante kann nach der 3:1-Aufteilung das Ausdauertraining auch intervallartig oder intermittierend erfolgen. Ziel dabei ist es, intensive Belastungsintervalle mit der maximal tolerierbaren Belastung durchzuhalten. Die Intervalldauern liegen zwischen 20 sec und 30 sec bei den hochintensiven Kurzzeitintervallen und bei der weniger intensiven Intervallvariante zwischen 4 min und 5 min (intensive Langzeitintervalle). Für die Ausdauerentwicklung im GA2-Bereich haben sich neben der Intervallmethode auch Tempoläufe zwischen 20 min und 40 min bewährt. Wie auch beim Intervalltraining wird bei den Tempoläufen die Laktatbildungs- und transportrate verbessert. Nach intensiven Belastungen ist ein regeneratives Training von 24 Stunden notwendig. Die Entlastung kann sich bei Ausdehnung der Belastungsdauer im GA2-Bereich bis auf 36 Stunden verlängern. Ein Überblick über Steuergrößen des Ausdauertrainings gibt **Tabelle 23-1**.

**Tabelle 23-1:** Steuergrößen des Ausdauer- und Kraftausdauertrainings (modifiziert nach Neumann et al., 2001).

| **Intensitätsstufen für das Ausdauertraining und das Kraftausdauertraining (subjektive und objektive Steuergrössen)** | | | | | | | | | | | | |
|---|---|---|---|---|---|---|---|---|---|---|---|---|
| **Methode** | **Dauer** | **Pause** | **Serien** | **Intensität** | **Laktat** | **Puls** | **Borg** | **GA I** | **GA II** | **LZA I** | **LZA II** | **LZA III** |
| | (sec/min) | (sec/min) | Anzahl | %Pmax | $mmol*l^{-1}$ | %Hfmax | Punkte | | | 10'–35' | 35'–90' | >90' |
| ED | 30'–120' | keine | 1 | 60–80 | 1,5–3 | 65–75 | 11–13 | x | | | x | x |
| ID | 30'–90' | keine | 1 | 60–90 | 3–5 | 80–90 | 14–16 | | x | x | x | x |
| VD | 30'–60' | keine | 1 | 60–95 | 2–6 | 70–80 | 12–15 | x | x | x | x | x |
| EI (LZI) | 2'–8' | 2'–5' | 6–9 | 70–75 | 3–5 | 80–90 | 16–17 | x | x | x | x | x |
| EI (MZI) | 60"–90" | 90" –2' | 12–15 | 75–85 | >6 | >85 | 17–18 | | x | x | | |
| II (KZII | 20"–30" | 2'–3' | 9–12 | 90–95 | >6 | >90 | 18–19 | | | | | |
| IM | 15–30" | 15–30" | 5–10 | 90–95 | >6 | >90 | 18–19 | | x | x | | |
| KA I | 30'–60' | keine | 1 | 65–70 | <2.5 | 70 | 13–14 | x | | | | |
| KA I | 2' 8' | lohnend | 6–9 | 70–75 | <4 | 80 | 14–15 | x | | | | |
| KA II | 60"–90" | 2'–5' | 8–12 | 75–85 | 4–7 | 90–95 | 15–16 | | x | | | |

Abkürzungen

| | |
|---|---|
| ED | Extensive Dauermethode (aerobe Kapazität) |
| ID | Intensive Dauermethode (aerobe und teilweise anaerobe Energiebereitstellungsbedingungen) |
| VD | Variable Dauermethode (Fettverbrennung und Kohlehydratverbrennung) |
| EI (LZI) | Extensive Intervallmethode mit Langzeitintervall (aerobe Kapazität) |
| EI (MZI) | Extensive Intervallmethode mit Mittelzeitintervall (Säuretoleranz, Pufferkapazität) |
| II (KZII | Intensive Intervallmethode mit Kurzzeitintervall (Laktatbildungsfähigkeit) |
| IM | Intermittierende Methode |
| WH (KZI) | Wiederholungsmethode mit Kurzzeitintervall (überwiegend anaerobe Energiebereitstellung) |
| WH (MZI) | Wiederholungsmethode mit Mittelzeitintervall (sportartspezifisches Schnelligkeits- bzw. Kraftniveau) |
| WH (LZI) | Wiederholungsmethode mt Langzeitintervall (anaerobe Langzeitausdauer) |
| KAI | Kraftausdauertraining I (wechselhafte Dauermethode) |
| KAII | Kraftausdauer Wiederholungsmethode (überwiegend anaerobe Energiebereitstellung) |
| GA I / II | Grundlagenausdauer 1 und 2 |
| LZA | Langzeitausdauer |

## 23.1 Intensitätssteuerung

Bei der Festlegung der Belastungsgestaltung werden nach den Guidelines des American College of Sports Medicine (ACSM, 2014) VO2max-**Intensitätslevel von 50 % bis 85 %** empfohlen. Einen weniger abstrakten und praxisrelevanten Anhaltspunkt liefert die pauschal ermittelte maximale Herzfrequenz (Maximalpuls minus Lebensalter), über die verschiedene Trainingszonen bzw. Intensitätslevel im Bereich von 60 % bis 90 % der Maximalherzfrequenz grob abgeschätzt werden.

Die **Herzfrequenz** ist die allgemein gebräuchliche Größe für die Festlegung von Belastungsvorgaben – zudem bietet die Messmethode wegen der Linearität der Beziehung zur Sauerstoffaufnahme eine normierte Schätzung des Stoffwechselumsatzes. In einer Experimentalstudie wurde der lineare Zusammenhang von Herzfrequenz und Sauerstoffaufnahme auch für das Deep water running bestätigt (Regressionsgleichung in Brown et al., 1998). Die Reliabilitätsschätzung der Herzfrequenz-Sauerstoffmessungen erwies sich in Gruppenuntersuchungen in der Wasserumgebung als zuverlässig (Raffaeli et al., 2012) ($r > 0.70$). Die ermittelte Herzfrequenz bildete die verschiedenen Intensitätslevel populationsstatistisch adäquat ab.

Für die Ansteuerung des geeigneten Herzfrequenz-Regulationsniveaus kann pauschal die jeweilige altersbezogene Maximalherzfrequenz (Hfmax) abgeleitet werden (220 – Lebensalter). Darin berücksichtigt ist der Rückgang der maximalen Pulsfrequenzrate mit zunehmendem Alter. Tanaka et al. (2001) stellten ebenfalls eine Regressionsgleichung auf (208 – 0.7*Lebensalter), mit der sie die Hfmax abschätzen. Dazu analysierten sie 351 Studien mit 18712 Teilnehmer*innen und überprüften die Vorhersagegleichung für die Hfmax nach dem Verfahren der Kreuzvalidierung an 514 Studienteilnehmer*innen. Sie stellten eine hohe Übereinstimmung zwischen dem in Maximaltests erreichtem und nach dem Formelergebnis vorhergesagtem Pulsniveau (Hfmax) fest.

Die Ableitung der Hfmax ist aber aufgrund der individuellen Regulationsbreite mit Unsicherheit behaftet und kann daher nur als Richtgröße dienen. Die Genauigkeit der Hfmax-Aussage erhöht sich mit der Erfassung der Pulse bei einer Ausbelastung an der Grenze der Leistungsfähigkeit. Die Vorgehensweise wird aber wegen möglicher Komplikationen zurückhaltend verfolgt. Der formelmäßige Belastungsbereich für ein extensives bzw. intensives Ausdauertraining kann der **Tabelle 23-2** entnommen werden.

Für Belastungsvorgaben für Personen mit ischämischen Beschwerden, bedeutenden Rhythmusstörungen oder Bradykardie unter Einnahme von Medikamenten sei auf die umfassenden Empfehlungen in der Arbeit von Fletcher et al. (2013) hingewiesen.

**Tabelle 23-2:** Pulsfrequenztabelle. Alterskorrigierte Herzfrequenzwerte im aeroben Belastungsbereich. GA1/GA2 = Grundlagenausdauer 1 bzw. 2. (Sonntag & Löllgen, 2012).

| Alter | Maximalpuls | Extensiv (GA1) 60 %–65 % | Übergang 70 %–75 % | Intensiv (GA2) 80 %–85 % |
|---|---|---|---|---|
| 20 | 200 | 120–130 | 140–150 | 160–170 |
| 30 | 190 | 115–125 | 135–145 | 155–165 |
| 40 | 180 | 110–120 | 125–135 | 145–155 |
| 50 | 170 | 100–110 | 120–130 | 135–145 |
| 60 | 160 | 95–105 | 115–125 | 130–140 |
| 70 | 150 | 90–100 | 105–115 | 120-130 |

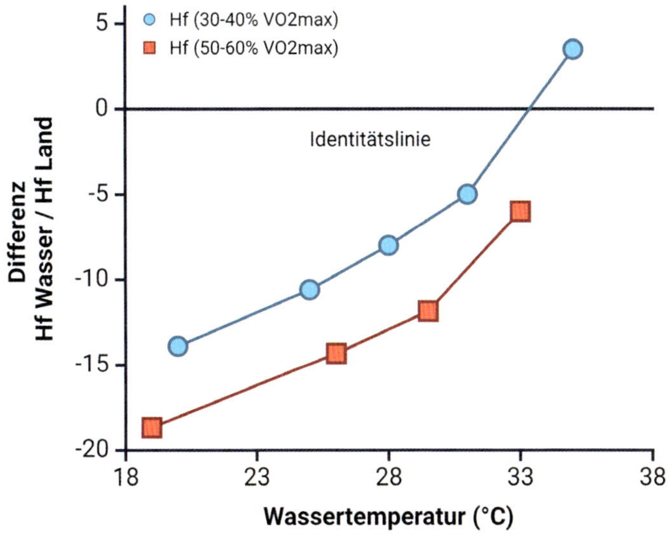


**Abbildung 23-2:** Differenzen von wasser- und landbasierten Pulsen (nachgezeichnet nach Schnizer et al., 2006)

Für die Ermittlung der Trainingspulse in den physiologischen Zonenbereichen wird als übliche Empfehlung die Herzfrequenz um 10 s/min bis 15 s/min nach unten korrigiert, um den thermischen Einfluss im Wasser Rechnung zu tragen (Schnizer et al., 2006). In der **Abbildung 23-2** kommt der wassertemperaturabhängigen Bradykardieeffekt zum Ausdruck. Die Ordinatenachse repräsentiert Pulsdifferenzen, die sich aus der Differenz von wasser- und landbasierten Herzfrequenzen verschiedener Studienpopulationen ergeben haben. Minuswerte zeigen für Wasser höhere, Pluswerte niedrigere Pulswerte an. Die beiden Kurven nehmen Bezug zu mittleren Belastungsintensitäten (30 % bis 40 % bzw. 50 % bis 60 % der VO2max) und lassen die Beziehung der Herzfrequenzen zur Wassertemperatur erkennen.

Die Abbildung zeigt die Herzfrequenzdifferenzen aus Wasser- und Landtests bei submaximaler Belastung (30 % bis 40 % VO2max und 50 % bis 60 % VO2max) in Abhängigkeit von der Wassertemperatur. Jeder Datenpunkt kennzeichnet ein Probandenkollektiv.

Daraus ableitend dürfte ein Abschlag von 10 bis 15 S/min zu hoch bemessen sein. Häufige Bädertemperaturen liegen im Bereich zwischen 26 °C und 30 °C und verlangen eine Reduktion von 8 s/min bis 4 s/min. Mittelintensive Belastungen im Bereich von 31 °C bis 33 °C bedürfen keiner Korrektur. Bei höheren Temperaturen zeigen die Herzfrequenzdifferenzen eine zusätzliche Herz-Kreislaufbelastung an.

Für die trainingsmethodisch-intensitätsmäßige Einordnung wird neben der Verwendung von Herzfrequenz-Minicomputern auch die Borg-Skala (**Abbildung 23-3**) für das Training im Wasser empfohlen.

Die Borgskala ist ein Instrument zur Einschätzung des subjektiven Belastungsempfindens und wird in Zahlen von 6 bis 20 ausgedrückt. Die Trainingsintensität sollte für die Grundlagenausdauerentwicklung bei 11–13 Punkten liegen, höhere Punktwerte sind mit intensiven Belastungen verbunden. Mit 14–16 Punkten wird der GA2-Bereich angesteuert. Jeder Borg-Skalenwert ist trainingsmethodisch einem bestimmten Herzfrequenzniveau und Intensitätsbereich zuzuordnen. Für eine intensitätsmäßige Einordnung der Skalenwerte wurde der Ausnutzungsgrad der Herz-Kreislauf-Beanspruchung ausgehend vom Maximum in Prozent (% Hfmax) angegeben. Nach Raffaelli et al. (2010) erwies sich die Belastungssteue-

| Score | Emoji | Hfmax % | Empfinden |
|---|---|---|---|
| 6 - 8 | | 30% | keine Anstrengung |
| 9 - 10 | | 40 - 60% | sehr leicht |
| 11 - 12 | | 65 - 70% | leicht - mässig |
| 13 - 14 | | 70 - 80% | etwas schwer |
| 15 - 16 | | 80 - 90% | schwer |
| 17 - 18 | | 90 - 95% | sehr schwer |
| 19 - 20 | | 95 - 100% | maximal |

**Abbildung 23-3:** Borg-Skala. Einschätzung des subjektiven Belastungsempfindens.

rung über das subjektive Anstrengungsempfinden nach der Borg-Skala als unpräzise, während andere Untersucher bestätigen, dass Senioren ihren relevanten Belastungsbereich mit Hilfe der Borg-Skala im Wasser gut finden können (Bergamin et al., 2013; Fujishima & Shimizu, 2003; Hamlyn-Williams et al., 2015). Andrade et al. (2020) fanden in einem abgestuften Lauftest im Wasser (DWR) einen engen Zusammenhang von physiologischen (VO2, Puls), biomechanischen (Kadenz) und subjektiven Variablen (RPE-Borg-Skalenwerten) (r = 0.87, 0.88 bzw. 0.91).

Aus der Praxiserfahrung heraus ist es zweckmäßig, zunächst das Anstrengungsniveau mit der Pulsmessung abzugleichen und kleine Änderungen des Pulses einem Skalenwert für das subjektive Anstrengungsempfinden zuzuordnen. Auf diese Weise kann ein Gefühl für das subjektive Belastungsempfinden entwickelt werden, mit der es möglich ist, das adäquate Ausdauerniveau anzusteuern.

## 23.2 Abstimmung von Belastung und Erholung

Der **Abstimmung des Verhältnisses von Belastung und Erholung** wird oftmals zu wenig Beachtung geschenkt, um kontinuierlich Leistung aufzubauen. Die Folgen von nicht eingehaltenen Pausenzeiten kann sich in vielfältigen Symptomen äußern. Für genügend lange Entlastungszeiten gibt es auf objektivierbarer Grundlage Messverfahren, deren Nutzung über smarte Gadgets populär geworden ist.

Die **HRV-basierte Regenerationssteuerung** ist eine erfolgversprechende Methode, um individuelle Überlastungsreaktionen und unzureichende Regeneration im Freizeit- und Leistungssport anzuzeigen (Plews et al., 2013; Vesterinen et al., 2016). Zur Verbreitung der HRV-Messung haben kleindimensionierte Gadgets und Minicomputer beigetragen, die EKG-genau die Herzfrequenz aufzeichnen (Almeida et al., 2019). Für die HRV-Analyse werden die zeitlichen Abstände aufeinanderfolgender Herzschläge in RR-Intervall-Zeitreihen gebracht. Die darin enthaltenen periodischen Schwankungen der Herzzyklen sind auf kurz- und langfristige Modulationen der Signale von Sekunden über Minuten bis hin zu zirkadianen Rhythmen zurückzuführen. Kurzwellige Oszillationen widerspiegeln den Einfluss der Atmung (respiratorische Sinusarrhythmie) und der Blutdruckregulation (Barorezeptorreflex) auf den Herzrhythmus. Eine hohe Variabilität kurzfristiger Oszillationen wird der Zunahme im Tonus des Parasympathikus zugeschrieben. Im Allgemeinen zeigt sie eine gute Anpassungsfähigkeit an das Training an (Billmann, 2017). Abgeschwächte kurzfristige Modulationen sind indikativ für Übermüdung und Übertraining (Bosquet et al., 2008). Es ist zu erwarten, dass die efferente Vagusaktivität mit der kardiorespiratorischen Fitness ansteigt (Plews et al., 2013). Die vagale Aktivität kann in einer Overloadphase (functional overreaching) beispielsweise bei einem intensiven Blocktraining noch ansteigen, obwohl die Leistungsfähigkeit bereits vorübergehend abnimmt (Le Meur et al., 2013). Im Status des Übertrainings ist der Trend aber anhaltend rückläufig.

Sportuhren und Gadgets, die infrarotes LED-Licht aussenden und am Handgelenk oder als Ring getragen werden, registrieren durch die Änderung des Verhältnisses aus empfangenem und ausgesendetem Licht die arterielle Blutwelle (Reflexion des pulsatilen Blutflusses). Mit der Messtechnik werden spontanrhythmische Fluktuationen der Blutfließeigenschaften erkennbar, die an vasomotorische Schwankungen der peripheren glatten Gefäßmuskulatur gekoppelt sind. Beispielsweise lassen sich unter dem Einfluss des Baroreflexes kontraktile Oszillationen (Faszikulationen) der Hautgefäße in einer Periodizität von 10 s bis 20 s beobachten. Fluxmetrie und HRV lassen sich an diese Stelle wieder zusammenführen: Die Regulation der Vasomotion ist ein Spiegel der endogen erzeugten Herzfrequenzrhythmen (HRV). Sie wird den blutdruckregulierenden Systemen zugeordnet. Mit der Photoplethysmographie und der darin enthaltenen HRV-gestützten Analyse kann das **autonome Nervensystem im Schlaf** abgebildet und die nächtlichen Schlafphasen detektiert werden. Die verschiedenen Schlafstadien können an den charakteristischen HRV-Modulationen der N1-, N2- und N3-Schlafphasen erkannt werden. Herzfrequenz, Blutdruck und die sympathische neuronale Aktivität nehmen mit zunehmender Schlaftiefe ab; ein Minimum prägt sich in der Tiefschlafphase N3 aus. Hingegen wird beim REM-Schlaf das kardiovaskuläre System sprunghaft durch den Sympathikus aktiviert, und zwar stärker als im Wachzustand (Boudreau et al., 2013). Indem den HRV-Messdaten weitere multisensorische Biosignale (Bewegungssensoren, Hauttemperatur) zugeordnet werden, erhöht sich die Treffsicherheit der adäquaten Erkennung von Schlafphasen und Vigilanzstadien. Derzeit genutzte Algorithmen erreichen mittlerweile eine Übereinstimmung der Schlafphasen mit der Somnographie zwischen 51 % und 65 % und bilden den Schlaf recht gut ab (de Zambotti et al., 2019).

Mit kleinsten Pulsoximetrie-Platinen am Ohrläppchen oder mit dem Fingerclip-Sensor werden neuerdings auch Parameter wie die Pulstransitzeit berechnet. Aus der Pulswellenlaufzeit können Rückschlüsse auf den Blutdruck und die Elastizität der Gefäße geschlossen werden (Elgendi et al., 2019; Sommermeyer et al., 2014).

Ein weiterer Frühwarnindex für ungenügende Erholung ist die **Baroreflexsensitivität**, die schnell auf Veränderungen reagiert und eine vegetative Fehlsteuerung zuverlässig anzeigt. Der Baroreflex ist ein Regulationsmechanismus zur kurz- und langfristigen Einstellung von Herzfrequenz und um kurzfristige Blutdruckänderungen abzufedern. Wenn die Barorezeptoren – Pressozeptoren im Aortenbogen und im Karotissinus – stärker aktiviert werden, nimmt reflexvermittelt der Tonus in den Widerstandsgefäßen ab, gleichzeitig wird der Herzschlag abgesenkt. Bei abnehmender BRS in Stresssituationen oder bei chronischer Überlastung ist der Puls erhöht und es kommt zu einer Zunahme des peripheren Gefäßwiderstands mit Blutdruckanstieg. Die Baroreflexantwort moduliert ständig die Herzfrequenz als Folge von Blutdruckschwankungen und ist in der HRV enthalten (Steger et al., 2018). Das BRS-Signal wird mit einem Photoplethysmographie-Sensor erfasst und über Pulsintervall- und Blutdruckänderungen registriert. Die BRS-Messung erwies sich in Studien sensitiver als die HRV-Anwendung, wobei beide nur Überlastungsreaktionen zeitverzögert anzeigten (Bourdillon et al., 2018).

**Ausdauertraining** führt zu einer Zunahme im Tonus beider vegetativer Hauptnerven, dem Sympathikus und Parasympathikus. Hinweise einer guten Erholungsfähigkeit sind eine **niedrige Herzfrequenz und eine angehobene High-frequency-Komponente**. Ist eine der beiden Komponenten abgeschwächt, weist dies auf ein Übertraining hin. Athleten reagieren auf hohe Trainingsumfänge ohne genügende Entlastungszeiten im Training entweder mit einer Überlastungsreaktion oder gesteigerter Performance (FOR = Functional Overreaching = reversibler Übertrainingszustand) (**Abbildung 23-4**). In Verbindung mit einem intensitäts- und umfangsbetonten mehrwöchigen Trainingsphase zeigt sich eine beginnende Überlastung oftmals als ein Anstieg der vagalen Aktivität. Der anfänglich sympathikotonen Phase des Übertrainings beim FOR folgt eine Phase der Erschöpfung des sympathoadrenergen Systems mit verminderter Aktivierbarkeit (NFOR = Non-functional Overreaching). Beim NFOR wird die aktivitätssteigernde Wirkung des Sympathikus heruntergeregelt und sinkt in den Energiesparmodus, die Leistungsfähigkeit nimmt ab und es ist eine längere Entlastungsphase nötig (Bourdillon et al., 2018).

- FOR: Functional Overreaching. Reversibles Übertrainingssyndrom nach hohen Beanspruchungen. Nach Entlastung nimmt die Leistungsfähigkeit wieder zu.
- NFOR: Non-functional Overreaching. Herabgesetzte sympathoadrenerge Kreislaufreaktion. Abschwächung der endokrinen Stressreaktionen und verminderte sympathoadrenerge Aktivierbarkeit.

Die meisten Trainingsuhren erfassen – indexiert durch die HRV – die vagale Aktivität. RMSSD ist der gebräuchlichste HRV-gestützte Index für Erholung, gefolgt von der lnHF-Power (logarhythmierte High-frequency-Power).

Für die Baseline-Bestimmung werden gleitende Durchschnittswerte von RMSSD und lnHF-Power über sieben bis 14 Tage mit weit-

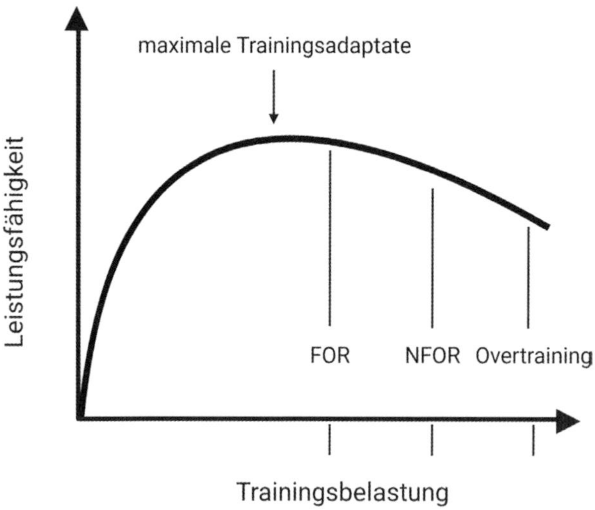


**Abbildung 23-4:**
Angepasste und Überlastungsreaktionen durch Training (modifizierte Nachzeichnung nach Hottenrott & Gronwald, 2014)

gehend extensiven Trainingsbelastungen gebildet. Nach dem Aufwachen wird die HRV standardisiert erfasst: Blasenentleerung, ruhige Spontanatmung, Abdunklung, erst liegend messen, dann im Stehen, wobei 5-minütige Messabschnitte genügen. Wenn täglich gemessen wird, reichen die Liegendwerte aus, einmal wöchentlich sollte aber die duale Messung (5 min im Liegen – 5 min beim Stehen) durchgeführt werden. Die persönlichen Referenzwerte (Basiswerte) sollten upgedated werden, z. B. immer HRV-Tests der letzten zwei Monate einbeziehen (Durchschnittswerte bestimmen). Korrekturen sollten erst aus einem mehrtägigen Trend oder einem 7-Tage-Durchschnittswert erfolgen. Auslenkungen nach einem Tag über oder unter dem Baseline-Bereich rechtfertigen keine Änderung im Trainingsplan.

Bei Auslenkungen von mehr als einer Standardabweichung nach unten oder oben (Tageswert fällt unter den Referenzwert ab) wird regenerativ trainiert oder eine Pause eingelegt. Innerhalb des Bandes einer Standardabweichung wird moderat oder intensiv trainiert. Unabhängig vom Messwert darf höchstens an zwei folgenden Tagen intensiv trainiert werden. Nach neun Trainingstagen ein Tag Pause einlegen. Erneute Kalibrierung durch die zehn vorgängigen Messtage, Mittelwertbildung und Bestimmung der Standardabweichung (± 1 STD). Auf ansteigende oder gleichbleibende Werte von mehr als zehn Tagen folgt eine Einheit hochintensives Training.

Vesterinen et al. (2016) schlagen vor, weniger Gewichtung auf stark schwankende Einzelwerte zu legen (Kiviniemi et al., 2007). Als Basis für eine **Beurteilung der Trainingsanpassungen und -regulationen** sollen über mehrere Tage oder besser Wochen die basalen HRV-Auslenkungen erfasst werden, um so eine definierte HRV-Bandbreite (SWC) zu generieren. Die Baselinebestimmung mit dem mehrtägigen Trend bildet die Grundlage für begründete Abweichungen vom erstellten Trainingsplan. Das SWC-Band wird nach dem SWC-Wert („smallest worthwile change") eingestellt. Erstes SWC-Band-Update erfolgt nach vier Wochen. Ein Absinken unterhalb des SWC-Bandes signalisiert eine verstärkte sympathische Aktivität (ungenügende Erholung). Darüberliegende Werte signalisieren eine parasympathische Hyperaktivität in Folge von Overreaching und Overtraining. Das Modell eignet sich besonders gut für die Festlegung von Trainingsblöcken und weniger für die tägliche Belastungsabstimmung.

Es konnte gezeigt werden, dass als ein wichtiger Indikator für Ermüdung das **maximale Belastungsniveau bei Sportler*innen sinkt**. Hingegen erwies sich das submaximale Leistungsniveau als schlechter Prädiktor (Bourdillon et al., 2018). Ein erstes klinisches Zeichen einer gestörten autonomen Balance ist das **subjektive Empfinden**. Die subjektive Einschätzung des Sportlers (nachlassende Muskelleistung, Abnahme der koordinativen Fähigkeiten, der Konzentration und der Aufmerksamkeit) ist ein Ausdruck für eine periphere oder zentrale Gesamtermüdung. Die subjektiv empfundene Müdigkeit ist ein früher Prädiktor. Als Arbeits- und Datengrundlage für eine ausreichende Erholung dient der POMS-Fragebogen (Profile of mood states) und der REST-Q-Fragebogen (Birrer, 2004; Kellmann, 2000).

Der POMS wird standardgemäß zur Erfassung von Befindlichkeit und Indikatoren für ein Übertraining innerhalb von intensiven Trainingsphasen eingesetzt. Der Erholungs-Belastungs-Fragebogen für SportlerInnen, der Recovery Stress Questionnaire (REST-Q), wird verwendet, um Abweichungen vom Belastungs- und Erholungszustand zu identifizieren, bei denen der Erholungs- und Beanspruchungszustand nicht mit der festgelegten Trainingsplanung übereinstimmt.

## Literatur


Almeida, M., Bottino, A., Ramos, P. & Araujo, C.G. (2019). Measuring heart rate during exercise: from artery palpation to monitors and apps. *International journal cardiovascular science, 32*(4), 396–407. https://doi.org/10.5935/2359-4802.20190061

American College of Sports Medicine (ACSM). (2014) *Guidelines for Exercise Testing and Prescription*. Wolters Kluwer.

Andrade, L.S., Kanitz, A.C., Häfele, M.S., Schaun, G.Z., Pinto, S.S. & Alberton, C.L. (2020). Relationship between oxygen uptake, heart rate, and perceived effort in an aquatic incremental test in older women. *International journal of environmental research and public health, 17*(22), 8324. https://doi.org/10.3390/ijerph17228324

Bergamin, M., Ermolao, A., Tolomio, S., Berton, L., Sergi, G. & Zaccaria, M. (2013). Water- versus land-based exercise in elderly subjects: effects on physical performance and body composition. *Clinical interventions in aging, 8*, 1109–1117. https://doi.org/10.2147/CIA.S44198

Billman, G.E. (2017). Counterpoint: exercise training-induced bradycardia: the case for enhanced parasympathetic regulation. *Journal of applied physiology, 123*(3), 686–688. https://doi.org/10.1152/japplphysiol.00605.2017

Birrer, D. (2004). Einsatz psychometrischer Instrumente in der Übertrainingsdiagnostik. *Schweizerische Zeitschrift Sporttraumatologie, 52*(5), 57–61.

Bosquet, L., Merkari, S., Arvisais, D. & Aubert, A.E. (2008). Is heart rate a convenient tool to monitor over-reaching? a systematic review of the literature. *British journal of sports medicine, 42*(9), 709–714. https://doi.org/10.1136/bjsm.2007.042200

Boudreau, P., Yeh, W.H., Dumont, G.A. & Boivin, D.B. (2013). Circadian variation of heart rate variability across sleep stages. *Sleep, 36*(12), 1919–1928. https://doi.org/10.5665/sleep.3230

Bourdillon, N., Yazdani, S., Nilchian, M., Mariano, A., Vesin, J.M. & Millet, G.P. (2018). Overload blunts baroreflex only in overreached athletes. *Journal of science and medicine in sport, 21*(9), 941–949. https://doi.org/10.1016/j.jsams.2018.01.008

Brown, S.P., Jordon, J.C., Chitwood, L.F., Beason, K.R., Alvarez, J.G. & Honea, K.P. (1998). Relationship of heart rate and oxygen uptake kinetics during deep water running in the adult population—ages 50 to 70 years. *Journal of aging physical activity, 6*, 248–255. https://doi.org/10.1123/japa.6.3.248

de Zambotti, M., Rosas, L., Colrain, I.M. & Baker, F.C. (2019). The sleep of the ring: comparison of the ŌURA sleep tracker against polysomnography. *Behavioral sleep medicine, 17*(2), 124–136. https://doi.org/10.1080/15402002.2017.1300587

Elgendi, M., Fletcher, R., Liang, Y., Howard, N., Lovell, N.H., Abbott, D., Lim, K. & Ward, R. (2019). The use of photoplethysmography for assessing hypertension. *NPJ digital medicine, 2*, 60. https://doi.org/10.1038/s41746-019-0136-7

Fletcher, G.F., Ades, P.A., Kligfield, P., Arena, R., Balady, G.J., Bittner, V.A., Coke, L.A., Fleg, J.L., Forman, D.E., Gerber, T.C., Gulati, M., Madan, K., Rhodes, J., Thompson, P.D. & Williams, M.A. (2013). Exercise standards for testing and training: a scientific statement from the American Heart Association. *Circulation, 128*(8), 873–934. https://doi.org/10.1161/CIR.0b013e31829b5b44

Fujishima, K. & Shimizu, T. (2003). Body temperature, oxygen uptake and heart rate during walking in water and on land at an exercise intensity based on RPE in elderly men. *Journal of physiological anthropology and applied human science, 22*(2), 83–88. https://doi.org/10.2114/jpa.22.83

Hamlyn-Williams, C.C., Tempest, G., Coombs, S. & Parfitt, G. (2015). Can previously sedentary females use the feeling scale to regulate exercise intensity in a gym environment? an observational study. *BMC sports science, medicine & rehabilitation, 7*, 30. https://doi.org/10.1186/s13102-015-0023-8

Hollmann, W. & Hettinger, T. (2000). *Sportmedizin*. Schattauer.

Hottenrott, K. & Gronwald, T. (2014) Bedeutung der Herzfrequenzvariabilität für die Regenerationssteuerung. *Leistungssport, 44*(5), 9–13.

Kellmann, M. (2000). Psychologische Methoden der Erholungs-Beanspruchungs-Diagnostik. *Deutsche Zeitschrift Sportmedizin, 51*(7,8), 253–258.

Kiviniemi, A.M., Hautala, A.J., Kinnunen, H. & Tulppo, M.P. (2007). Endurance training guided individually by daily heart rate variability measurements. *European journal of applied physiology, 101*(6), 743–751. https://doi.org/10.1007/s00421-007-0552-2

Le Meur, Y., Pichon, A., Schaal, K., Schmitt, L., Louis, J., Gueneron, J., Vidal, P.P. & Hausswirth, C. (2013). Evidence of parasympathetic hyperactivity in functionally overreached athletes. *Medicine and science in sports and exercise, 45*(11), 2061–

2071. https://doi.org/10.1249/MSS.0b013e3182980125

Neuman, G., Pfützner, A. & Berbalk, A. (2001). *Optimiertes Ausdauertraining*. Meyer und Meyer.

Plews, D. J., Laursen, P. B., Stanley, J., Kilding, A. E. & Buchheit, M. (2013). Training adaptation and heart rate variability in elite endurance athletes: opening the door to effective monitoring. *Sports medicine, 43*(9), 773–781. https://doi.org/10.1007/s40279-013-0071-8

Raffaelli, C., Lanza, M., Zanolla, L. & Zamparo, P. (2010). Exercise intensity of head-out water-based activities (water fitness). *European journal of applied physiology, 109*(5), 829–838. https://doi.org/10.1007/s00421-010-1419-5

Raffaeli, C., Galvani, C., Lanza, M. & Zamparo, P. (2012). Different methods for monitoring intensity during water-based aerobic exercises. *European journal of applied physiology, 112*(1), 125–134. https://doi.org/10.1007/s00421-011-1963-7

Schnizer, W., Fenzl, M., Knüsel, O. & Hartmann, B. (2006). Zur Frage einer Korrektur der Trainingsherzfrequenz im Wasser. Bedeutung der Wassertemperatur? *Physikalische Medizin Rehabilitation Kurortmedizin, 16*, 330–336. https://doi.org/10.1055/s-2006-940010

Sommermeyer, D., Zou, D., Eder, D. N., Hedner, J., Ficker, J. H., Randerath, W., Priegnitz, C., Penzel, T., Fietze, I., Sanner, B. & Grote, L. (2014). The use of overnight pulse wave analysis for recognition of cardiovascular risk factors and risk: a multicentric evaluation. *Journal of hypertension, 32*(2), 276–285. https://doi.org/10.1097/HJH.0000000000000039

Sonntag, F. & Löllgen, H. (2012). *Aktuelle Kardiologie, 1*, 66–71. https://doi.org/10.1055/s-0031-1298353

Steger, A., Müller, A., Sinnecker, D., Dommasch, M., Heidegger, H. H., Huster, K. M., Barthel, P., Laugwitz, K. L. & Schmidt, G. (2018). Der Baroreflex: Physiologie, klinische Bedeutung und Diagnostik. *Klinische Neurophysiologie, 49*, 143–151. https://doi.org/10.1055/a-0626-6219

Tanaka, H., Monahan, K. D. & Seals, D. R. (2001). Age-predicted maximal heart rate revisited. *Journal of the American College of Cardiology, 37*(1), 153–156. https://doi.org/10.1016/S0735-1097(00)01054-8

Vesterinen, V., Nummela, A., Heikura, I., Laine, T., Hynynen, E., Botella, J. & Häkkinen, K. (2016). Individual Endurance Training Prescription with Heart Rate Variability. *Medicine and science in sports and exercise, 48*(7), 1347–1354. https://doi.org/10.1249/MSS.0000000000000910

## Weiterführende Literatur

Plews, D. J., Laursen, P. B., Kilding, A. E. & Buchheit, M. (2012). Heart rate variability in elite triathletes, is variation in variability the key to effective training? A case comparison. *European journal of applied physiology, 112*(11), 3729–3741. https://doi.org/10.1007/s00421-012-2354-4

# 24 Training der Kraftfähigkeiten

An dieser Stelle ist vorwegzunehmen, dass in der Wasserimmersion ein spannungsabhängiges hochintensives Krafttraining wegen der Fluiddynamik des Wassers nur bedingt umzusetzen ist. Bei der Überwindung des Wasserwiderstands ist der Körper dem Einfluss von Dichte und Viskosität und den dadurch gegebenen Widerstandskräften ausgesetzt. Dadurch werden Spannungsentwicklungen der Muskulatur mit mehr als 30 % bis 50 % der Grundbewegung erreicht. Unter dem neuronalen und morphologischen Stimulus – ausschlaggebend sind genügend große Widerstände und eine langanhaltende Leistung – entwickelt sich als eine wesentliche konditionelle Eigenschaft die Kraftausdauerfähigkeit. Sie ist die muskuläre Grundlage für die meisten Bewegungsformen im Wasser, wenngleich auch eine Abhängigkeit zum Maximalkraftniveau besteht.

Auslösender Stimulus für die Proteinsynthese ist das Enzym mTORC1, das für Wachstum und Kräftigung der Muskeln sorgt. Ein weiteres extrazelluläres Signal in der Art der intrazellulären Azidose verbindet sich mit insulinähnlichen Wachstumsfaktoren (IGF-1). IGF-1 spielt für die Energieversorgung der Muskelzelle eine Rolle und initiiert Wachstums- und Differenzierungsprozesse (Mitchell et al., 2012). Auf molekularbiologischer Ebene reagieren bestimmte Sensorproteine auf das sich veränderte innere Milieu. Dazu muss ein metabolischer Stress unter der sich bildenden Azidose ausgelöst werden, auch als Metaboreflex bezeichnet (Pearson & Hussain, 2015). Die unter der Trainingsbelastung auftretenden Störreize (Substratdepletion und Hypoxie) setzen die Muskelneubildung in die Gänge. Die Stimulation der Eiweißsynthese wird von Sensorproteinen eingeleitet, die Störreize wahrnehmen und über Signaltransduktionsmoleküle Anpassungsregulatoren zum An- und Abschalten von Genen aktivieren. Es werden zwei Wege der Informationsweiterleitung unterschieden: Die Ca-abhängige Signaltransduktion greift in die Ausprägung langsamer Fasern ein, während die Zellteilung und Synthese schneller Fasern beim intramuskulären Koordinationstraining über den m-TOR-Weg kontrolliert wird (Mairbäurl, 2006). Das Enzym m-TOR wird bei hoher Spannungsentwicklung beim hochintensiven Krafttraining eingeschaltet und steuert die Proteinsynthese für das Muskelwachstum.

Zur Aufrechterhaltung einer höheren Kraftleistung ist das Prinzip der Flächenvergrößerung, die Vergrößerung der Querschnittsfläche von Hilfsmitteln, zweckdienlich. Die arbeitende Muskulatur wird metabolisch stärker belastet und das energetische Potential bei aufkommender Ermüdung ausgeschöpft. Als Faustregel ist die **Bewegung so lange auszuführen, bis die Widerstandslast nur noch mit großer Mühe** zu überwinden ist. Innerhalb eines vorgegebenen Zeitintervalls (1 bis 2 min) sind hohe Kraftanstiege innerhalb der Repetitionen zu realisieren (Colado et al., 2008), um eine hohe Spannungsentwicklung der belasteten Muskulatur bis zum Ermüdungseintritt zu erreichen. Mit dem Beginn des Übungsintervalls sollten die geschwindigkeitsabhängigen Wasserwiderstände sukzessiv erhöht werden, bis ein vorgegebener Bewegungsrhythmus nicht mehr eingehalten werden kann und sich die Bewegungen verlangsamen (Fröhlich et al., 2012). Der Grad der Ermüdung steigt mit zunehmender Trainingserfahrung und dem Trainingsstatus.

Es empfiehlt sich auch als Stressor für Anpassungsvorgänge eine Mischung von Reizen einzusetzen. Vielfältig variierte Übungstempi sind besser geeignet für eine selektive und differenzierte Ansteuerung der Skelettmuskulatur als die Fixierung auf ein bestimmtes Tempo. Auf diese Weise wird ein großes neuronales Aktivierungsspektrum genutzt, um die Muskulatur gezielt anzusteuern. Bei einer Ausführung mit größter Schnelligkeit können unabhängig von der Widerstandslast höhere Kräfte und eine höhere neuromuskuläre Aktivierung erreicht werden (Garcia et al., 2022). 30- bis 90-sekündige Intervalldauern verbessern die anaerobe alaktazide und laktazide Kapazität (Hollmann & Hettinger, 2000).

Als trainingsmethodischer Grundsatz sind mehrgelenkige Übungen besser als eingelenkige geeignet. Das Zusammenwirken einzelner, miteinander verknüpfter Muskeln erschließt eine funktionelle Abstimmung des neuromuskulären Systems.

Die Objektivierung der kräftemäßigen Belastung im Wassersportbereich ist über die Pulsfrequenzmessung nicht ausreichend gelöst. Für die Trainingssteuerung widerspiegelt die Herz-Kreislaufbelastung nur teilweise die muskuläre Beanspruchung. Die Pulse stellen sich tiefer ein als bei Ausdauerbelastungen.

Mit den vorgestellten Methoden sind Veränderungen der muskulären Funktion zu erwarten. Diese Aussage wird von Pöyhönen et al. (2002) gestützt. Sie untersuchten an gesunden Frauen die Wirksamkeit von widerstandsbelasteten Übungen im Wasser. Die allgemeine Muskelkraft zahlreicher Muskelgruppen verbesserte sich deutlich und nachweisbar. Die Beobachtung entspricht neueren Vorstellungen, dass auch geringe Belastungsreize beim Mehrsatztraining zu strukturellen Anpassungen seitens der Skelettmuskulatur führen (Mitchell et al., 2012). Auch in einer älteren Studie wird von vergleichbar großen Zuwächsen an Muskelstrukturprotein unabhängig von der Intensitätswahl berichtet (Campos et al., 2002). Bouchard (2012) stützten die Hypothese, dass die Satellitenneubildung und damit das Muskelwachstum angeregt wird. Vor allem wirken sich bei einer Neu- oder Wiederaufnahme eines Trainings die strukturellen Anpassungen deutlich aus, während die Leistungsentwicklung sich mit zunehmendem Leistungsniveau abflacht (Fröhlich et al., 2012).

Die Methodenwahl, sei es durch mechanische oder metabole Beanspruchung, löst bei Anfängern die Proteinbiosynthese aus. Voraussetzung dafür ist aber, dass bei geringen Krafteinsätzen – wie sie im Wasser üblich sind – eine Ausschöpfung der Energiespeicher durch metabolischen Stress notwendig ist, der sich in einem Anstieg von Testosteron und Somatropin zeigt.

Dem konditionellen Fähigkeitsspektrum nach sind daher unter methodischen Gesichtspunkten differenzierte Durchführungsbedingungen und die Abfolge von Übungen im Wasser notwendig, wenn die konditionellen Fähigkeiten innerhalb einer Trainingseinheit abgedeckt werden sollen. Pinto et al. (2014) untersuchte in diesem Zusammenhang die Kopplung von Ausdauer- und Krafttrainingsmethoden in der Wasserumgebung bei jungen Frauen. Wenn abhängig von der gewählten Reihenfolge für ein kombiniertes Kraft- und Ausdauertraining vor dem Workout auf Ausdauer kräftigende Übungen vorangestellt wurden, konnten die Teilnehmer*innen ihre dynamischen Krafteigenschaften um 43 % steigern, in umgekehrter Weise dagegen nur um 27 %. Auch verzeichneten sie in der Reihenfolge – erst Kraft dann Ausdauer – einen größeren Muskelzuwachs (Muskelquerschnitt 10 % vs. 6 %). Auch Hollmann und Hettinger (2000) weisen darauf hin, dass eine zweckmäßige Reihenfolge der auszuprägenden Fähigkeiten eingehalten werden soll: Zunächst ist nach dem Aufwärmen mit Schnelligkeitsleistungen, gefolgt vom Training der Kraftausdauer zu beginnen. Beim Training auf Schnelligkeit sind betont widerstandsbelastete, schnellkräftige Bewegungen zu verrichten. Spannungsentwicklungen im Muskel im Bereich von 30 %

bis 50 % der maximal realisierbaren Kräfte sind nicht unüblich. Die hohen Muskelfaserspannungen erklären zugleich auch den Kraftgewinn. Chronologisch schließt sich das Ausdauertraining mit seinem Programm an. Während beim Anfänger noch Wechselwirkungen beim Trainingsaufbau zwischen den Beanspruchungsformen Schnelligkeit, Kraftausdauer und Grundlagenausdauer zu erwarten sind (hohe Wirkungsspezifität der Reize), schwächt sich diese anfängliche Wechselbeziehung mit zunehmendem Trainingsstatus ab.

Ein besonderes Augenmerk beim Kraftausdauertraining gilt dem Training des Rumpfkorsetts. Zu den lokalen Stabilisatoren der Lendenwirbelsäule zählen der M. transversus abdominis, die spinalen Muskeln Mm. multifidii, M. semispinalii und Mm. rotatores, das Zwerchfell und der Beckenboden. Ein korsettähnliches Anspannen der Gesamtheit dieser Muskeln ausgehend vom M. transversus abdominis stabilisiert den entsprechenden Rückenabschnitt. Beim Stabilisieren des Achsenorgans gegen die Schwerkraft oder gegen einwirkende äußere Kräfte gerichtet, sind auch passive Strukturen der Wirbelsäule und neuronale Subsysteme für ein schnelles Ansprechen des Core-Schutzschildes beteiligt. Die Aktivierung der Rumpfmuskulatur schützt vor Verletzungsfolgen und Überlastung im unteren Rückenbereich (Huxel Bliven et al., 2013) und beugt Stürzen bei der Sportausübung, im Alltag und besonders im Alter vor, indem über ein gutes muskuläres Ansprechen das Becken stabilisiert wird und Bewegungen besser kontrolliert werden (Granacher et al., 2013). Erwähnenswert ist eine Studie, die Rückwärtsgehen im Wasser näher analysierte. Kim et al. (2010) stellten fest, dass unter der Feed-forward-Aktivierung das Rumpfkorsett gekräftigt wird.

Unter dem Einfluss der Antigravität mit partieller Schwerelosigkeit im Wasser kommt es zu einer Entlastung der Haltemuskulatur und einer Änderung des Muskeltonus, der Energieaufwand für Haltearbeit ist unter der Antigravität prinzipiell verringert. Thermische Antriebe im warmen Wasser entfalten eine zusätzlich hemmende Wirkung auf den zentralnervösen Grundtonus der Rückenmuskulatur (Bothmann et al., 2003). Dies erklärt, warum Bewegung im Wasser unter der Bremse der Gewichtsentlastung steht und dass über willkürliche Anspannung das Core-Schutzschild bewusst aktiviert werden muss. Der Impulseinstrom auf den Muskel kann extern durch anströmenden Wasserwiderstand Strömungsverhältnisse im Wasserkanal stimuliert werden. Die Wasserturbulenzen erfordern ein ständiges Ausbalancieren des Gleichgewichts und eine ständige Reaktionsbereitschaft und tragen zur funktionellen Stabilität bei. Auch der Einsatz von Instabilitätsebenen, Auftriebskörpern und Jet Streams (turbulente Strömungen) bedeutet eine zusätzliche Erschwernis, die eigene Position in Bezug auf das Bewegungsziel zu kontrollieren. Eine funktionsangepasste Aktivierung tiefer Muskeln im Rumpfbereich und der Aufbau von Rumpfkontrolle gehören zu den Kernkompetenzen beim Aquatraining.

## Literatur

Bothmann, O., Karagülle, O., Candir, F., Karagülle, M.Z. & Gutenbrunner, C. (2003). Kontrollierte Studie über den Einfluss von Solebädern auf Muskeltonus und Schmerzen bei Patienten mit chronischen Lumbalgien. *Physikalische Medizin, Rehabilitation, Kurortmedizin, 13*, 226–230.

Bouchard, C. (2012). Genomic predictors of trainability. *Experimental physiology, 97*(3), 347–352. https://doi.org/10.1113/expphysiol.2011.058735

Campos, G.E., Luecke, T.J., Wendeln, H.K., Toma, K., Hagerman, F.C., Murray, T.F., Ragg, K.E., Ratamess, N.A., Kraemer, W.J. & Staron, R.S. (2002). Muscular adaptations in response to three different resistance-training regimens: specificity of repetition maximum training zones. *European journal of applied physiology, 88*(1–2), 50–60. https://doi.org/10.1007/s00421-002-0681-6

Fröhlich, M., Links, L. & Pieter, A. (2012) Effekte des Krafttrainings – eine metaanalytische Betrachtung. *Schweizerische Zeitschrift Sportmedizin, 60*(1), 14–20.

Colado, J.C., Tella, V. & Triplett, N.T. (2008). A method for monitoring intensity during aquatic resistance exercises. *Journal of strength and conditioning research, 22*(6), 2045–2049. https://doi.org/10.1519/JSC.0b013e31817ae71f

García, J.M. Y., Mora-Custodio, R., Ribas-Serna, J., González-Badillo, J.J. & Rodríguez-Rosell, D. (2022). Movement velocity as a determinant of actual intensity in resistance exercise. *International journal of sports medicine, 43*(12), 1033–1042. https://doi.org/10.1055/a-1834-6693

Granacher, U., Gollhofer, A., Hortobágyi, T., Kressig, R.W. & Muehlbauer, T. (2013). The importance of trunk muscle strength for balance, functional performance, and fall prevention in seniors: a systematic review. *Sports medicine, 43*(7), 627–641. https://doi.org/10.1007/s40279-013-0041-1

Hollmann, W. & Hettinger, T. (2000). *Sportmedizin.* Schattauer.

Huxel Bliven, K.C. & Anderson, B.E. (2013). Core stability training for injury prevention. *Sports health, 5*(6), 514–522. https://doi.org/10.1177/1941738113481200

Kim, Y.S., Park, J. & Shim, J.K. (2010). Effects of aquatic backward locomotion exercise and progressive resistance exercise on lumbar extension strength in patients who have undergone lumbar diskectomy. *Archives of physical medicine and rehabilitation, 91*(2), 208–214. https://doi.org/10.1016/j.apmr.2009.10.014

Mairbäurl, H. (2006). Regulation of gene expression in muscles under exercise. *Deutsche Zeitschrift Sportmedizin, 57*(3), 61–67.

Mitchell, C.J., Churchward-Venne, T.A., West, D.W., Burd, N.A., Breen, L., Baker, S.K. & Phillips, S.M. (2012). Resistance exercise load does not determine training-mediated hypertrophic gains in young men. *Journal of applied physiology, 113*(1), 71–77. https://doi.org/10.1152/japplphysiol.00307.2012

Pearson, S.J. & Hussain, S.R. (2015). A review on the mechanisms of blood-flow restriction resistance training-induced muscle hypertrophy. *Sports medicine, 45*(2), 187–200. https://doi.org/10.1007/s40279-014-0264-9

Pinto, S.S., Cadore, E.L., Alberton, C.L., Zaffari, P., Bagatini, N.C., Baroni, B.M., Radaelli, R., Lanferdini, F.J., Colado, J.C., Pinto, R.S., Vaz, M.A., Bottaro, M. & Kruel, L.F. (2014). Effects of intra-session exercise sequence during water-based concurrent training. *International journal of sports medicine, 35*(1), 41–48.

Pöyhönen, T., Sipilä, S., Keskinen, K.L., Hautala, A., Savolainen, J. & Mälkiä, E. (2002). Effects of aquatic resistance training on neuromuscular performance in healthy women. *Medicine and science in sports and exercise, 34*(12), 2103–2109. https://doi.org/10.1097/00005768-200212000-00036

# 25 Regeneration

Im folgenden Kapitel werden aktive und passive Möglichkeiten der Regeneration vorgestellt.

## 25.1 Aktive regenerative Maßnahmen

Nach intensiven körperlichen Belastungen sind strukturelle Schädigungen des Muskel- oder Bindegewebes häufig. Durch Überlastungen entstehen in der Ultrastruktur kleine Risse an den Z-Scheiben. Symptome wie Muskelschmerzen, Steifigkeit, Schwellung und Entzündung führen dann zu unerwünschten Unterbrechungen des Trainings. Für die rasche Wiederherstellung der beanspruchten Funktionssysteme richtete sich daher das Forschungsinteresse der vergangenen Jahre auch auf aktive Regenerationsmaßnahmen im Wasser. Nach aktueller Studienlage ist es nicht klar, ob durch aktive, nachgeschaltete Regenerationsmaßnahmen das Leistungsvermögen schneller wiedererlangt wird. Es gibt aber Hinweise dafür, dass eine aktive Nachbereitung nach intensiven Belastungen die Erholung positiv unterstützt. Idealerweise werden beanspruchte Muskelgruppen in der „Cool-down-Phase" nur leicht belastet und große Muskelgruppen in die Bewegung einbezogen. Für die Kompensation bieten sich besonders das Wassertraining an. Zur Studienlage: Reilly et al. (2002) setzten zur Überprüfung der Wirksamkeit von Regenerationsmaßnahmen nach erschöpfenden plyometrischen Belastungen[40] entweder Aquajogging (DWR), Laufband, oder passive Entspannungsmaßnahmen ein. In den untersuchten Bereichen (anguläre Beweglichkeit der Hüftgelenke, Sprung- und Maximalkraftfähigkeiten, Muskelkatersymptome, Entzündungsparameter Plasmakreatinkinase) war der Regenerationseffekt in der DWR-Gruppe deutlicher als in den Vergleichskollektiven: die CK-Werte erreichten ihr Peak 24 Stunden früher und das Kraftdefizit verringerte sich auf 7 % in der DWR-Gruppe. In den Vergleichsgruppen bildeten sich die Defizite weniger schnell zurück (20 %). Auch in der Selbsteinschätzung (Muskelkaterempfinden, Leistungsverhalten) schnitten die DWR-Teilnehmer*innen besser ab. Die Autor*innen schließen aus diesen Befunden, dass Wasserfaktoren die Drainagewirkung[41] und Stoffwechselerhöhung begünstigen.

In einer weiteren einschlägigen Untersuchung ließen die Verbesserungsquoten nach vorgängig exzessivem Bergablaufen (Provokation von Funktions- und Strukturstörungen) erkennen, dass übungsbedingt die Muskelkatersymptome im Wasser rascher beseitigt werden konnten. Allerdings zeigten die Serumkreatinkinasewerte nicht in diese Richtung, gruppenstatistische Unterschiede konnten nicht gesichert werden (Takahashi et al., 2006).

---

40 Dehnungs-Verkürzungszyklen des Muskel-Sehnenapparates mit intensiver Reflexauslösung durch exzentrische Dehnungen können Mikrotraumata im Bereich der Z-Scheiben auslösen.

41 Verengung des Venendurchmessers, beschleunigter Abfluss über das lymphatische System.

Trotz sorgfältiger Untersuchungsplanung und -durchführung sind die von Reilly et al. (2002) und Takahashi et al. (2006) gefundenen positiven Ergebnisse nicht gesichert. Es gelang nicht, die Befunde in Nachfolgestudien zu replizieren: In der Experimentalstudie von Wahl et al. (2017) konnte eine akzelerierte Wiederherstellung durch Aquacycling nach exzessiven Sprungbelastungen (300 Counter movement jumps) nicht bestätigt werden. Die MVC-Werte, dynamische Streckerkraftwerte, Entzündungsmarker Kreatinkinase, O2-bindendes Myoglobin, sowie die Belastungs-/Erholungsfragebögen „DOMS und PEPS" zeigten übungsbedingt in der Wasserimmersion gegenüber passiver Erholung statistisch keine gesicherten Verbesserungsquoten. Obwohl die Ergebnisse nicht zu eindeutigen Evidenzen führten, gehen die Autor*innen davon aus, dass der Lymphabfluss beim Aquacycling die Regenerationsvorgänge unterstützt. In dieselbe Richtung argumentieren Torres-Ronda und Del Alcázar (2014): An der regenerationsfördernden Drainagewirkung besteht kein Zweifel. Plasmaproteine und interstitielle Flüssigkeit gelangen durch Einwärtsfiltration in den Kapillarraum. Der entwässernde Vorgang wirkt der Ödembildung entgegen. Die Autor*innen verweisen auch darauf, dass sich aktiv gestaltete Übungsformen im Wasser im Rahmen oxidativer Energiegewinnungsprozesse für den Wiederherstellungsprozess der hoch belasteten Muskulatur integrieren lassen und so eine Trainingspause eher vermieden wird. Offenbar wirken sich die Rahmenbedingungen im Wasser für rasche Regenerationsprozesse günstig aus.

Aufschluss über die metabole Kontrolle bzw. Stoffwechselsituation bei aeroben Ausdauerbelastungen geben Blutlakttkonzentrationen im Wasser und an Land. Der Trend geht in Richtung der subaqual belasteten Skelettmuskulatur, der Energiefluss der aeroben Glykolyse ist offenbar im Wasser größer (Masi et al., 2007; Nakanishi et al., 1999; Payton, 2018; Town & Bradley, 1991). Yazigi et al. (2013) bestätigten die schnellere Milchsäureentfernung aus der Muskulatur bei Körperbelastungen auf dem Fahrradergometer. Das anfallende Laktat reoxidiert den Autor*innen zufolge aufgrund der physikalischen Wassereigenschaften in den nicht arbeitenden Muskelfasern besser. Plausibel ist auch eine verbesserte Diffusion von Laktat aus dem Muskel in die Blutbahn mit einer gleichzeitig gesteigerten Rückresorption des ausgeschwemmten Laktats und Resynthese im Cori-Zyklus durch andere Organsysteme wie Leber, Herz und Niere.

Die Datenlage ist aber nicht unwidersprochen: Chu und Rhodes (2001), Frangolias und Rhodes (1996) und Silvers et al. (2014) stellten fest, dass beim Wassertraining (Laufbandbelastung) das Blutlaktat nicht schneller eliminiert wird. Auch fanden Lucertini et al. (2017) keine Wasser-Land-Unterschiede bei Ergometerbelastungen in 29 °C warmen Wasser auf Basis gleicher Sauerstoffverbrauchswerte.

In den Laufbanduntersuchungen von Svedenhag und Seger (1992) und Glass et al. (1995) bildete der stark arbeitende Muskel im Wasser sogar mehr Laktat. Die Beobachtungen führten sie auf eine geringere Muskeldurchblutung bzw. eine nichtadäquate Blutverteilung im Muskel zurück. Der reduzierte Perfusionsdruck in der Arbeitsmuskulatur würde die Transportleistung des Sauerstoffs beeinträchtigen und die aerobe Energieflussrate limitieren. Chu und Rhodes (2001) vermuten, dass der Einfluss der Muskelrekrutierung (keine Stützphase im Wasser) die widersprüchliche Datenlage erklärt.

Als ein weiterer regenerationsfördernder Hinweis wirkt sich auch der Einfluss des autonomen Nervensystems aus, von dem adrenerge Impulse ausgehen. Bei (sub-)maximaler Belastung ist das sympathische System im Wasser weniger stark erregt. Als Anhaltspunkt dafür fanden Connelly et al. (1990) niedrigere Plasmaspiegel des adrenergen Neurotransmittersignals Noradrenalin. Noradrenalin kontrolliert das periphere Gefäßsystem zur Steuerung des lokalen Blutflusses. Sympathische Fasern innervieren die Blutgefäße der Muskulatur und der Haut der unteren Extremität. Die inhibitorischen Signale im sympathischen Teil des Nervensystems senken im Wasser den peripheren Gesamtwiderstand und fördern die Muskeldurchblutung. Durch eine Hemmung des Sympathikotonus wird auch die Herzleistung ökonomisiert.

## 25.2 Passive regenerative Maßnahmen

Leistungs- wie auch Freizeitsportler nutzen nach intensiven Trainingseinheiten gerne den **ruhenden Aufenthalt im Thermalwasser** für eine rasche Erholung. Aber findet das Ermüdungsverhalten in thermoindifferenten Wasserbädern überhaupt ausreichend Evidenz? Forschungsvorhaben widmeten sich der Thematik, indem sie autonom ablaufende Körperrhythmen abbildeten. In experimentellen Arbeiten konnte nach intensivem Training eine rasche vegetative Umschaltung von einer gesteigerten sympathischen Aktivität in eine parasympathisch dominierte Regulation nachgewiesen werden (Cuesta-Vargas et al., 2013; Pournot et al., 2011). Die ausgleichenden vegetativen Vorgänge werden in der thermoneutralen Wasserumgebung durch biophysikalische Reizantworten, die als gerichteten Anpassung an die neue Umwelt zu verstehen sind, ausgelöst. Auf Hirnstammebene werden die eingehenden Sinneswahrnehmungen (Afferenzen) verarbeitet und über efferente parasympathische Nervenfasern an die Zielorgane übertragen (Amelung & Hildebrandt, 2013). Die afferenten Zuflüsse projizieren über aufsteigende Bahnen in höher gelegenen Hirnareale, Amygdala und Hippocampus, die dem limbischen System zugeordnet werden, bis in den Neocortex. In den höheren Hirnregionen werden die Sinneswahrnehmungen emotional bewertet. Ihre Antworten werden absteigend an das Hypophysen-Nebennierensystem und das zentrale autonome Nervensystem weitergegeben, von wo aus sie zu den Erfolgsorganen gelangen (Wittling & Wittling, 2012). Wiederholte Reize lösen kapazitäts- und toleranzsteigernde Fähigkeiten der beteiligten Organsysteme aus. Ziel der Anpassungen ist es, dass der auslösende Reiz nach seriellen Anwendungen weniger aufwändig beantwortet wird und die Reaktionen weniger überschießend ausfallen. Die Stimuli im Wasser, regulieren so gesehen „aus dem Takt geratene vegetative Gleichgewichte“ wieder ein (Gutenbrunner, 2003).

Zur Beurteilung der summativen Trainingsbelastungen eignet sich Cortisol als nachschwingende Messgröße in der Regenerationsphase. Cortisol kann im Speichel gesammelt werden, die Probenentnahme erfolgt mittels einer Salivette. Das Messverfahren hat sich als zuverlässig erwiesen und wird in der Stressdiagnostik oder bei ungenügender Regeneration im Sport angewandt (Hayes et al., 2016). Wie sich gezeigt hat, ist die Ausschüttung der Stresshormone der endokrinen Drüsen des Nebennierenmarks, Dopamin, Adrenalin und Noradrenalin, im thermoneutralen Wasserbad verringert. Von daher bietet sich ein möglicher Erholungsansatz. Die Blutkonzentrationswerte dieser Hormone wiesen in Studien, die über Kontrollbedingung an Land verfügten, nach einstündiger Immersion geringere Werte auf (McMurray et al., 1994). Srámek et al. (2000) beobachteten nach einem einstündigen Bad im thermischen Komfortbereich eine Abnahme von Herzfrequenz und Blutdruck um 15 % bzw. 12 %. Plasma-Renin, Plasma-Cortisol- und Plasma-Aldosteron-Konzentrationswerte verringerten sich um 46 %, 34 %, respektive 17 %.

Einige passive Regenerationsmaßnahmen zielen auf den Effekt von anlagetechnischen Hydro-Jet-Massagen oder strömendem Wasser ab. In einer doppelblinden, randomisierten Immersionsstudie konnten Mizuno et al. (2010) zeigen, dass die laminäre Wasserströmung sich auf den Blutplasmakortisolspiegel beim Baden vorteilhaft auswirkt. Bei der Hydromassage wird ein kegelmantelförmiger Wasserstrahl eingesetzt, der über Mikrovibrationen einen mechanischen Reiz auf Hautgefäße und Nervenendigungen ausübt. Der tief eindringende

Reizeinstrom in das ZNS soll die Schmerzempfindung via Gate-Control hemmen, und den Muskeltonus vagoton beruhigen.

Die entspannende Wirkung im Wasserbad kann auch mit der technisch-apparativen Signalerkennung der HRV-Methode nachgewiesen werden. Die Herzratenvariabilität kommt durch die spontanen Fluktuationen der Zeitabstände aufeinander folgender Herzschläge (NN-Intervalle) zustande, und sie ist mit zentralnervösen Körperrhythmen verbunden. Perini et al. (1998) und Seps et al. (2002) wiesen nach, dass in der Wasserimmersion die Streuung der zeitlichen NN-Intervalle zunahmen. Die Signale für die spontane Rhythmizität, die sich in der Frequenzanalyse abbilden lassen, verstärkten das Leistungsdichtespektrum oberhalb von 0.05 Hz um das Dreifache (HF-Power in Prozent und in normalisierten Einheiten) (Perini et al., 1998). Der Anteil des Spektrums oberhalb von 0.05 Hz wird vorwiegend dem vagalen Einfluss des vegetativen Nervensystems zugeschrieben.

Dahinter stehen der inspiratorische Atemaufwand bzw. eine exspiratorische Erleichterung über die vagusinspirierend die HRV ansteigt. Wie Pomeranz et al. (1985) zeigen konnte, überträgt der Vagusnerv Fluktuationen auf das gesamte Frequenzband. Der Anstieg der gesamten Kraft der HRV wird daher auch als Shift vagaler Dominanz interpretiert. Es gibt nur wenige experimentellen Arbeiten, die die Überlegenheit der entspannenden Wirkung von Bädern bei Stresserkrankungen belegen. Matzer et al. (2014) verglichen in einer kontrollierten prospektiven dreiarmigen Längsschnittuntersuchung die Entspannungseffekte der thermoneutralen Wasserimmersion mit „progressiver Muskelrelaxation“ (verhaltenstherapeutisches Entspannungsverfahren) und passiven Kontrollbedingungen. Als Untersuchungsparameter wurde Speichelkortisol genommen und die probandenberichtete Befindlichkeit validiert. Die Studienteilnehmer*innen gaben an, im Bademedium am entspannungsfähigsten zu sein. In den beiden Behandlungsgruppen wurden signifikant niedrigere Werte von Speichelkortisol am Ende der Behandlung gegenüber der Baseline gefunden. Daraus ableitend kann durch einen regulierten Rückkopplungsmechanismus die Synthese und Sekretion von Cortisol in der Wasserimmersion und bei der Tiefenmuskelentspannung kontrolliert werden.

Im sportlichen Umfeld werden zur raschen Wiederherstellung der Leistungsfähigkeit **wärmeentziehende Bäder** eingesetzt. Dazu werden nach Wettkampfeinsätzen Regentonnen oder aufblasbare Behälter mit brunnenkaltem Wasser gefüllt und mit Crasheis gemischt. Üblicherweise liegen die Verweilzeiten der Ganzkörperbäder zwischen 5 min und 15 min bei Temperaturen um 12 °C bis 15 °C, teilweise auch darunter. Die weit verbreitete Regenerationsmethode bewirkt eine schnelle und anhaltende Drosselung der Hautdurchblutung. Es gehen dabei auch beträchtliche Wärmemengen verloren, die Kerntemperatur wird temporär abgesenkt.

In systematischen Erhebungen zur Kältewirkung nach intensiven Trainingseinheiten präsentiert sich die Datenlage nicht widerspruchsfrei. Versey et al. (2013) und Bieuzen et al. (2013) bewerteten Kältestudien, bei denen die Badetemperaturen zwischen 10 °C und 15 °C lagen, die Aufenthaltsdauer betrug durchschnittlich 10 min. Ihr Fazit: Kalte Tauchbäder wirken sich wahrscheinlich positiv auf die Wiederherstellung von Sprungkraft und Maximalkraftleistung aus. Der Effekt auf das Schmerzempfinden wird als gering eingeschätzt (14 % bis 25 %). Der Beweis, dass Entzündungen im Kältebad schneller abklingen, ist noch ausstehend. Als ebenbürtige Alternative bieten sich Wechselbäder an. Es wird zum Aufwärmen erst genügend lang bei 39 °C warm und dann 15 min kalt bei 15 °C bis 20 °C gebadet.

Bei übertriebener Anwendung kann der wärmeentziehende Effekt den Körper auch auskühlen. Somit stellt sich die Frage, wie weit die Haut- bzw. Kerntemperatur absinken darf, damit dem Körper nicht zu viel Wärme entzogen wird. Costello et al. (2014) ließen Freizeitsportler 4 min lang bei 8 °C baden. Die Hauttemperatur fiel dabei auf 20 °C ab und die

Wiedererwärmung war verzögert. Die thermischen Ausgangswerte waren nach 60 min noch nicht erreicht. Bei exzessiven Abkühlprozeduren ist an Schadensmöglichkeiten zu denken, denn übertrieben lange Kaltanwendung kann zur Erkältung führen. Zu starke Kaltreize (20 min bei 5°C bis 10°C) wirken sich offenbar auch ungünstig auf die Kraftrealisierung aus (Yamane et al., 2015). In einer aktuellen Untersuchung (Almeida et al., 2016) wird die ideale Badetemperatur bei 14°C angegeben, 15 min soll längstens gebadet werden, damit das Wiedereinpendeln vegetativer Funktionen in den ursprünglichen Ausgangszustand nach Kälteanwendung nicht verzögert eintritt.

## 25.3 Anwendung von warmen und heißen Bädern

Heiße Bäder steigern nicht nur die subjektiv empfundene Lebensqualität und heben das Wohlbefinden; die Gesamtkörpererwärmung ist auch mit vielversprechenden gesundheitlichen Wirkungen verbunden. Aus der intensiven Beforschung von Hyperthermieverfahren haben sich Behandlungsansätze entwickelt, die wissenschaftliche Anerkennung in der Medizin gefunden haben und hier kurz besprochen werden.

Für die **Stärkung des Immunsystems** spielen bei heißen Bädern immunologische, vegetative und neuroendokrine Vorgänge eine Rolle:

- Ansprechen des vegetativen Nervensystems und hormonelle Anregung
- Steigerung immunologischer Faktoren: Immunglobuline, natürliche Killerzellen, Stimulierbarkeit auf Interferon.

Insofern kommt den Bädern nicht nur eine regenerative Maßnahme nach sportlicher Belastung zu, vielmehr tragen sie auch zur Stärkung des Immunsystems bei (Cuesta-Vargas et al., 2013). Neben den unmittelbar auftretenden Effekten wie Blutdrucksenkung, stellt sich die Frage, ob durch systematisch wiederholende heiße Bäder der Organismus in seinen Funktionsabläufen gestärkt wird. Von daher ist es von Interesse, inwieweit bei Wiederholung der Heißreize die anfangs gemessenen Basalwerte von bestimmten Immunfaktoren sich nach serieller Applikation verändern und wie lange der Effekt anhält.

Die Erkenntnisse zu den Wirkungen von heißen Bädern rückte den Fokus auf immunologische Prozesse innerhalb der Krebsforschung (Khandia et al., 2017). Hohe Gewebetemperaturen zwischen 40°C und 44°C bewirken im Tumorgewebe einen zytotoxischen Effekt. Ferner werden im Zuge der Wärmeeinwirkung Hitzeschockproteinen (HSP) exprimiert. Die Expression von HSP aktiviert natürliche Killerzellen, Makrophagen und Neutrophile und besitzt dadurch einen immunmodulatorischen Effekt (Milani et al., 2004; Zininga et al., 2018).

Innerhalb der zellbiologischen Forschung ist die Rolle von HSP, auch Chaperone genannt, ein viel beachtetes Forschungsgebiet. Chaperone sind zellschützende Proteine, deren Anwesenheit bei der korrekten Faltung in der Aminosäure-Sequenz der Proteine beim Zusammenbau der Eiweiße von Bedeutung ist. Sie helfen dabei, fehlgefalteten Proteinen ihre festgelegte räumliche Struktur einzunehmen und schützen dadurch die Körperzellen vor der Denaturierung (Christen et al., 2016).

HSP werden bei Störungen im Zellstoffwechsel, wie sie beispielsweise durch kurz- oder langfristige Hitzeeinwirkung, bei Sauerstoffmangel oder durch chemische Substanzen ausgelöst werden, exprimiert, d.h. ihre Syntheserate (Biosynthese) wird erhöht. Sie werden vermehrt unter Zellstress gebildet (Zininga et al., 2018). Beim fehlerhaften Aufbau von Verbindungen mit Funktionsverlust werden die Proteine zerlegt, indem HSP72 – eine Isomform der HSP-Familie und eines der meist erforschten HSP mit einem Molekulargewicht von 72 k-Dalton – das Aktivierungssignal CD 40 stimulieren, um Antigen-präsentierende Zellen des adaptiven Immunsystems, T- und B-Lymphozyten, zu vermitteln (Whitham et al., 2007). Die Immunzellen können Gewebeschädigungen rasch erkennen und abwehren. Darüber hinaus prägen sie auch ein Gedächtnis für Fremdzellen aus. Sie sind im gesamten Gewebe vorhanden und zirkulieren mit dem Blut, was deren Bedeutung hervorhebt.

Heiße Bäder werden innerhalb kardiovaskulärer Erkrankungen als **Gefäßtraining** eingesetzt (An et al., 2019). Von der zugeführten Wärmemenge ausgehend wird das erwärmte Blut in die weitgestellten Hautgefäße abgeleitet. Die Öffnung der Hautstrombahn durch die Vasodilatation steuern viszomotorische Nervenfasern des vegetativen Nervensystems und lokale Mediatoren. Ein wirksamer Mediator für die Gefäßtonusregulierung ist das Stickstoffmonoxid (NO), das ein endogenes Schutzsystem für ein gesundes Endothel bildet (Brunt et al., 2016). Das Endothel sezerniert blutflussvermittelt das vasodilatierende NO, das dem gefäßkontrahierenden Endothelin1 gegenübergestellt ist. Die Vasodilatation ist auf eine vermehrte eNOS-Freisetzung aus dem Endothel durch die aufgenommenen mechanischen Scherkräfte des vorbeifließenden Blutes (Mechanotransduktion) zurückzuführen (Davies, 2009).

Ferner hat NO antiatherogene und antithrombotische Eigenschaften, indem es die Leuko- und Thrombozytenadhäsion moduliert (Kubes et al., 1991). Andererseits generiert NO bei zytotoxischem Stress übermäßig hohe Konzentrationen von Sauerstoffspezies. Oxidativer Zellstress setzt wiederum Zytokine und Histamin frei und beeinträchtigt dadurch die endotheliale Gefäßfunktion. Auch dauerhaft hohe Scherbeanspruchungen bei Gefäßverengungen werden mit Proliferation und Entzündungen der Gefäßwände in Verbindung gebracht (Papaioannou & Stefanadis, 2005). Die chronische Entzündung der Endothelzellen bildet die Hypothese zur Entstehung von kardiovaskulären Erkrankungen.

Wie die Studie von Brunt et al. (2016) zeigt, ist die ausbalancierte NO-Generierung ein therapeutisches Target bei einer Vielzahl von vaskulären Erkrankungen. In der Experimentaluntersuchung an jungen untrainierten Erwachsenen (n = 23) wurden zwei homogene Therapievergleichsgruppen über acht Wochen (36 Anwendungen) beobachtet: Eine Gruppe badete in einem 40.5 °C heißem Hot Tub unter Kontrolle der Rektaltemperatur (38.5 °C bis 39.0 °C), während die Kontrollgruppe körperwarm badete (36.5 °C). Als Untersuchungsparameter wurde als physiologisches Korrelat der Endothelfunktion die Ausprägung der Gefäßdilatation, die Intima-Media-Dicke in der Arteria corotis communis (indikativ für atherosklerotische Plaques), die Pulswellengeschwindigkeit (die Transitzeit der Pulswelle misst die Veränderung der arteriellen Konduitgefäße bzw. die Gefäßsteifigkeit) und der zentrale Blutdruck (aortaler RR) verwendet. Im Vergleich zur Baseline veränderten sich alle Parameter durch heiße Bäder in klinisch relevanter Weise. Die Autor*innen verbanden ihre Ergebnisse mit der Studie von Laukkanen et al. (2018), die einen gefäßschützenden Effekt von regelmäßiger Saunaanwendung (vier- bis siebenmal pro Woche mehr als 19 min, Rektaltemperaturerhöhung um 1.0 °C, Exposition an Luft bei 80 °C) in einer 30-jährigen Nachverfolgungsstudie beobachtet haben.

eNOS ist auch an der **Regulation des Blutdrucks** beteiligt. Bei Fehlfunktion entsteht das Superoxid, das oxidativen Stress auf die innerste Zellschicht in Blutgefäßen hervorruft und Gefäßerkrankungen begünstigt. Das molekulare Chaperon HSP90 aktiviert bei Hitzeexposition (42 °C) vermehrt eNOS. Die eNOS-Expression der innersten Zellschicht in Blut- und Lymphgefäßen konnte in-vivo an Hamstern bei 15-minütiger Infrarot-Wärmeexposition (Kerntemperaturanstieg um 1 °C) erhöht werden (McCarty et al., 2009). Auslöser der Genexpression von eNOS ist der vermehrte Blutfluss und die damit verbundene Erhöhung von laminaren Scherkräften, wie das auch bei körperlicher Aktivität der Fall ist. Die Übertragung der Tierexperimentalstudien auf den Menschen ist plausibel und konnte ansatzweise erhärtet werden. Personen mit kardiovaskulären Risikofaktoren profitieren von heißen Bädern (Hooper, 1999; Hooper, 2007). Mit der Wärmezufuhr verbunden stellen sich blutflussabhängig Gefäße im arteriellen Schenkel weit.

Die Ergebnisse zeigen, dass Ausdauertraining in erster Linie, aber wohl auch Hitzeanwendung die Insulinwirkung (v.a. am Muskel) und die endotheliale eNOS-Expression verbessert, die in der Gefäßmedizin als ein Schlüssel für Gesundheit aufgefasst wird.

Aus der Biosyntheseforschung am Tiermodell ist bekannt, dass HSP72 die **Insulinresistenz** bei diabetogenen Mäusen verbessert. Auch HSP90 ist ein interessantes Zielprotein für den antiglykämischen bzw. antidiabetischen Effekt durch seine Insulinwirkung am Muskel. Die Expression von HSP72 und HSP90 auf Hyperthermie verbessert die Insulinresistenz – es bei relativem Insulinmangel im Tierexperiment und vermutlich auch beim Menschen kann mehr Insulin freigesetzt werden bzw. sprechen die Körperzellen sensitiver auf Insulin an. US-Forscher*innen fanden unter Bildung von HSP90 im Substratprotein eNOS einen Beleg dafür, dass Hyperthermieanwendungen die Insulinrezeptoren gegenüber Insulin empfindlicher macht (Kondo et al., 2012). HSP90 aktiviert das Substratprotein eNOS (endotheliales Stickstoffmonoxid) und ist für seinen normalen Level verantwortlich.

Natürlich kann Hitzeanwendung körperliches Training mit seinen vielfältigen Anpassungen verschiedener Funktionssysteme, hier im Kontext mit dem Glukose-Stoffwechsel nicht ersetzen (Delevatti et al., 2016). Wärmeanwendung könnte aber ein Stimulus für all diejenigen sein, die sich aus verschiedenen Gründen nur eingeschränkt belastbar sind, gleichwohl aber einen gewissen gefäßprotektiven Effekt anstreben (Cui & Sinoway, 2014). Die Beforschung immunologischer Prozesse ausgehend von Hyperthermiereizen hat starkes Interesse geweckt und lässt auf weitere interessante Erkenntnisse hoffen.

Die Frage stellt sich, ob auch **Herzkranken mit pathologischen Rhythmusstörungen** das heiße Wasserbad zu empfehlen ist und ob nicht sogar eine Gefährdung besteht. Caminiti et al. (2011) ließen in einer Interventionsstudie Herzpatient*innen (68 Jahre, Ejektionsfraktion 32, NYHA II-III) nach vorgängigen Ausdauerbelastungen heiß baden. Die Gruppenteilnehmer*innen der Interventionsgruppe waren im 6-Minuten-Gehtest belastbarer und ihr hämodynamisches Profil verbesserte sich signifikant gegenüber der Kontrollgruppe, die nur Ausdauertraining im Programm hatte. Eine stärkere Arrhythmieneigung konnte unter der hemmenden Wirkung des Sympathikus nicht festgestellt werden.

Allison et al. (1993) quantifizierten das Verhalten der Strömungsmechanik des Blutflusses bei Badetemperaturen um 39 °C bei 45- bis 65-jährigen Personen mit koronarer Herzerkrankung (3 Monate nach Herzinfarkt bzw. Bypass-Operation). Der zentralnervöse Druck fiel als Zeichen des peripher entlasteten Kreislaufs geringfügig ab, das Herzzeitvolumen und die Auswurfleistung blieben bedarfsangepasst und stabilisierten sich bei konstanten Verhältnissen. Es wurden keine arrhythmogenen Symptome beobachtet. In einer aktuelleren Forschungsarbeit zur Herztätigkeit und zum Blutfluss überwärmender Bäderbedingungen bei Senior*innen (Nogami et al., 2011) verstärkte sich die linksventrikuläre systolische Funktion, Koronardurchblutung und der myokardiale Sauerstoffverbrauch. Die Funktionsänderungen sind Zeichen der allgemeinen gestiegenen Hämodynamik und dienen dazu, die Wärmemengen auszugleichen. Wie auch beim Sport sind die gestiegenen hämodynamischen Kenngrößen als spezifische Anpassungen der Herzarbeit zu verstehen, sofern der Herzmuskel dabei nicht durch exzessive Hitzeanwendung überlastet wird. Beim Baden steigt das Doppelprodukt – ein einfaches Maß zur Beurteilung der kardialen Belastung – während dem Baden an. Nach dem Baden geht es in den „Ruhemodus“ zurück. Die beanspruchten Regelkreise stellen das Gleichgewicht wieder her und lassen auf eine gute Erholungsfähigkeit schließen. Kortikale Impulse des vegetativen Nervensystems bewirken eine Umstellung autonomer Funktionen mit verbesserter Entspannungsfähigkeit.

Zu den primär vermittelten Heilanzeigen von warmen Mineralbädern gehört seit jeher der **Weichteilrheumatismus** als Sammelbegriff mannigfaltiger muskuloskelettaler Erkrankungen. Eine besonders häufige Erscheinungsform ist der Muskelschmerz, häufig ausgelöst bei überlasteter oder fehlbelasteter Muskulatur durch stereotype und einseitige Körperhaltungen oder bei chronischem Stress. Symptomatisch sind tastbare, druckschmerzhafte Verdickungen und Knotenbildung (Myogelosen), es imponiert der Muskelhartspann. Störungen der ATP-Bildung und Lösung der Aktin-Myosin-Bindung im Anschluss an eine Muskelkontraktion beeinträchtigen den ATP-verbrauchenden Rücktransport von Calciumionen. Die sich daraus ergebende dauerhafte Kontraktur verursacht eine lokale Ischämie der Muskulatur mit eingeschränkter Mikrozirkulation und nervaler Aktivierung neuroaktiver, nozizeptiver Substanzen. Beim heißen Baden dringt Wärme aus der äußeren Umgebung in die Gewebeschichten ein und aktiviert tief gelegene Thermorezeptoren. Als eine ihrer dynamischen Antworten senken die Impulse der Wärmeneurone durch Rückwirkung auf die Muskulatur den Muskeltonus (Interaktion der α-γ-Motoneuronen). Das erklärt, dass Verspannungen, wie sie durch intensiven Sport ausgelöst werden können, besonders gut auf Wärme ansprechen und Schmerzen so gedämpft werden. Entgegen der weit verbreiteten Annahme fanden Wissenschaftler*innen aber nur wenig Anhaltspunkte für einen beschleunigten Regenerationsverlauf nach intensiven Sportbelastungen.

## Literatur


Almeida, A.C., Machado, A.F., Albuquerque, M.C., Netto, L.M., Vanderlei, F.M., Vanderlei, L.C., Junior, J.N. & Pastre, C.M. (2016). The effects of cold water immersion with different dosages (duration and temperature variations) on heart rate variability post-exercise recovery: a randomized controlled trial. *Journal of science and medicine in sport, 19*(8), 676–681.

Amelung, W. & Hildebrandt, G. (2013). *Balneologie und medizinische Klimatologie*. Springer.

An, J., Lee, I. & Yi, Y. (2019). The thermal effects of water immersion on health outcomes: an integrative review. *International journal of environmental research and public health, 16*(7), 1280. https://doi.org/10.3390/ijerph16071280

Allison, T.G., Miller, T.D., Squires, R.W. & Gau, G.T. (1993). Cardiovascular responses to immersion in a hot tub in comparison with exercise in male subjects with coronary artery disease. *Mayo Clinic proceedings, 68*(1), 19–25. https://doi.org/10.1016/S0025-6196(12)60014-7

Bieuzen, F., Bleakley, C.M. & Costello, J.T. (2013). Contrast water therapy and exercise induced muscle damage: a systematic review and meta-analysis. *PloS one, 8*(4), E62356. https://doi.org/10.1371/journal.pone.0062356

Brunt, V.E., Howard, M.J., Francisco, M.A., Ely, B.R. & Minson, C.T. (2016). Passive heat therapy improves endothelial function, arterial stiffness and blood pressure in sedentary humans. *The Journal of physiology, 594*(18), 5329–5342. https://doi.org/10.1113/JP272453

Caminiti, G., Volterrani, M., Marazzi, G., Cerrito, A., Massaro, R., Sposato, B., Arisi, A. & Rosano, G. (2011). Hydrotherapy added to endurance training versus endurance training alone in elderly patients with chronic heart failure: a randomized pilot study. *International journal of cardiology, 148*(2), 199–203. https://doi.org/10.1155/2011/761958

Christen, P., Jaussi, R. & Benoit, R. (2016). Raumstruktur der Proteine. *In Biochemie und Molekularbiologie*. Springer Spektrum. https://doi.org/10.1007/978-3-662-46430-4_3

Chu, K.S. & Rhodes, E.C. (2001). Physiological and cardiovascular changes associated with deep water running in the young. Possible implications for the elderly. *Sports medicine, 31*(1), 33–46. https://doi.org/10.2165/00007256-200131010-00003

Connelly, T.P., Sheldahl, L.M., Tristani, F.E., Levandoski, S.G., Kalkhoff, R.K., Hoffman, M.D. & Kalbfleisch, J.H. (1990). Effect of increased central blood volume with water immersion on plasma catecholamines during exercise. *Journal of applied physiology, 69*(2), 651–656. https://doi.org/10.1152/jappl.1990.69.2.651

Costello, J.T., Donnelly, A.E., Karki, A. & Selfe, J. (2014). Effects of whole body cryotherapy and cold water immersion on knee skin temperature. *International journal of sports medicine, 35*(1), 35–40.

Cuesta-Vargas, A.I., Travé-Mesa, A., Vera-Cabrera, A., Cruz-Terrón, D., Castro-Sánchez, A.M., Fernández-de-las-Peñas, C. & Arroyo-Morales, M. (2013). Hydrotherapy as a recovery strategy after exercise: a pragmatic controlled trial. *BMC complementary and alternative medicine, 13*, 180. https://doi.org/10.1186/1472-6882-13-180

Cui, J. & Sinoway, L.I. (2014). Cardiovascular responses to heat stress in chronic heart failure. *Current heart failure reports, 11*(2), 139–145. https://doi.org/10.1007/s11897-014-0191-y

Davies, P.F. (2009). Hemodynamic shear stress and the endothelium in cardiovascular pathophysiology. Nature clinical practice. *Cardiovascular medicine, 6*(1), 16–26. https://doi.org/10.1038/ncpcardio1397

Delevatti, R.S., Kanitz, A.C., Alberton, C.L., Marson, E.C., Lisboa, S.C., Pinho, C.D., Lovatel, G.A., Korb, A., Bertoldi, K., Macedo, R.C., Siqueira, I.R., Schaan, B.D. & Kruel, L.F. (2016). Glucose control can be similarly improved after aquatic or dry-land aerobic training in patients with type 2 diabetes: A randomized clinical trial. *Journal of science and medicine in sport, 19*(8), 688–693.

Frangolias, D.D. & Rhodes, E.C. (1996). Metabolic responses and mechanisms during water immersion running and exercise. *Sports medicine, 22*(1), 38–53. https://doi.org/10.2165/00007256-199622010-00004

Glass, B., Wilson, D. & Blessing, D. (1995). A physiological comparison of suspended deep water running to hard surface running. *Strength conditioning research, 9*, 17–21.

Gutenbrunner, C. (2003). Unspezifische Reize-ein klassisches Missverständnis. *Forschende Komplementarmedizin und klassische Naturheilkunde, 10*(6), 296–297. https://doi.org/10.1159/000075881

Hayes, L.D., Sculthorpe, N., Cunniffe, B. & Grace, F. (2016). Salivary testosterone and cortisol measurement in sports medicine: a narrative review and user's guide for researchers and practitioners. *International journal of sports medicine, 37*(13), 1007–1018. https://doi.org/10.1055/s-0042-105649

Hooper, P.L. (2007). Insulin signaling, GSK-3, heat shock proteins and the natural history of type 2 diabetes mellitus: a hypothesis. *Metabolic syndrome and related disorders, 5*(3), 220–230. https://doi.org/10.1089/met.2007.0005

Hooper, P.L. (1999). Hot-tub therapy for type 2 diabetes mellitus. *The New England journal of medicine, 341*(12), 924–925. https://doi.org/10.1056/NEJM199909163411216

Khandia, R., Munjal, A.K., Iqbal, H.M.N. & Dhama, K. (2017). Heat shock proteins: therapeutic perspectives in inflammatory disorders. *Recent patents on inflammation & allergy drug discovery, 10*(2), 94–104. https://doi.org/10.2174/1872213X10666161213163301

Kondo, T., Sasaki, K., Matsuyama, R., Morino-Koga, S., Adachi, H., Suico, M.A., Kawashima, J., Motoshima, H., Furukawa, N., Kai, H. & Araki, E. (2012). Hyperthermia with mild electrical stimulation protects pancreatic β-cells from cell stresses and apoptosis. *Diabetes, 61*(4), 838–847. https://doi.org/10.2337/db11-1098

Kubes, P., Suzuki, M. & Granger, D.N. (1991). Nitric oxide: an endogenous modulator of leukocyte adhesion. *Proceedings of the National Academy of Sciences of the United States of America, 88*(11), 4651–4655. https://doi.org/10.1073/pnas.88.11.4651

Laukkanen, T., Kunutsor, S.K., Zaccardi, F., Lee, E., Willeit, P., Khan, H. & Laukkanen, J.A. (2018). Acute effects of sauna bathing on cardiovascular function. *Journal of human hypertension, 32*(2), 129–138. https://doi.org/10.1038/s41371-017-0008-z

Lucertini, F., Gervasi, M., D'Amen, G., Sisti, D., Rocchi, M.B.L., Stocchi, V. & Benelli, P. (2017). Effect of water-based recovery on blood lactate removal after high-intensity exercise. *PloS one, 12*(9), E0184240. https://doi.org/10.1371/journal.pone.0184240

Masi, F.D., De Souza Vale, R.G., Dantas, E.H., Barreto, A.C., Novaes, J.daS. & Reis, V.M. (2007). Is blood lactate removal during water immersed cycling faster than during cycling on land? *Journal of sports science & medicine, 6*(2), 188–192.

Matzer, F., Nagele, E., Bahadori, B., Dam, K. & Fazekas, C. (2014). Stress relieving effects of short-term balneotherapy – a randomized controlled pilot study in healthy adults. *Forschende Komplementarmedizin, 21,* 105–110. https://doi.org/10.1159/000360966

McCarty, M.F., Barroso-Aranda, J. & Contreras, F. (2009). Regular thermal therapy may promote insulin sensitivity while boosting expression of endothelial nitric oxide synthase--effects comparable to those of exercise training. *Medical hypotheses, 73*(1), 103–105. https://doi.org/10.1016/j.mehy.2008.12.020

McMurray, R.G., Kocher, P.L. & Horvath, S.M. (1994). Aerobic power and body size affects the exercise-induced stress hormone responses to varying water temperatures. *Aviation, space, and environmental medicine, 65*(9), 809–814.

Milani, V., Endres, M., Kuppner, M.C., Issels, R.D. & Noessner, E. (2004). Hitzeschockproteine, Immunkompetenz und Vakzinierung. *Deutsche medizinische Wochenschrift, 129*(1–2), 31–35. https://doi.org/10.1055/s-2004-812659

Mizuno, K., Tanaka, M., Tajima, K., Okada, N., Rokushima, K. & Watanabe, Y. (2010). Effects of mild-stream bathing on recovery from mental fatigue. *Medical science monitor: international medical journal of experimental and clinical research, 16*(1), CR8–CR14.

Nakanishi, Y., Kimura, T. & Yokoo, Y. (1999). Maximal physiological responses to deep water running at thermoneutral temperature. *Applied human science: journal of physiological anthropology, 18*(2), 31–35. https://doi.org/10.2114/jpa.18.31

Nogami, Y., Nogami, J. & Ajisaka, R. (2011). Left ventricular function during and after warm-water immersion at 40 °C in elderly subjects. *Journal japanese society balneology climatology physical medicine, 74*(3), 141–153.

Papaioannou, T.G. & Stefanadis, C. (2005). Vascular wall shear stress: basic principles and methods. *Hellenic journal of cardiology, 46*(1), 9–15.

Payton, S. (2018). Aquatic exercise blood lactate levels compared with land based exercise blood lactate levels. *Journal human sport exercise, 13*(3), 659–666. https://doi.org/10.14198/jhse.2018.133.16

Perini, R., Milesi, S., Biancardi, L., Pendergast, D.R. & Veicsteinas, A. (1998). Heart rate variability in exercising humans: effect of water immersion. *European journal of applied physiology and occupational physiology, 77*(4), 326–332. https://doi.org/10.1007/s004210050341

Pomeranz, B., Macaulay, R.J., Caudill, M.A., Kutz, I., Adam, D., Gordon, D., Kilborn, K.M., Barger, A.C., Shannon, D.C. & Cohen, R.J. (1985). Assessment of autonomic function in humans by heart rate spectral analysis. *The American journal of physiology, 248*(1 Pt 2), H151–H153. https://doi.org/10.1152/ajpheart.1985.248.1.H151

Pournot, H., Bieuzen, F., Duffield, R., Lepretre, P.M., Cozzolino, C. & Hausswirth, C. (2011). Short term effects of various water immersions on recovery from exhaustive intermittent exercise. *European journal of applied physiology, 111*(7), 1287–1295. https://doi.org/10.1007/s00421-010-1754-6

Reilly, T., Cabl, N. & Dowzer, C.N. (2002). The efficacy of deep-water running. In P.T. McCabe (Ed.), *Contemporary ergonomics* (pp 162–166). Taylor & Francis.

Silvers, W.M., Bressel, E., Dickin, D.C., Killgore, G. & Dolny, D.G. (2014). Lower-extremity muscle activity during aquatic and land treadmill running at the same speeds. *Journal of sport rehabilitation, 23*(2), 107–122. https://doi.org/10.1123/JSR.2013-0003

Seps, B., Beckers, F. & Aubert, A.E. (2002). Head out of water immersion as simulation study: a heart rate variability study. *Journal of gravitational physiology: a journal of the International Society for Gravitational Physiology, 9*(1), P95–P96.

Srámek, P., Simecková, M., Janský, L., Savlíková, J. & Vybíral, S. (2000). Human physiological responses to immersion into water of different temperatures. *European journal of applied physiology, 81*(5), 436–442. https://doi.org/10.1007/s004210050065

Svedenhag, J. & Seger, J. (1992). Running on land and in water: comparative exercise physiology. *Medicine and science in sports and exercise, 24*(10), 1155–1160. https://doi.org/10.1249/00005768-199210000-00014

Takahashi, J., Ishihara, K. & Aoki, J. (2006). Effect of aqua exercise on recovery of lower limb muscles after downhill running. *Journal of sports sciences, 24*(8), 835–842. https://doi.org/10.1080/02640410500141737

Torres-Ronda, L. & Del Alcázar, X.S. (2014). The properties of water and their applications for training. *Journal of human kinetics, 44,* 237–248. https://doi.org/10.2478/hukin-2014-0129

Town, G.P. & Bradley, S.S. (1991). Maximal metabolic responses of deep and shallow water running in trained runners. *Medicine and science in sports and exercise, 23*(2), 238–241. https://doi.org/10.1249/00005768-199102000-00015

Versey, N.G., Halson, S.L. & Dawson, B.T. (2013). Water immersion recovery for athletes: effect on exercise performance and practical recommendations. *Sports medicine, 43*(11), 1101–1130. https://doi.org/10.1007/s40279-013-0063-8

Wahl, P., Sanno, M., Ellenberg, K., Frick, H., Böhm, E., Haiduck, B., Goldmann, J.P., Achtzehn, S., Brüggemann, G.P., Mester, J. & Bloch, W. (2017). Aqua cycling does not affect recovery of performance, damage markers, and sensation of pain. *Journal of strength and conditioning research, 31*(1), 162–170. https://doi.org/10.1519/JSC.0000000000001462

Whitham, M., Laing, S.J., Jackson, A., Maassen, N. & Walsh, N.P. (2007). Effect of exercise with and without a thermal clamp on the plasma heat shock protein 72 response. *Journal of applied physiology, 103*(4), 1251–1256. https://doi.org/10.1152/japplphysiol.00484.2007

Wittling, W., Wittling, R.A. (2012). *Herzschlagvariabilität: Frühwarnsystem, Stress- und Fitnessindikator.* Eichsfeld.

Yamane, M., Ohnishi, N. & Matsumoto, T. (2015). Does regular post-exercise cold application attenuate trained muscle adaptation? *International journal of sports medicine, 36*(8), 647–653. https://doi.org/10.1055/s-0034-1398652

Yazigi, F., Pinto, S., Colado, J., Escalante, Y., Armada-da-Silva, P.A., Brasil, R. & Alves, F. (2013). The cadence and water temperature effect on physiological responses during water cycling. *European journal of sport science, 13*(6), 659–665. https://doi.org/10.1080/17461391.2013.770924

Zininga, T., Ramatsui, L. & Shonhai, A. (2018). Heat shock proteins as immunomodulants. *Molecules, 23*(11), 2846. https://doi.org/10.3390/molecules23112846

## Weiterführende Literatur

Simmons, G.H. & Padilla, J. (2010). Shear-induced vascular adaptations: therapeutic insights and heterogeneity throughout the arterial tree. *The Journal of physiology, 588*(Pt 14), 2527–2528. https://doi.org/10.1113/jphysiol.2010.191882

# 26 Schlusswort

Nach der Lektüre sollte dem Leser das facettenreiche therapeutische Spektrum von Aqua Exercise mit den Ergebnissen aus aktueller Forschung nach dem Standard von Evidence based medicine bekannt sein. Vielmehr noch sollen die Empfehlungen in dem Buch ein Leitfaden für die gesundheitswirksame Anwendung sein.

Wie sich beim Schreiben herauskristallisiert hat, ist Aqua Exercise angesichts der Verbreitung und Beförderung von Gesundheits-Netzwerken und geleitet von der systematischen Beforschung therapierelevant. Auf der Suche nach zuverlässigen Aussagen zum Behandlungserfolg und zur klinischen Relevanz wird in den Wissensquellen auf die Synergiewirkung von physikalischen Einflussfaktoren und körperlicher Belastung hingewiesen. Im Resümee geht auf der Grundlage empirischer Belege von AE eine starke positive Wirkung aus. AE wird immer dann empfohlen, wenn über die Anwendung von AE oder keine Behandlungsoption zu entscheiden ist. AE wird den Leitlinienempfehlungen diverser Fachgesellschaften nach als wünschenswerte Option mit derselben Stärke wie ET klassifiziert.

Für die Testung und den Vergleich aktiver Gruppen – AE und ET – ist die gegenwärtige Studienlage weniger eindeutig. Meist sind die zufällig auftretenden Unterschiede sehr klein und nicht bedeutsam, sofern die Tests unter denselben Bedingungen erfolgen. Die Erkenntnisse aus akuten Referenzvergleichen und Forschungsergebnissen aus längsschnittlich angelegten AE-Trainingsstudien ermutigen zu folgender Feststellung: bei intensitätsmäßig adäquater Aktivierung sind vergleichbare Trainingsanpassungen wie mit ET zu erreichen. Somit profitiert AE von denselben Errungenschaften, die körperliches Training (ET) unter Zugrunde legen von Zahlen und Fakten für die Gesundheit ausweist.

Um die Forschungsergebnisse in der eigenen Praxis zielgerichtet zu nutzen, sollen die unumstrittenen Stärken von AE in Kürze referenziert werden. Anzufangen ist mit dem Auftrieb, der wohl stärksten Therapiesäule bei muskuloskelettalen Erkrankungen. Die Entlastungsbedingungen im Wasser modifizieren bei eingeschränkten Bewegungsfähigkeiten die Effekte günstig, so dass physiologisch wirksame Reizschwellen zu erreichen sind. Ein anderer bedeutender Wirkfaktor ist die thermische Wassereigenschaft. Vor dem Hintergrund von subjektiven Werten und Wohlbefinden bieten Thermalbäder verschieden temperierte Becken an. Die Temperaturdifferenzierung ist primär wichtig bei Funktionsausfall durch Entmarkung bei MS, Neuralgien, neuropathischen Schmerzen. Kühlende Bäder sind auch bei Übergewicht angezeigt (Wärmestau), während wärmende Bäder sich besser bei chronischen Erkrankungen des Bewegungsapparats eignen. Überlegene Wirkungen von AE zeichnen sich auch durch die erhöhte Atemarbeit für das Atemsystem ab. Unter den therapeutisch hervorzuhebenden Wirkungen ist weiterhin der mikrozirkulatorische Durchblutungseffekt bei venöser Insuffizienz und die gefäßprotektive Wirkung mit der Dämpfung bei Bluthochdruck zu nennen. Nicht zuletzt vermittelt das Wasser aus der Patientenperspektive unumstritten ein generelles Wohlgefühl, was die Beliebtheit von AE-Programmen erklärt.

# Anhang

# Autor

**Dr. Matthias Fenzl**, Jahrgang 1961, Sportwissenschaftler, lebt mit Familie seit 1990 in der Schweiz. Seine Hobbys gehen aus einer Vielzahl sportlicher und musischer Interessen hervor.

Wichtige Stationen des beruflichen Werdegangs sind das Sportrehabilitations- und Promotionsstudium (Sporttraumatologie, Sportphysiologie) an der TU München und der Deutschen Sporthochschule Köln.

Herausgegebene Publikationen umfassen die Themen: Nachbehandlung nach Knieverletzungen, Herz-Kreislauf- und Stoffwechselreaktionen im Wasser und Anwendung der Herzratenvariabilität in der Sportmedizin und Stressdiagnostik.

**Dr. med. Christian Schlegel** ist Facharzt für Physikalische Medizin und Rehabilitation mit Schwerpunkt Sportmedizin. Sportmedizinisch war er Chief Medical Officer der Schweizer Winter Olympiadelegation und aktuell immer noch als Teamarzt bei Swiss Ski alpin Herren und Swiss Climbing im Einsatz. Die aktuelle Haupttätigkeit am Medizinischen Zentrum in Bad Ragaz ist die Leitung des Swiss Olympic Medical Center mit Praxistätigkeit im Bereich der Verletzungen und Erkrankungen des Bewegungsapparates.

# Sachwortverzeichnis

## B

## I

## Z

# Anzeigen